骨软组织病变病理读片精选

主 编 陈琼荣 毛荣军

人民卫生出版社
·北 京·

图书在版编目（CIP）数据

骨软组织病变病理读片精选 / 陈琼荣，毛荣军主编 . 北京 ：人民卫生出版社，2025. 4（2025. 7重印）.
ISBN 978-7-117-37772-0

Ⅰ . R681

中国国家版本馆 CIP 数据核字第 2025H4B108 号

骨软组织病变病理读片精选

Gu Ruanzuzhi Bingbian Bingli Dupian Jingxuan

主　　编：陈琼荣　毛荣军
出版发行：人民卫生出版社（中继线 010-59780011）
地　　址：北京市朝阳区潘家园南里 19 号
邮　　编：100021
E - mail：pmph @ pmph.com
购书热线：010-59787592　010-59787584　010-65264830
印　　刷：北京建宏印刷有限公司
经　　销：新华书店
开　　本：787 × 1092　1/16　　**印张**：16.5
字　　数：402 千字
版　　次：2025 年 4 月第 1 版
印　　次：2025 年 7 月第 2 次印刷
标准书号：ISBN 978-7-117-37772-0
定　　价：152.00 元
打击盗版举报电话：010-59787491　E-mail：WQ @ pmph.com
质量问题联系电话：010-59787234　E-mail：zhiliang @ pmph.com
数字融合服务电话：4001118166　E-mail：zengzhi @ pmph.com

编写人员

主　编　陈琼荣　毛荣军

副主编　田素芳　朱朋成

编　委（按姓氏汉语拼音排序）

敖启林　华中科技大学同济医学院附属同济医院
陈　玲　咸宁市中心医院
陈　路　宜昌市中心人民医院
陈琼荣　武汉大学中南医院
段亚琦　华中科技大学同济医学院附属同济医院
郭　涛　华中科技大学同济医学院附属协和医院
胡俊波　湖北省妇幼保健院
刘汉忠　孝感市中心医院
刘宇飞　宜昌市中心人民医院
罗晓青　襄阳市第一人民医院
毛荣军　佛山市中医院
汤显斌　十堰市太和医院
田素芳　武汉大学中南医院
王志敢　南华大学附属长沙中心医院
吴钧华　华中科技大学同济医学院附属协和医院
向春香　襄阳市中心医院
谢永辉　武汉市中心医院
杨　毅　武汉大学中南医院
元　玲　中国人民解放军中部战区总医院
张　弘　鄂州市中心医院
张　文　华中科技大学同济医学院附属武汉儿童医院
张茂娜　鄂州市中心医院
赵会传　荆州市第一人民医院
赵廷宽　荆州市中心医院
朱朋成　华中科技大学同济医学院附属同济医院

资料提供者（按姓氏汉语拼音排序）

敖俊文　武汉大学中南医院
蔡　爽　孝感市中心医院
曹　宏　武汉大学中南医院
陈芳芳　武汉大学人民医院
程会贤　襄阳市中心医院
戴一菲　孝感市中心医院
郭　芳　湖北省肿瘤医院
郭建春　武汉大学中南医院
何　妮　中国人民解放军中部战区总医院
何惠华　武汉大学人民医院
黄　娟　华中科技大学同济医学院附属武汉儿童医院

黄　丽　咸宁市中心医院
黄　珊　随州市中心医院
黄　桢　华中科技大学同济医学院附属武汉儿童医院
黄利华　武汉市第四医院
蒋春樊　襄阳市中心医院
柯丽琴　华中科技大学同济医学院附属武汉儿童医院
刘　菲　襄阳市中心医院
刘　慧　荆州市第一人民医院
刘爱凤　南华大学附属长沙中心医院
刘涵瀚　湖北省妇幼保健院
刘黎黎　华中科技大学同济医学院附属武汉儿童医院
罗森源　十堰市太和医院
倪海春　武汉市中心医院
彭　茜　武汉大学中南医院
彭　杨　宜昌市中心人民医院
曲延刚　恩施土家族苗族自治州中心医院
冉小山　荆州市中心医院
任　勇　中国人民解放军中部战区总医院
任旭娟　随州市中心医院
任作成　武汉大学中南医院
孙　云　华中科技大学同济医学院附属武汉儿童医院
唐凤娟　华中科技大学同济医学院附属同济医院
汪　莉　华中科技大学同济医学院附属同济医院
王　琴　湖北省妇幼保健院
吴　娟　武汉大学中南医院
夏　琴　华中科技大学同济医学院附属协和医院
肖诗维　湖北省肿瘤医院
熊　婕　荆州市第一人民医院
熊　婉　武汉大学中南医院
徐　彤　鄂州市中心医院
许　清　荆州市中心医院
杨　倩　华中科技大学同济医学院附属武汉儿童医院
杨　阳　枣阳市第一人民医院
叶乐意　中国人民解放军中部战区总医院
余　方　武汉大学中南医院
余　露　武汉大学中南医院
余孟星　襄阳市第一人民医院
张　鹏　孝感市中心医院
张　勇　华中科技大学同济医学院附属同济医院
张功学　枣阳市第一人民医院
张明捷　宜昌市中心人民医院
张万勇　咸宁市中心医院
赵　艳　南华大学附属长沙中心医院
郑宇阳　华中科技大学同济医学院附属武汉儿童医院
周迪炜　华中科技大学同济医学院附属协和医院
周秋媛　恩施土家族苗族自治州中心医院
朱　萌　鄂州市中心医院
朱雅丽　武汉大学中南医院
邹小平　咸宁市中心医院

主编简介

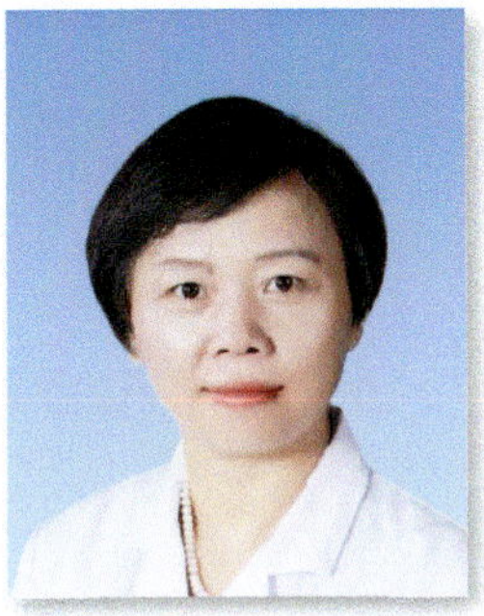

陈琼荣，现任武汉大学中南医院病理科副主任、病理科党支部书记，主任医师。1994 年于三峡大学毕业后从事妇产科临床和教学工作，2002 年开始在中山大学中山医学院病理教研室求学，专注于肝脏病理。2008 年在华中科技大学同济医学院求学，2012 年获医学博士学位。2013 年 7 月—2014 年 8 月在得克萨斯大学安德森癌症中心任博士后研究员。2014 年获批武汉市中青年医学骨干人才项目。曾任中华医学会病理学分会第十二届委员会淋巴造血学组委员，现任中华医学会病理学分会第十三届委员会女性生殖学组委员、湖北省病理科质量控制中心专家委员会副主任委员、湖北省医学会病理学分会委员、武汉市病理学分会委员；担任《中华肿瘤防治杂志》青年编委和《中华病理学杂志》审稿专家。以第一作者或通信作者发表论文 50 余篇，其中 SCI 文章 10 余篇；参与编撰和翻译多本专著。在肿瘤病理诊断领域有 20 余年经验，专注于骨和软组织、妇科和乳腺病理。

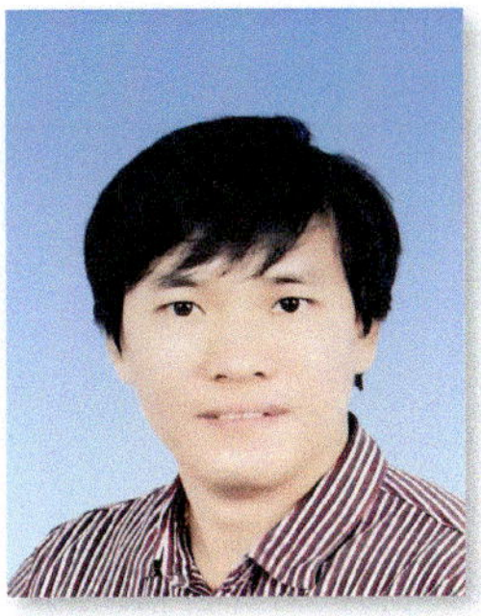

毛荣军，现任广州中医药大学第八临床医学院 / 佛山市中医院病理科主任，主任医师。先后毕业于右江民族医学院和澳大利亚弗林德斯大学医学院，取得硕士学位。自 1995 年参加工作以来，一直扎根于临床病理诊断领域；其间，曾于复旦大学附属肿瘤医院等多家医院深造。曾荣获广东省及佛山市杰出青年医学人才称号，并受聘为苏州大学精准肿瘤分子病理研究院特聘科学顾问，兼任《中国临床新医学》编委。在学术任职方面，兼任中华医学会病理学分会、中国抗癌协会肉瘤专业委员会骨和软组织病理学组、中国研究型医院学会病理学专业委员会等多个学术团体的全国委员，此外，还分别担任广东省及佛山市中西医结合学会病理学分会副主委及主委等。近十余年来，主要从事疑难病理精准诊断研究，尤其擅长骨和软组织及儿童肿瘤的疑难病理诊断。以第一作者或通信作者的身份发表论文 50 余篇，获得国家专利 6 项，担任主编或副主编、参编专著 3 部，承担省市级科研课题 10 余项，并荣获地市级科技进步奖一等奖 1 项。

序

很高兴武汉大学中南医院病理科陈琼荣、佛山市中医院病理科毛荣军主编的《骨软组织病变病理读片精选》一书即将出版。本书主要参编者是湖北和广东众多三甲医院的骨和软组织亚专业的病理医师，书中的病例主要来自“荆楚骨软病理群”，精选出 88 例编纂成册。这些病例真实可靠，诊断思路清晰，鉴别诊断全面。

骨和软组织疾病的病理诊断是日常临床病理工作中的难点，本书按照经典的骨和软组织病变分类体系，将一个个生动的病例有机地串联起来，围绕临床病史（包括影像学资料）、病理检查、诊断与鉴别诊断、读片分析这四个模块来编撰，甄选几百幅高清图片，让读者在实践与理论的不断交融中，轻松掌握这些相对少见的骨和软组织病例的病理特征。因此，本书可作为一本病理医师置于案头的专业书籍，相信读者从此书中一定会收获良多。

韩安家

2025 年 1 月 3 日

前言

骨软组织疾病病理诊断是病理医师工作中的一大难点，因为这类疾病发病率低，甚至有的病理医师在整个职业生涯中也难得见到某种罕见病例。同时，这类疾病种类繁多，形态学特点有交叉，加上病理医师诊断经验不足，常常不能做出诊断或误诊、漏诊。于是我想，如果各医院病理医师联合起来，定期分享所遇到的经典病例，这样既能让其他病理医师参与诊断与鉴别诊断抽丝剥茧的过程，同时也能促进自己诊断水平的提高，岂不一举两得。基于此想法，2019 年 7 月，在湖北省十几个三甲医院的病理医师聚会中，我提出组建一个“骨软病理群”，大家每周轮流分享一个疑难或罕见的骨软组织病例。此建议得到与会者的高度赞同，我们很快在微信上组建了“荆楚骨软病理群”，拟定每周四下午以 PPT 或 PDF 形式展示病例的临床资料、大体形态、HE 染色形态或部分免疫组化图片，请大家积极发言，讨论其诊断和鉴别诊断，以及需要进行的辅助检查等。次日下午，分享者分享展示完整的病例，并提出存在的问题，然后大家在群里踊跃讨论或提出点评、建议，这样群里所有人都可学习这类疑难病例的临床病理特征和鉴别诊断思路，并将病理专著上的理论知识与读片实践相结合，如此反复，持续至今五年有余，分享的病例有 270 多例。参加的病理医师由最初的不到百人，到如今的近三百人；地域由湖北省扩充到湖南、广东和云南省。

在分享的众多病例中，我们精选了 88 例编撰成此书。翻阅此书时，我们可以追溯分享者的诊断历程，结合自己的工作经验以及其他骨软组织病理专著中的知识，将理论与实践不断交融结合，循环往复，能很好地激发我们对骨软组织病理的兴趣，提高诊断水平。

坚持每周的病例分享并编撰此书着实不易，这也得益于广大病理同仁的支持和鼓励；特别要感谢敖启林、朱朋成、段亚琦、郭涛、任俊奇、汤显斌、胡余昌、刘宇飞、元玲等湖北病理同仁，以及湖南的王志敢、广东的毛荣军主任的鼎力支持和无私奉献，他们对病理的挚爱与专注令人敬佩！最后，希望有缘翻阅此书的同仁能感受到病例分享者的诊断心路，对临床诊断有所裨益！

陈琼荣

2025 年 1 月 3 日

目录

第一章　软组织病变

第一节　成纤维 / 成肌纤维细胞来源的肿瘤

一、肾肌周细胞瘤

（一）临床病史

患者，女，58 岁；因体检 CT 发现左肾占位入院。患者无肉眼血尿和腹痛腹胀，无畏寒发热，无恶心呕吐，无心慌胸闷，无肢体麻木，体格检查腹部未触及明显肿块。影像学检查：双肾 + 双输尿管中上段 CT 增强扫描（图 1-1-1A）左肾见团块状混杂密度影，直径约 3.3cm，可见不均匀强化，强化程度低于正常皮质；左肾另见小结节状低密度影，无强化；肝内见囊状低密度影，无强化。CT 诊断：①左肾团块影，考虑乏脂肪错构瘤或肾癌，建议进一步检查；②肝囊肿；③左肾囊肿。

（二）病理检查

1. 大体所见　切除（左侧）肾脏一枚，肾门可见输尿管长 4.2cm，直径为 0.2cm，肾脏大小为 9cm × 5cm × 5cm，肾脏一侧见一灰白色肿物，大小为 5.0cm × 4.0cm × 3.5cm，肿物与周围肾组织界限尚清，切面呈灰白、灰褐色，实性、质中（图 1-1-1B）。

2. 组织学形态　肿瘤无纤维包膜，但与周围肾组织分界清楚。肿瘤周边区域细胞稀疏而中央区域瘤细胞较丰富，瘤细胞成团及成簇分布，肿瘤间质呈现显著透明变性，少量区域呈纤维黏液变性，局灶见出血。肿瘤内可见多量不规则小血管及管腔扩张的血管，部分区域见呈圆形、卵圆形及短梭形的瘤细胞围绕分枝状薄壁血管，形成类似“血管外皮瘤”样结构。局灶区域瘤细胞围绕薄壁血管呈多层“同心圆”状排列，血管内皮细胞未见增生，未见出血及坏死。瘤细胞胞膜不清，胞质较丰富，呈嗜酸性；部分瘤细胞胞质较少，内可见小空泡；细胞核呈圆形、卵圆形及短梭形，梭形细胞核两端较圆钝，细胞核内染色质呈细颗粒状，核仁不明显；瘤细胞无明显的异型性及多形性，核分裂象罕见（图 1-1-1C~图 1-1-1H）。

3. 免疫组化　瘤细胞表达 CD34、Vimentin、SMA、h-caldesmon、Ki-67（Li 约 2%）；瘤细胞不表达 PAX-8、CD31、EMA、PanCK、Desmin、HMB-45、Melan-A、S-100、STAT6（图 1-1-1I~图 1-1-1L）。

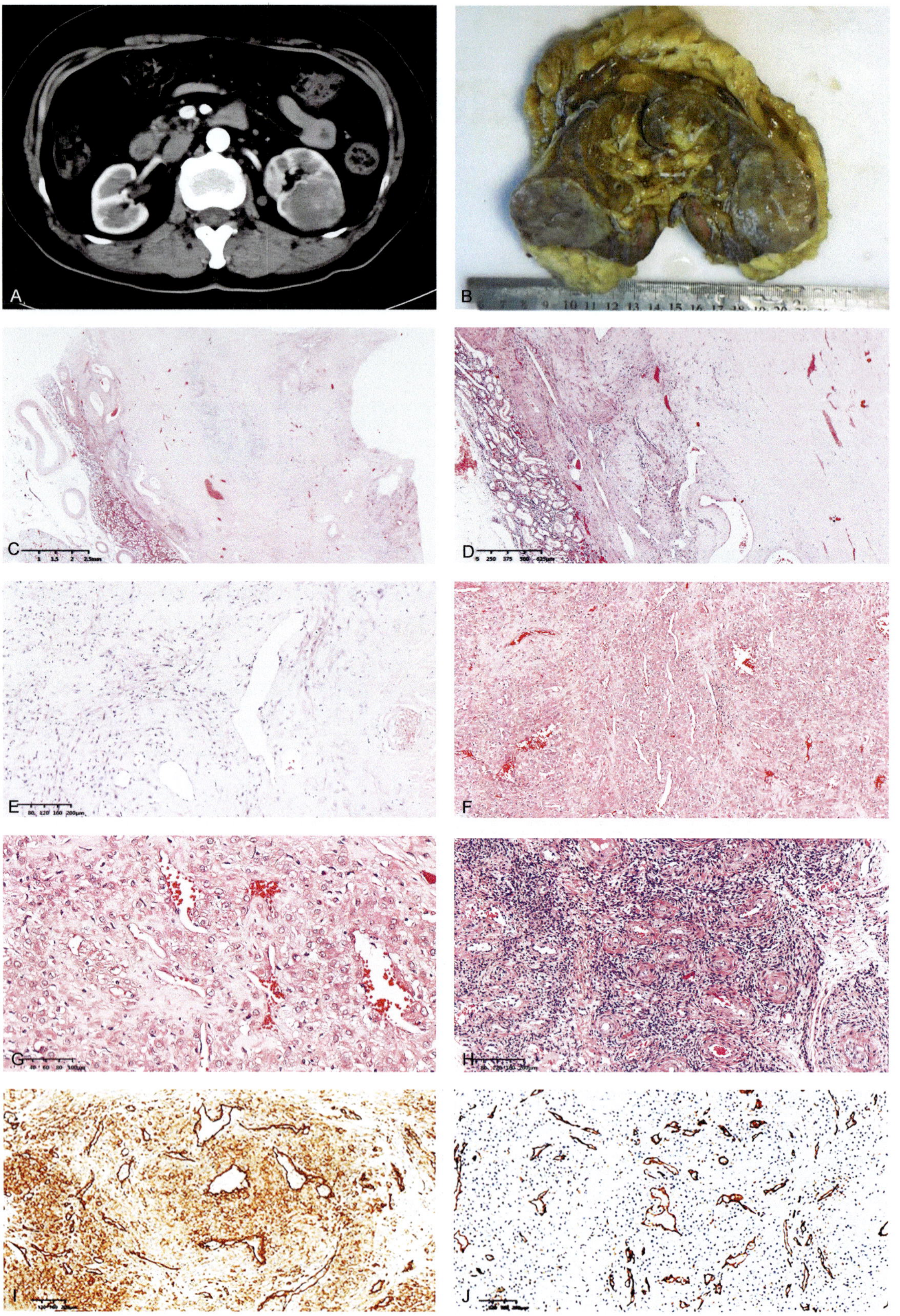
A
B
C
D
E
F
G
H
I
J

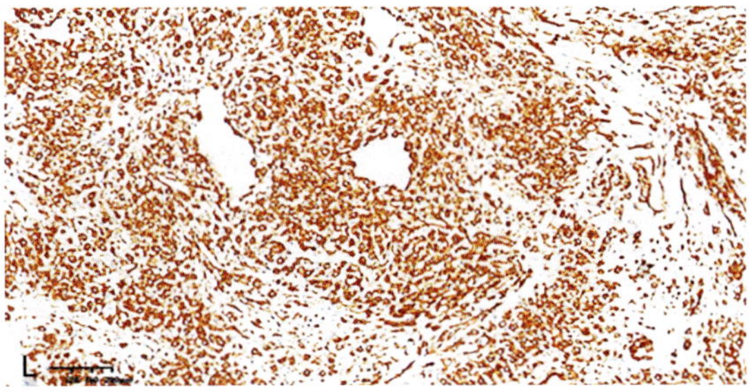

图 1-1-1 肾肌周细胞瘤

A. 双肾 + 双输尿管中上段 CT 增强扫描示左肾见团块状混杂密度影，直径约 3.3cm，可见不均匀强化，强化程度低于正常皮质；B. 切除（左侧）肾脏一枚，肾脏一侧见一灰白色肿物，大小为 5.0cm × 4.0cm × 3.5cm，肿物与周围肾组织界限尚清，切面呈灰白、灰褐色，实性、质中；C. 肿瘤周边区域 HE 染色（×10）；D. 肿瘤周边区域 HE 染色（×40）；E. 肿瘤中央区域 HE 染色（×200）；F. 肿瘤中央区域 HE 染色（×100）；G. 肿瘤中央区域 HE 染色（×200）；H. 肿瘤局部区域 HE 染色（×100）；I. 免疫组化瘤细胞表达 CD34；J. 免疫组化瘤细胞不表达 CD31；K. 免疫组化瘤细胞不表达 Desmin；L. 免疫组化瘤细胞表达 SMA。

（三）诊断与鉴别诊断

1. 诊断 （左侧）肾脏血管周细胞肿瘤伴间质玻璃样变，结合形态及免疫组化结果，考虑为肌周细胞瘤。

2. 鉴别诊断

（1）血管周细胞肿瘤：包括肌周细胞瘤、血管球瘤、肌纤维瘤（病）、血管平滑肌瘤这一类具有相似形态学谱系的梭形细胞肿瘤。这些肿瘤往往都具有血管周细胞肿瘤的一些共同特点，如围绕血管周围生长的模式以及显微镜下的“双相”构象。这些肿瘤部分形态特征相互重叠，仅依靠组织学特点仍难以诊断，需要结合临床表现并辅以一组免疫组织化学检查来协助鉴别诊断。①肌纤维瘤主要见于儿童，少见于成人，因此也称为儿童肌纤维瘤。肌纤维瘤通常弥漫表达 SMA，可部分或灶性表达 h-caldesmon，通常不表达 Desmin 和 CD34。②血管平滑肌瘤胞质红染，细胞呈梭形，但常无血管外皮瘤样结构，且 Desmin、SMA、h-caldesmon 呈弥漫强阳性，而 CD34 为阴性。③血管球瘤好发于肢端和胃，镜下见形态一致的圆形细胞环绕血管呈片状生长，也可呈血管外皮瘤样结构；细胞界限清楚，胞质丰富、呈嗜酸性或淡染。本例在形态和免疫表型上与这三种肿瘤部分重叠，但综合临床表现、组织形态和免疫表型（SMA+/h-caldesmon+/CD34+/ Desmin−），本例更符合血管周细胞肿瘤中的肌周细胞瘤。

（2）乏脂肪型血管平滑肌脂肪瘤：为血管周上皮样细胞肿瘤（perivascular epithelioid cell tumor，PEComa）的一种，多发生于肾脏、肺脏、肝脏镰状韧带等，组织学特点为肿瘤细胞位于血管周围、呈放射状排列，肿瘤细胞可呈上皮样，离血管较远的可呈梭形，类似平滑肌细胞，但不呈现围绕血管的同心圆状排列方式。免疫组化示瘤细胞 HMB-45、Melan-A 阳性。

（3）孤立性纤维性肿瘤：成人多见，好发于胸膜，原发于肾脏者少见，病理形态学表现为梭形细胞疏密相间排列，部分病例也可表现为血管外皮瘤样结构。免疫组化表达 CD34 和 STAT6。

（四）读片分析

肌周细胞瘤（myopericytoma，MPC）是一种具有向血管周围肌样细胞或肌周细胞分化倾向的软组织肿瘤。1992 年 Dictor 等首次报道了 1 例发生于儿童甲状腺的肿瘤，通过电镜及免疫组化的方法研究后指出，该肿瘤细胞的特征介于血管外皮细胞和血管平滑肌细胞之间，可不同程度地向平滑肌细胞或血管球细胞分化，并具有成肌纤维细胞的很多特点，作者因此提出了肌周细胞瘤的概念。1996 年 Requena 等指出成人型皮肤肌纤维瘤由肌周细胞组成，并提出了血管肌周细胞瘤的命名，以取代成人型皮肤肌纤维瘤。1998 年 Granter 等报道了 1 组在形态学上与血管外皮瘤有重叠的肿瘤，并根据不同的形态学特点将其分为 3 类，分别为婴儿型肌纤维瘤病（infantile myofibromatosis）、血管球外皮细胞瘤（glomangiopericytoma）和肌周细胞瘤（MPC），该观点被 2002 年第 3 版 WHO 软组织肿瘤分类所认可，在血管周细胞肿瘤中增加了 MPC 作为一个独立的类型。2013 年第 4 版 WHO 软组织肿瘤分类中 MPC 与血管球瘤、肌纤维瘤（病）、血管平滑肌瘤同属于血管周细胞肿瘤这个瘤谱。MPC 发病机制目前尚不清楚，有文献报道，创伤及 EB 病毒可能是其发病高危因素。其主要组织学特点为具有明显向血管周肌样细胞和肌周细胞分化趋势的卵圆形或梭形细胞围绕血管呈同心圆状排列，也可呈“血管外皮瘤”样排列。该肿瘤弥漫强表达 SMA、h-caldesmon、Vimentin，不表达 HMB-45、Melan-A、PanCK 和 EMA，Desmin 为阴性或局灶弱阳性，部分病例可表达 CD34。本例肿瘤的免疫表型与文献报道相符，而与本例形态有明显重叠的是血管周细胞肿瘤中的另外两种。

MPC 好发于成人，发生于儿童者少见；肿瘤一般小于 4cm；多发生于肢体远端皮下软组织，也可见于躯干、颈部、口腔、输尿管、颅内、支气管、舌根、壶腹部等其他部位，而肾的 MPC 由 Lau 于 2010 年首次报道；MPC 预后很好，但有恶性病例的报道。目前提出的恶性 MPC 的诊断标准有以下几点：①细胞异型性；②可见病理性核分裂象；③肿瘤性坏死；④肿瘤侵犯神经、血管或横纹肌等周围组织；⑤出现其他部位或脏器的转移。恶性 MPC 需要结合以上标准做出综合分析，但若符合其中任何一点，均要考虑到非典型性 MPC 的可能，应仔细寻找其他诊断恶性 MPC 的形态学证据。

此外，有文献报道，部分 MPC 病例具有 t（7；12）（p21-22；q13-15），导致位于 7p22 上的 *ACTB* 基因与位于 12q13 上的 *GLI1* 基因融合。根据目前的报道，*ACTB-GLI1* 基因融合的肿瘤形态学谱系广泛、多样，其免疫表型、生物学行为可与典型的 MPC 不一致且有转移倾向。因此，形态类似 MPC 但免疫表型不完全符合的少见病例需要专科病理会诊或进行二代测序，以除外 *ACTB-GLI* 基因融合的肿瘤。

（彭 杨 刘宇飞）

参考文献

1. 徐五琴，程龙，张帆．伴全身转移的恶性肌周皮细胞瘤 1 例并文献复习［J］. 临床与实验病理学杂志，2019，35（10）：1235-1237.

2. KERR D A，PINTO A，SUBHAWONG T K，et al. Pericytoma With t（7；12）and ACTB-GLI1 Fusion：Reevaluation of an Unusual Entity and its Relationship to the Spectrum of GLI1 Fusion-related Neoplasms［J］. Am J Surg Pathol，2019，43（12）：1682-1692.

二、骨化性肌炎

（一）临床病史

患儿，男，8 岁 2 个月，左小腿肿痛、跛行伴发热 9 天。患儿 9 天前活动时意外摔伤左小腿，出现左小腿疼痛，走路轻微跛行，3 天后，局部疼痛情况较前加重，跛行加重。彩超检查：血肿可能，软组织肿胀。磁共振检查：左小腿感染，局部脓肿或肉芽肿形成。以“左胫骨骨髓炎”收入院治疗。专科检查：左小腿、左踝关节、左足中后段肿胀明显、触痛（+），左踝关节不能自主活动，被动活动时疼痛明显。

第一次手术：于小腿正中做一长约 3cm 切口，逐层切开，探查软组织，暴露腓肠肌，术中见腓肠肌肿胀明显，部分肌肉发白变性，周围可及稍浑浊的液性渗出，边界不清，取部分肿瘤组织送病理检查。第一次手术 10 天后行第二次手术：将原切口延长做一长约 10cm 切口，逐层钝性分离皮下组织，切开肌筋膜，见病灶周围腓肠肌及比目鱼肌呈灰白色胶冻样，质地脆，其中段可见一质硬包块，约鸡蛋大小，包块上可见部分不规则硬化组织，将其完整钝性剥离。

（二）病理检查

1. 大体所见　第一次手术送检“左小腿病变活检组织”，为浅灰褐色碎组织，体积 2.0cm × 1.5cm × 0.5cm，全取材。

第二次手术送检“左小腿病损周围肌腱组织”，为灰白色组织一块，体积 3.0cm × 0.7cm × 0.5cm，切面呈浅灰褐色，实性，质中；送检“左小腿病损周围肌肉组织”，为灰褐色不规整组织，体积 6.0cm × 4.0cm × 1.0cm，切面呈浅灰褐色，实性，部分区域质稍硬；送检“左小腿病损”，为浅灰褐色不规整组织，体积 6.0cm × 6.0cm × 3.5cm，局部呈结节状，切面呈浅灰褐色，实性，质硬。

2. 组织学形态

（1）第一次手术活检组织（图 1-1-2A）：低倍镜下，肿瘤周围边界不清，向邻近的肌肉组织内浸润性生长；瘤细胞多呈梭形，部分区域呈星芒状，胞质透亮（图 1-1-2B）；部分细胞呈圆形或卵圆形，核分裂象易见，部分区域呈黏液样变性，瘤细胞间可见少许胶原纤维及小灶出血（图 1-1-2C~ 图 1-1-2F）。

（2）第二次手术切除标本：低倍镜下，病变周围边界清楚，可见区带现象，即外层为成熟的骨组织，中间层为成骨细胞、不成熟编织骨和软骨内骨化的软骨岛，最内层为增生的成纤维细胞（图 1-1-2K、图 1-1-2L、图 1-1-2M）。

3. 辅助检查　免疫组化显示瘤细胞表达 Vimentin、SMA、Bcl-2、CD99，不表达 Desmin、β-catenin、CD34、S-100、EMA、ALK、ERG、pan-TRK、CD117、MUC4、SOX10、myogenin（图 1-1-2G、图 1-1-2H）。病变内组织细胞 CD68 阳性（图 1-1-2I）。

荧光原位杂交（fluorescence in situ hybridization，FISH）检测显示 *USP6* 基因断裂探针检测结果为阳性，提示 *USP6* 基因重排（图 1-1-2J）。

（三）诊断与鉴别诊断

1. 诊断

（1）第一次手术活检组织诊断：结节性筋膜炎。

（2）第二次手术切除标本诊断：结合病史、影像学及分子检测结果（存在 *USP6* 基因重排）诊断为骨化性肌炎（左小腿肿物手术切除标本）。

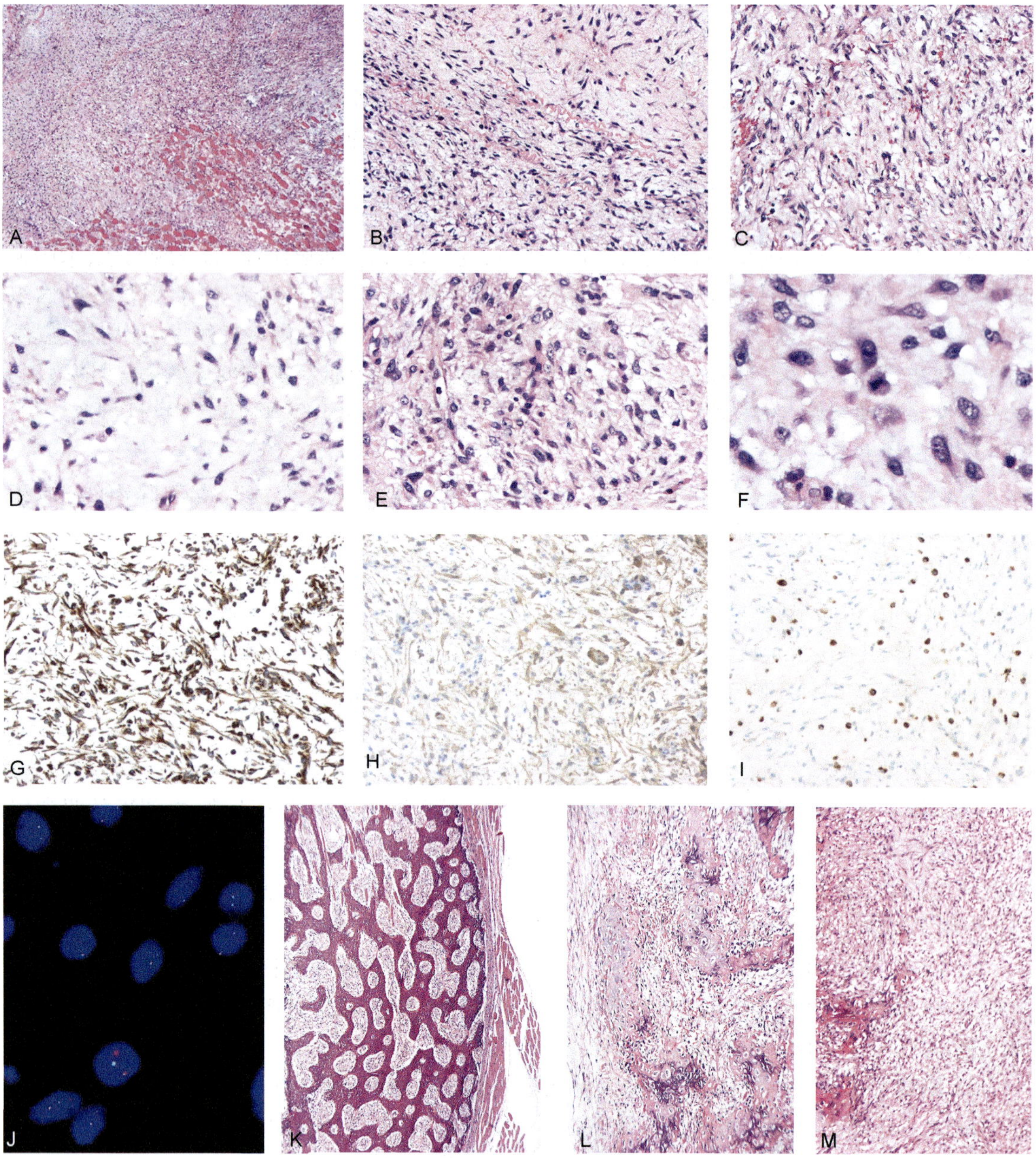

图 1-1-2　骨化性肌炎

A. 第一次活检组织，低倍镜下肿瘤周围边界不清，向邻近的肌肉组织内浸润性生长；B. 瘤细胞多呈梭形，部分区域呈星芒状，胞质透亮；C. 高倍镜下见瘤细胞为梭形，核呈卵圆形，部分瘤细胞内可见单个小核仁，核分裂象易见；D. 部分区域呈黏液样变性；E、F. 部分瘤细胞呈圆形或卵圆形，核分裂象易见；G. 免疫组化瘤细胞弥漫性表达 Vimentin；H. 免疫组化瘤细胞弥漫性表达 SMA；I. 病变内组织细胞表达 CD68；J. FISH 检测 *USP6* 基因断裂检测结果为阳性；K. 第二次手术标本，低倍镜下肿瘤边界清楚，可见区带现象，外层为成熟的骨组织；L. 成骨细胞和不成熟的编织骨及软骨内骨化的软骨岛；M. 最内层为增生的成纤维细胞。

2. 鉴别诊断 须与 *USP6* 基因断裂的其他病变鉴别,具体如下。

(1)指趾纤维骨性假瘤:罕见,5~75 岁均可发生,女性略多见,手指近端指骨为最常见受累部位,罕见发生于肢端以外部位。筋膜炎样的梭形细胞增生伴骨化,富于细胞区与低细胞纤维黏液样区交替,形成小叶状结构,可见不同成熟阶段的骨化。可见梭形肌成纤维细胞和星状细胞,有空泡状核、嗜双色胞质。

(2)结节性筋膜炎:好发于 20~40 岁,最常见于四肢(尤其是前臂)、躯干部和头颈部,通常发生于皮下组织,生长迅速。病变组织边界清楚,但常见局灶性浸润,肿瘤由胖梭形成纤维细胞及肌成纤维细胞组成,常见疏松黏液样基质,形态与早期骨化性肌炎相似,罕见病例可见骨化生,但是病变处无区带成熟现象。本病例随着病情进展表现出经典的骨化性肌炎图像,虽然二者都有 *USP6* 基因重排,还是不同于结节性筋膜炎。

(3)富于细胞性腱鞘纤维瘤:不常见,可发生于 5 月龄至 70 岁,男性多于女性,手指为最常见部位,尤其拇指、示指和中指。病变通常较小,边界清楚,胖梭形肌成纤维细胞呈束状和席纹状排列,可与结节性筋膜炎表现类似。罕见肿瘤显示多形性伴有软骨样和骨样化生。免疫组化:SMA 阳性,可为局灶性 Desmin 阴性。

(四)读片分析

骨化性肌炎是一种发生在肌肉或其他软组织的良性肿瘤性病变。发病率为 1/10 万,男性较多见,常发生在 30 岁人群。多数病例与局部创伤或损伤相关,主要见于大腿、臀部、肘部及肩部横纹肌内,也可见于筋膜及皮下组织。发病 2 周后,病变逐渐成熟,典型的影像学表现为分层结构(病变周围区域密度较高,中央区域密度较低),肿块边界清晰,周围为环状钙化,中心为透亮区。

骨化性肌炎的病理特点主要如下。

1. 病变早期镜下形态 早期区带结构不明显,病变界限不清,成纤维细胞区域细胞丰富,可有轻到中度的异型性,可见核分裂象(无病理性核分裂象)。细胞排列紊乱或呈疏松的束状,间质血供丰富,可见红细胞、淋巴细胞和纤维素性渗出。

2. 病变晚期镜下形态 特征性的 3 层带状结构是诊断骨化性肌炎的重要病理特征,称为分带现象(发病后第 4 周最明显)。最内层是增生的成纤维细胞,可伴有出血、坏死;中间层为成骨细胞、不成熟的编织骨及软骨内化骨;最外层为相对成熟的板层骨或编织骨,与外周正常组织之间还有黏液纤维组织相隔。

骨化性肌炎早期病变与结节性筋膜炎十分相似。本病例第一次手术时即诊断为结节性筋膜炎,待病情进展显示晚期病变形态后才明确骨化性肌炎的诊断。本病例提示在诊断结节性筋膜炎时应注意除外骨化性肌炎的早期病变。

骨化性肌炎没有标准治疗方案,以保守治疗为主,即使最终需要手术切除,在发病初期也要先行保守治疗 4~6 个月。亦有人主张采用手术切除来治疗骨化性肌炎,当病变内骨化完全成熟后可以进行外科手术。如果出现以下情况,如关节功能严重受限、病变压迫神经出现持续性疼痛,则建议早期手术切除病灶。骨化性肌炎即使手术切缘呈阳性也有良好的预后,一般不复发。

(孙 云 张 文)

参考文献

1. 张楠,何乐健.儿童骨化性肌炎临床病理观察[J].诊断病理学杂志,2017,24(8):586-590.

2. MAN S C, SCHNELL C N, FUFEZAN O, et al. Myositis ossificans traumatica of the neck-a pediatric case [J]. Maedica (Bucur), 2011, 6(2): 128-131.

三、婴儿纤维性错构瘤

(一)临床病史

患儿,男,1岁3个月,1个月前发现患儿右侧大腿根部有一鸡蛋大小的隆起性包块,穿刺活检提示:梭形细胞肿瘤可能。患儿家属要求手术,门诊以"右侧大腿根部包块"收治入院。

入院查体:右侧大腿根部可见一大小约4cm×3cm、质地中等的包块,边界欠清晰,活动性差,局部皮肤无红肿,患儿无明显拒按及哭闹,肢体活动正常。手术所见:大腿根部皮下有一大小约3cm×3cm×2cm的肿块,形态不规则,呈分叶状,质硬,包膜完整,肿块上方见一肿大淋巴结。

(二)病理检查

1. 大体所见 送检右侧大腿根部包块切除标本:灰红结节样肿物一枚,大小为5cm×3cm×3cm,切面灰白、灰红色相间,实性、质中。

2. 组织学形态(图1-1-3A~图1-1-3F) 低倍镜下,肿瘤由致密的纤维组织、比较成熟的成纤维细胞、肌成纤维细胞和胶原纤维组成,呈纵横交错的束状排列;原始间叶组织由幼稚的小圆形、卵圆形细胞组成;成熟脂肪组织穿插于胶原纤维和原始间叶组织之间。高倍镜下,肿瘤细胞呈卵圆形、小圆形、短梭形或星状,无明显异型性,核染色质细腻,可见小核仁,核分裂象罕见。细胞之间有少量黏液样基质。

3. 免疫组化 梭形肿瘤细胞表达Bcl-2(图1-1-3G)、CD99(图1-1-3H)、EGFR(图1-1-3I)、Vimentin(图1-1-3J),脂肪组织表达S-100(图1-1-3K),Ki-67显示瘤细胞增殖指数为10%(图1-1-3L)。

(三)诊断及鉴别诊断

1. 诊断 (右侧大腿包块切除标本)婴儿纤维性错构瘤(fibrous hamartoma of infancy, FHI)。

2. 鉴别诊断

(1)巨细胞成纤维细胞瘤(giant cell fibroblastoma, GCF):又称幼年型隆突性皮肤纤维肉瘤(juvenile form of dermatofibrosarcoma protuberans),是一种好发于儿童躯干和四肢皮下浅表部位的交界性肿瘤,由Shmookler和Enzinger于1982年首先描述。肿瘤由轻度异型的梭形细胞和多少不等的核深染的多核巨细胞组成,间质呈黏液样、纤维黏液样或伴有明显的胶原化,常浸润至皮下脂肪组织。FISH检测显示*PDGFB*基因相关易位和*COL1A1/PDGFB*基因融合。

(2)脂肪纤维瘤病(lipofibromatosis, LPF):是一种发生于儿童的纤维脂肪性肿瘤,由Fetsch等于2000年首先描述。主要发生于婴幼儿,年龄范围为11天至12岁,中位年龄为1岁,男性多见。多见于手和足,特别是手指和肢体近端,如上臂、肩部、大腿和膝部,胸壁和腹壁也可发生,少数病例发生于头颈部。表现为局部缓慢生长的无痛性肿块。镜下显示脂肪组织内穿插浸润性生长的条束状成纤维细胞和肌成纤维细胞,无淡染的结节状或器官样原始间叶组织。

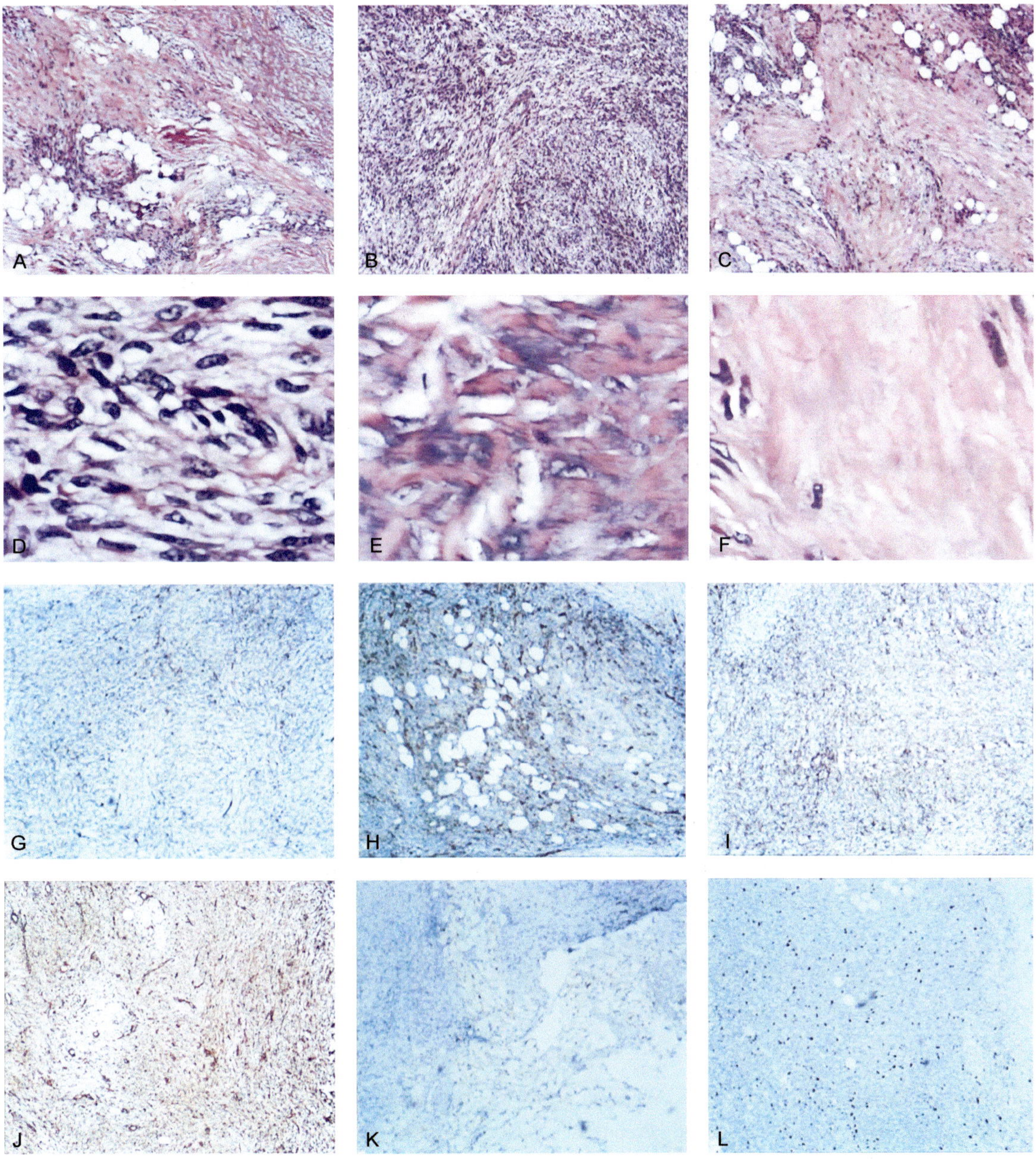

图 1-1-3　婴儿纤维性错构瘤

A. 低倍镜下肿瘤由致密的纤维组织、比较成熟的成纤维细胞、肌成纤维细胞和胶原纤维组成，呈纵横交错的束状排列；B. 原始间叶组织由幼稚的小圆形、卵圆形细胞组成；C. 成熟脂肪组织穿插于胶原纤维和原始间叶组织之间；D. 高倍镜下，肿瘤细胞呈卵圆形、小圆形、短梭形或星状，无明显异型性，核染色质细腻，可见小核仁，核分裂象罕见；E. 细胞之间有少量黏液样基质；F. 胶原纤维、成纤维细胞及肌成纤维细胞；G. 免疫组化瘤细胞表达 Bcl-2；H. 免疫组化瘤细胞表达 CD99；I. 免疫组化瘤细胞表达 EGFR；J. 免疫组化瘤细胞表达 Vimentin；K. 脂肪组织表达 S-100；L. 免疫组化 Ki-67（瘤细胞增殖指数约 10%）。

（3）钙化性腱膜纤维瘤（calcifying aponeurotic fibroma，CAF）：又称为幼年型腱膜纤维瘤（juvenile aponeurotic fibroma，JAF），是一种好发于儿童和青少年手掌和足底的肿瘤，肿瘤呈弥漫浸润性生长，由成束的成纤维细胞和中等量的胶原纤维组成，灶性区域含有化生性软骨小岛或伴有钙化灶结节，中心为胶原化，周围为略呈放射状或栅栏状排列的圆形细胞。

（4）婴儿型纤维肉瘤（infantile fibrosarcoma，IFS）：是一种发生于2岁以下婴儿的梭形细胞肿瘤，具有特异性的t（12；15）（p13；q25），产生*ETV6-NTRK3*基因融合。肿瘤边界不清，常向邻近正常组织内浸润生长，瘤细胞呈交织条束状或鱼骨样排列，肿瘤间质可见多少不等的胶原纤维；瘤细胞呈梭形，胞质呈嗜碱性，核深染，少数病例由较为原始的小圆形或卵圆形细胞组成，仅在局部区域显示成纤维细胞分化。肿瘤内可见出血和坏死，可伴有钙化，大多数病例间质内可见慢性炎症细胞浸润。

（四）读片分析

FHI是一种好发于2岁以内婴儿的纤维组织增生性病变，典型发病部位为腋窝、背部、上臂，形态学表现为典型的三相结构。少数病例有肉瘤样特征，细胞丰富，核级别高，核分裂象多。最近的大型病例研究强调了FHI广泛的形态学谱。一种形态学变异的特征是独特的假血管瘤模式，表现出与GCF惊人的相似性。逆转录聚合酶链反应（reverse transcription-polymerase chain reaction，RT-PCR）或FISH检测*COL1A1/PDGFB*基因融合阴性，可以排除GCF。

文献报道，在12例具有典型三相组织学特征的FHI患者中，12例发生了*EGFR*第20号外显子插入/重复突变，这是FHI的特征性分子改变。使用定量聚合酶链反应（quantitative PCR，qPCR）方法检测与测序结果高度一致，对穿刺活检诊断有难度的患者，优先选用qPCR方法检测*EGFR*第20号外显子的插入/重复突变有助于做出正确诊断。EGFR免疫组化染色对诊断FHI也有一定帮助。FHI通常采用局部完整手术切除即可治愈。有报道，p.Ser768_Asp770dupSerValAsp突变类型的FHI可能对酪氨酸激酶抑制剂（tyrosine kinase inhibitor，TKI）敏感，这可作为少数复发或难以手术切净患者潜在的治疗选择。

（王 琴 胡俊波）

参考文献

1. ELLINGTON N，PARK J Y，KING K，et al. EGFR Exon 20 Insertion/Duplication Mutation in Fibrous Hamartoma of Infancy With Predominantly Pseudoangiomatous Pattern Mimicking Giant Cell Fibroblastoma［J］. Int J Surg Pathol，2017，25（5）：421-424.

2. AL-IBRAHEEMI A，MARTINEZ A，WEISS S W，et al. Fibrous hamartoma of infancy：a clinicopathologic study of 145 cases，including 2 with sarcomatous features［J］. Mod Pathol，2017，30（4）：474-485.

四、黏液型孤立性纤维性肿瘤

（一）临床病史

患者，女，51岁，于1年余前无明显诱因出现排尿困难，伴小便次数增多，半年前妇科检查发现子宫肌瘤。患者平素月经规律，量少，已闭经半年；起病以来无腹痛，无阴道流血，无便秘。彩超提示：盆腔未见正常子宫声像图，盆腔内见多个杂乱回声团块，其中一个大小约6.63cm×10.53cm，可见血流信号，病变性质待查。

（二）病理检查

1. 大体所见（图 1-1-4A） 送检“盆腔肿瘤”，为灰白、灰褐色不整形碎组织一堆，大小26cm×16cm×4cm，切面为实性、灰白色、质脆，部分区域呈灰白色半透明黏液样，部分区域呈灰褐色，似出血坏死。

2. 组织学形态（图 1-1-4B~图 1-1-4E） 低倍镜下，肿瘤边界清楚，瘤细胞疏密不等，呈无序性，总体无明显的排列结构，间质呈广泛黏液样变性，形成较多微囊/网状外观；中倍镜下，可见黏液性肿瘤过渡为经典的孤立性纤维性肿瘤区域；高倍镜下，瘤细胞为短梭形或卵圆形，呈微囊和网状，分布于广泛的黏液性基质之中，微囊状区域间质呈高度黏液样变，呈“肺水肿样”结构。

3. 免疫组化（图 1-1-4F~图 1-1-4H） 肿瘤细胞弥漫表达 CD34、STAT6、CD99 和 Bcl-2，局灶表达 SMA 和 S-100，Ki-67 显示低增殖，不表达 MDM2、CDK4、CD117、Dog-1、Desmin、h-caldesmon、HMB-45 和 Melan-A。

（三）诊断与鉴别诊断

1. 诊断 （盆腔肿瘤切除标本）黏液型孤立性纤维性肿瘤（solitary fibrous tumor，SFT），中度危险性。

2. 鉴别诊断 本例肿瘤虽然具有经典型 SFT 的一般形态，但间质广泛黏液样变、微囊性变是本病例诊断的难点，同时需要与多种富于黏液的其他软组织梭形细胞肿瘤相鉴别。

（1）黏液样脂肪肉瘤（myxoid liposarcoma）：好发于年轻人，发病高峰年龄段为 30~50 岁，好发于下肢深部软组织内，而发生于皮下、腹腔或腹膜后组织的多为转移性黏液样脂肪肉瘤。组织学上肿瘤常呈结节状、分叶状，周边细胞相对丰富，由圆形、卵圆形、梭形的原始间叶细胞，大小不等的印戒样脂肪细胞和特征性“鸡爪样”分枝状薄壁毛细血管网构成。肿瘤细胞表达 S-100，Ki-67 指数较高。90% 病例具有 *FUS-DDIT3* 融合基因，少数病例有 *EWSR1-DDIT3* 融合基因。

（2）低度恶性纤维黏液样肉瘤（low-grade fibromyxoid sarcoma）：是由形态貌似温和的梭形成纤维细胞和胶原化、黏液样基质构成的恶性肿瘤，好发于青壮年的四肢近端和躯干。经典病例显示低细胞密度的纤维胶原化区和富于细胞的黏液样区交替排布，可见特征性短束状和漩涡状生长方式，瘤细胞形态温和，边界不清，核分裂象不易见到；黏液间质中血管相对明显，多呈拱状、曲线状或弧线状；肿瘤向邻近组织内浸润性生长。瘤细胞特征性表达 MUC4，部分病例可表达 Dog-1。75% 的病例有 *FUS-CREB3L2* 融合基因，少数病例有 *FUS-CREB3L1* 融合基因。

（3）软组织血管纤维瘤（angiofibroma of soft tissue）：是一种良性的血管纤维性肿瘤，主要发生在成年人，多发生于四肢，少数发生于躯干（包括盆腔）。肿瘤呈灰白色，边界清楚，周边可见纤维性包膜；镜下表现主要由短梭形和卵圆形的成纤维细胞样细胞和大量分枝状薄壁血管组成，间质可呈黏液样或纤维黏液样，可伴玻璃样变；少数病例可有泡沫样组织细胞、红细胞外渗、含铁血黄素沉积、坏死和囊性变等。暂无特异性免疫组化标记，部分病例可表达 EMA，遗传学研究显示 *NCOA2* 基因重排。

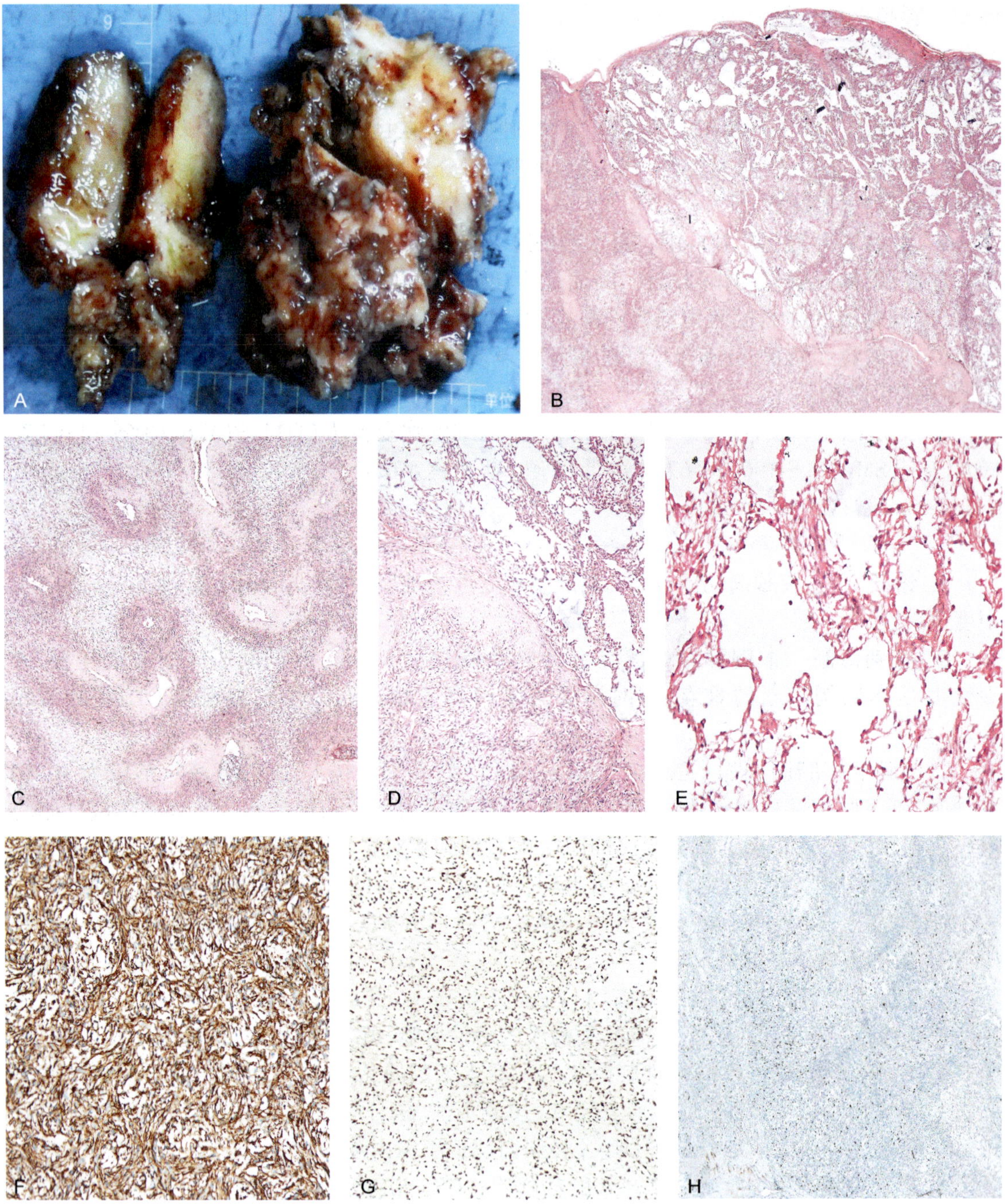

图 1-1-4　黏液型孤立性纤维性肿瘤

A. 手术切除标本肉眼所见：灰白、灰褐色不整形碎组织一堆，切面呈灰白色，实性、质脆，部分区域呈灰白色半透明黏液样；B. 低倍镜下，肿瘤边界清楚，瘤细胞疏密不等，无明显的排列结构，间质呈广泛黏液样变性，形成较多微囊/网状外观（HE 染色 ×40）；C. 低倍镜下，肿瘤排列疏密不等，稀疏区间质黏液样变明显，密集区中央为厚壁血管并胶原变性（HE 染色 ×40）；D. 中倍镜下，可见黏液型孤立性纤维性肿瘤过渡为经典孤立性纤维性肿瘤区域（左下方，HE 染色 ×200）；E. 高倍镜下，短梭形或卵圆形的瘤细胞呈微囊和网状，分布于广泛的黏液性基质之中，微囊状区域间质呈高度黏液样变，呈“肺水肿样”结构（HE 染色 ×400）；F. 瘤细胞弥漫表达 CD34（免疫组化 ×200）；G. 瘤细胞弥漫表达 STAT6（免疫组化 ×100）；H. Ki-67 显示瘤细胞增殖指数约 10%（免疫组化 ×40）。

（四）读片分析

黏液型 SFT 是一种罕见的 SFT 组织学亚型，胸膜和胸膜外均可发生。组织学上 SFT 大部分区域显示黏液样变性并与少量经典型 SFT 互相过渡或交替分布，这种过渡可表现为突然或逐渐移行。星芒状、短梭形或卵圆形的瘤细胞呈疏松的束状、微囊和网状排列，分布于广泛的黏液性基质之中，本例还有黏液湖形成，显示“肺水肿样”结构，很易与黏液样脂肪肉瘤混淆；但间质广泛分布挤压弯曲的鹿角状分枝状血管，以及血管外皮瘤样结构（黏液变性显著的区域较明显），提示黏液型 SFT 的诊断。此外，疏松的瘤细胞之间常可见薄的、呈束状或绳索样的胶原纤维，且延伸至血管网周围，形成血管壁的玻璃样变性，也是其特点之一。有时候 SFT 的经典组织学特征表现可能非常局灶，广泛取材是组织学准确诊断的基础。

STAT6 抗体诊断 SFT 具有高灵敏度和特异度，且 STAT6 核表达与瘤细胞内存在 *NAB2-STAT6* 基因融合具有高度的一致性。需要注意的是，少数去分化脂肪肉瘤亦可表达 STAT6，部分病例可显示黏液特征和血管外皮瘤样结构，可能容易与黏液型 SFT 混淆，但去分化脂肪肉瘤免疫组化表达 STAT6 主要是由于 *MDM2* 基因扩增引起邻近的 *STAT6* 基因（12q13）扩增（而非融合），且其表达通常较 SFT 弱而局灶。同理，新近报道的 *GLI1* 基因改变肿瘤、外阴血管肌成纤维细胞瘤等，也有可能表达 STAT6，应引起病理医生的重视，注意综合分析临床特征、镜下形态、多个相关免疫组化结果，方能得出精准诊断，必要时借助 FISH 和二代测序（next generation sequencing，NGS）等分子检测协助诊断。

本例为成年女性盆腔无痛性肿块；镜下见肿瘤细胞疏密不等无序性排列，部分区域间质内见“鹿角样或树枝状”血管伴血管壁玻璃样变性，瘤细胞间可见一些呈束状或绳索样的胶原纤维，这些是经典型 SFT 的一般组织学形态，同时间质呈广泛黏液样变、微囊变。免疫组化显示瘤细胞弥漫表达 STAT6 和 CD34，有力地支持 SFT 诊断。按照第 5 版 WHO 骨与软组织肿瘤分类对 SFT 危险度分层的三分法标准（患者 51 岁，肿瘤最大径 26cm，未见坏死，未见核分裂象），本例得 3 分，属于中度危险，有局部复发的风险，提示临床要密切观察。

（张万勇　陈　玲）

参考文献

1. WHO Classification of Tumours Editorial Board.WHO Classification of Tumours：Soft Tissue and Bone Tumours［M］. 5th ed. Lyon：IARC Press，2019：104-108.

2. Huang S C，Huang H Y. Solitary fibrous tumor：An evolving and unifying entity with unsettled issues［J］. Histol Histopathol，2019，34（4）：313-334.

3. 蔡娟娟，何向蕾，赵明 . 黏液型孤立性纤维性肿瘤七例临床病理特征分析［J］. 中华病理学杂志，2020，49（9）：910-915.

4. DERMAWAN J K，RUBIN B P，KILPATRICK S E，et al. CD34-negative Solitary Fibrous Tumor：A Clinicopathologic Study of 25 Cases and Comparison With Their CD34-positive Counterparts［J］. Am J Surg Pathol，2021，45（12）：1616-1625.

5. DEVINS K M，YOUNG R H，CROCE S，et al. Solitary Fibrous Tumors of the Female Genital Tract：A Study of 27 Cases Emphasizing Nonvulvar Locations，Variant Histology，and Prognostic Factors［J］. Am J Surg Pathol，2022，46（3）：363-375.

6. ALFARO-CERVELLÓ C，NIETO G，NAVARRO S. Differential diagnosis of myxoid soft tissue tumors.

Experience in the Clinical University Hospital of Valencia[J]. Rev Esp Patol, 2022, 55(3): 185-191.

五、上皮样孤立性纤维性肿瘤

（一）临床病史

患者，女，59 岁，因“发现枕部包块 1 年”入院，否认既往有肿瘤病史。查体：枕部可触及大小 3.0cm × 3.0cm 的包块，质软，无压痛。头部 MRI 显示枕部皮下一边界清晰的结节，T_1WI 呈等低信号，T_2 FLAIR 呈高信号（图 1-1-5A）。

（二）病理检查

1. 大体所见　送检结节大小为 4.0cm × 3.8cm × 3.3cm，被覆包膜，切面呈灰白色、实性、质地中等。

2. 组织学形态（图 1-1-5B~ 图 1-1-5D）　肿瘤边界清楚，似有包膜；肿瘤呈片状或结节状生长，内可见胶原沉积（间质硬化），部分区域胶原呈结节状生长；间质血管丰富，部分呈鹿角样分支血管。可见肿瘤坏死，其周围见瘤细胞密集围绕血管生长的现象。高倍镜下，瘤细胞为上皮样，胞质嗜伊红，部分胞质透明；瘤细胞中等异型，核呈空泡状，可见小核仁，增生活跃区核分裂象约 6 个 /10HPF。

3. 免疫组化和分子检测（图 1-1-5E~ 图 1-1-5H）　免疫组化显示瘤细胞弥漫表达 STAT6、CD99、Vimentin、INI1、calponin 和 BCOR，局灶表达 CK、CD34 和 SMA，散在表达 TLE1，Ki-67 增殖指数约 10%；肿瘤细胞不表达 CK20、P63、FLI-1、NKX2.2、S-100、MyoD1、myogenin、WT1、MUC4、CyclinD1、SATB2、CD3、CD20 和 CD43。分子检测：*EWSR1* 分离探针阴性；RT-PCR 结果显示存在 *NAB2-STAT6* 的融合基因。

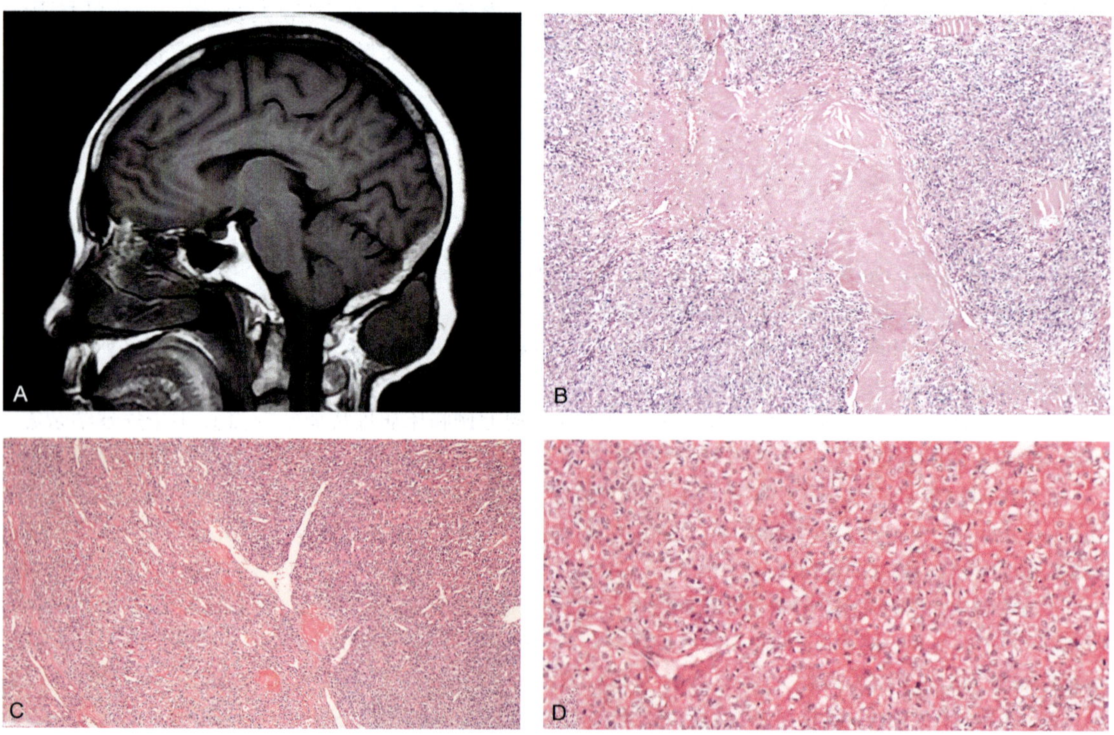

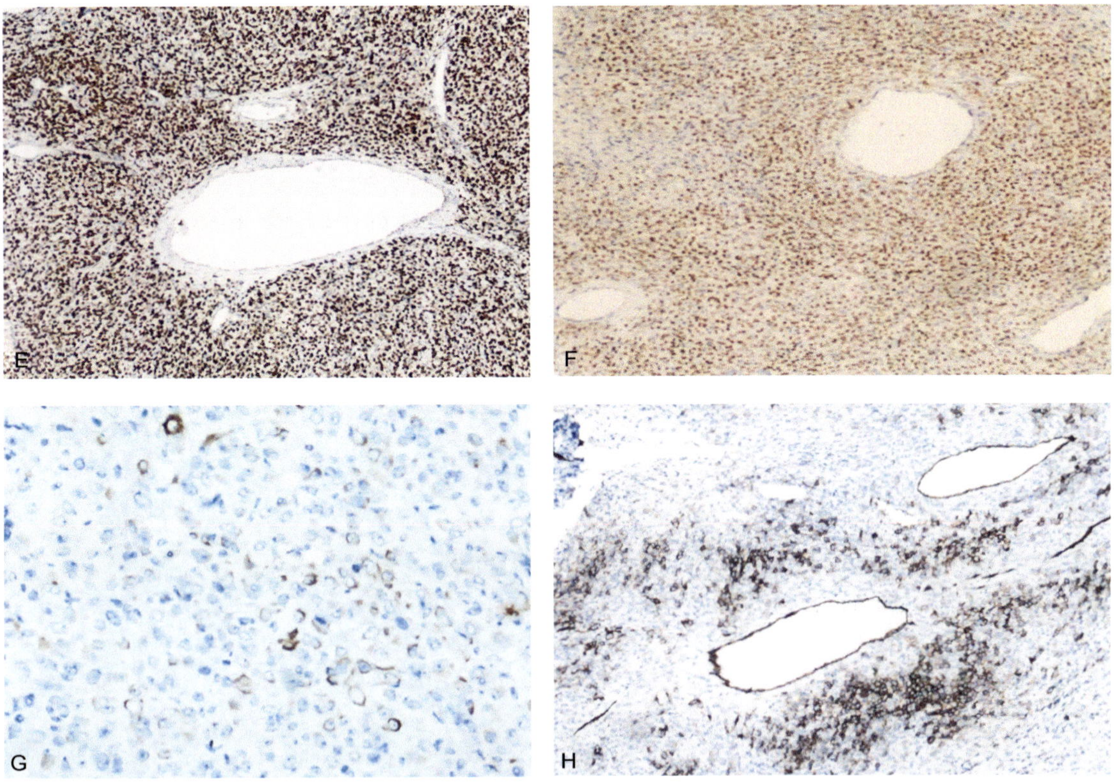

图 1-1-5 上皮样孤立性纤维性肿瘤

A. 头部 MRI 显示枕部皮下一边界清晰的结节，T_1WI 呈等低信号；B. 肿瘤呈片状或结节状生长，内可见胶原沉积（呈间质硬化），部分区域胶原呈结节状生长（HE 染色 ×100）；C. 肿瘤内可见鹿角样血管（HE 染色 ×100）；D. 肿瘤细胞呈上皮样，胞质嗜伊红，部分细胞胞质透亮，肿瘤内可见片状胶原化（HE 染色 ×400）；E. 免疫组化显示 STAT6 弥漫强阳性（IHC×200）；F. 免疫组化显示 BCOR 弥漫阳性（IHC×200）；G. 免疫组化显示肿瘤细胞散在弱至中等表达 AE1/AE3（IHC×400）；H. 免疫组化显示肿瘤细胞局灶性表达 CD34（IHC×200）。

（三）诊断与鉴别诊断

1. 诊断 颈部上皮样形态的恶性 SFT，中度危险。

2. 鉴别诊断：均匀一致的上皮样瘤细胞围绕血管生长，有坏死，提示上皮样形态的恶性肿瘤；但瘤细胞异型性不明显，核分裂象不活跃（6 个 /10HPF）。上述形态需借助免疫组化与以下肿瘤鉴别。

（1）转移性癌：病史和免疫组化可以鉴别。

（2）上皮样肉瘤：特征性 INI1 缺失。

（3）硬化性上皮样纤维肉瘤：特征性 MUC4 阳性。

（4）硬化性横纹肌肉瘤：MyoD1 和 myogenin 阳性，有助于鉴别。

（四）读片分析

“上皮样 SFT” 一词最早由 Marchevsky 等人于 2003 年提出，他们报道了一种以上皮样细胞为主的纵隔 SFT，伴有梭形细胞成分。此后，伴有上皮样细胞的 SFT 不断被报道，但完全由上皮样细胞构成的 SFT 极为罕见，文献中仅见少量报道。WHO 分类及软组织肿瘤专著对这类 SFT 并没有作特别的论述，因此病理医生在遇到这类肿瘤时很难与 SFT 联系起来。

但 SFT 的一些经典形态学特点在这种少见的变异型中仍然存在，这是本例重要的诊断线索，也是病理学前辈总结的"要在不典型中寻找典型"宝贵经验的实证。本例免疫组化检查也显示了一些不常用的特点，如局灶表达 CK，加上肿瘤细胞的上皮样形态、坏死，有可能会误诊为转移性癌；但肿瘤边界清楚、异型性不明显，这与转移性癌的特征不符。CD34、STAT6 是诊断 SFT 非常有用的辅助工具，但并非所有 SFT 均同时表达二者。分子检测发现 *NAB2-STAT6* 融合基因是诊断上皮样 SFT 的有力依据。因此，在遇到比较难诊断的 SFT 时，分子检测是非常必要的。此外，BCOR 在上皮样 SFT 中呈弥漫阳性表达已有文献报道，本例也符合这一特点，BCOR 在 SFT 中的表达似乎与肿瘤的上皮样形态有关，且可能与肿瘤的良恶性相关，仍需要更多的病例来总结、证实。

（汤显斌）

参考文献

1. MARCHEVSKY A M, VARSHNEY D, FULLER C. Mediastinal Epithelioid Solitary Fibrous Tumor[J]. Arch Pathol Lab Med, 2003, 127(4): e212-e215.

2. SUSTER D I, MACKINNON A C, MEJBEL H A, et al. Epithelioid and Clear Cell Solitary Fibrous Tumors: Clinicopathologic, Immunohistochemical, and Molecular Genetic Study of 13 Cases[J]. Am J Surg Pathol, 2023, 47(2): 259-269.

3. ARGANI P, KAO Y C, ZHANG L, et al. BCOR Overexpression in Renal Malignant Solitary Fibrous Tumors: A Close Mimic of Clear Cell Sarcoma of Kidney[J]. Am J Surg Pathol, 2019, 43(6): 773-782.

六、结肠上皮样炎性肌成纤维细胞肉瘤

（一）临床病史

患者，男，61 岁。腹痛、腹胀 1 个月，加重 1 周入院，患者诉 1 个月前无明显诱因出现腹部胀痛不适，呈持续性胀痛，无恶心呕吐，进食后自觉腹部胀痛明显，无发热、腹泻、胸闷、心悸等。病程中患者精神、饮食、睡眠欠佳，小便可，大便不成形，体重、体力明显下降。上腹部 CT 显示：①右上腹不规则团块灶，周围淋巴结肿大，邻近肠壁增厚，部分升结肠扩张；②肝脏多发类圆形低密度灶，性质待定；③少许腹水；④胆囊密度稍欠均匀。

（二）病理检查

1. 大体所见 送检右半结肠及部分回肠：结肠长 36cm，管径 4~10cm，回肠长 7cm，管径 3cm，距结肠切缘 10cm 处见 13cm × 10cm × 7cm 隆起型肿块，切面呈灰白色，实性，质中，肿块侵及肠壁全层；周围管腔扩张，未见明显阑尾结构，大网膜为 9cm × 6cm × 5cm，其中可见 5cm × 3cm × 1cm 的质硬区，切面呈灰白色、实性。

2. 组织学形态（图 1-1-6A~ 图 1-1-6F） 低倍镜下，肿瘤侵及肠壁全层并累及浆膜外，黏膜面见溃疡、坏死，肿瘤细胞呈弥漫片状或结节样浸润性生长，背景见较多炎性细胞；肿瘤局部见肿瘤性坏死，瘤细胞以上皮样细胞为主，界限不清，呈圆形、短梭形、椭圆形及不规则形，胞质丰富、嗜酸性，染色质呈空泡状，核仁明显，局部见梭形细胞成分，核分裂象易见。背景中见中性粒细胞、浆细胞、淋巴细胞及嗜酸性粒细胞浸润；肿瘤间质血管丰富，局部水肿、黏液样变性，局灶伴胶原化。大网膜质硬区形态学与结肠肿块一致。

3. 辅助检查(图 1-1-6G~ 图 1-1-6L) 免疫组化显示瘤细胞弥漫表达 Vimentin、D2-40 和 ALK(D5F3),局灶表达 Desmin 和 SMA,不表达 LCA、CD30、CD138、CD34、CD117、Dog-1、S-100、pan-CK、CK18 和 Calretinin,Ki-67 显示增殖指数约 60%。分子检测:*ALK* 断裂探针 FISH 检测显示红绿信号分离,说明 *ALK* 重排阳性。

(三)诊断与鉴别诊断

1. 诊断 (右半结肠)上皮样炎性肌成纤维细胞肉瘤(epithelioid inflammatory myofibroblastic sarcoma,EIMS),侵犯肠壁全层至周围脂肪组织并累及大网膜组织,伴周围肠系膜肿瘤性结节形成。

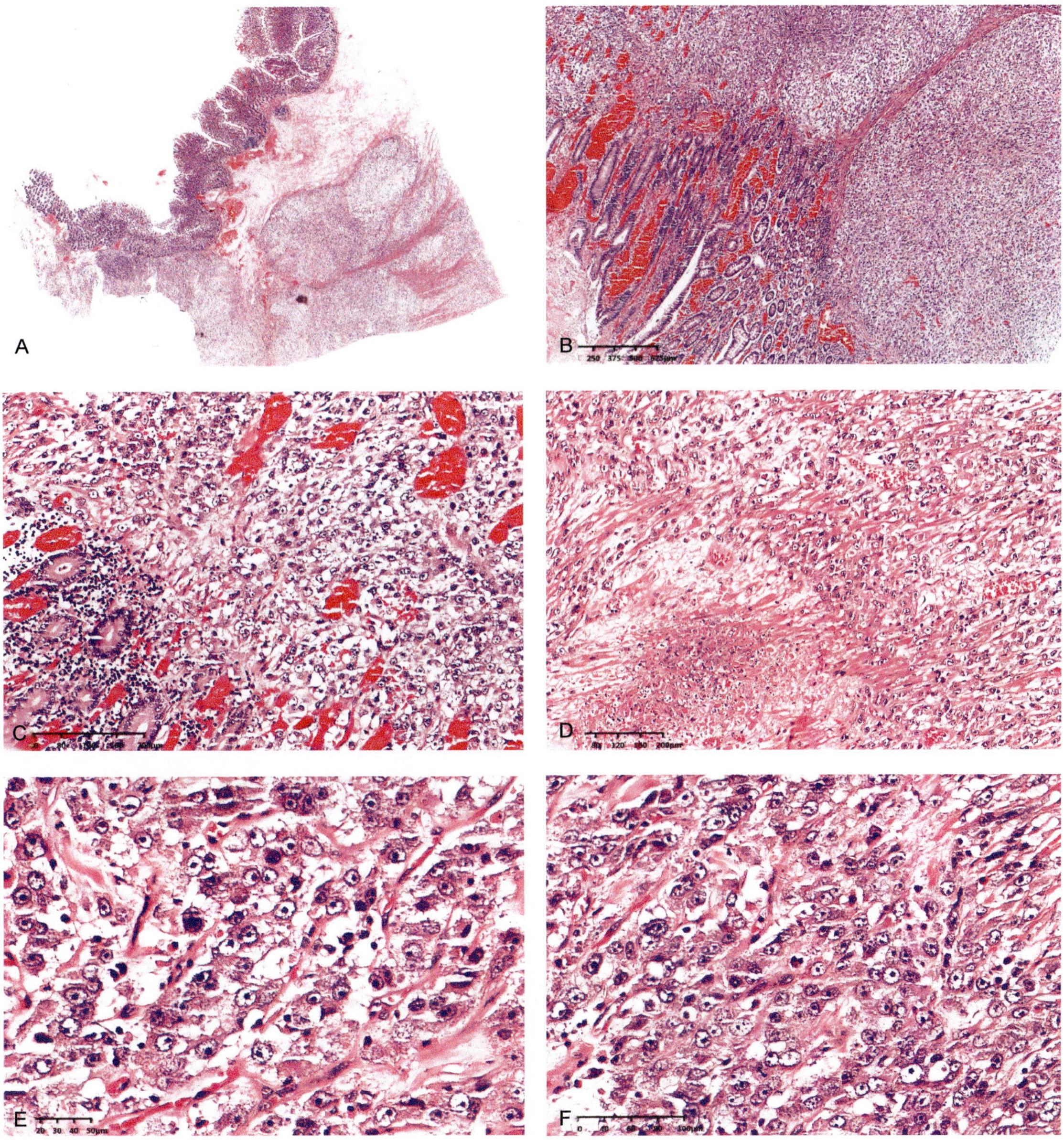

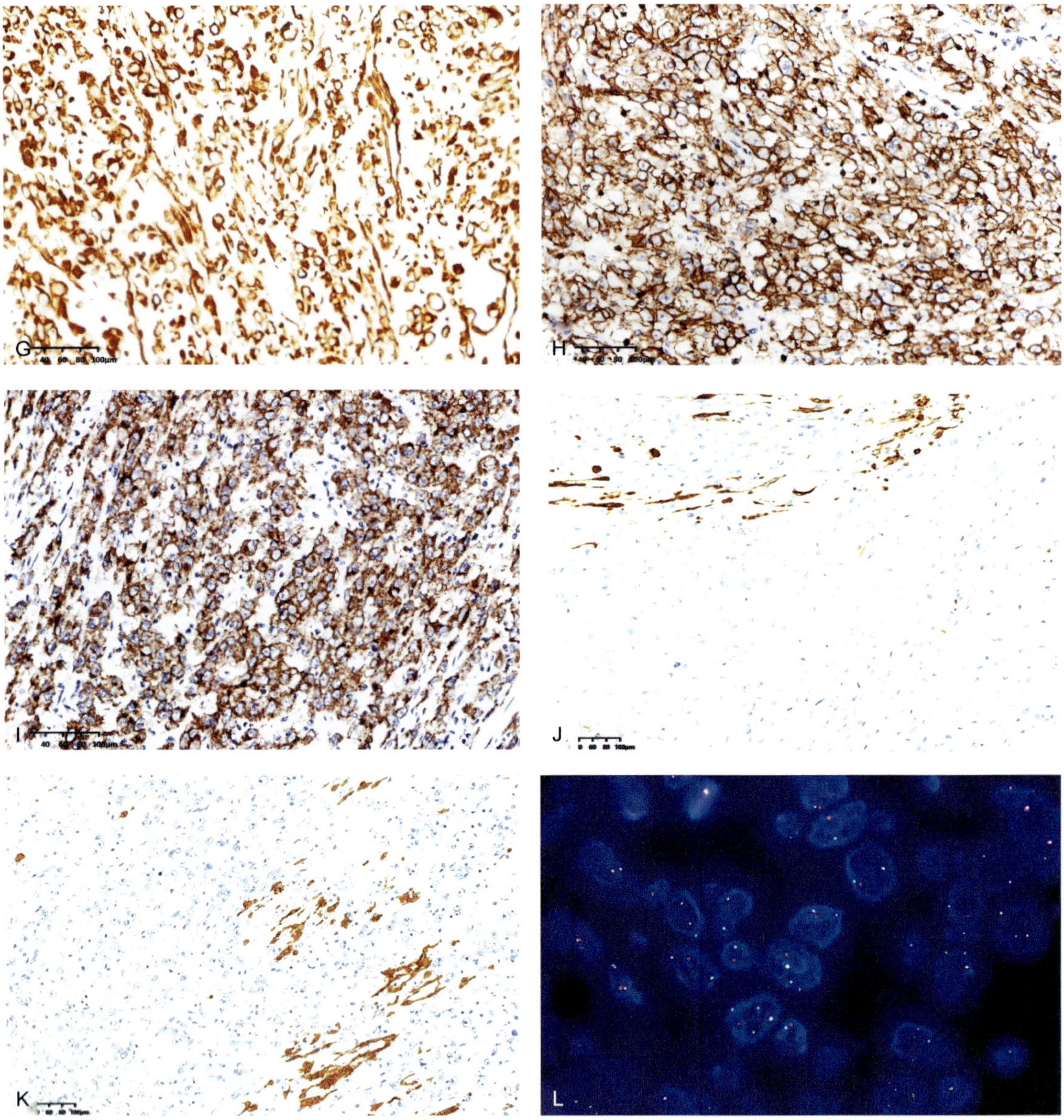

图 1-1-6 结肠上皮样炎性肌成纤维细胞肉瘤

A. 低倍镜下，肿瘤在肠壁呈浸润性生长；B、C. 肿瘤侵及肠黏膜，瘤细胞呈弥漫片状或浸润性生长；D. 肿瘤局部见肿瘤性坏死；E、F. 高倍镜下，瘤细胞以上皮样细胞为主，界限不清，呈圆形、短梭形、椭圆形及不规则形，胞质丰富、嗜酸性，染色质呈空泡状，核仁明显，局部见梭形细胞成分，核分裂象易见；G. 免疫组化显示瘤细胞弥漫表达 Vimentin；H. 瘤细胞 D2-40 弥漫阳性；I. 瘤细胞弥漫表达 ALK，显示胞质阳性，并核旁浓聚；J. 瘤细胞 Desmin 小灶阳性；K. 瘤细胞 SMA 小灶阳性；L. *ALK* 断裂探针 FISH 检测显示红绿信号分离，提示 *ALK* 基因重排阳性。

2. 鉴别诊断 EIMS 所具有的上皮样肿瘤细胞形态，与其他恶性肿瘤形态有交叉，但借助免疫组化检查，容易与以下肿瘤鉴别。

（1）ALK 阳性的间变性大细胞淋巴瘤：形态和免疫表型与 EIMS 有交叉（上皮样肿瘤细胞体积较大，黏附性差，弥漫表达 ALK），但这类 T 细胞淋巴瘤的肿瘤细胞有特征性的胚胎样或肾形核，免疫组化弥漫表达 CD30，还表达 CD45 和 T 细胞标记，不表达 Desmin。

（2）低分化癌：一般弥漫表达上皮细胞标记，不表达 ALK 和 Desmin。

（3）上皮样平滑肌肉瘤：上皮样肿瘤细胞异型性明显，胞质嗜酸性较丰富，免疫组化表达 SMA 或 Desmin，不表达 ALK。

（4）上皮样胃肠间质瘤：表达 CD34、Dog-1、CD117，不表达 ALK 和 Desmin。

（5）恶性黑色素瘤：表达 S-100、SOX10、HMB-45 和 Melan-A，不表达 ALK 和 Desmin。

（四）读片分析

EIMS 是炎性肌成纤维细胞瘤（inflammatory myofibroblastic tumor，IMT）的特殊亚型，临床上具有侵袭性高、预后较差的特点，多见于儿童和青少年，男性多发，发病年龄为 7 个月至 63 岁，中位年龄为 39 岁。EIMS 最常见于腹腔内，特别是肠系膜和大网膜，偶可见发生于其他部位，包括胸腔、泌尿生殖道、腮腺、甲状腺、骨和中枢神经系统等，临床常表现为腹胀腹痛、肠梗阻及腹水等。肿瘤通常较大，直径为 8~26cm，平均 15cm。形态学上 EIMS 为圆形、短梭形或上皮样细胞呈片状排列，细胞体积大，异型性明显，可见瘤巨细胞，胞质呈紫红色，较丰富，细胞核染色质呈空泡状，常见明显的核仁，核分裂象易见。间质常见黏液样变或水肿，伴明显的炎性细胞（特别是中心粒细胞）浸润。免疫组化 EIMS 显示出独特的核膜或核周 ALK 着色模式，分子检测通常有 *RANBP2-ALK* 基因融合，或罕见的 *RRBP1-ALK* 基因融合，后者免疫组化则显示 ALK 呈胞质表达、核旁浓聚的现象。目前 EIMS 治疗方法主要是以手术切除为主，配合新辅助化疗和阿来替尼（Alectinib）等 ALK 靶向抑制剂治疗。与传统 IMT 相比，EIMS 多较早出现复发、转移和死亡，临床预后不佳。

本例发生于老年男性，为腹腔多发病灶，形态学以上皮样细胞为主，细胞异型性明显，免疫组化显示 ALK 弥漫胞质阳性，有核旁浓聚现象，且 FISH 检测 *ALK* 重排阳性，因此病理诊断很明确。

（刘 菲　向春香）

参考文献

XU P, SHEN P, JIN Y, et al. Epithelioid inflammatory myofibroblastic sarcoma of stomach: diagnostic pitfalls and clinical characteristics[J]. Int J Clin Exp Pathol, 2019, 12(5): 1738-1744.

七、腹腔上皮样炎性肌成纤维细胞肉瘤

（一）临床病史

患者，男，32 岁，因腹胀 2 个月入院。辅助检查：外周血红细胞计数 3.44×10^{12}/L，血红蛋白 86g/L，血清总蛋白 61.9g/L，白蛋白 29g/L。肿瘤标志物 CA125：169.9kU/L。腹部 CT：

腹膜、肠系膜弥漫性软组织肿块及结节（图 1-1-7A）。考虑恶性病变：胃肠间质瘤伴淋巴结转移及腹盆腔种植转移？淋巴瘤？随后腹腔镜下手术所见：腹腔内有黄色稍浑浊积液约 800ml，肿块位于下腹部，侵犯多处小肠肠管，邻近大网膜粘连，质硬，活动可，腹膜、大网膜、肠壁多发结节。

（二）病理检查

1. 大体所见　大网膜脂肪组织及多结节状肿物，大小共 4.0cm × 4.0cm × 1.5cm，结节最大径为 0.3~1.3cm，呈灰白、灰褐色，表面光滑，切面灰白，质中偏嫩，半透明胶冻状。

2. 组织学形态（图 1-1-7B~ 图 1-1-7D）　低倍镜下，黏液样少细胞区与细胞丰富区交替，且以黏液样少细胞区为主。高倍镜下，瘤细胞稀疏分布，失黏附性，呈卵圆形、多边形、上皮样及短梭形，胞质丰富，呈淡嗜伊红色，核呈空泡状，核仁明显，可见神经节细胞样细胞及核分裂象；致密区梭形瘤细胞呈条束状分布，富有胶原纤维及炎症细胞，有薄壁小血管，类似经典型 IMT；肿瘤内炎症细胞以中性粒细胞与嗜酸性粒细胞浸润为主。

3. 辅助检查（图 1-1-7E、图 1-1-7F）　免疫组化显示瘤细胞 Vimentin、Desmin、ALK 阳性，其中 ALK（D5F3）核膜及核周胞质阳性，且 D2-40、WT1、INI1 阳性（无缺失表达），Ki-67 显示增殖指数较高（15%~20%）；CK、EMA、CK5/6、CR、LCA、CD3、CD20、CD30、CD68、calponin、h-caldesmon、SMA、myogenin、ERG、S-100、CD34、CD117、Dog-1 均阴性。

分子检测：FISH 检测 *ALK* 断裂基因阳性。

（三）诊断与鉴别诊断

1. 诊断　（腹腔）EIMS。

诊断依据：组织学上黏液样少细胞区与细胞丰富区交替。黏液样区瘤细胞稀少，可见异型上皮样与梭形瘤细胞，具有双相分化特征。胞质呈淡嗜伊红色，核呈空泡状，核仁明显，伴有神经节细胞样细胞，间质呈黏液样或富有胶原纤维，散在中性粒细胞与嗜酸性粒细胞浸润。主要免疫组化：ALK（D5F3）瘤细胞核膜及核周阳性，成纤维细胞 VD 型表达（Vimentin 和 Desmin），且 D2-40、WT1 阳性，Ki-67 增殖指数热点区为 20%。

2. 鉴别诊断　与上皮样平滑肌肿瘤、上皮样胃肠道间质瘤（gastrointestinal stromal tumor，GIST）、间变性大细胞淋巴瘤（anaplastic large cell lymphoma，ALCL）、恶性间皮瘤相鉴别。

（四）读片分析

EIMS 是伴有 *ALK* 基因改变并表达于核膜和核周的、一种特殊的上皮样亚型的 IMT。EIMS 是一种高侵袭性肿瘤，具有较高的复发率与死亡率，由 Marino-Enriqucz 等 2011 年首先报道。迄今为止，PubMed 上共报道 58 例，男女之比为 36∶22，以男性多见，发病年龄为 4 个月至 71 岁，多见于儿童及青少年，主要位于腹腔，如小肠系膜、大网膜、腹膜、腹膜后，其次为胸腔，偶见于肺和卵巢。肿瘤最大径为 10cm 以上，常引起腹痛、腹胀。大体上，肿瘤呈单结节或多结节状，切面有黏液样外观，可伴坏死。组织学上，富于黏液炎症背景，以中性粒细胞为主，伴有淋巴细胞、浆细胞及嗜酸性粒细胞；肿瘤细胞疏密不一，呈不规则束状或弥漫性分布，无特殊排列方式。高倍镜下异型肿瘤细胞主要呈上皮样、圆形，核大浅染、核仁明显，核分裂象易见；部分区域见梭形肿瘤细胞（类似经典 IMT）。

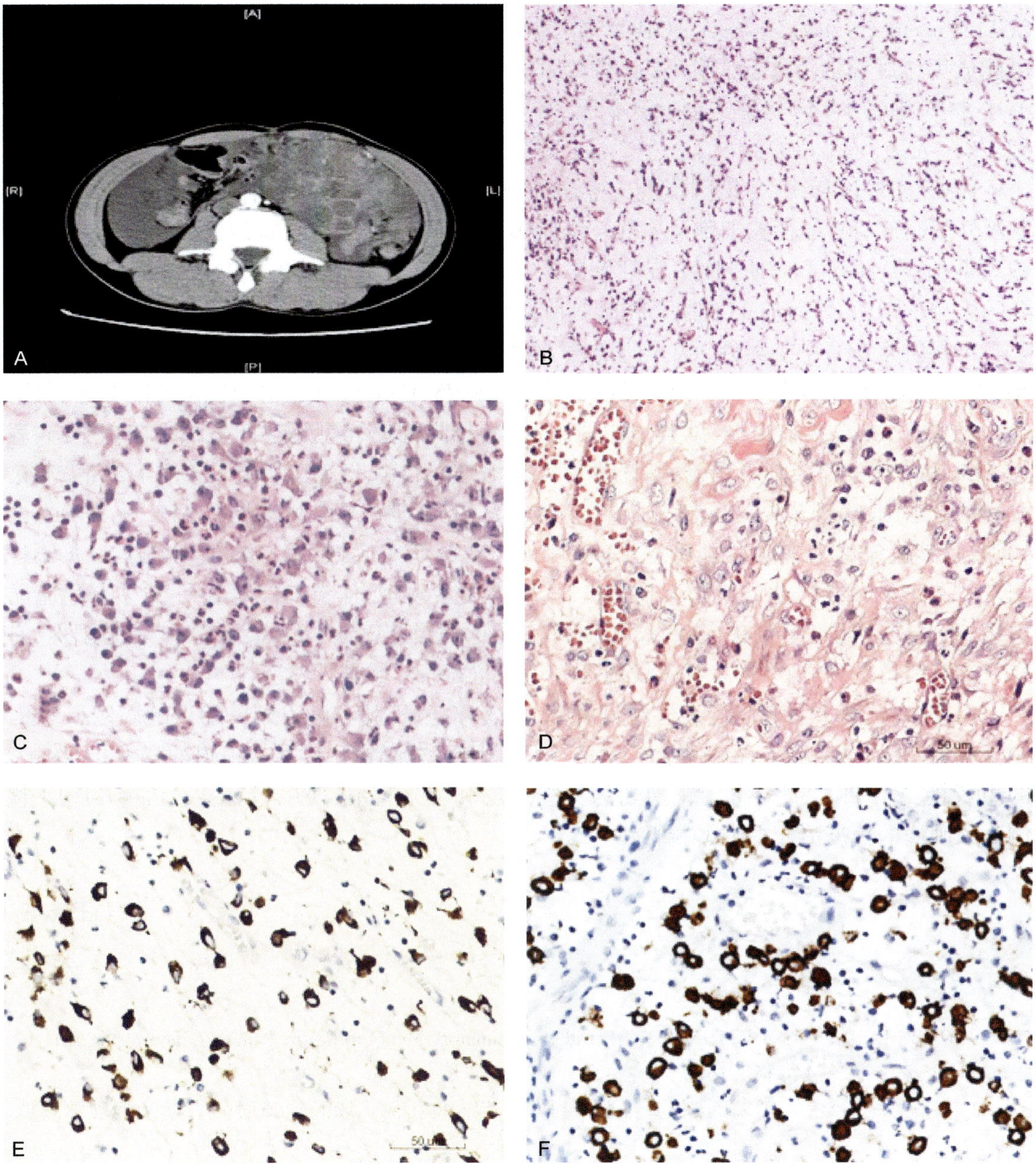

图 1-1-7　腹腔上皮样炎性肌成纤维细胞肉瘤

A. 腹部 CT 显示腹膜、肠系膜肿块呈多结节状蜂窝状改变；B. 低倍镜下，肿瘤富于黏液，瘤细胞稀疏分布（HE 染色 ×100）；C. 高倍镜下，瘤细胞呈卵圆形、多边形、上皮样及短梭形，胞质丰富，呈淡嗜伊红色，核呈空泡状，核仁明显，可见神经节细胞样细胞及核分裂象（HE 染色 ×200）；D. 部分区域类似经典型 IMT，梭形及上皮样瘤细胞呈条束状排列，间质富有胶原纤维及炎症细胞（HE 染色 ×200）；E. 瘤细胞表达 Desmin（IHC×200）；F. 瘤细胞表达 ALK（D5F3），阳性定位于核膜及核周（IHC×200）。

免疫组化及分子遗传学：肿瘤细胞通常为 Vimentin 和 Desmin 阳性，ALK 弥漫阳性，定位于核膜或核周（推荐使用 5A4 或 D5F3），EMA、CD99、CD30、SMA 可为阳性，S-100、CD117、myogenin、h-caldesmon、HMB-45 均为阴性。新近发现部分病例表达 WT1 和 D2-40，可能成为该肿瘤的潜在标志物，但该肿瘤并不表达其他间皮标志物如 Calretinin 和 CK5/6。上述 58 例患者中，48 例鉴定出融合基因，其中包括 23 例 *RANBP2-ALK*、5 例 *RRBP1-ALK*、1 例 *EML4-ALK*、1 例 *VCL-ALK*、18 例与 *ALK* 融合的未知配对基因。

EIMS 病理诊断线索：①圆形上皮样瘤细胞，染色质呈空泡状、核仁大而突出；②丰富的黏液样间质伴有嗜酸性粒细胞及中性粒细胞等炎症细胞浸润；③免疫组化显示 ALK 核膜或核周染色；④ Desmin 胞质阳性；⑤频繁出现 *RANBP2-ALK* 基因重排。RANBP2 是定位于核孔的大分子蛋白，因而与 ALK 融合出现核膜阳性是该肿瘤的特异性分子改变。

本例发生于青中年男性，CT 与形态学的表现符合 EIMS。尽管瘤细胞表达 WT1 及 D2-40，需要排除恶性间皮瘤，但一线间皮标志物 CK5/6、Calretinin，以及 EMA、CK 均为阴性，且未见腺样、乳头状结构，未见典型印戒细胞，可排除肉瘤样型恶性间皮瘤。EIMS 可共表达 ALK 和 CD30，有炎症背景，易被误诊为 ALK 阳性 ALCL，但后者特有 t（2；5），产生 *NPM-ALK* 融合基因，表现为瘤细胞质或胞质与胞核呈 ALK 阳性，而 EIMS 具有 ALK 核膜阳性的特点，且其他淋巴细胞标志物 LCA、CD4、CD43、TIA1 等为阴性，故本病例可排除 ALK 阳性 ALCL。CD34、CD117 阴性也可排除 GIST。新近文献发现，伴有 IMT 样特征的去分化脂肪肉瘤，去分化区域可呈束状、脑膜瘤样旋涡状改变，瘤细胞 P16、MDM2、CDK4 常为阳性，有 *MDM2* 基因扩增，仔细取材总可以找到高分化脂肪肉瘤区域进行鉴别。

EIMS 在临床上具有高侵袭性和复发率，常转移至肝、肺和淋巴结。随访的病例（n=58）中至少有 22 例患者在 1 年内死亡。治疗主要采用手术切除。在文献报道的病例中，约 1/3 的患者接受了 TKI 治疗，常用靶向药为克唑替尼和阿来替尼，使患者获益。PD-1/PD-L1 检测为该肿瘤的免疫治疗提供了新思路。

（王志敢）

参考文献

1. GROS L, DEI TOS A P, JONES R L, et al. Inflammatory Myofibroblastic Tumour: State of the Art[J]. Cancers(Basel), 2022, 14(15): 3662.

2. 丁莉，郑杰，饶兰，等．上皮样炎性肌纤维母细胞肉瘤 1 例临床病理观察[J]. 诊断病理学杂志，2021，28(1)：24-27.

3. 卢晓玉，夏庆欣，赵冬梅，等．盆腹腔上皮样炎性肌纤维母细胞肉瘤的临床病理研究[J]. 现代肿瘤医学，2021，29(15)：2700-2704.

八、黏液样隆突性皮肤纤维肉瘤

（一）临床病史

患儿，女，5 岁，2017 年发现左肩部有一 3.5cm × 3.5cm × 2.0cm 包块，于当地医院手术治疗，术后病理诊断为孤立性纤维性肿瘤伴广泛黏液变性。术后 4 年复发，2021 年 12 月无明显诱因发现左肩部肿物，无触痛、按压痛，无伤口破溃。2022 年 2 月送检原发肿瘤病理切片进行病理会诊。2022 年 3 月行复发肿瘤完整切除，送病理检查。超声检查：左肩部紧邻皮下见一个大小约 31.5mm × 29.7mm × 13.0mm 的低回声结节，边界清晰，内见细小强回声。彩色多普勒血流成像：上述低回声结节内显示丰富血流信号。检查结论为左肩部实性肿块伴钙化。

（二）病理检查

1. 大体描述　复发肿瘤完整切除标本：带皮组织 5.5cm × 3.5cm × 1.5cm，切开见 3.0cm × 2.5cm × 1.5cm 结节样物，切面淡黄，质中。

2. 组织学形态　原发肿瘤 HE 染色（图 1-1-8A~ 图 1-1-8C）：镜下见肿瘤由纤维黏液背景中弥漫分布的梭形细胞和较丰富的薄壁小血管构成，梭形细胞形态温和，密度相对较高，偶见核分裂象；小血管主要呈细长分枝状，少量为扩张的中等大小血管；肿瘤中央及周边局灶可见残存的脂肪及皮肤附属器。

复发肿瘤 HE 染色（图 1-1-8E~ 图 1-1-8J）：肿瘤位于表皮下，与表皮存在无肿瘤累及的边界带；肿瘤细胞形态温和，排列不规则，间质呈广泛黏液样变伴显著小血管；肿瘤与表皮相邻区呈现细胞稀疏的萎缩样区，弥漫浸润皮肤附属器，其内见少量含色素树突样细胞；肿瘤细胞弥漫浸润脂肪组织，形成蜂窝状结构。局部区域肿瘤细胞密度增加，呈现典型车辐状排列；部分区域网状或囊状结构明显，囊壁周边或间质中可见少量多核巨细胞。

3. 辅助检查　原发肿瘤免疫组化显示 CD34（图 1-1-8D）、CD99 及 NTRK 弱阳性，EMA、SMA、Desmin、myogenin、S-100、STAT6 及 ALK 均阴性，Ki-67 增殖指数约 3%。

复发肿瘤免疫组化显示 CD34 不同程度阳性（图 1-1-8K），SMA 及 CD99 弱阳性，TLE1 部分阳性，pan-CK、EMA、Desmin、S-100、MUC4、STAT6 及 ALK 均阴性，Ki-67 增殖指数约 5%。复发肿瘤 FISH 检测显示 *COL1A1-PDGFB* 基因融合阳性（图 1-1-8L）。

（三）诊断及鉴别诊断

1. 诊断　黏液样隆突性皮肤纤维肉瘤（dermatofibrosarcoma protuberans，DFSP）。

诊断依据：本例肿瘤复发表现为发生于躯干的皮下包块，镜下肿瘤弥漫浸润真皮及皮下脂肪组织，与表皮存在无肿瘤累及的边界带，肿瘤间质呈广泛黏液样变，局灶区域呈现典型车辐状排列、斑块样生长及少量含色素的树突样细胞，部分区域呈现网状或囊状结构，囊壁周边或间质中检出少量多核巨细胞，免疫组化示 CD34 阳性，FISH 检测示 *COL1A1-PDGFB* 基因融合。

2. 鉴别诊断

（1）软组织血管纤维瘤（angiofibroma of soft tissue，AFST）：一种新近报道的少见的良性成纤维细胞性肿瘤，2020 年正式纳入第 5 版 WHO 软组织肿瘤分类中，被描述为一种新的软组织肿瘤实体，通常发生在下肢，常累及邻近大关节，肿瘤边界清楚，由形态一致的短梭形成纤维细胞样细胞和丰富的薄壁分枝状血管构成，间质水肿和黏液样变；部分病例免疫组化表达 EMA 和 PR，而 CD34、CD31、ERG 等血管标志物清晰勾勒间质的血管轮廓。

（2）孤立性纤维性肿瘤（solitary fibrous tumor，SFT）：黏液型 SFT 可见梭形细胞呈浸润性生长、间质富含黏液、有丰富的分枝状血管，与本例有相似之处。此外，富于巨细胞型 SFT/ 巨细胞血管纤维瘤与本例复发肿瘤的形态表现也有交叉。但不管是哪一种亚型的

SFT，一般都可以见到经典型 SFT 的结构，免疫组化显示瘤细胞 CD34 表达和特征性 STAT6 阳性。

（3）*NTRK* 重排梭形细胞肿瘤：是第 5 版 WHO 软组织肿瘤分类中的一类暂定型肿瘤，有广泛的组织学谱系，呈交界性或低度恶性，是好发于儿童和青少年的梭形细胞肿瘤，双表达 CD34 和 S-100，弥漫表达 Pan-TRK，分子检测多显示 *NTRK1* 基因重排。而本例 Pan-TRK 弱阳性，S-100 阴性。

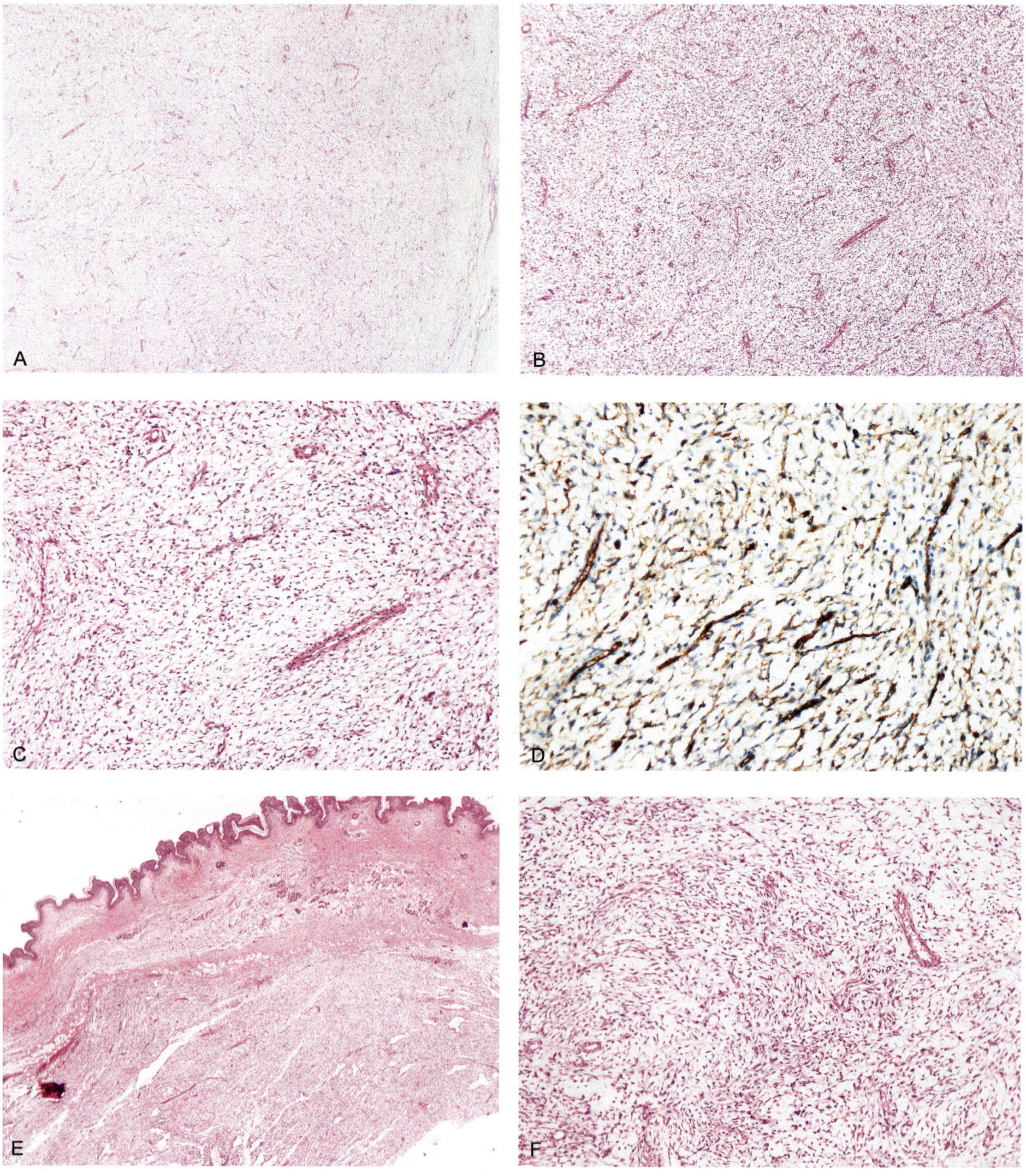

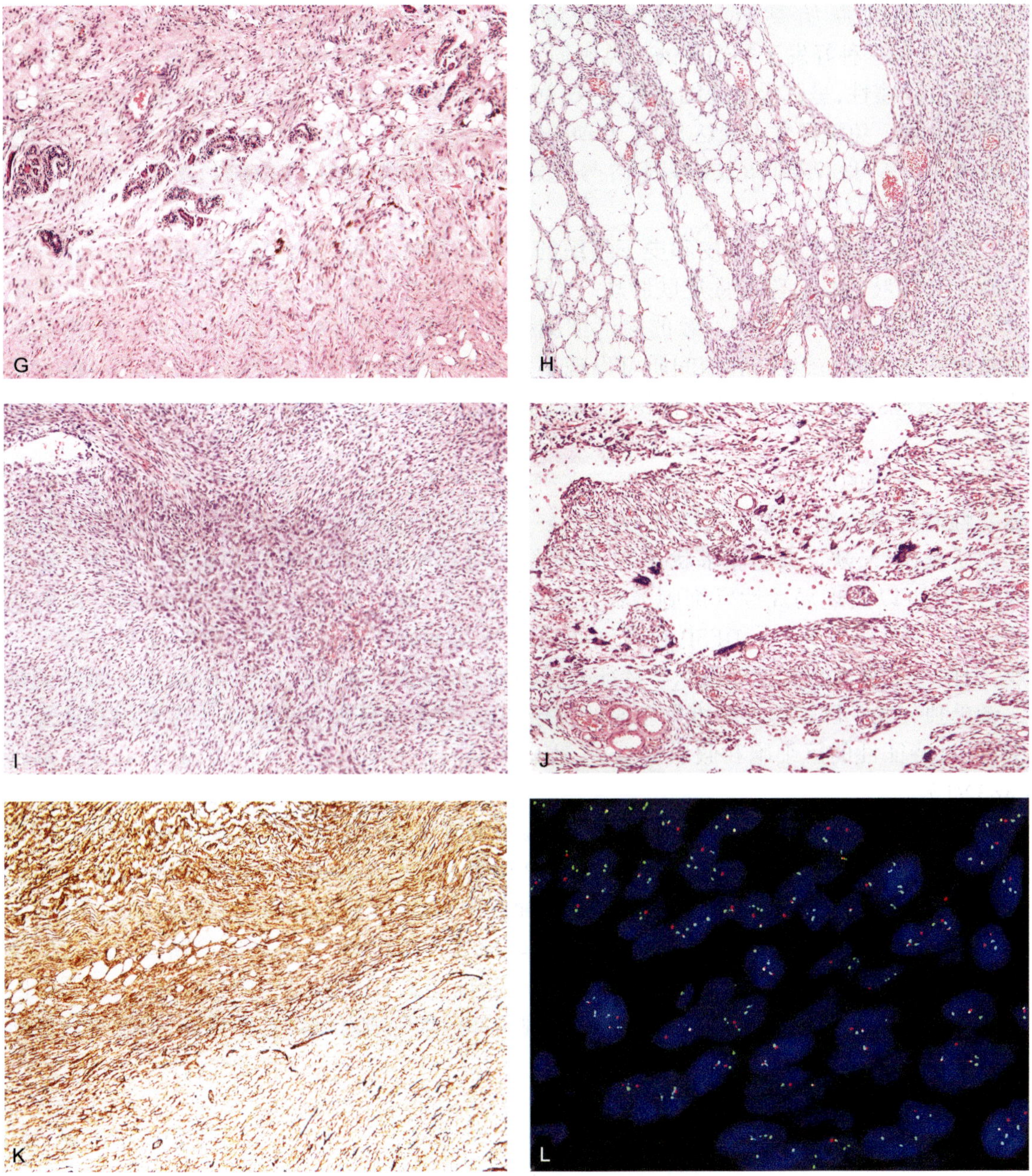

图 1-1-8　黏液样隆突性皮肤纤维肉瘤

A~C. 原发肿瘤 HE 染色显示，纤维黏液背景中有弥漫分布的梭形细胞和较丰富的薄壁小血管，梭形细胞形态温和，偶见核分裂象，小血管主要呈细长分枝状，少量为扩张的中等大小血管；D. 肿瘤细胞弱表达 CD34；E. 复发肿瘤位于表皮下，与表皮存在无肿瘤累及的边界带；F. 瘤细胞形态温和，排列不规则，间质呈广泛黏液样变伴显著小血管；G. 肿瘤与表皮相邻区呈现细胞稀疏的萎缩样区，弥漫浸润皮肤附属器，其内见少量含色素树突样细胞；H. 肿瘤细胞弥漫浸润脂肪组织，形成蜂窝状结构；I. 局部区域肿瘤细胞密度增加，呈现典型车辐状排列；J. 肿瘤部分区域网状或囊状结构明显，囊壁周边或间质中检出少量多核巨细胞；K. 肿瘤细胞呈现不同程度 CD34 阳性，其中萎缩样区域呈强阳性，黏液样区呈中等阳性；L. FISH 检测显示 *COL1A1-PDGFB* 基因融合阳性。

（4）婴儿原始黏液样间叶性肿瘤（primitive myxoid mesenchymal tumor of infancy, PMMTI）：是一种好发于婴幼儿的少见肿瘤，由原始间叶性细胞和黏液样基质组成。肿瘤细胞呈轻度异型性，呈弥漫性或结节状生长，间质富于黏液样基质，周边可见胶原化基质，富含纤细的血管。免疫组化不表达 SMA、Desmin、S-100 和 CD34，但表达 BCOR 和 BCL6；二代测序或 RT-PCR 可检测到 *BCOR* 基因 15 号外显子的内部串联重复（*BCOR-ITD*）。

（四）读片分析

DFSP 是一种发生于真皮和皮下组织的局部侵袭性肿瘤，主要临床表现为青中年人群的躯干和四肢近端有隆起性皮肤肿块，少量病例可发生于儿童，包括先天性的发生。组织学上，经典的 DFSP 由形态一致的梭形细胞构成，呈特征性的编织状、车辐状排列，弥漫浸润真皮和皮下脂肪组织，肿瘤间质可出现不同程度的黏液样变；免疫组化 CD34 弥漫阳性，分子检测显示大部分病例具有特征性 t（17；22）（q22；q13），导致 *COL1A1-PDGFB* 基因融合。

除了经典的 DFSP 外，目前已报道多种组织学亚型，包括黏液样、色素性、巨细胞性、萎缩性和纤维肉瘤性等。黏液样 DFSP 是一种罕见的组织学变异类型，具有显著的黏液样间质及血管，缺乏典型车辐状排列，这些特征与其他低级别黏液样肿瘤难以鉴别。经典的 DFSP 可以出现局灶性巨细胞成纤维细胞瘤形态，部分复发病例呈现单纯的巨细胞成纤维细胞瘤，反之亦然。DFSP 和巨细胞成纤维细胞瘤在免疫表型及基因改变上基本一致，但由于二者发病年龄和组织学特征有所不同，目前第 5 版 WHO 骨与软组织肿瘤分类将二者单独分类。巨细胞成纤维细胞瘤好发于儿童，梭形瘤细胞稀疏分布于丰富的黏液基质中，可见特征性的巨细胞和假血管裂隙，ICD-O 编码是 8834/1，不同于 DFSP 的 ICD-O 编码（8832/1）。

本例肿瘤首发于 1 岁儿童躯干，组织学表现为富于血管和黏液样间质的梭形细胞，缺乏与周围皮肤组织的关系，也未见经典的 DFSP 形态，加上 CD34 和 NTRK 免疫标记特异性较差，给首次病理诊断带来极大挑战。在复发肿瘤中，可以观察到肿瘤与皮肤之间的关系，也出现一些 DFSP 的常见形态特征，CD34 阳性较原发肿瘤更强，更加倾向诊断为 DFSP，最终 FISH 检查发现 *COL1A1-PDGFB* 基因融合，进一步证实了上述诊断。在首发肿瘤中无明确巨细胞成纤维细胞瘤特征，仅在复发肿瘤中出现局部巨细胞成纤维细胞瘤形态，因此本例诊断为黏液样 DFSP 更准确。

（吴钧华　夏　琴）

参考文献

HAO X, BILLINGS S D, WU F, et al. Dermatofibrosarcoma Protuberans: Update on the Diagnosis and Treatment[J]. J Clin Med, 2020, 9(6): 1752.

九、发生于儿童的形态非经典的隆突性皮肤纤维肉瘤

（一）临床病史

患儿，女，7 岁，B 超提示大腿皮下 0.7cm 见直径约 1.7cm 包块，皮肤表面隆起，体表可触

及，无其他部位肿物。

（二）病理检查

1. 大体所见　肿瘤直径约 1.5cm，包膜较完整，切面呈灰白色、实性。

2. 组织学形态（图 1-1-9A~ 图 1-1-9D）　低倍镜下，肿瘤大部分区域边界清楚，呈膨胀性生长，挤压周围组织，形成纤维性包膜样结构，局灶区域见包膜外瘤细胞小灶性侵犯脂肪组织和小汗腺组织，送检组织边缘可见肿瘤残留；瘤细胞较丰富，呈编织状和束状排列，局部区域见血管周细胞瘤样构象，局灶瘤细胞呈席纹状排列，未见坏死。高倍镜下，瘤细胞主要呈梭形，均匀一致，伴轻度异型性，核分裂象偶见。

3. 辅助检查（图 1-1-9E、图 1-1-9F）　免疫组化显示瘤细胞弥漫表达 CD34，不表达 SMA、S-100、Desmin、STAT6、pan-CK、TLE1 和 Pan-TRK，Ki-67 显示热点区增殖指数约 10%。FISH 检测到 *COL1A1-PDGFB* 基因融合。

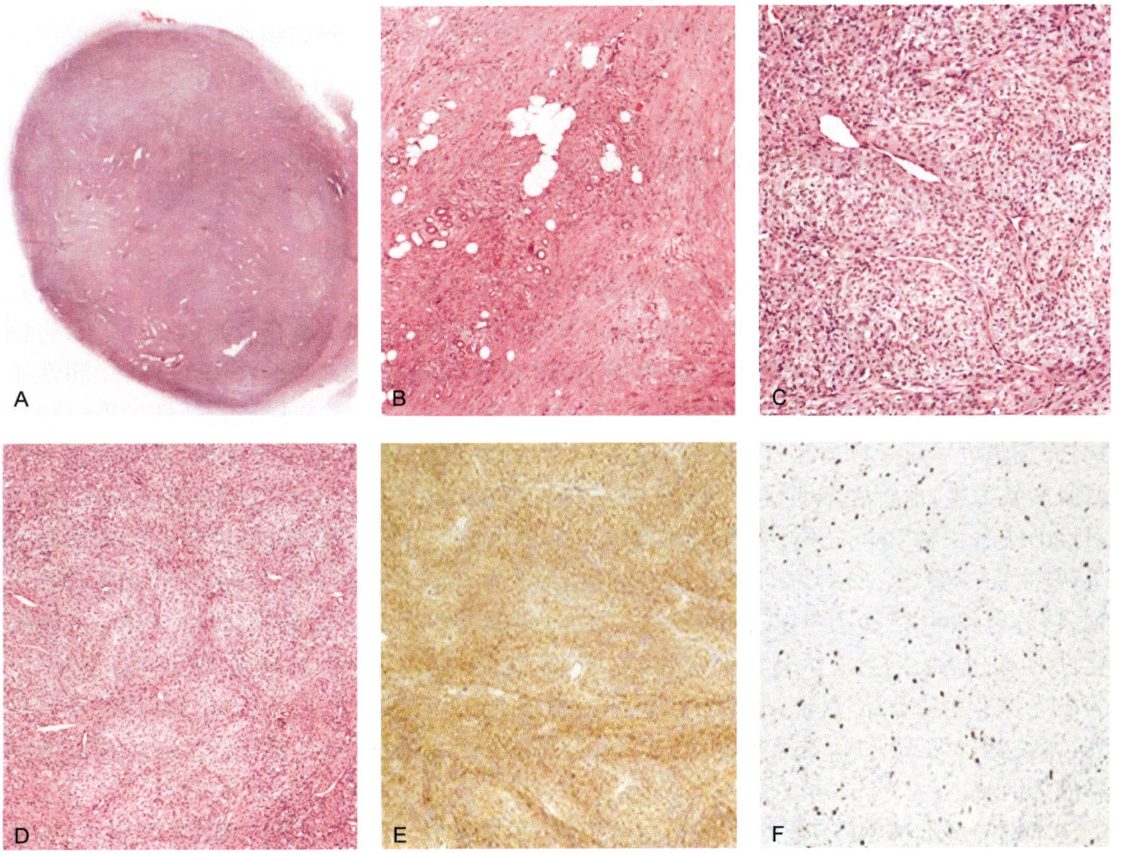

图 1-1-9　发生于儿童的形态非经典的隆突性皮肤纤维肉瘤

A. 肿瘤大部分区域边界清楚，呈膨胀性生长，挤压周围组织形成纤维性包膜样结构；B. 瘤细胞侵及包膜外脂肪组织，并包绕小汗腺组织；C. 瘤细胞较丰富，以梭形为主，呈编织状和束状排列，局部区域见血管周细胞瘤样构象；细胞异型性不明显，核分裂象偶见；D. 局灶瘤细胞呈席纹状排列；E. 瘤细胞弥漫表达 CD34（免疫组化 ×200）；F. Ki-67 显示增殖指数约 10%（免疫组化 ×200）。

（三）诊断与鉴别诊断

1. 诊断 （右大腿）隆突性皮肤纤维肉瘤（DFSP）（中间性），局部呈纤维肉瘤样构象。诊断依据：组织学表现肿瘤细胞以梭形为主，呈编织状和束状排列，局部区域见血管周细胞瘤样构象，局灶可见席纹状结构；肿瘤细胞呈轻度异型性，核分裂象偶见。免疫组化和 FISH 检测结果均支持该诊断。

发生于儿童的皮下梭形细胞增生性病变，主要考虑良性、中间性和低度恶性肿瘤，需借助免疫组化或分子检测结果进行鉴别。

2. 鉴别诊断

（1）真皮纤维瘤：SMA 常阳性表达，周边和底部 CD34 阳性表达，但在席纹状区域主要标记血管，而瘤细胞为阴性。

（2）皮肤局限性神经纤维瘤：表达 S-100 蛋白和 SOX10。

（3）肌纤维瘤：镜下呈双相结构，淡染区为肌样结节，由淡嗜伊红色的胖梭形肌成纤维细胞组成，可形成血管外皮瘤样结构，肌样结节表达 SMA 和 calponin。

（4）浅表性 CD34 阳性成纤维细胞性肿瘤：表现为单个缓慢生长、无痛性肿块或结节，发生于浅表软组织，肿瘤边界相对清楚，有限度地浸润相邻的脂肪组织；瘤细胞呈束状或席纹状排列，为胖梭形细胞、上皮样细胞或多边形细胞，胞质丰富，肿瘤细胞大多具有明显的多形性和明显的核仁，可见奇异核、多叶核及核内假包涵体，但核分裂象非常少见（<1 个 /50HPF），免疫组化瘤细胞弥漫强阳性表达 CD34，2/3 病例局灶表达 CK，FISH 检测无 *PDGFB* 基因易位。

（四）读片分析

DFSP 是一种发生于皮肤的局部侵袭性成纤维细胞性肿瘤，以短梭形细胞呈席纹状排列为特点。分子遗传学上有 *COL1A1-PDGFB* 基因融合。切除不净易复发，部分病例（10%~15%）可向纤维肉瘤转化。经典的 DFSP 位于真皮内，常向皮下脂肪组织浸润性生长，可形成蜂窝状浸润征象；瘤细胞由形态一致的梭形细胞组成，并形成特征性的席纹状结构，瘤细胞可显示轻度异型性，核分裂象多 <5 个 /10HPF；肿瘤内含有小血管，部分病例血管壁肌内膜增生，血管腔不明显时可形成嗜伊红色结节。此外，DFSP 形态学亚型还包括：①色素性 DFSP，又称 Bednar 瘤，肿瘤内含有多少不等的树突状色素细胞，明显时大体标本也可呈灰白色或灰黑色；②纤维肉瘤型 DFSP，瘤细胞失去席纹状排列，而呈长条束状和鱼骨样排列，核分裂象可 >5 个 /10HPF；③黏液样 DFSP，间质伴有明显的黏液样变性（>50%）；④硬化性 DFSP，间质内含有大量的胶原纤维；⑤萎缩性或斑块性 DFSP，肿瘤不呈隆起性生长，表面皮肤平坦或萎缩，肿瘤细胞位于真皮内，瘤细胞可呈与表皮大致平行的线样或条束状排列，席纹状排列不明显，常需借助 CD34 标记明确诊断；⑥少数病例可含有巨细胞成纤维细胞瘤样区域。

本例与经典的 DFSP 组织学特点有所不同，主要表现为境界较清楚的膨胀性生长，可见血管周细胞瘤样构象，但仔细观察，局灶可见经典 DFSP 的席纹状结构。如果没有进行完善的免疫组化和分子检测，可能会被误诊为其他良性病变，需通过分子遗传学检测进一步明确诊断。

（朱朋成　敖启林）

参考文献

1. TRINIDAD C M, WANGSIRICHAROEN S, PRIETO V G, et al. Rare Variants of Dermatofibrosarcoma Protuberans: Clinical, Histologic, and Molecular Features and Diagnostic Pitfalls[J]. Dermatopathology (Basel), 2023, 10(1): 54-62.

2. ZHANG Z, LU Y, SHI C, et al. Pediatric dermatofibrosarcoma protuberans: A clinicopathologic and genetic analysis of 66 cases in the largest institution in Southwest China[J]. Front Oncol, 2023, 13: 1017154.

3. BAIG I T, LAUCK K, NGUYEN Q D. Retrospective Analysis of a Modern Cohort of Dermatofibrosarcoma Protuberans From 2000 to 2018[J]. J Cutan Med Surg, 2023, 27(2): 108-116.

十、黏液炎性成纤维细胞肉瘤

（一）临床病史

患者，女，38 岁。发现右足背包块半年，渐进性增大，门诊以“腱鞘巨细胞瘤”收入院。查体：右足背可见多个隆起性包块，质地较软，活动度差，最大包块约 3cm×3cm，有轻度按压痛，皮肤无发红、破溃，感觉、血运及运动功能正常。既往体健，无手术史及其他特殊病史。影像学检查：B 超提示右足背趾伸肌腱旁有约 8.9cm×1.8cm 的低回声，边界尚清；彩色多普勒血流成像提示上述低回声内可见丰富血流信号，实性占位性病变（腱鞘巨细胞瘤？）；MRI（图 1-1-10A）提示右侧足背可见团块状长 T_1 长 T_2 信号影，压脂序列呈高信号，大小约为 79mm×22mm，边界尚清，信号不均匀，病灶周围见环形短 T_2 信号，右踝关节少许积液信号。遂行肿块切除术，术中见肿块位于皮下及深筋膜浅层。

（二）病理检查

1. 大体所见 灰白、灰红色组织一块，大小为 7.5cm×3.5cm×2.2cm，未见明显包膜，表面可见大量黏液，切面呈灰白、灰黄色。

2. 组织学形态（图 1-1-10B~图 1-1-10F） 低倍镜下，肿瘤呈结节状，部分区域呈玻璃样变。中倍镜下，可见大量黏液背景。高倍镜下，肿瘤细胞呈圆形、卵圆形、胖梭形、多角形，核仁明显，部分肿瘤细胞胞质丰富，呈节细胞样、脂肪样；背景见浆细胞、淋巴细胞、嗜酸性粒细胞浸润，可见少量巨细胞。

3. 免疫组化（图 1-1-10G、图 1-1-10H） Vimentin 和 CD10 阳性，D2-40 部分阳性，INI1 阳性（未缺失），CD34 部分阳性，CD68 部分弱阳性。其余 S-100、SMA、MUC4、ALK、pan-CK、EMA、Desmin、CD30 均为阴性。Ki-67 增殖指数约 5%。原位杂交 *EBER* 阴性。

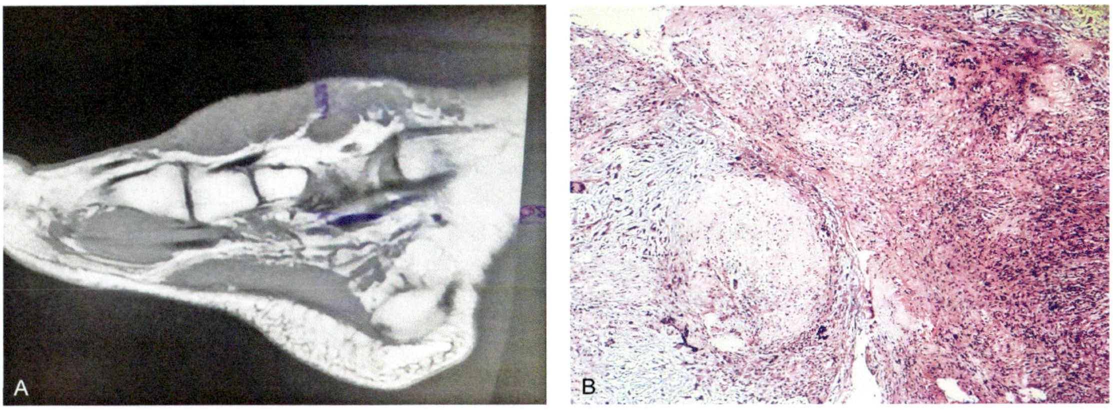

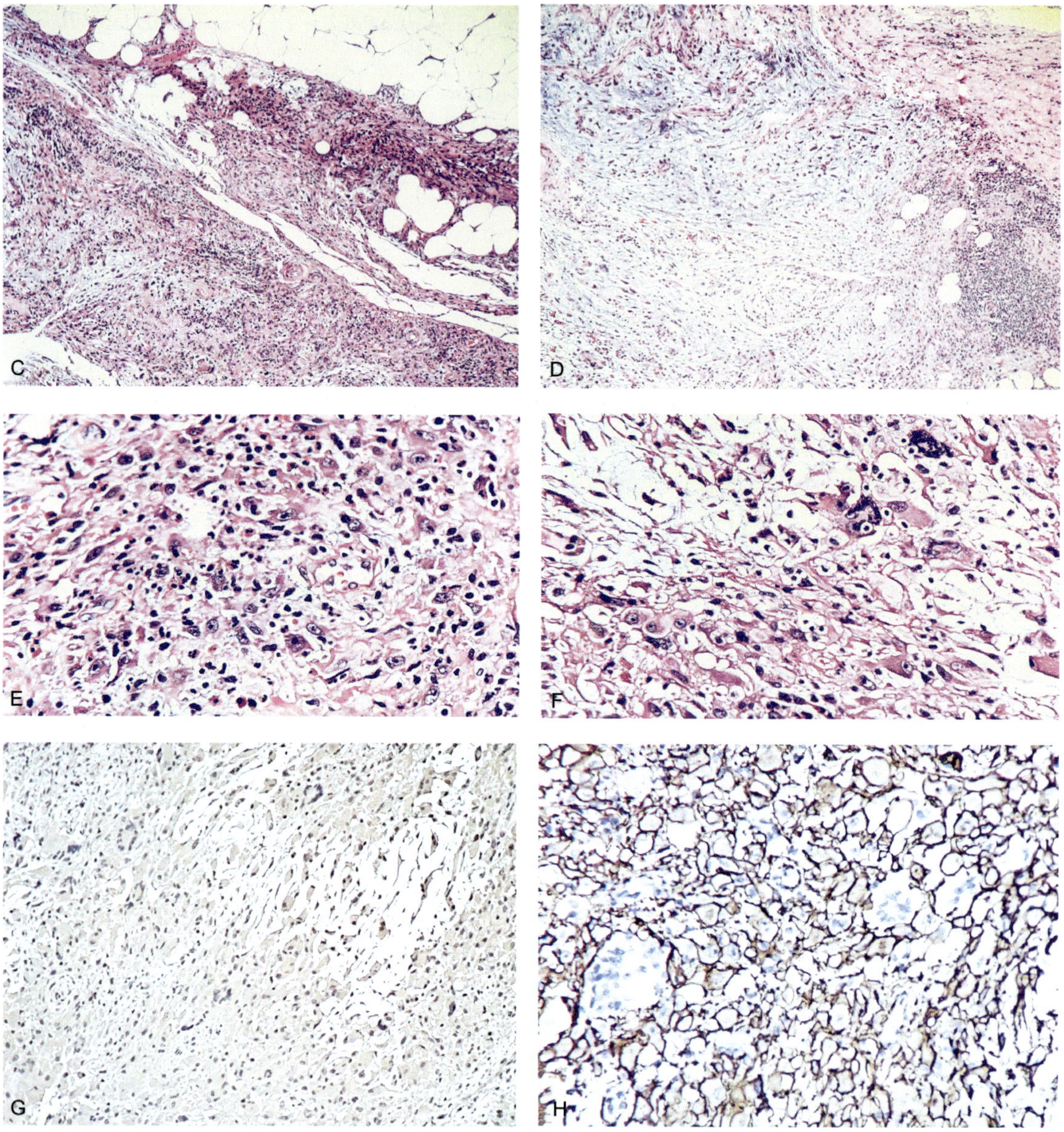

图 1-1-10　黏液炎性成纤维细胞肉瘤

A.MRI 示右侧足背可见团块状长 T_1 长 T_2 信号影，压脂序列呈高信号，大小约为 79mm × 22mm，边界尚清，信号不均匀，病灶周围见环形短 T_2 信号，右踝关节少许积液信号；B. 低倍镜下，肿瘤呈结节状生长，间质黏液丰富（HE 染色 ×40）；C. 肿瘤侵及邻近脂肪组织；D. 中倍镜下，间质可见大量的黏液背景，其旁可见大量淋巴细胞和浆细胞聚集（图右侧）（HE 染色 ×200）；E. 高倍镜下，肿瘤细胞呈圆形、卵圆形、多角形，核仁明显，部分肿瘤细胞胞质丰富，背景见浆细胞、淋巴细胞、嗜酸性粒细胞浸润（HE 染色 ×400）；F. 节细胞样肿瘤细胞、脂肪样肿瘤细胞及巨细胞（HE 染色 ×400）；G. Vimentin（免疫组化 ×400）；H. CD10（免疫组化 ×400）。

（三）诊断与鉴别诊断

1. 诊断　黏液炎性成纤维细胞肉瘤（myxoinflammatory fibroblastic sarcoma，MIFS）。诊断依据：特殊的发病部位（足背）；肿物呈多结节状，丰富的黏液炎性背景，瘤细胞呈上皮样、胖梭形或梭形，异型性明显；主要免疫组化无特异性表现，Vimentin 阳性，INI1 未缺失，不表达 pan-CK、SMA、Desmin、S-100、ALK 等提示瘤细胞分化方向的标记。

2. 鉴别诊断　本例需借助免疫组化与黏液纤维肉瘤、炎性肌成纤维细胞瘤、软组织多形性玻璃样变血管扩张肿瘤、浅表性 CD34 阳性肌成纤维细胞性肿瘤鉴别。

（四）读片分析

MIFS 是一种显示成纤维细胞分化的交界性肿瘤，成人多见，好发于肢体远端（手足），以背侧更为常见。临床表现为生长缓慢的无痛性肿块，病程长短不一。该肿瘤具有典型的形态学特征：结节状生长，由黏液样区域、炎症性区域和玻璃样变区域混合而成，三者之间相互移行，无明显界限，含量多少不等。肿瘤细胞形态多样，可为胖梭形、组织细胞样或上皮样，组织内散在一些核大深染、核仁巨大及奇异形核的细胞，这些细胞可类似于病毒包涵体样细胞或里 - 施细胞，有的类似于节细胞。本例发病部位、镜下形态均较典型。根据文献报道，MIFS 表达 Vimentin、CD10、D2-40、CD68、CD34、FⅧa、BCL1、INI1，部分表达 SMA，偶有表达 pan-CK、EMA、S-100，不表达 CD30、Desmin、ALK、MUC4，Ki-67 增殖指数极低。本例免疫表现也支持 MIFS 诊断。根据文献报道，少部分 MIFS 有 *TGFBR3-MGEA5* 基因融合、*VGLL3* 基因扩增或 *BRAF* 基因改变等，但这些改变不具有特异性，也不是诊断所必需的，因此本例未进行分子检测。

（冉小山　赵廷宽）

参考文献

1. 王明月，张丽娜，曲利娟. 额部黏液炎性纤维母细胞性肉瘤 1 例[J]. 临床与实验病理学杂志，2020，36(7)：873-875.

2. LUCAS D R. Myxoinflammatory Fibroblastic Sarcoma Review and Update[J]. Arch Pathol Lab Med，2017，141(11)：1503-1507.

3. SUSTER D，MICHAL M，HUANG H，et al. Myxoinflammatory fibroblastic sarcoma：an immunohistochemical and molecular genetic study of 73 cases[J]. Mod Pathol，2020，33(12)：2520-2533.

十一、婴儿型纤维肉瘤

（一）临床病史

患儿，女，3 个月 12 天，因发现左腹股沟区不可复包块 2 天入院。入院查体：左腹股沟区至左侧大腿根部可触及一大小约 4cm×3cm 包块，张力较高，边界欠清，拒按，轻推不可还纳入腹腔；右侧腹股沟未触及明显包块。MRI 显示：左侧大腿根部内侧肌群内可见团块状稍短 T_1 信号混杂长 T_2 信号，与周围肌肉分界不清，大小约 3.0cm×3.0cm×4.0cm，邻近骨质未见明显信号异常，病灶沿闭孔上行，少部分位于左侧盆壁，增强扫描病灶可见不均匀强化，双侧腹股沟区见淋巴结影。结论：左侧大腿根部内侧肌群内占位，考虑肿瘤性病变，间叶组织来源可能。手术所见：左侧大腿根部至腹股沟鱼肉样包块，边界不清，可见肌纤维穿行于瘤体内。

（二）病理检查

1. 大体所见 送检左侧腹股沟肿物：灰红色破碎不整形组织 4.5cm × 4.0cm，切面呈灰红、灰黄色、实性、质脆。

2. 组织学形态（图 1-1-11A~ 图 1-1-11D） 镜下肿瘤细胞呈实性束状交叉排列或鱼骨状排列，浸润至脂肪组织及肌束，异型性明显，核分裂象易见（15~20 个 /10HPF）；瘤细胞胞质较少，细胞边界不清；细胞核呈圆形或卵圆形，染色质粗，可见小核仁，部分区域形成血管外皮瘤样结构。部分区域显示原始星芒状、短梭形、卵圆形肿瘤细胞弥漫片状分布，细胞核染色质均匀，核仁不明显。

3. 辅助检查（图 1-1-11E~ 图 1-1-11H） 免疫组化：瘤细胞弥漫表达 Vimentin、S-100、FLI1、H3K27me3（未缺失）、CD99 和 P16，Pan-TRK 呈弥漫性中度强度阳性，P53 为阴性（错义突变），不表达 CD34 和 SOX10，Ki-67 显示增殖指数约 70%。分子检测：*ETV6-NTRK3* 基因融合阴性，*SS18-SSX1/2/4* 基因融合阴性。靶向 RNA 的 NGS 检测显示 *ETV6-NTRK2* 基因融合。

（三）诊断与鉴别诊断

1. 诊断 婴儿型纤维肉瘤（infantile fibrosarcoma，IFS）伴神经分化（S-100 阳性）。本例肿瘤发生于腹股沟的软组织内，丰富的梭形细胞呈束状交叉排列，细胞核呈中度异型性，核分裂象 >15 个 /10HPF，未见明显坏死，具有典型的梭形细胞肉瘤特征。

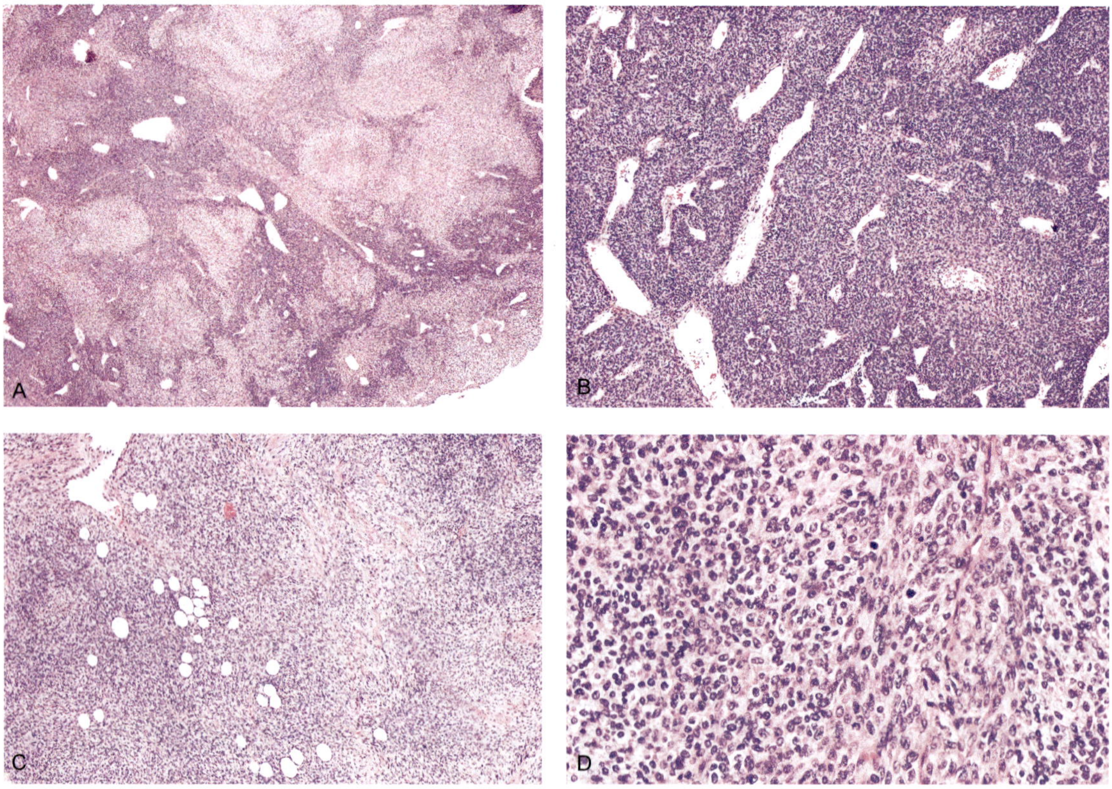

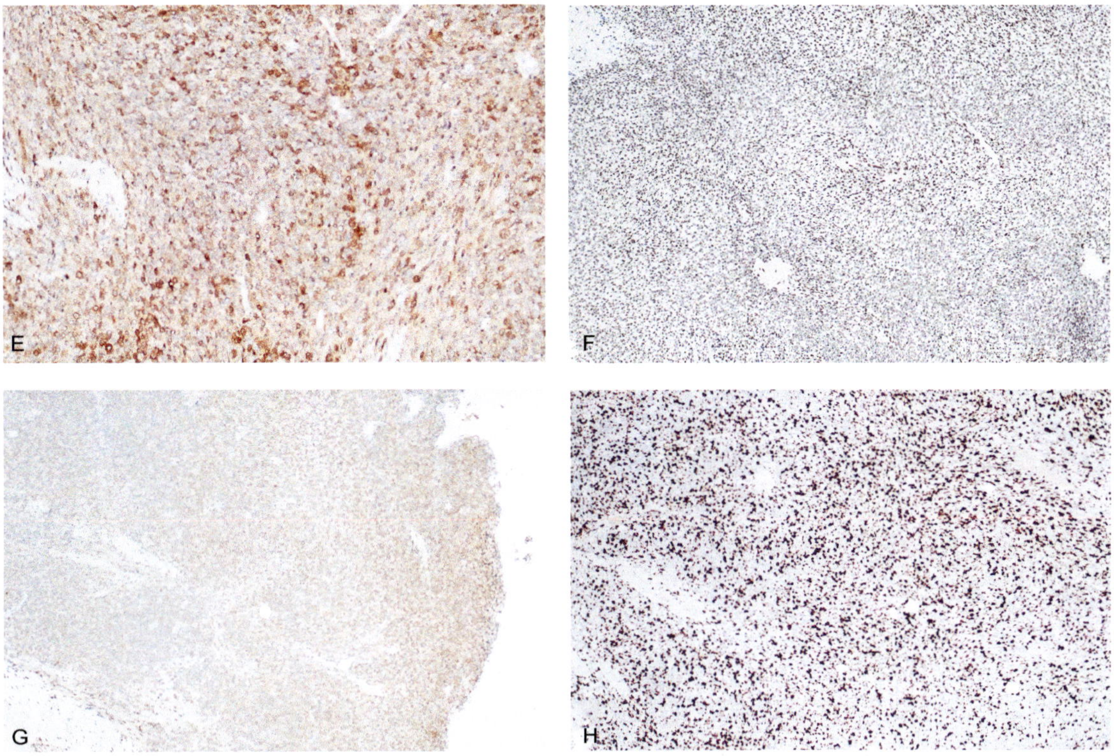

图 1-1-11 婴儿型纤维肉瘤

A. 超低倍镜下，肿瘤呈多结节状生长，由淡染区和深染区相间构成（HE 染色 ×20）；B. 低倍镜下，深染区瘤细胞呈实性束状或鱼骨状排列，间质有扩张的薄壁血管，形成血管外皮瘤样结构（HE 染色 ×40）；C. 低倍镜下，实性束状排列的肿瘤细胞浸润邻近的脂肪组织（HE 染色 ×100）；D. 高倍镜下，肿瘤细胞呈胖梭形，异型性明显，胞质呈嗜碱性，核分裂象易见（HE 染色 ×400）；E. 免疫组化显示瘤细胞弥漫表达 S-100；F. 免疫组化显示瘤细胞弥漫表达 FLI1；G. 瘤细胞弥漫性中等强度表达 Pan-TRK；H. Ki-67 显示瘤细胞增殖指数约 70%。

2. 鉴别诊断

（1）*NTRK* 重排的梭形细胞肿瘤（NTRK-rearranged spindle cell neoplasm）：又称脂肪纤维瘤病样神经肿瘤，这是第 5 版 WHO 软组织肿瘤分类新增的一种暂定类型肿瘤（明确指出不包括 IFS），目前没有 ICD-O 编码，生物学行为呈交界性或恶性，发生于青少年四肢或躯干的软组织。大部分病例有 *NTRK1* 基因融合，很少病例是 *NTRK2* 和 *NTRK3* 基因融合。组织学特征是单形性的梭形细胞浸润性生长，无特定结构模式，但间质纤维化和血管壁玻璃样变性明显；有形态学谱系，谱系一端是脂肪纤维瘤病样神经肿瘤（细胞核尖细的梭形细胞在皮下脂肪组织中浸润性生长，如脂肪纤维瘤病的形态），另一端是密集的梭形细胞呈实片状排列，有中高度的核异型性，核分裂象易见，可有肿瘤性坏死。免疫组化是 CD34 和 S-100 双表达，Pan-TRK 阳性，分子检测有利于确定融合基因类型。

（2）先天性/婴儿型梭形细胞横纹肌肉瘤（spindle cell rhabdomyosarcoma，SCRMS）：好发于睾丸旁和头颈部，肿瘤细胞为单形，胞质较少、呈嗜酸性，细胞核为卵圆形，染色质细致，核仁不明显。所有肿瘤均表现为斑片状或弥漫性 Desmin 阳性，以及散在、多灶性肌原蛋白和 MyoD1 阳性。

（3）单相型滑膜肉瘤：可发生于婴幼儿，梭形细胞呈密集的片状或模糊的束状排列，偶有斑片状、栅栏状或人字形结构，细胞相当均匀，体积相对较小，胞质稀疏，核呈卵圆形、深染，染色质规则，核仁不明显，核质比高，可出现核重叠。间质可见肥大细胞浸润。免疫染色CAM5.2 和 AE1/AE3 阳性证实上皮分化，TLE1 呈强而弥漫的核阳性表达。分子检测显示 *SS18-SSX1/2/4* 基因融合。

（4）尤因肉瘤：由均匀的小圆形细胞组成，核呈圆形，染色质细致，核仁不明显，胞质不透明或嗜酸性，核分裂象不等。有些肿瘤细胞较大，核仁明显，轮廓不规则。95% 的尤因肉瘤显示 CD99 呈强而弥漫膜阳性，NKX2-2 显示核阳性（特异度高于 CD99），约 25% 的病例表达角蛋白。FLI1 和 ERG 通常在具有相应基因融合的病例中表达。一些病例表达神经内分泌标记和 S-100。

（5）恶性外周神经鞘瘤（malignant peripheral nerve sheath tumor，MPNST）：镜下形态与 IFS 较难鉴别，肿瘤通常由梭形细胞束组成，具有血管外皮瘤样的形态，并交替出现多细胞区和少细胞区，经常有区域性坏死和明显的核分裂象。免疫组化标记 S-100 蛋白显示弱 / 局灶性反应，SOX10 阳性，并 H3K27me3 表达缺失。

（四）读片分析

IFS 又称先天性纤维肉瘤，多发生于 2 岁以下男婴，是一种中间性的成纤维细胞性肿瘤，一般具有局部侵袭性，生长快速、罕见转移，自然病程与纤维瘤病相似，预后较好，ICD-O 编码为 8814/3。最常见的受累部位是四肢浅表和深部软组织，其次是躯干和头颈部，较少发生在腹部或腹膜后，很少出现在骨骼或内脏组织（如肺、肠）。临床表现为局部迅速扩大、无痛性肿块或外生性结节。1/3 病例于出生时就被发现，14% 由产前超声发现。皮肤表面发生溃烂，可类似血管肿瘤。肾的类似肿瘤被称为先天性中胚层细胞肾瘤，二者具有相同的形态和分子学改变。

大体上，肿瘤边界不清，呈浸润性生长。镜下具有广泛的组织形态学图谱，最常见的是由单型梭形或卵圆形细胞组成，胞质稀少，交织排列成束状，血管外皮瘤样结构经常出现。肿瘤间质从胶原状到黏液样不等，可见丰富的混合性慢性炎细胞浸润。核分裂象多少不等，没有预后意义。可出现斑片状坏死。免疫组化表现具有非特异性，SMA、S-100、CD34 的表达可变，Desmin 很少表达；近几年研发的 Pan-TRK 抗体对 *NTRK* 基因重排的肿瘤诊断很有价值。分子检测显示大多数病例都有由 t（12；15）（p13；q25）引起的 *ETV6-NTRK3* 基因融合，也有少数病例涉及其他基因融合，如 *EML4-NTRK3*。此外，文献报道了涉及其他激酶的替代融合，包括 NTRK1、NTRK2、BRAF 和 MET。

本例与 *NTRK* 重排的梭形细胞肿瘤谱系中富于梭形细胞的肿瘤在组织形态、免疫表型和分子特征上均有交叉，但根据发病年龄，梭形瘤细胞呈束状排列和血管外皮瘤样结构，免疫组化显示瘤细胞弥漫表达 S-100 和 Pan-TRK，不表达 CD34 和 SOX10，NGS 检测显示 *ETV6-NTRK2* 基因融合的特点，更倾向诊断 IFS 伴神经分化。

大多数基因融合阳性的 IFS 预后良好，手术切除病灶后可不进行辅助放化疗，因此，要避免将 IFS 误诊为高级别肉瘤，从而接受不必要的治疗。此外，针对 NTRK 的激酶抑制剂（如拉罗替尼）对这类肿瘤有很好的疗效。总之，分子检测除了有助于确定病理诊断外，还有助于指导个体化治疗，改善患者预后。

（刘涵瀚 胡俊波）

参考文献

1. WHO Classification of Tumours Editorial Board.WHO Classification of Tumours: Soft Tissue and Bone Tumours[M].5th ed. Lyon: IARC Press, 2020.

2. GATALICA Z, XIU J, SWENSEN J, et al. Molecular characterization of cancers with NTRK gene fusions[J]. Mod Pathol, 2019, 32(1): 147-153.

3. XU C, SI L, WANG W, et al. Expert consensus on the diagnosis and treatment of NTRK gene fusion solid tumors in China[J]. Thorac Cancer, 2022, 13(21): 3084-3097.

4. 赵曼丽,张道恩,汤宏峰. 先天性中胚层肾瘤临床病理特点及分子病理研究进展[J]. 中华病理学杂志,2021,50(5): 553-556.

第二节 脂肪来源的肿瘤

一、非典型梭形细胞/多形性脂肪瘤样肿瘤

(一)临床病史

患者,女,65岁,因发现左侧腋窝区无痛性肿块20余天入院。体格检查:双侧乳腺对称,未见皮肤"橘皮样"改变及局限性凹陷,未见乳头内陷及溢液,双侧乳房无红肿、糜烂、皲裂及表浅静脉扩张,且未扪及明显肿块;左侧腋窝区可触及大小约5cm×3cm的肿块,质软,边界清,无压痛,右侧腋窝未触及明显肿块。影像学检查:超声示左腋窝区见最大径约5cm的结节状肿物。

(二)病理检查

1. 大体所见(图1-2-1A) 左侧肩胸部肿物切除标本:带皮不整形组织一块,体积7.5cm×6.0cm×5.0cm,皮瓣面积7.5cm×2.0cm,表皮未见异常;距离表皮2cm处可见一大小5cm×5cm×4cm的肿物,切面灰黄偏灰红、实性、质软;肿物周围附少量肌肉组织。

2. 组织学形态(图1-2-1B~图1-2-1G) 肿瘤呈单结节状生长,无纤维包膜,大部分区域边界清楚,少量区域与周围横纹肌组织分界不清;肿瘤内见小花状多核细胞、肥大细胞,极少量单泡状和多泡状多形性成脂肪细胞混杂在具有非典型形态的梭形细胞和奇异的多形性细胞中;细胞核增大、不规则、浓染,未见成熟脂肪细胞;细胞间为纤维状或绳索样的胶原间质。瘤细胞密度中等、均一,无融合性片状生长;局灶处可见非典型梭形细胞和小花状多核细胞浸润邻近的骨骼肌;未见凝固性坏死灶,核分裂象少见(约1个/10HPF)且无病理性核分裂象;肿瘤间质可见肥大细胞和淋巴细胞浸润。

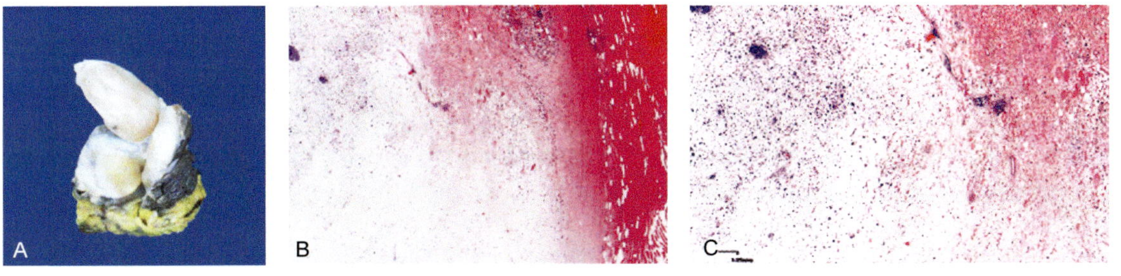

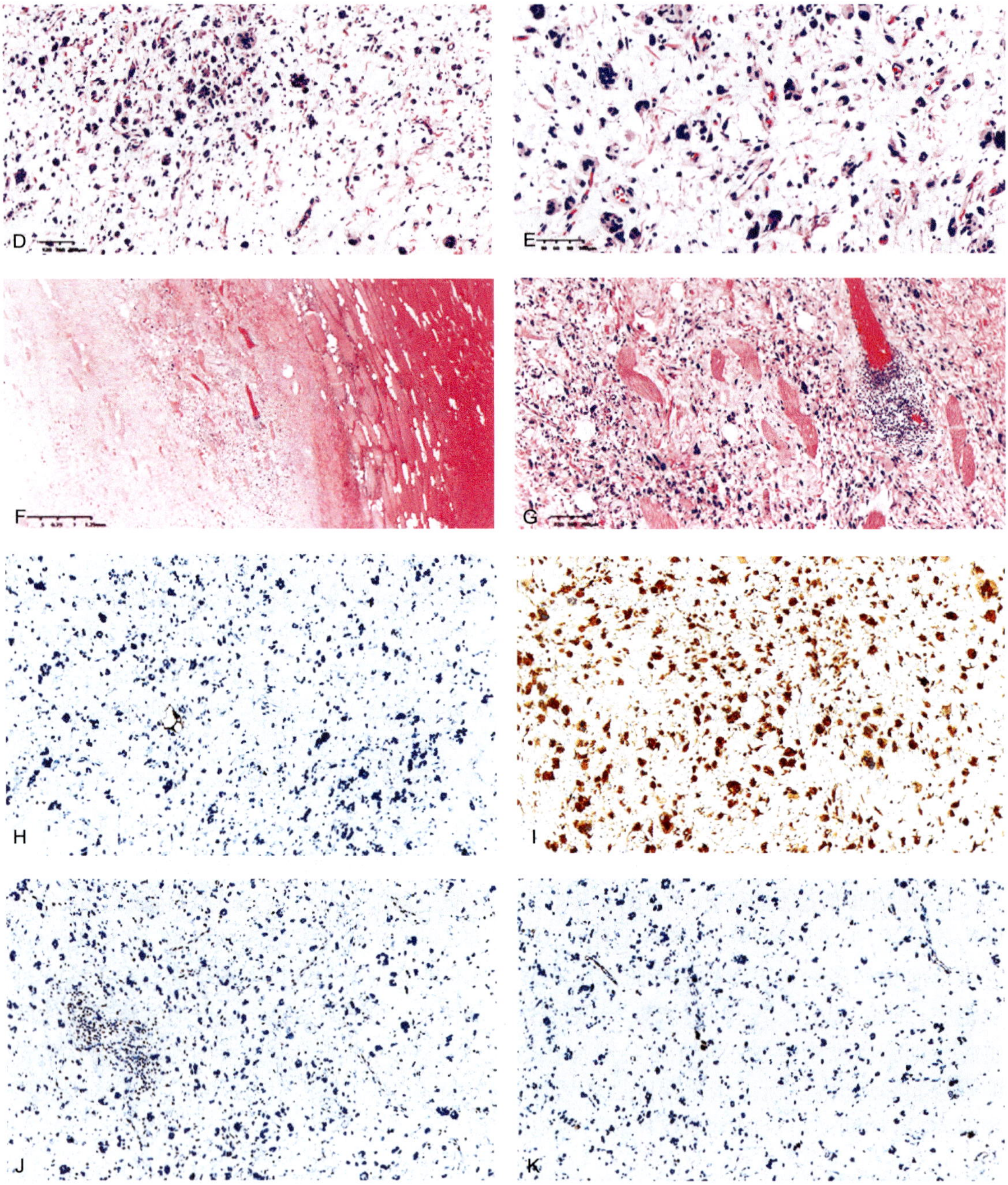

图 1-2-1　非典型梭形细胞 / 多形性脂肪瘤样肿瘤

A. 切除标本大体观；B. 低倍镜下，肿瘤周边区域 HE 染色（×10）；C. 肿瘤周边区域 HE 染色（×20）；D. 肿瘤中央区域 HE 染色（×40）；E. 肿瘤中央区域 HE 染色（×100）；F. 肿瘤周边局灶区域 HE 染色（×10）；G. 肿瘤周边局灶区域 HE 染色（×40）；H. 免疫组化显示局灶 S-100 阳性（×100）；I. P16 弥漫阳性（×100）；J. RB1 显示瘤细胞缺失表达，而内对照的淋巴细胞和血管阳性（×100）；K. Ki-67 染色（×100）。

3. 免疫组化(图 1-2-1H~ 图 1-2-1K) 肿瘤表达 CD34、Vimentin、P16 和 Bcl-2,S-100 显示成脂肪细胞阳性,Ki-67 增殖指数约 3%;不表达 pan-CK、EMA、RB1(内对照阳性)、HMB-45、Melan-A、SMA、Desmin、STAT6、MDM2、CDK4、SOX10。

(三)诊断与鉴别诊断

1. 诊断 (左肩胸部)非典型梭形细胞 / 多形性脂肪瘤样肿瘤(atypical spindle cell / pleomorphic lipomatous tumor)。

2. 鉴别诊断

(1)梭形细胞脂肪瘤和多形性脂肪瘤(spindle cell lipoma and pleomorphic lipoma,SCL/PL):是一种良性的脂肪肿瘤,肿瘤境界清楚、有包膜,其中 SCL 由不同数量的成熟脂肪细胞、温和的梭形细胞、绳索样胶原构成;而 PL 的成分还包括多形性梭形细胞、小花样多核巨细胞。SCL 和 PL 这两种形态的肿瘤在第 5 版 WHO 软组织肿瘤分类中归为同一种实体,发病部位多在后颈和肩背部,表现为境界清楚的单结节性皮下肿块,体积一般较小(直径 <5cm),可以推动。免疫组化染色肿瘤细胞常表达 CD34,而 RB1 表达缺失,通常不表达 MDM2 或 CDK4,分子检测显示 *RB1* 基因缺失。本例免疫组化和分子特征与 SCL/PL 相同,但肿瘤体积较大、呈浸润性生长,可资鉴别。

(2)乏脂肪型血管平滑肌脂肪瘤:该肿瘤属于血管周上皮样细胞肿瘤(PEComa)的一种,多发生于肾脏、肺脏、肝脏等,组织学特点为瘤细胞位于血管周围呈放射状排列,瘤细胞可呈上皮样,离血管较远的可呈梭形,类似平滑肌细胞,免疫组化示瘤细胞 HMB-45、Melan-A 阳性。

(3)巨细胞型孤立性纤维性肿瘤:成人多见,好发于胸膜,病理形态学表现为梭形细胞呈疏密相间的排列方式并混杂巨细胞成分,部分病例也可表现为血管外皮瘤样结构。免疫组化表达 CD34 和 STAT6。

(4)多形性脂肪肉瘤:这是脂肪肉瘤的一种少见亚型,占脂肪肉瘤的 3%~5%;瘤细胞出现显著的多形性、异型性,出现可识别的多形性成脂肪细胞、高度核分裂活性以及肿瘤性坏死,常见胞质内含嗜酸性小球。

(四)读片分析

非典型梭形细胞 / 多形性脂肪瘤样肿瘤以往被认为是高分化脂肪肉瘤的亚型之一,被称为“梭形细胞脂肪肉瘤”“纤维肉瘤样脂肪瘤样肿瘤”“非典型梭形细胞脂肪瘤”。2017 年有学者研究证实,该类肿瘤为低级别肿瘤,临床生物学行为为惰性,分子特征与梭形细胞脂肪瘤 / 多形性脂肪瘤一样,表现为 *RB1* 基因的缺失而非 *MDM2* 基因的扩增,因此建议将其单独分类。2020 年第 5 版 WHO 软组织肿瘤分类将非典型梭形细胞 / 多形性脂肪瘤样肿瘤确定为一种新的、良性但有局部侵袭性的脂肪细胞性肿瘤,ICD-O 编码为 8857/0。该肿瘤具有广泛的解剖学分布,主要发生于肢体。形态学上,该肿瘤类似于多形性脂肪瘤,但无包膜且具有更显著的细胞学异型性和多形性(如出现多形性成脂肪细胞),且肿瘤体积更大。该肿瘤具有多形性脂肪肉瘤、非典型脂肪瘤性肿瘤或高分化脂肪肉瘤的一系列特征。但该肿瘤的临床表现仅有较低水平的局部复发并无明显去分化或转移的风险。肿瘤可表现多样的组织学形态,由轻到中度非典型的梭形细胞、成脂肪细胞、多形性多核细胞、从黏液样到不同程度硬化的胶原间质组成。免疫组化显示肿瘤细胞常表达 CD34,通常不表达或仅少量表达 MDM2 或 CDK4。非典型梭形细胞 / 多形性脂肪瘤样肿瘤是一种特殊的肿瘤(至少为一种重要的肿瘤亚类),具有特定遗传背景,即 13q14 的缺失导致 *RB1* 基因及其侧翼基因

RCBTB2、*DLEU1* 和 *ITM2B* 的缺失；这种遗传学改变与梭形细胞 / 多形性脂肪瘤类似，且在蛋白表达上由于 *RB1* 基因的缺失导致 RB1 蛋白缺失。但需要注意的是，多形性脂肪肉瘤也常存在包括 *RB1* 基因在内的 13q14 缺失。

尽管非典型梭形细胞 / 多形性脂肪瘤样肿瘤常呈浸润性生长、形态上与肉瘤相似（具有多形性核、富于细胞），但其表现为惰性生物学行为（仅少数病例复发），故应与更具侵袭性但形态类似的肿瘤（包括非典型脂肪瘤 / 高分化脂肪肉瘤和多形性脂肪肉瘤）区分开来。脂肪肉瘤是由 4 大类明确定义的肿瘤组成的异质性肿瘤家族，按恶性程度由低到高依次为非典型脂肪瘤样肿瘤（atypical lipomatous tumor，ALT）、去分化脂肪肉瘤（dedifferentiated liposarcoma，DDLS）、黏液样脂肪肉瘤（myxoid liposarcoma，MLS）和多形性脂肪肉瘤（pleomorphic liposarcoma，PLS）。前 3 类肿瘤常伴有重现性遗传学改变，具体是指在 ALT 和 DDLS 中存在 *MDM2/CDK4* 扩增，而在 MLS 中存在 *FUS/EWSR1-DDIT3* 基因融合。PLS 类似于其他伴有复杂基因型的高级别肉瘤，表现出伴有染色体扩增和缺失的复杂遗传学改变以及更具侵袭性的生物学行为，也常存在包括 *RB1* 基因在内的 13q14 缺失。由于非典型梭形细胞 / 多形性脂肪瘤样肿瘤的遗传背景不同于 ALT 和 DDLS，因此可通过 MDM2、CDK4 染色阴性，或 FISH 检测无以上两个基因的扩增而鉴别。

非典型梭形细胞 / 多形性脂肪瘤样肿瘤的诊断要点总结如下：非典型性梭形细胞、多形性（多核）细胞、多形性成脂肪细胞，肿瘤边界欠清、缺乏坏死，核分裂象少见，免疫组化常表达 CD34 而不表达 RB1。

（张明捷　刘宇飞）

参考文献

1. ANDERSON W J, FLETCHER C D M, JO V Y. Atypical Pleomorphic Lipomatous Tumor: Expanding Our Current Understanding in a Clinicopathologic Analysis of 64 Cases [J]. Am J Surg Pathol, 2021, 45 (9): 1282-1292.

2. KALLEN ME, HORNICK J L. The 2020 WHO Classification: What's New in Soft Tissue Tumor Pathology? [J]. Am J Surg Pathol, 2021, 45 (1): e1-e23.

3. THWAY K. What's new in adipocytic neoplasia? [J]. Histopathology, 2022, 80 (1): 76-97.

二、精索高分化脂肪肉瘤

（一）临床病史

患者，男，62 岁，1 月余前发现左侧腹股沟有一约核桃大小的包块，无红肿热痛，平躺时包块不可回纳腹腔，现发现该包块逐渐增大。彩超显示左侧腹股沟区实质性病灶（来源于精索）；CT 显示左侧腹股沟疝。术中所见：左侧腹股沟区有大小不一的两个包块，精索内有一包块与精索血管密不可分。

（二）病理检查

1. 大体所见（图 1-2-2A、图 1-2-2B） 左侧腹股沟包块：包块 A，大小为 6.4cm × 5.3cm × 3.5cm，灰红色，包膜完整，切面呈灰黄色、半透明，质软；包块 B，大小为 4.5cm × 2.2cm × 1.8cm，界限清楚，切面呈灰白色、质韧。左侧精索包块 + 左侧精索 + 睾丸及附睾切除标本：精索大小为 13.5cm × 4.5cm × 2.0cm，距精索断端 4cm 处见灰褐色肿块，大小为 4.5cm × 3.5cm × 2.0cm，切面呈灰白色、质韧，肿块与精索分界不清。睾丸及附睾，大小为 7.0cm × 3.8cm × 3.4cm，无特殊表现。

2. 组织学形态（图 1-2-2C~ 图 1-2-2F） 左侧腹股沟包块 A、B 和左侧精索包块镜下形态相似，包块 A 显示卵圆形、短梭形或星芒状的瘤细胞分布于含大量黏液的间质中，瘤细胞间可见多少不等的纤细的胶原纤维，肿瘤内含有较多小血管，背景炎症细胞较多。包块 B 及左侧精索包块显示胶原纤维样间质中散在分布核深染而异型的细胞，其中左侧精索包块有灶状黏液样变区域。

3. 辅助检查（图 1-2-2G~ 图 1-2-2I） 免疫组化显示包块 A 和 B 的肿瘤细胞表达一致。瘤细胞表达 S-100（散在阳性）、P16（弥漫阳性）、MDM2（部分核强阳性）、CDK4（弥漫强阳性）、RB1（阳性，未缺失）、SMA（弱阳性），Ki-67（大细胞阳性）；瘤细胞不表达 ER、PR、CD34、pan-CK、Desmin、MyoD1 和 myogenin。FISH 检测显示 *MDM2* 呈簇状扩增。

（三）诊断与鉴别诊断

1. 诊断 （左侧精索）高分化脂肪肉瘤（well-differentiated liposarcoma，WDLPS），A 处伴间质黏液样变，B 处为硬化性脂肪肉瘤，并侵犯同侧腹股沟。

诊断依据：老年男性，彩超提示精索病变，术中发现腹股沟和精索肿块，肿瘤与精索关系密切，组织形态学检查显示在胶原纤维样间质中散在分布核深染而异型的细胞，灶状间质黏液样变。两处包块免疫组化均表达 S-100、P16、MDM2、CDK4，不表达 ER、PR 和 CD34 等，RB1 保留，FISH 检测 *MDM2* 呈簇状扩增，可进一步明确诊断。

2. 鉴别诊断

（1）非典型脂肪瘤性肿瘤（atypical lipomatous tumor，ALT）：与 WDLPS 为同义词，是同一肿瘤发生在不同部位时的不同术语。一般来说，发生于腹膜后、精索、睾丸旁等深部软组织的这类肿瘤，由于手术难以根治性切除，容易复发和发生去分化而导致不良临床预后，因此命名为 WDLPS；而发生于浅表部位、容易手术完整切除的这类肿瘤，复发率低，有相对惰性的临床行为，因此命名为 ALT。这种肿瘤 RB1 蛋白保留，*MDM2* 基因扩增。本例免疫组化和 FISH 检测都与 ALT 相同，但肿瘤位于精索，因此诊断为 WDLPS。

（2）非典型梭形细胞 / 多形性脂肪瘤样肿瘤：是第 5 版 WHO 软组织肿瘤分类中新增的良性脂肪源性肿瘤，免疫组化 CD34 弥漫阳性且 RB1 表达缺失，无 *MDM2* 基因扩增。

（四）读片分析

本例为原发于老年男性精索和腹股沟的 WDLPS，显示多个肿瘤性包块，其中包块 A 包膜完整，镜下见形态温和的瘤细胞呈短梭形或星芒状，稀疏分布于丰富的黏液间质中，类似深部侵袭性血管黏液瘤、浅表性血管黏液瘤等良性黏液性肿瘤；包块 B 以玻璃样变的硬化性胶原间质为显著特征，其间散在分布核深染而异型的细胞。本例未见到经典的成脂肪细胞，但结合发病部位和少量核深染而异型的细胞，仍高度怀疑脂肪源性肿瘤，主要考虑两类肿瘤：第一是 WDLPS，特别是包块 B 形态符合硬化性亚型（好发于精索），这种肿瘤免疫组化 RB1 无缺失，但有 *MDM2* 基因扩增；第二是非典型梭形细胞 / 多形性脂肪瘤样肿瘤，这类肿瘤免疫组化 RB1 缺失，*MDM2* 基因无扩增。此外，包块 A 和 B 虽然 HE 染色形态有所不同，但都可以观察到核深染而异型的间质细胞，而且二者免疫表型一致，因此都是 WDLPS。

总之，本例显示了经典的 WDLPS 的发病年龄（中老年人）、部位（精索和腹股沟）、多结节生长的特点、组织形态学亚型（硬化性亚型、黏液样变亚型），具有很好的教学价值。

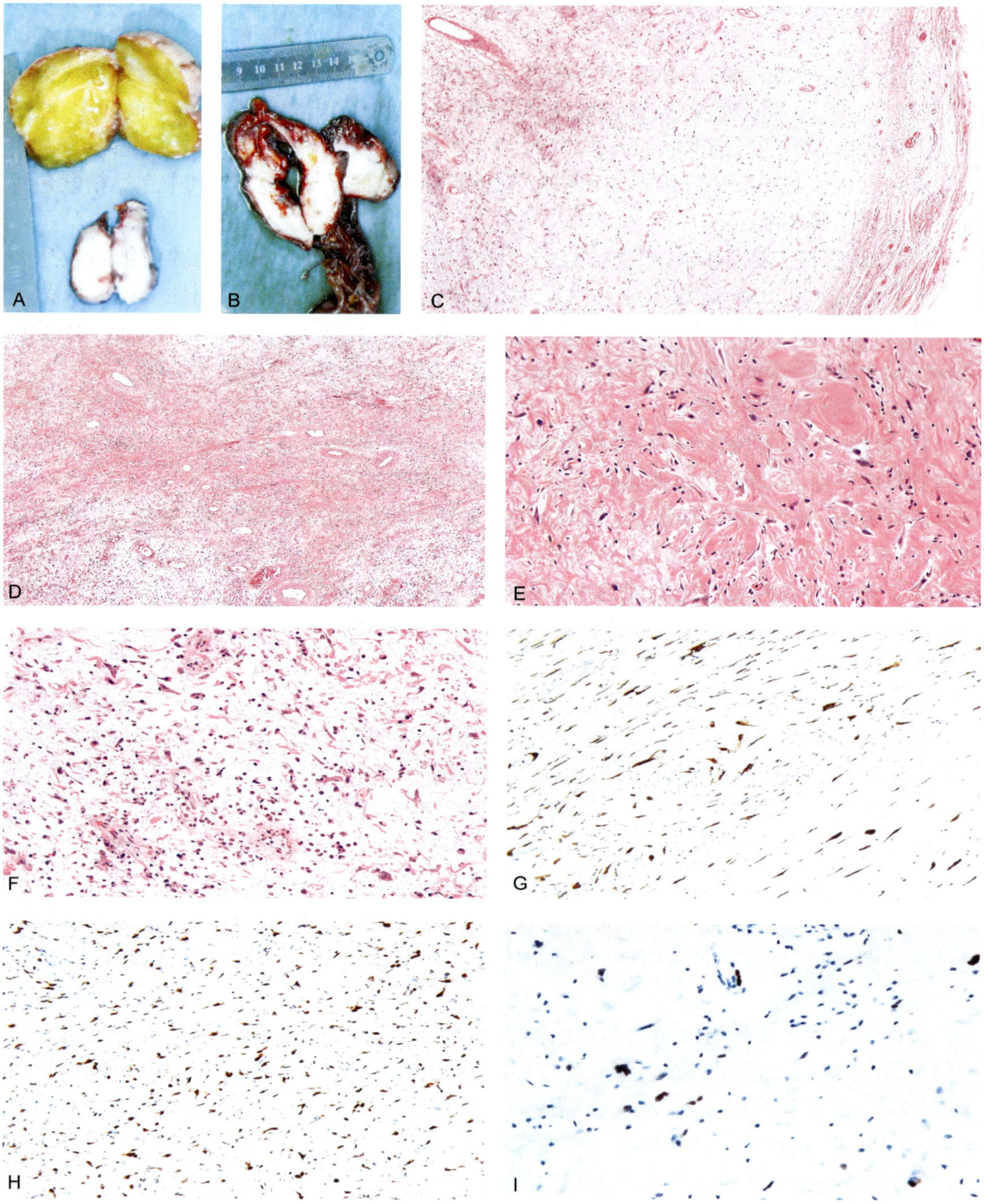

图 1-2-2　精索高分化脂肪肉瘤

A. 左侧腹股沟两个肿块大体观；B. 左侧精索包块、睾丸及附睾肿块大体观；C. 腹股沟肿块在低倍镜下，丰富的黏液间质中稀疏分布圆形、短梭形或星芒状的瘤细胞；D. 低倍镜下，部分区域间质纤维丰富并玻璃样变；E. 高倍镜下，玻璃样变间质中稀疏分布的梭形细胞大小不一，有中度异型性、核深染；F. 高倍镜下，黏液间质丰富区瘤细胞大小不一，肿瘤内含有较多小血管，伴较多的淋巴细胞、浆细胞和中性粒细胞浸润；G. 免疫组化瘤细胞弥漫表达 P16；H. 免疫组化瘤细胞弥漫表达 CDK4；I. 免疫组化显示部分瘤细胞表达 MDM2。

参考文献

1. WHO Classification of Tumours Editorial Board. WHO Classification of Tumours：Soft Tissue and Bone Tumours［M］. 5th ed. Lyon：IARC Press，2020.

2. 涂金花，高德宏，陈培琼，等 . 去分化脂肪肉瘤 15 例临床病理分析［J］. 诊断病理学杂志，2019，26（10）：642-645.

3. 杨海生，张惠箴，朱绚丽，等 . 精索侵袭性血管黏液瘤合并高分化脂肪肉瘤 1 例［J］. 诊断病理学杂志，2021，28（6）：504-506.

（杨 阳 张功学）

三、去分化脂肪肉瘤

【病例一】

（一）临床病史

患者，女，73 岁，发现腹部皮下包块 3 月余入院。CT 示右侧上腹壁梭形极低密度灶，范围约 13mm × 50mm（图 1-2-3A）。术中见肿物侵犯腹直肌前鞘，尚未累及腹直肌，肿物大小约 8cm × 6cm × 6cm。

（二）病理检查

1. 大体所见 带皮不整形组织一块，大小 10.0cm × 9.5cm × 4.5cm，上附梭形皮肤，大小约 7.0cm × 1.5cm；距皮肤 4.5cm 处的皮下脂肪组织内可见一结节样肿物，大小 7.5cm × 7.0cm × 4.0cm，表面光滑，包膜完整，切面呈灰黄色、实性、质软。

2. 组织学形态（图 1-2-3B~ 图 1-2-3F） 由两种不同分化和形态结构的成分组成，二者间有相对清楚的界限，少部分区域呈非典型脂肪瘤样肿瘤形态；大部分区域肿瘤细胞多形性和异型性明显，可见核分裂象，呈多形性脂肪肉瘤样形态。

3. 免疫组化（图 1-2-3G~ 图 1-2-3J） 非典型脂肪瘤样肿瘤区域：S-100、Vimentin、CDK4、MDM2、P16、INI1 均阳性；pan-CK、CD34、β-catenin、SMA、h-caldesmon、calponin、Desmin、MyoD1、SOX10、MiTF、HMB-45 均阴性；Ki-67 显示增殖指数为 5%。多形性脂肪肉瘤样区域：Vimentin、CDK4、MDM2、P16、INI1 阳性，S-100 局灶阳性；pan-CK、CD34、β-catenin、SMA、h-caldesmon、calponin、Desmin、MyoD1、SOX10、MiTF、HMB-45 均阴性；Ki-67 显示增殖指数为 25%。

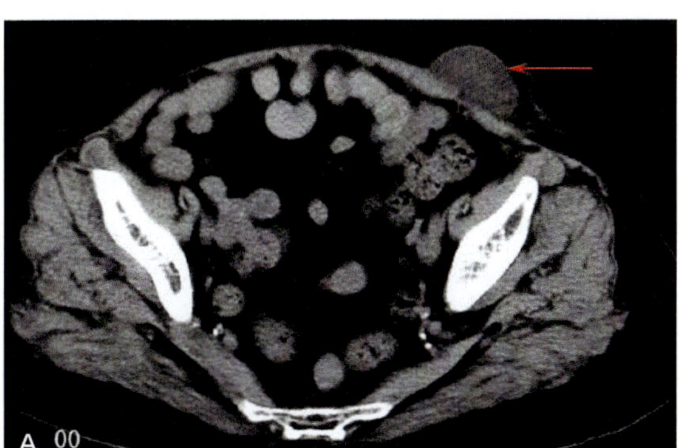

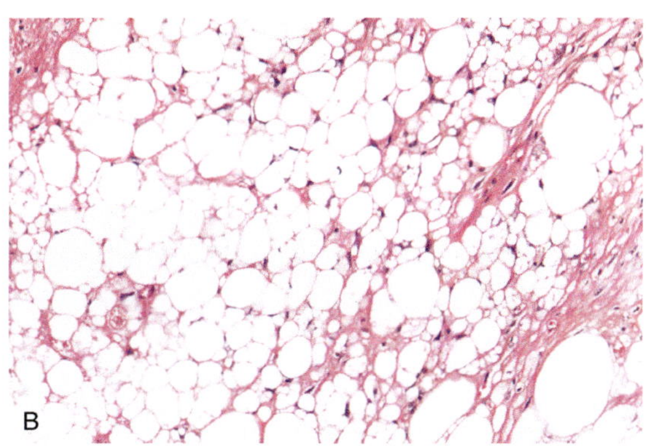

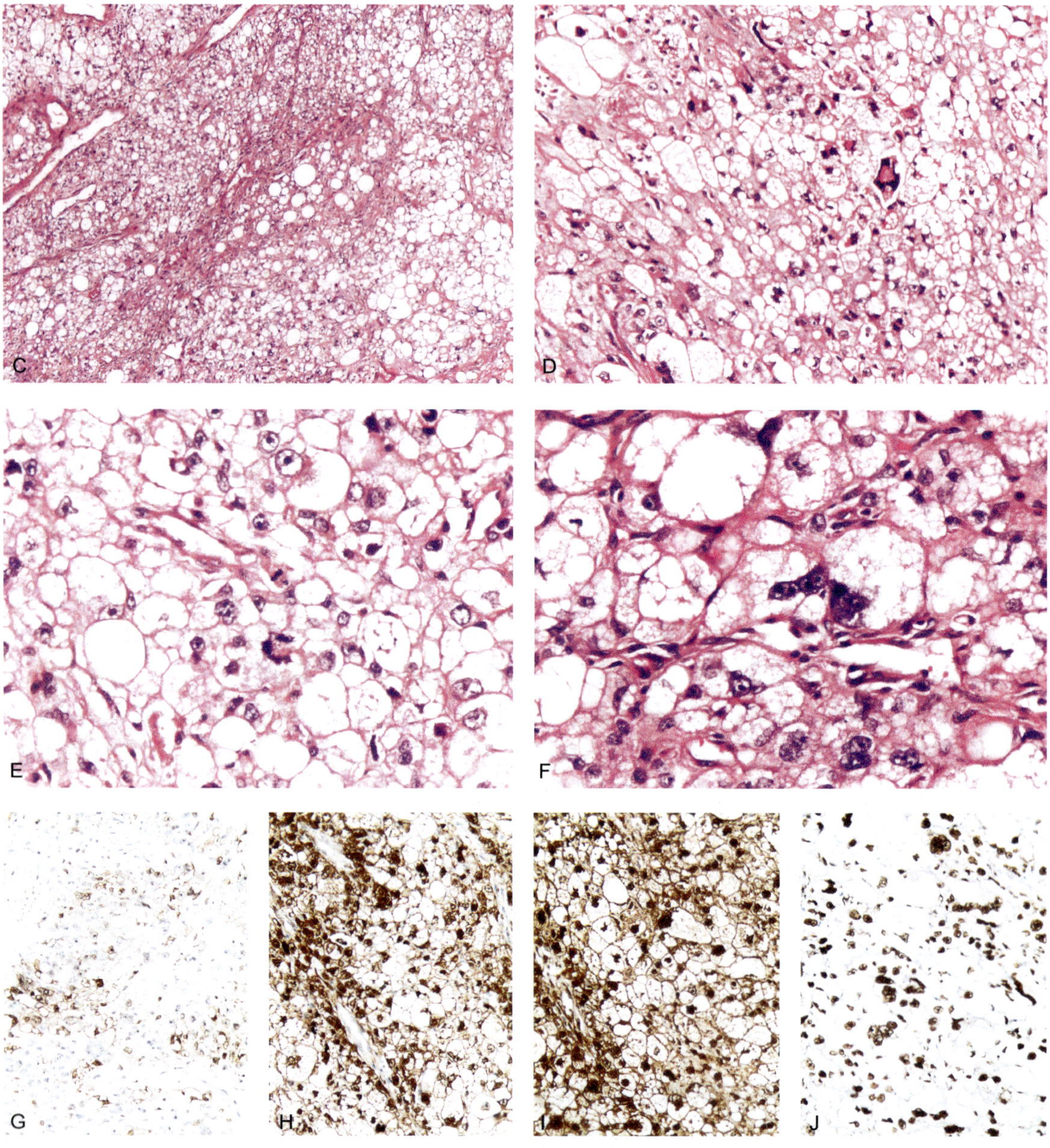

图 1-2-3　去分化脂肪肉瘤

A. CT 显示右上腹壁极低密度灶，范围约 13mm × 50mm（红色箭头所示）；B. 少部分区域可见高分化脂肪肉瘤区域；C. 左上方显示多形性成脂肪细胞，右下方显示高分化脂肪肉瘤区域；D~F. 高倍镜下显示多形性高级别脂肪肉瘤，可见散在的多形性多泡状成脂肪细胞，异型性明显，可见核分裂象；G. 免疫组化染色显示肿瘤细胞表达 S-100；H. 肿瘤细胞弥漫表达 P16；I. 肿瘤细胞弥漫表达 CDK4；J. 肿瘤细胞弥漫表达 MDM2。

（三）诊断与鉴别诊断

1. 诊断　（腹壁）去分化脂肪肉瘤（dedifferentiated liposarcoma，DDLPS）（去分化成分为同源性多形性脂肪肉瘤）。

诊断依据：肿瘤具有两种成分区域，即非典型脂肪瘤样肿瘤 / 高分化脂肪肉瘤区域和多形性脂肪肉瘤区域，多形性脂肪肉瘤内见较多的多形性多泡状成脂肪细胞。免疫组化显示S-100的表达支持肿瘤的脂肪分化，P16、CDK4、MDM2在两个区域内表达均呈弥漫强阳性，Ki-67在不同区域内表达有差异（分别为5%和25%）。

2. 鉴别诊断

（1）多形性未分化肉瘤：一种多形性明显的高级别肉瘤而且免疫组化或分子检测未显示肿瘤的分化方向。而本例虽然部分区域有多形性肉瘤的形态，但免疫组化（P16、MDM2和CDK4）和FISH检测*MDM2*基因的结果可资鉴别。

（2）多形性脂肪肉瘤：多形性更明显，分布更弥漫，无高分化脂肪肉瘤区域，核型复杂，无*MDM2*基因扩增。

（3）多形性其他肿瘤（肉瘤、皮质腺癌、间变性癌等）侵及脂肪组织：确认多形性的肿瘤细胞是否具有高分化脂肪肉瘤的形态和免疫表型，鉴别高分化脂肪肉瘤的区域是否为正常的脂肪组织，可结合相关免疫组化检查协助鉴别。

（四）读片分析

DDLPS并不少见，占所有脂肪肉瘤的18%，指非典型脂肪瘤性肿瘤 / 高分化脂肪肉瘤（ALT/WDLPS）向非脂肪源性肉瘤转化，偶尔去分化转化为同源性的多形性脂肪肉瘤。2种成分通常分界清楚，表现为突然过渡，有时也可逐渐过渡或在整个肿瘤内交错分布（马赛克样的去分化）。高分化成分与去分化成分比例不等，有时高分化成分完全缺如，而去分化成分广泛；有时去分化成分不足1cm（又称为微小去分化）。DDLPS中的ALT/WDLPS以脂肪瘤样和硬化性亚型为主；去分化成分大多数表现为高级别肿瘤特征，包括高级别多形性肉瘤样、高级别梭形细胞肉瘤样以及少见的高级别圆细胞肉瘤样和上皮样；少数情况下，去分化成分会表现为低级别组织学特征，包括低度恶性纤维黏液肉瘤样、纤维瘤病样、炎性肌成纤维细胞瘤样以及SFT样等。少见而特殊的DDLPS为脑膜上皮样漩涡伴有化生性骨形成；在罕见的情况下，DDLPS可出现异源性上皮样去分化，细胞呈上皮样特征，可表达细胞角蛋白；极少情况下，例如本例，去分化成分为同源性的脂肪肉瘤样，表现为去分化的肉瘤区域中可见散在或成片的多形性成脂肪细胞，类似多形性脂肪肉瘤。与其他类型的DDLPS相比，多形性成脂肪细胞样的DDLPS免疫表型无特殊，表现为P16弥漫强表达，P16灵敏度高但缺乏特异性；瘤细胞呈现MDM2、CDK4的弥漫表达。联合应用P16、MDM2和CDK4对于诊断DDLPS具有高灵敏度和特异度，必要时可应用FISH检测*MDM2*基因扩增协助诊断；但伴上皮样形态的多形性脂肪肉瘤免疫组化可表达EMA和Melan-A，需与转移性肾上腺皮质腺癌或透明细胞肾细胞癌鉴别。另外，约半数DDLPS可局灶或弥漫表达CD34，而去分化成分一般不表达S-100；新近发现，约6%的DDLPS可出现H3K27me3的表达缺失，易与MPNST混淆；约11%的DDLPS可见*STAT6*基因扩增，局灶或弥漫表达STAT6，易误诊为SFT。FISH检测*MDM2*和*CDK4*基因扩增具有诊断价值。

本例含高分化脂肪肿瘤和多形性脂肪肉瘤样成分，且MDM2和CDK4弥漫阳性，S-100显示高分化脂肪肿瘤成分阳性，支持同源性DDLPS；也可用FISH检测*MDM2*基因扩增进一步明确诊断。

治疗方法以手术切除减瘤为主，MDM2 拮抗剂可能具有潜在治疗价值；肿瘤生长部位是最重要预后因素，腹膜后预后较差，组织学级别和去分化成分比例似乎与预后无显著相关性，出现横纹肌母细胞分化或较多高级别上皮样成分可能提示预后差；约 40% 病例复发，15%~20% 病例发生远处转移。

（谢永辉　倪海春）

参考文献

1. GAHVARI Z, PARKES A. Dedifferentiated Liposarcoma: Systemic Therapy Options[J]. Curr Treat Options Oncol, 2020, 21(2): 15.

2. KAMMERER-JACQUET S F, THIERRY S, CABILLIC F, et al. Differential diagnosis of atypical lipomatous tumor/well-differentiated liposarcoma and dedifferentiated liposarcoma: utility of p16 in combination with MDM2 and CDK4 immunohistochemistry[J]. Hum Pathol, 2017, 59: 34-40.

【病例二】

（一）临床病史

患者男，58 岁，发现左下肢包块 4 月余。MRI 显示（图 1-2-4A、图 1-2-4B）：左侧大腿中上段后内侧可见多个团块状混杂信号肿块影，较大者大小约 92mm × 61mm × 54mm，周围软组织信号增高；内侧皮下筋膜可见絮状高信号影；股骨形态清晰，未见明显异常。MRI 增强扫描显示：左侧大腿肿块及周围组织呈不均匀强化。

（二）病理检查

1. 大体所见（图 1-2-4C） 左侧大腿包块切除标本：大小为 20cm × 15cm × 8 cm，呈灰黄、灰褐色、不整形组织一块；将组织书页状切开，切面可见灰白、灰黄色结节样肿块数个，最大径为 3.0~6.5cm；切面呈灰白、灰黄色、质韧，与周围组织界限尚清。

2. 组织学形态（图 1-2-4D~ 图 1-2-4I） 梭形细胞呈束状或编织状，在分化良好的脂肪样细胞中穿插生长，细胞密度高，异型性明显，核深染，染色质稍粗糙，核仁不明显，可见病理性核分裂象；部分区域可见小花样多核巨细胞，间质疏松水肿和黏液样变。

3. 辅助检查 免疫组化（图 1-2-4J）显示瘤细胞表达 MDM2（核阳性）、CDK4（局灶阳性）、P16（弥漫阳性）、SMA（局灶阳性）、Desmin（阳性）、Caldesmon（局灶阳性），不表达 S-100、calponin、CD34、ALK、MyoD1、myogenin、CK、EMA、MUC4、SOX10，Ki-67（Li：10%）。FISH 检测显示 *MDM2* 基因簇状扩增（图 1-2-4K）。

（三）诊断及鉴别诊断

1. 诊断 DDLPS。

2. 鉴别诊断

（1）多形性未分化肉瘤：本例主要以梭形细胞为主，部分区域可见多核巨细胞和间质黏液样变，组织形态和免疫组化未见明确的分化方向，形态与多形性未分化肉瘤相似。但免疫组化显示 MDM2 阳性，FISH 检测 *MDM2* 基因簇状扩增，可排除多形性未分化肉瘤。

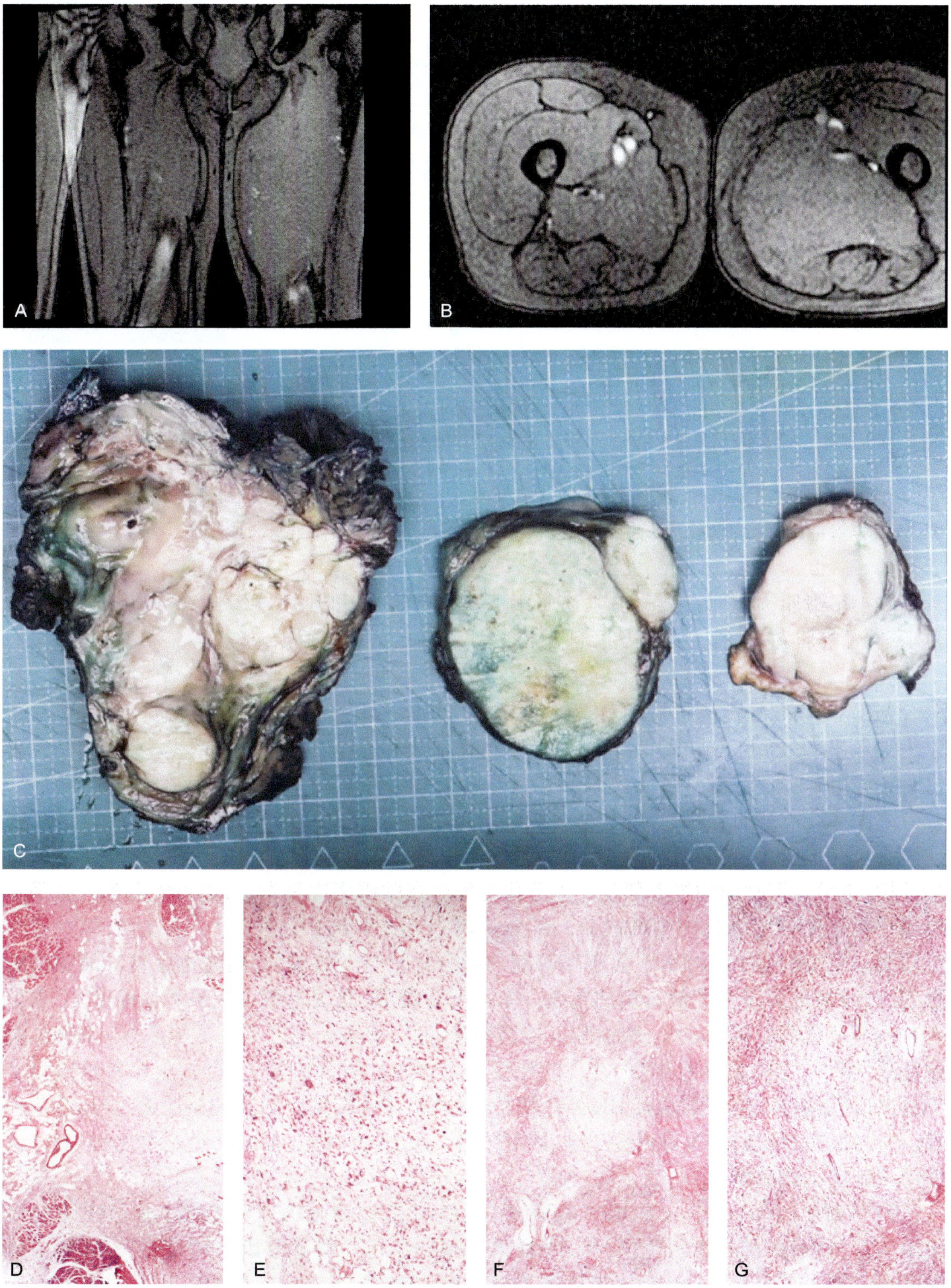
A
B
C
D
E
F
G

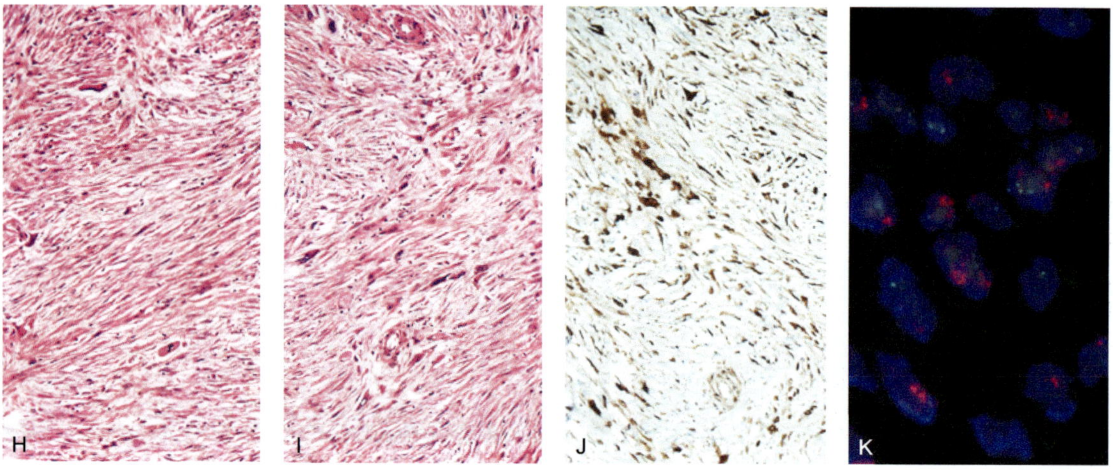

图 1-2-4 DDLPS

A、B. 左侧大腿中上段后内侧可见多个团块状混杂信号肿块影，肿块及周围组织呈不均匀强化；C. 手术切除标本大体；D. 梭形细胞呈束状或编织状在分化良好的脂肪样细胞中穿插生长（HE 染色 ×20）；E. 局部可见小花样多核巨细胞（HE 染色 ×100）；F. 局部间质黏液样变（HE 染色 ×20）；G. 局部间质黏液样变（HE 染色 ×40）；H、I. 局部瘤细胞密集，呈束状或编织状排列，细胞核深染、异型性明显，可见病理性核分裂象（HE 染色 ×100）；J. 免疫组化显示瘤细胞 MDM2 弥漫性核阳性；K. FISH 检测显示 *MDM2* 基因簇状扩增。

（2）平滑肌肉瘤：好发于盆腔，有平滑肌分化的证据，即胞质嗜酸性、核杆状；免疫组化显示 SMA 等肌源性标记弥漫阳性，且无 *MDM2* 基因扩增。

（四）读片分析

ALT/WDLPS 向肉瘤进展时称为 DDLPS。DDLPS 是一种相对常见的脂肪肉瘤，多发生于中老年患者，偶可发生于儿童和青少年，男女发生率无明显差异。最常发生于腹膜后，其次为精索，偶可发生在纵隔、头颈部和躯干。肿瘤由两种不同分化和形态结构的成分组成，二者之间多有清楚的界限，也可呈镶嵌状，少数情况下可见到逐渐移行的现象。

去分化成分可分成高级别和低级别两种。去分化成分在肿瘤内所占的比例不等，可为局灶性，也可占据肿瘤的绝大部分。去分化可发生在肿瘤多次复发后，也可能在第一次手术标本中就观察到去分化肉瘤的成分。部分病例中 ALT/WDLPS 成分很少或缺如，例如有文献报道，初次发生的 DDLPS 不含有可识别的高分化脂肪肉瘤成分，而完全呈现其他的肉瘤形态，此时易被误诊为其他类型的肉瘤。本例与此相同，此次为第一次手术切除标本，未见明确的高分化脂肪肉瘤成分，瘤细胞以梭形细胞为主，部分区域可见小花样多核巨细胞（提示脂肪源性），伴间质黏液样变，常规的免疫组化也未提示肿瘤分化方向，很容易误诊为多形性未分化肉瘤。但仔细观察 HE 染色切片，发现小花样多核巨细胞的核深染、排列成花环状，梭形细胞核深染，甚至可见核切迹，因此考虑 DDLPS 的可能，MDM2 免疫组化和 FISH 检测结果证实了该诊断。

对可疑 ALT/WDLPS 或 DDLPS 的病例，免疫组化检测 MDM2 和 CDK4 显示核阳性以及 P16 弥漫阳性，都有诊断价值；用 FISH 检测 *MDM2* 可见簇状基因扩增，则更有力地支持该诊断。ALT/WDLPS 与 DDLPS 都具有 *MDM2* 和 *CDK4* 基因扩增，而 DDLPS 还具有其他更多的基因改变，包括 *ATRX*、*ATM*、*CHEK1*、*ZBTB16*、*PPP2R1B* 和 *EI24* 基因的缺失及 *JUN*、

TERT、*CPM* 和 *MAP3K5* 基因的扩增。

（郭建春 田素芳 陈琼荣）

参考文献

1. SNYDER E L, SANDSTROM D J, LAW K, et al. c-Jun amplification and over-expression are oncogenic in liposarcoma but not always sufficient to inhibit the adipocytic differentiation programme［J］. J Pathol, 2009, 218（3）: 292-300.

2. CRAGO A M, SOCCI N D, DECAROLIS P, et al. Copy number losses define subgroups of dedifferentiated liposarcoma with poor prognosis and genomic instability［J］. Clin Cancer Res, 2012, 8（5）: 1334-1340.

四、肺转移性去分化脂肪肉瘤

（一）临床病史

患者，男，67 岁，2021 年 5 月体检发现肺部占位性病变（图 1-2-5A~ 图 1-2-5C）。平素无咳嗽、咳痰、咯血，无胸痛、胸闷，无头痛、头晕等不适。患者 13 年前行右肘部脂肪瘤切除术；10 年前行右肘部复发性脂肪瘤切除术，病理诊断为去分化脂肪肉瘤。PET-CT 检查：①右肺下叶背段斜裂胸膜下结节，边缘光滑，呈浅分叶状，跨叶间裂生长，代谢稍高，多考虑良性病变可能，建议密切随访或穿刺活检排除恶性病变；②其余探测部位未见明显恶性肿瘤病变征象。术中所见：右侧胸腔部分粘连，右下肺肿物长径约 4cm、质硬，与周围组织界限清楚。

（二）病理检查

1. 大体所见（图 1-2-5D、图 1-2-5E） 部分肺组织大小为 7.0cm × 6.0cm × 2.5cm，一侧用金属丝缝合，局部可见 4cm × 4cm 的缺损，另见游离的边界清楚的结节，大小为 4.0cm × 4.0cm × 2.5cm，切面灰白、质韧。

2. 组织学形态（图 1-2-5F~ 图 1-2-5J） 低倍镜下，肿瘤边界清楚，周围附少量肺组织。肿瘤周围和中央形态相同，由腺上皮细胞和间叶细胞组成，腺上皮细胞形态温和，无异型性，均匀分布于整个病变组织内。间叶细胞呈卵圆形或梭形，可见核仁，核分裂象 1~2 个 /10HPF，伴散在的淋巴细胞、浆细胞浸润。

3. 辅助检查（图 1-2-5K~ 图 1-2-5P） 免疫组化显示肿瘤组织内的腺上皮细胞表达 TTF1、pan-CK、EMA，梭形间叶细胞表达 P16、MDM2 及 CDK4，SMA 及 Desmin 部分阳性，NTRK 呈灶状阳性，Ki-67 显示梭形细胞增殖指数约 10%。其余指标包括 CD34、STAT6、MyoD1、myogenin、S-100、ER、ALK（1A4）均为阴性。FISH 检测 *MDM2* 基因簇状扩增。

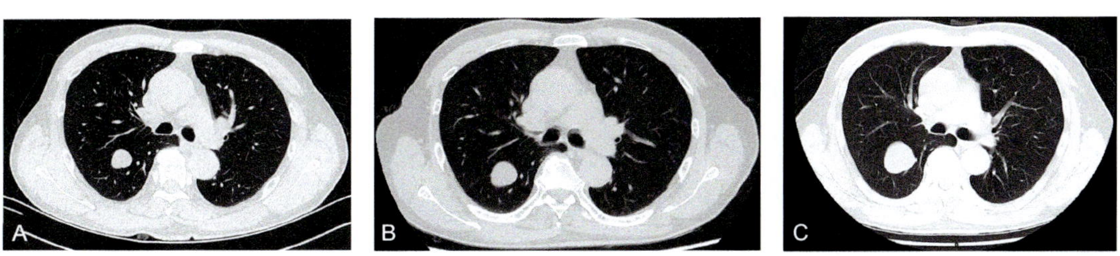

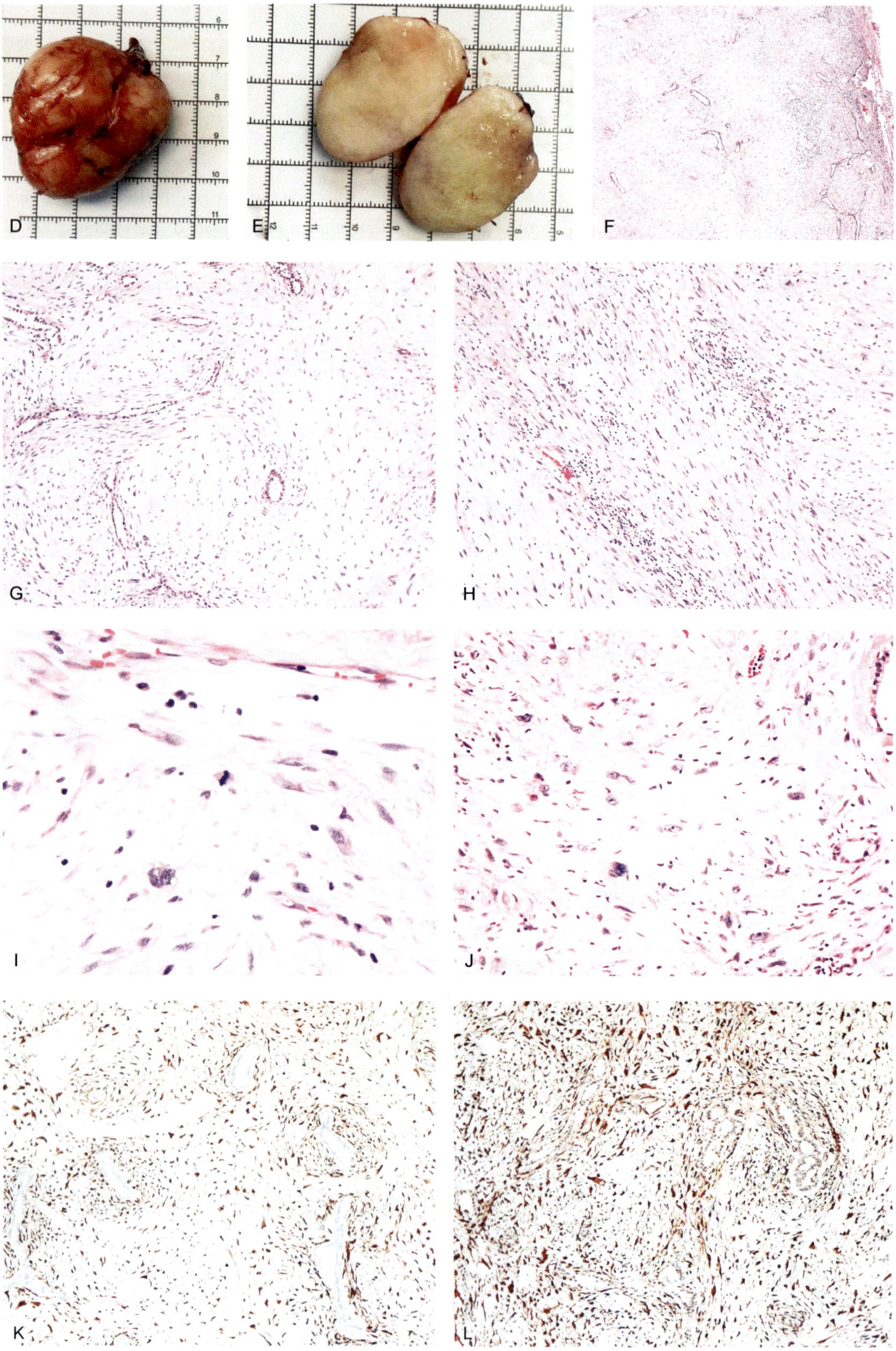
D
E
F
G
H
I
J
K
L

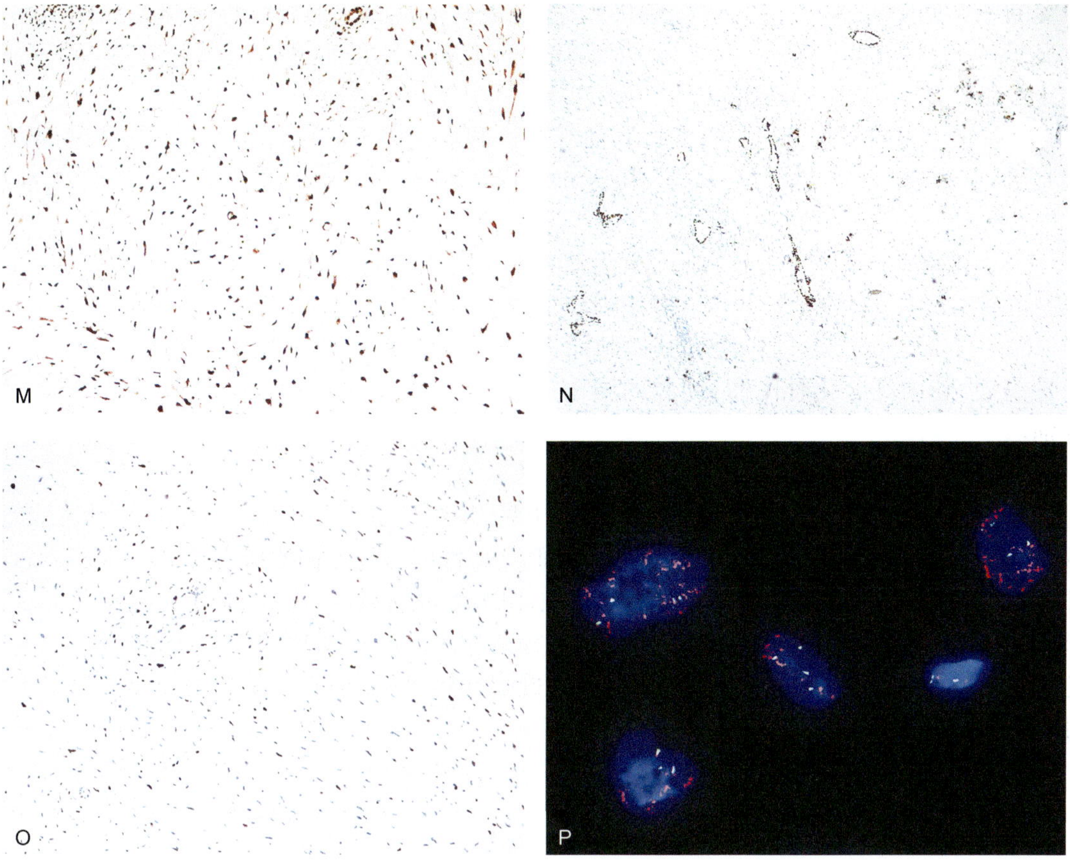

图 1-2-5 肺转移性低级别去分化脂肪肉瘤

A. 2021 年 5 月 7 日，肺部 CT 显示右肺下叶占位性病变，大小约 2.0cm × 1.9cm × 1.8cm；B. 2021 年 9 月 18 日，肺部 CT 显示病变大小约 2.7cm × 2.3cm × 2.1cm，较前略增大；C. 2022 年 3 月 15 日，肺部 CT 显示病变大小约 3.7cm × 3.5cm × 2.9cm，较前增大；D、E. 右下肺切除组织大体观，界限清楚的结节大小为 4.0cm × 4.0cm × 2.5cm，切面灰白、质韧；F. 低倍镜下，肿瘤周围可见少量肺组织，肿瘤边界较清楚，主要由梭形细胞构成，其内见形态温和的腺体及淋巴细胞浸润；G. 中倍镜下，腺体形态温和，腺体周围梭形细胞分布相对密集；H. 中度异型的梭形细胞相对密集区域，可见淋巴细胞浸润；I. 高倍镜下，梭形肿瘤细胞异型性较明显，可见核分裂象，左下方多核巨细胞可见胞质内空泡（HE 染色 ×400）；J. 另一个细胞异型性明显区域，瘤细胞大小不等，间质胶原玻璃样变（HE 染色 ×200）；K. 免疫组化梭形肿瘤细胞弥漫表达 P16；L. 免疫组化梭形肿瘤细胞弥漫表达 CDK4；M. 免疫组化梭形肿瘤细胞弥漫表达 MDM2；N. 免疫组化显示梭形肿瘤细胞中包裹的腺管表达 TTF1；O. 免疫组化 Ki-67 显示梭形肿瘤细胞增殖指数约 10%；P. FISH 检测 *MDM2* 基因呈簇状扩增。

（三）诊断及鉴别诊断

1. 诊断 （右下肺楔形切除标本）转移性低级别去分化脂肪肉瘤（去分化成分为低度恶性肌成纤维细胞肉瘤）。最重要诊断依据：患者 10 年前行右肘部复发性脂肪瘤切除术，病理诊断为去分化脂肪肉瘤。

2. 鉴别诊断

（1）肺错构瘤：腺纤维瘤型、平滑肌瘤型肺错构瘤间质成分呈梭形，伴腺上皮埋陷，但间质成分不表达 P16、MDM2 和 CDK4，FISH 检测无 *MDM2* 基因扩增。

（2）肺腺纤维瘤：是成人不常见的肺部病变，通常小而界限清楚。组织学的特征是复杂分支的腺样间隙，内衬单层立方或柱状上皮，周围有丰富的梭形纤维性间质。腺样间隙常常显示特征性的棒状/乳头状结构，类似卵巢的米勒管腺纤维瘤。间质成分不表达P16、MDM2和CDK4，FISH检测无*MDM2*基因扩增。

（3）孤立性纤维性肿瘤：通常孤立性纤维性肿瘤中陷入的腺体结构仅见于病变周围，梭形细胞表达CD34和STAT6，不表达P16、MDM2和CDK4，FISH检测无*MDM2*基因扩增。

（4）转移性腺肉瘤：文献报道，女性患者发生的米勒管腺肉瘤可转移到肺部，且FISH检测可有*MDM2*基因扩增，但本例肿瘤内腺上皮表达TTF1，且患者为男性。

（5）伴有*MDM2*基因扩增的其他肿瘤：不典型性脂肪瘤样肿瘤/高分化脂肪肉瘤、骨旁骨肉瘤、髓内高分化骨肉瘤、动脉内膜肉瘤等，通过发病部位和镜下组织学形态可予以鉴别。

（四）读片分析

肺部转移性低级别去分化脂肪肉瘤比较少见，特别是当去分化成分为低度恶性肿瘤时，诊断很有难度，容易与肺部原发的腺纤维瘤、低度恶性的腺纤维肉瘤等混淆。但本例显示肺部肿瘤呈边界清楚的结节状生长，这种特征往往提示为转移性肿瘤；再加上免疫组化显示梭形细胞P16、MDM2和CDK4弥漫阳性，FISH检测显示*MDM2*基因簇状扩增，可以大大缩小鉴别诊断的范围；这时再跟患者深入交流、挖掘阳性病史（不只查阅病历上显示的病史），就可以给出准确的诊断。

（夏 琴 吴钧华 郭 涛）

参考文献

ERBER R, HALLER F, HARTMANN A, et al. Prominent entrapment of respiratory epithelium in primary and metastatic intrapulmonary non-epithelial neoplasms: a frequent morphological pattern closely mimicking adenofibroma and other biphasic pulmonary lesions[J]. Virchows Arch, 2020, 477(2): 195-205.

第三节 平滑肌来源的肿瘤

一、外生殖区非典型平滑肌瘤

（一）临床病史

患者，男，23岁，患者于2005年行会阴部肿瘤切除术（具体不详）。2020年全腹CT（平扫+增强）显示（图1-3-1A）：会阴部可见约18.3cm×6.9cm的软组织密度影，血供丰富，其内可见大片状不规则钙化影；肿瘤累及右侧阴茎海绵体，紧贴右侧睾丸；不排除肉瘤或侵袭性血管黏液瘤；双侧腹股沟淋巴结稍增大。随后行会阴部肿瘤切除术。2021年会阴部包块复发再次行手术切除（诊断不详）。2022年又复发，遂前来就诊。专科检查：于右侧阴囊部触及直径约2cm的质软包块；全腹CT（平扫+增强）显示：右侧会阴部可见约8.6cm×2.5cm

的棒状软组织密度影，呈中等较均匀强化，其内见多发钙化灶。患者无人类免疫缺陷病毒感染或器官移植等免疫缺陷相关病史。

（二）病理检查

1. 大体所见（图 1-3-1B） 2020 年手术切除标本：送检带皮肿物 20cm × 14cm × 8cm，上附直径 16cm 的梭形皮肤，皮肤表面附毛发，未见明显异常，皮下见一结节，大小约 20cm × 10cm，部分区域质软、呈灰红色，可见暗红色出血区；部分区域质硬，似钙化；肿物周围似有部分包膜。2022 年手术切除标本：送检不整形组织 6 个，大小共约 7.5cm × 7.0cm × 3.0cm，局灶区域似有包膜，可见出血，切面呈灰白、灰红色、质软，部分区域钙化。

2. 组织学形态（图 1-3-1C~ 图 1-3-1F） 两次肿瘤术后形态大体一致：低倍镜下，肿瘤边界欠清，呈浸润性生长，梭形细胞呈交叉束状排列，部分区域可见类似席纹状排列；部分区域细胞丰富，部分区域细胞稀疏，伴间质玻璃样变，可见灶状水肿及出血、血管浸润，未见明显坏死；高倍镜下，肿瘤细胞边界不清，胞质呈嗜酸性，细胞核呈雪茄形或长梭形，部分核略深染，染色质略粗糙，核分裂象约 1 个 /10HPF，间质血管增生，局灶区域可见钙化。

3. 免疫组化（图 1-3-1G、图 1-3-1H） 2020 年和 2022 年肿瘤切除标本的细胞表达谱相同，Actin、Desmin、SMA、h-caldesmon、calponin 均弥漫阳性，INI1 阳性（未见缺失），P16（斑驳弱阳性）；2020 年标本 Ki-67 增殖指数约 5%，2022 年标本的 Ki-67 增殖指数约 15%。

（三）诊断与鉴别诊断

1. 诊断 （阴囊）非典型平滑肌瘤（恶性潜能未定的平滑肌瘤）。

诊断依据：鉴于肿瘤多次局部复发，体积较大（>5cm），肿瘤边界不清，有浸润性生长，未见坏死，轻微异型性，按照 Nielson 提出的标准，本例诊断为（阴囊）非典型平滑肌瘤。

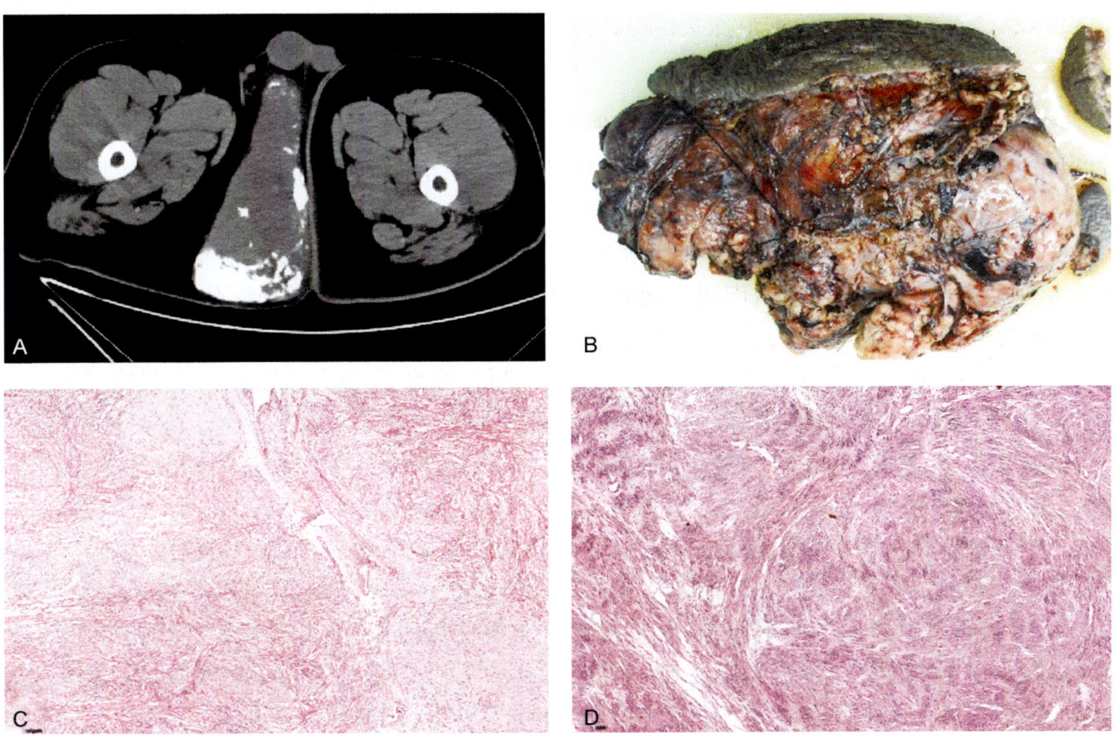

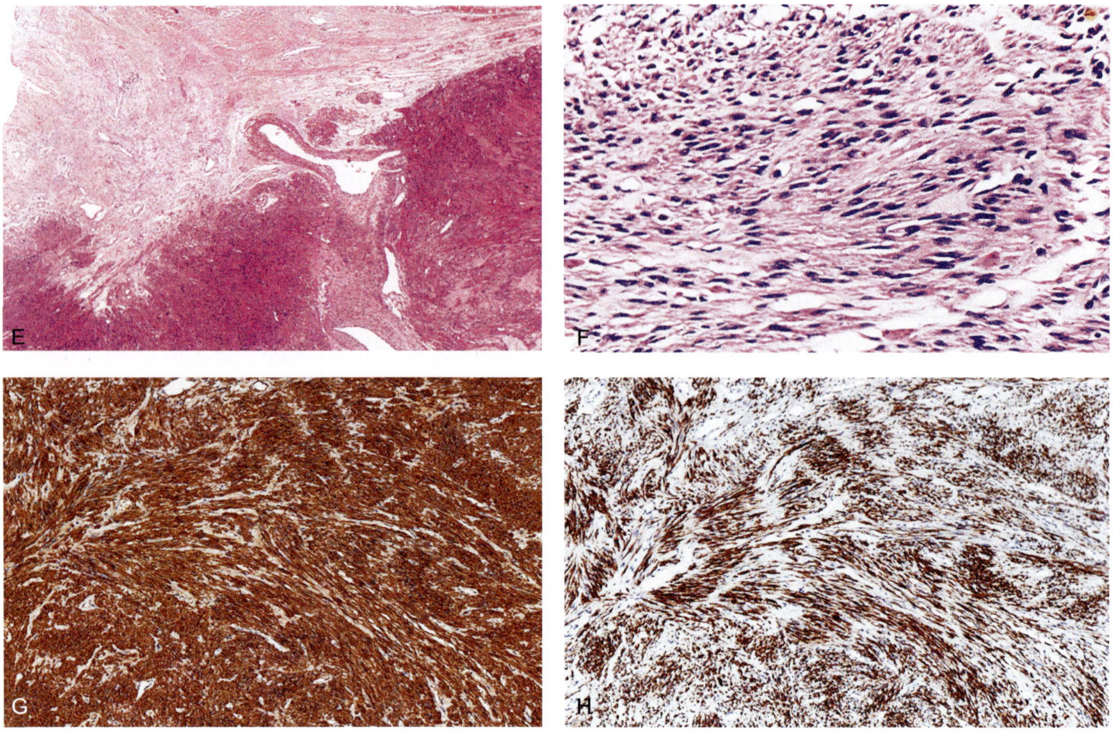

图 1-3-1　外生殖区非典型平滑肌瘤

A. 2020 年全腹 CT，会阴部可见约 18.3cm × 6.9cm 的软组织密度影，其内可见大片状不规则钙化影，血供丰富；B. 2022 年切除肿瘤大体观，多结节状肿瘤，切面呈灰白、灰红色、质软；C、D. 低倍镜下肿瘤为梭形细胞，呈束状排列（HE 染色 ×40）；E. 肿瘤浸润血管（HE 染色 ×40）；F. 高倍镜下，瘤细胞呈梭形，部分核深染（HE 染色 ×400）；G. 瘤细胞弥漫表达 SMA（免疫组化 ×200）；H. 瘤细胞表达 Desmin（免疫组化 ×200）。

2. 鉴别诊断　单纯从组织学形态来讲，本病例要与神经纤维瘤、神经鞘瘤、孤立性纤维性肿瘤、隆突性皮肤纤维肉瘤等鉴别，但根据免疫组化结果，基本可以确定为平滑肌来源的肿瘤。

（1）与不同生物学行为的平滑肌肿瘤进行鉴别：外生殖区平滑肌肿瘤可分为平滑肌瘤、非典型平滑肌瘤和平滑肌肉瘤。可根据以下 4 项病理特征进行肿瘤分类：①肿瘤最大直径≥ 5cm；②浸润性边缘；③核分裂象≥ 5 个 /10HPF；④瘤细胞中度或高度异型性。仅具有上述特征之一的诊断为平滑肌瘤，满足其中两个标准诊断为非典型平滑肌瘤，满足其中 3~4 个标准诊断为平滑肌肉瘤。本例肿瘤直径 >5cm，呈浸润性生长，核分裂象少见（约 1 个 /10HPF）；而且在 Newman 和 Fletcher 的综述中提出，观察到任何数量的核分裂象都提示潜在恶性肿瘤，因此，本例诊断为非典型平滑肌瘤更符合临床实际，有利于临床密切观察。

（2）EBV 相关性平滑肌肿瘤：常发生于免疫功能缺陷的患者，多为多发性，可发生于内脏、皮肤和软组织，是一种中间性肿瘤。镜下见肿瘤边界清楚，分化良好的平滑肌呈束状排列，50% 病例可见原始的圆形细胞，间质常伴有 T 淋巴细胞浸润，部分病例瘤细胞异型性较明显，呈肉瘤样特征；免疫组化表达 SMA 和 Desmin 等平滑肌标记，但 *EBER* 原位杂交阳性。本例形态学检查未见肿瘤内淋巴细胞浸润，病史也不符合，因此容易鉴别。

（四）读片分析

此病例根据形态学特点及病史，有很多鉴别诊断，例如神经纤维瘤、神经鞘瘤、孤立性纤维性肿瘤、隆突性皮肤纤维肉瘤等，但根据免疫组化检查结果，基本可以确定其为平滑肌来源的肿瘤。

皮肤和皮下组织的浅表平滑肌肿瘤可以分为 3 种类型：竖毛肌平滑肌肿瘤（毛状肌瘤）、血管平滑肌肿瘤（血管肌瘤）、外生殖区（外阴和阴囊）平滑肌肿瘤。阴囊平滑肌肿瘤于 1858 年由福斯特首次描述，据报道极为罕见。外阴部平滑肌肿瘤的发病率比皮肤更低，说明这种肿瘤的罕见性。外生殖区平滑肌肿瘤可进一步分类为平滑肌瘤、非典型平滑肌瘤和平滑肌肉瘤，可通过 4 项病理特征对肿瘤进行分类（详见上述鉴别诊断），而且有学者指出观察到任何数量的核分裂象都提示潜在恶性肿瘤。综合分析患者临床复发病史以及组织学形态，本例诊断非典型平滑肌瘤。

本例阴囊平滑肌肿瘤很少见，有多次复发病史，需要病理医生在显微镜下仔细观察并计数肿瘤细胞的核分裂象，病理医生应学习本例的临床病理特征和鉴别诊断思路，以免错误诊治。

（戴一菲　刘汉忠）

参考文献

1. LI S L, HAN J D. A case report of atypical Scrotal Leiomyoma［J］. Case Rep Dermatol, 2013, 5（3）: 316-320.

2. NEWMAN P L, FLETCHER C D. Smooth muscle tumours of the external genitalia: clinicopathological analysis of a series［J］. Histopathology, 1991, 18（6）: 523-529.

二、右下肺支气管 EBV 相关性平滑肌肿瘤

（一）临床病史

患者，男，19 岁，因反复咳嗽 2 年，间断发热半年余，再发 10 天入院。既往因“种痘水疱病样皮肤 T 细胞淋巴瘤”2 年余，接受激素、甲氨蝶呤、沙利度胺、硫唑嘌呤等治疗，效果欠佳。辅助检查：结核病相关 PPD 皮试和 T-SPOT 阴性。胸部 CT：双肺多发支气管扩张与斑片影，部分肺实变，右中叶肺不张，纵隔多发增大淋巴结。MRI 提示脑内多发病灶。临床拟诊：①肺部阴影待查（结核？炎症？淋巴瘤？）；②结核性脑膜脑炎？③支气管扩张症；④右中叶肺不张。电子支气管内镜检查：右下叶基底支可见类圆形新生物，管腔基本堵塞；其余各级支气管黏膜发红，见大量脓性分泌物。予以灌洗、电圈套器摘除新生物电凝治疗。

（二）病理检查

1. 大体所见　右下叶支气管结节样物 1 枚，大小为 0.6cm×0.6cm×0.5cm，表面光滑，似有包膜，切面呈灰白色、实性、质地中等。

2. 组织学形态（图 1-3-2A~ 图 1-3-2D）　低倍镜下，肿瘤边界清楚，位于支气管黏膜下。梭形细胞呈束状、交错排列，有轻度异型性，胞质呈深嗜伊红色；中高倍镜下，瘤细胞边界不清，核为长杆状，两端钝圆，呈雪茄样，染色质细腻，核分裂象偶见（<5 个 /50HPF），无病理性核分裂象及肿瘤性坏死。可见幼稚圆形细胞呈簇状增生，部分围绕血管周围分布，核染色质空淡，可见小核仁。肿瘤内散在分布少量成熟的小淋巴细胞。

3. 辅助检查（图 1-3-2E、图 1-3-2F） 免疫组化：肿瘤细胞 SMA、Desmin、calponin 为阳性；BCL2 呈灶区阳性；P16 为阳性，P53 为 5% 弱阳性，野生型；S-100、CD34 为阴性；Ki-67 增殖指数为 3%。分子检测：显色原位杂交 *EBER* 阳性。

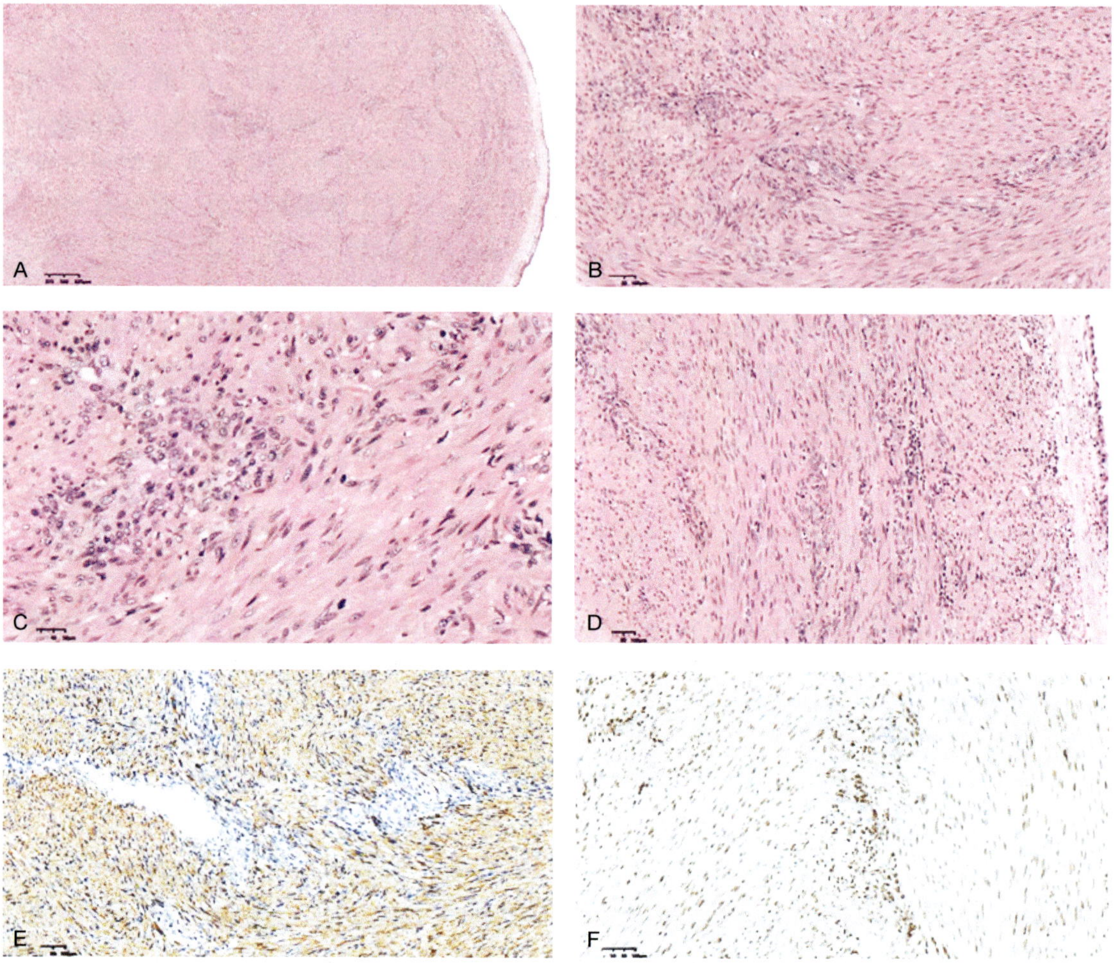

图 1-3-2　右下肺支气管 EBV 相关性平滑肌肿瘤

A. 低倍镜下，肿瘤边界清楚，位于支气管黏膜下，梭形细胞呈束状、交错排列，轻度异型性，胞质为深嗜伊红色（HE 染色 ×40）；B. 中倍镜下，梭形瘤细胞边界不清，核为长杆状，两端钝圆，呈雪茄样，可见幼稚圆形细胞呈簇状增生，围绕血管周围分布（HE 染色 ×200）；C. 高倍镜下，瘤细胞核浅染，染色质细腻，有小核仁，核分裂象偶见，无病理性核分裂象及肿瘤性坏死（HE 染色 ×400）；D. 肿瘤内散在分布少量淋巴细胞（HE 染色 ×200）；E. 免疫组化，瘤组织 Desmin 阳性，定位于胞质，而血管周围幼稚圆形细胞为阴性（IHC ×200）；F. 显色原位杂交 *EBER* 阳性（原位杂交 ×200）。

（三）诊断和鉴别诊断

1. 诊断 （右下叶支气管）EBV 相关性平滑肌肿瘤（EBV associated smooth muscle tumor，EBV-SMT）。

诊断依据：组织学上肿瘤边界清楚，位于支气管黏膜下，梭形瘤细胞呈轻度异型性，呈束状、交错排列，胞质呈深嗜伊红色；长杆状核呈雪茄样，核分裂象偶见，无病理性核分裂象及肿瘤性坏死。可见幼稚圆形细胞呈簇状增生，部分围绕血管周围分布，少量成熟的小淋巴细胞散在分布于肿瘤内。免疫组化平滑肌标志物 SMA、Desmin、calponin 为阳性，Ki-67 低表达。原位杂交 *EBER* 为阳性。

2. 鉴别诊断 EBV-SMT 需与肺部错构瘤、肺部良性转移性平滑肌瘤、高分化平滑肌肉瘤、卡波西肉瘤、肌周细胞瘤以及 EBV 阳性滤泡树突状细胞肿瘤等相鉴别。这些肿瘤通过免疫组化和 *EBER* 原位杂交，容易鉴别。

（四）读片分析

EBV-SMT 于 1970 年由 Pritzker 等首次报道，发生于器官移植后的患者，是一种罕见的间叶源性肿瘤。EBV-SMT 可发生在任何器官系统，也可在同一患者多个部位同时或先后发生；发病年龄为 1~66 岁，儿童多发，女性略多见；最常见于肝脏，其次是肺、中枢神经系统、肾上腺和胃肠道。一般的平滑肌肉瘤组织学分级与其病变严重程度相关，但 EBV-SMT 病情严重程度与组织学分级无关，所有这类肿瘤呈惰性，转移倾向很低，第 5 版 WHO 骨与软组织肿瘤分类将其归类为恶性潜能未定的平滑肌肿瘤（ICD-O 编码为 8897/1）。

发病机制与细胞起源：平滑肌细胞并非 EBV 感染的常见靶细胞，只有在免疫抑制状态下 EBV 通过平滑肌细胞表面异常表达的 CD21 受体感染平滑肌细胞，从而导致细胞增殖。目前大多数学者倾向血管平滑肌细胞来源假说，这也能更好地解释 EBV-SMT 更多见于缺乏平滑肌组织的部位。

大多数 EBV-SMT 按照发病原因分为 3 类：移植后 SMT、HIV 相关 SMT 和先天性免疫缺陷相关 SMT。其中 HIV 相关 SMT 是 HIV 患者第二大常见肿瘤，是目前文献报道最多的亚型。最常见的发病部位是中枢神经系统、胃肠道、肝、皮肤、喉 / 肺 / 咽，少数发生于肾上腺，可具有更多类似血管平滑肌瘤或肌周细胞瘤的组织学特征。该亚型通常见于 CD4 阳性 T 细胞计数 <100 个 /mm^3 的患者。移植后 SMT 被认为是移植后迟发性疾病，发生于移植后平均 46.5 个月。该肿瘤可在移植物或其他任何器官中发生，肝脏是最常见的受累部位，其次是呼吸道和胃肠道，也可发生于缺乏平滑肌的部位，如硬脑膜、脾脏、扁桃体和声门等。

EBV-SMT 通常多发，中位最大径约 3.7cm。组织学有异质性，有两个诊断性的形态特征：①肿瘤内存在不同数量的淋巴细胞，主要是 T 淋巴细胞；②分化良好的梭形平滑肌细胞逐渐或突然过渡为原始的圆形平滑肌细胞。部分病例伴有血管外皮瘤样结构。

EBV-SMT 的临床表现无特异性，常表现为疼痛和器官功能障碍。多个病灶独立原发，而非肿瘤转移。该肿瘤核分裂象、坏死和细胞异型性等形态学特征与预后无关，真正与预后关系密切的是肿瘤发生部位和患者的免疫状态。HIV 相关 SMT 预后最差，移植后 SMT 发生于颅内及儿童者预后不良。多器官受累患者总生存期比单器官受累者短。EBV-SMT 没有标准的治疗方法，视具体情况而定。HIV 相关 SMT 患者接受抗逆转录病毒治疗，移植后 SMT 患者则接受减少免疫抑制的治疗。当肿瘤侵犯受累器官时，可考虑手术切除肿瘤。放化疗也被采用，但对病程没有明显改善。同种异体造血干细胞移植被用于治疗先天性免疫缺陷相关 SMT，效果良好。EBV-SMT 中存在 AKT/mTOR 通路的活化，采用该通路抑制剂，如西罗莫司，可使患者受益。多位学者建议在条件允许时，应将手术切除作为一线治疗方案。此类肿瘤具有异质性，既往有过诊断为 EBV 阳性平滑肌肉瘤的情形。确诊有赖于全面的临床信息（HIV 感染、器官移植、先天性免疫缺陷等）、经典平滑肌肿瘤形态、有幼稚圆形细胞伴多少不等的淋巴细胞浸润、至少表达一个平滑肌标志物（SMA、h-caldesmon、Desmin）和原位杂交 *EBER* 阳性的特征。

本例肿瘤发生于19岁男性右下叶基底支气管内且病程长达2年，最大径仅0.6cm；组织学形态、免疫表型及原位杂交结果，完全符合EBV-SMT的诊断，只是分型上不属于上面提及的那3类。该患者有T细胞淋巴瘤并接受甲氨蝶呤、硫唑嘌呤、沙利度胺等化疗，其免疫功能受到抑制，从而导致EBV-SMT的发生。

（赵 艳　王志敢）

参考文献

1. 付晓宇，齐兴峰，叶显宗．EBV相关平滑肌肿瘤的临床病理研究进展［J］．临床与实验病理学杂志，2023，39（10）：1241-1245.

2. 师琴，汤文芳，贺湘玲，等．儿童EB病毒相关平滑肌肿瘤1例［J］．中国当代儿科杂志，2021，23（7）：739-742.

3. KHAN A A，ESTFAN B N，YALAMANCHALI A，et al. Epstein-Barr virus-associated smooth muscle tumors in immunocompromised patients：Six case reports［J］. World J Clin Oncol，2022，13（6）：540-552.

4. WAH N W，MOK Y，OMAR N，et al. Clinicopathologic and Molecular Characteristics of Epstein-Barr Virus-Associated Smooth Muscle Tumor Compared with Those of Leiomyoma and Leiomyosarcoma［J］. Mod Pathol，2023，36（6）：100127.

第四节　横纹肌来源的肿瘤

一、上颌窦多形性横纹肌肉瘤

（一）临床病史

患者，女，43岁，上颌窦肿物术后病理检查显示高级别肉瘤（未分化型）20天。为进一步治疗，遂入院。鼻窦、鼻腔MRI平扫+增强扫描显示（图1-4-1A）："右上颌骨恶性肿瘤"术后，术区结构紊乱，右侧上颌骨、颧骨、右侧鼻甲部分术后缺如，术区仍见肿瘤性病变，累及残余右侧上颌骨、右侧下颌骨及牙槽、右侧翼突及翼腭窝、右侧翼内外肌、右侧咬肌、右侧眼眶内侧壁、下侧壁、外侧壁，右侧视神经、右眼下直肌、外直肌受累待排查，右侧眼球受压前突。

（二）病理学检查

1. 大体所见　上颌窦肿瘤切除+眼球摘除+上颈部淋巴结清扫术：灰白色不整形组织，大小为11cm×8cm×3cm，切面呈灰白色、质脆。

2. 组织学形态（图1-4-1B~图1-4-1F）　肿瘤细胞弥漫成片，呈浸润性生长，包膜不明显。肿瘤细胞异型性明显，呈多边形、圆形和梭形，形态各异，可见蜘蛛状、网球拍状或蝌蚪状的肿瘤细胞及多核瘤巨细胞，偶尔能找见核偏位的圆形横纹肌样大细胞。肿瘤细胞体积大、胞质丰富、呈嗜酸性，细胞核大小不等，核染色质粗糙，可见嗜酸性大核仁，核分裂象易见。

3. 免疫组化结果（图1-4-1G~图1-4-1J）　Desmin（阳性）、myogenin（部分阳性）、MyoD1（阳性）、SMA（阳性）、S-100（阴性）、CD68（部分阳性）、pan-CK（阴性）、INI1（阳性，未缺失）、ALK1（阴性）、Ki-67（Li：60%）。

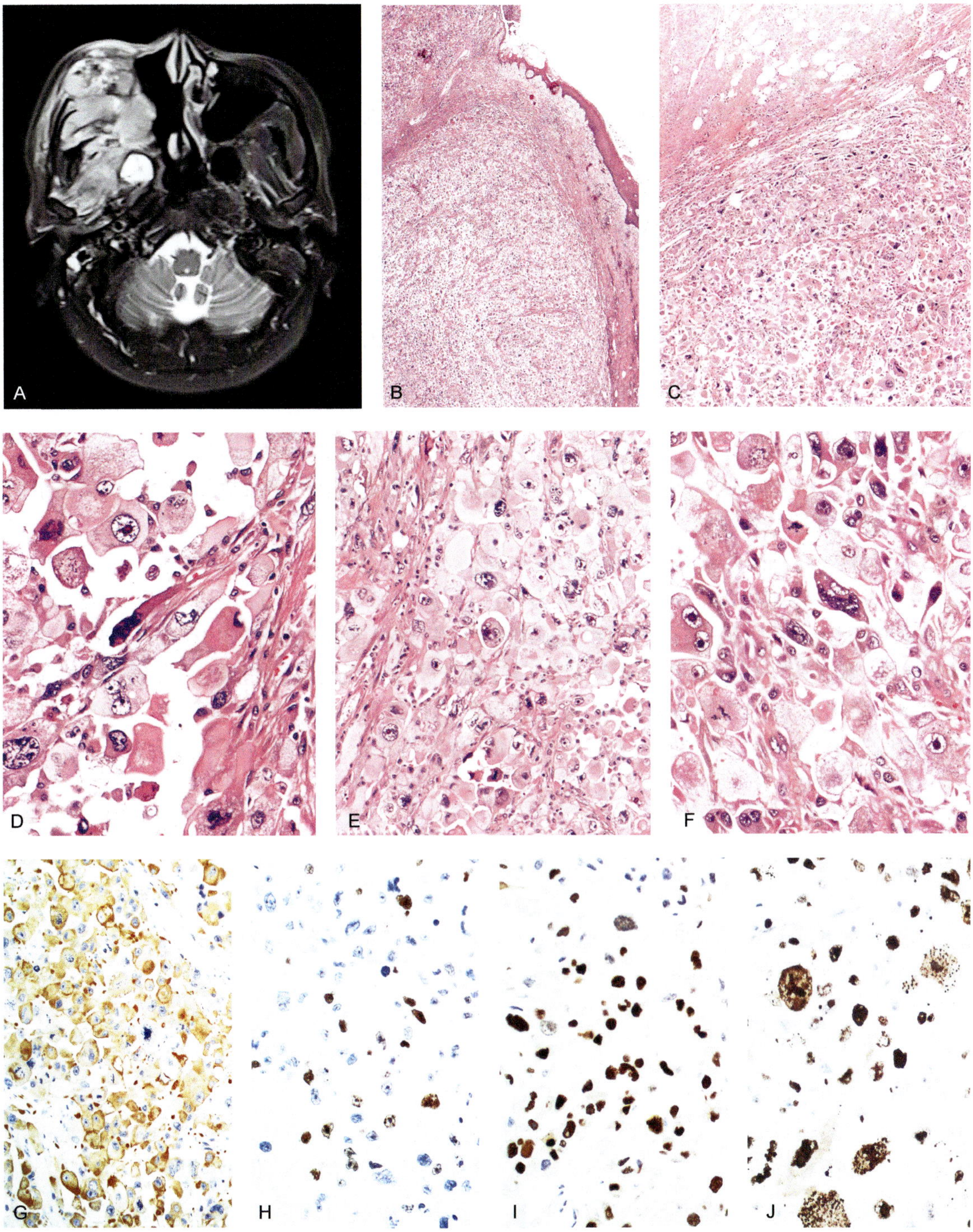

图 1-4-1 上颌窦多形性横纹肌肉瘤

A. 鼻腔 MRI 示肿瘤位于右侧上颌窦，累及右侧上、下颌骨及牙槽、右侧翼突、翼腭窝及右侧眼眶；B. 低倍镜下，肿瘤在黏膜下浸润性生长，局部黏膜破溃；C. 肿瘤细胞弥漫成片浸润性生长，无明显包膜；D~F. 高倍镜下，肿瘤细胞多形性明显，呈球拍状、蜘蛛状或蝌蚪状，并可见瘤巨细胞，均具有明显的嗜酸性核仁，核分裂象易见；G. 免疫组化显示瘤细胞表达 Desmin；H. 瘤细胞表达 myogenin；I. 瘤细胞表达 MyoD1；J.Ki-67 显示瘤细胞增殖指数高（约 60%）。

（三）诊断及鉴别诊断

1. 诊断　（上颌窦）多形性横纹肌肉瘤。

2. 鉴别诊断

（1）肉瘤样癌：多形性横纹肌肉瘤虽然在形态上与该肿瘤有一定重叠，但是免疫组化上皮标记 pan-CK 为阴性，可与肉瘤样癌鉴别。

（2）间变性横纹肌肉瘤：也可见间变的核大瘤巨细胞，但总能找到经典的胚胎性横纹肌肉瘤背景；本例未发现胚胎性或腺泡状横纹肌肉瘤成分。

（3）未分化多形性肉瘤：Desmin 标记多为阴性或局灶弱阳性，横纹肌标记 myogenin 及 MyoD1 为阴性。

（4）多形性平滑肌肉瘤：含有经典的平滑肌肉瘤分化区域，虽然 Desmin 阳性，但是不表达 myogenin 和 MyoD1。

（四）读片分析

多形性横纹肌肉瘤是一种高度恶性肉瘤，几乎只发生在成年人，预后差，多发生于四肢及躯干，发生于上颌窦的病例报道较少。本例肿瘤细胞侵犯上颌窦及周围骨组织、肌肉组织和眼眶，提示其恶性程度极高。

多形性横纹肌肉瘤免疫组化检测 Desmin 弥漫强阳性，但 myogenin 和 MyoDl 多为局灶阳性，有时阳性细胞可以非常稀少，甚至不表达，但只要有肯定的阳性表达，即支持该诊断。

全基因组分析显示，多形性横纹肌肉瘤会发生 DNA 的丢失（例如 10q23）、增益（例如 1p22-p23）和扩增。Clay M R 等通过对多形性横纹肌肉瘤进行基因组测序，发现多形性横纹肌肉瘤中会出现 6q24.3 的高频增益，该区域包含了肌细胞特异性表达基因 *FBXO30*；此外多形性横纹肌肉瘤中会出现 *TP53*、*RB1*、*NF1* 和 *PTEN* 等抑癌基因的高频率失活突变。

（肖诗维　郭 芳）

参考文献

CLAY M R, PATEL A, TRAN Q, et al. Methylation profiling reveals novel molecular classes of rhabdomyosarcoma[J]. Sci Rep, 2021, 11(1): 22213.

二、胎儿型横纹肌瘤

（一）临床病史

患者，女，32 岁，发现右颈部包块半个月，活动度小，质韧，边界清楚，无压痛，自觉敲击时右手中指麻木，考虑为神经源性肿瘤。无外伤史。影像学检查（图 1-4-2A、图 1-4-2B）：右侧锁骨区包块（肿块冠状面大小为 7.0cm × 3.2cm），邻近软组织受压推移，与右侧臂丛神经关系密切，疑为神经源性肿瘤。

（二）病理检查

1. 大体所见　碎块组织一堆共 9.5cm × 6.0cm × 2.5cm，部分组织切面呈灰白色、实性、质软，部分组织呈囊性、囊壁稍粗糙、附暗红色凝血块。

2. 组织学形态（图 1-4-2C~ 图 1-4-2H）　镜下由多少不等的梭形细胞、原始间叶细胞及不同分化程度的骨骼肌纤维组成，部分间质含黏液样基质，富含黏液样基质的区域肿瘤细胞胞质红染，核偏位，胞质内横纹不易见；梭形细胞丰富区域间质黏液较少或不明显，主要有大量分化的横纹肌纤维细胞，并可见带状或节细胞样横纹肌母细胞，可见横纹，瘤细胞无明显异型性，局灶显示轻度异型性；无浸润性生长，肿瘤内无坏死，核分裂象少见。

3. 免疫组化（图 1-4-2I~ 图 1-4-2N） 阳性指标：SMA、Desmin、CD56、MyoD1、myogenin、β-catenin（胞质阳性）、Ki-67（热点区 5%）。阴性指标：pan-CK、EMA、CD31、CD34、STAT6、MDM2、CDK4、ALK、CD99、h-caldesmon 和 S-100。

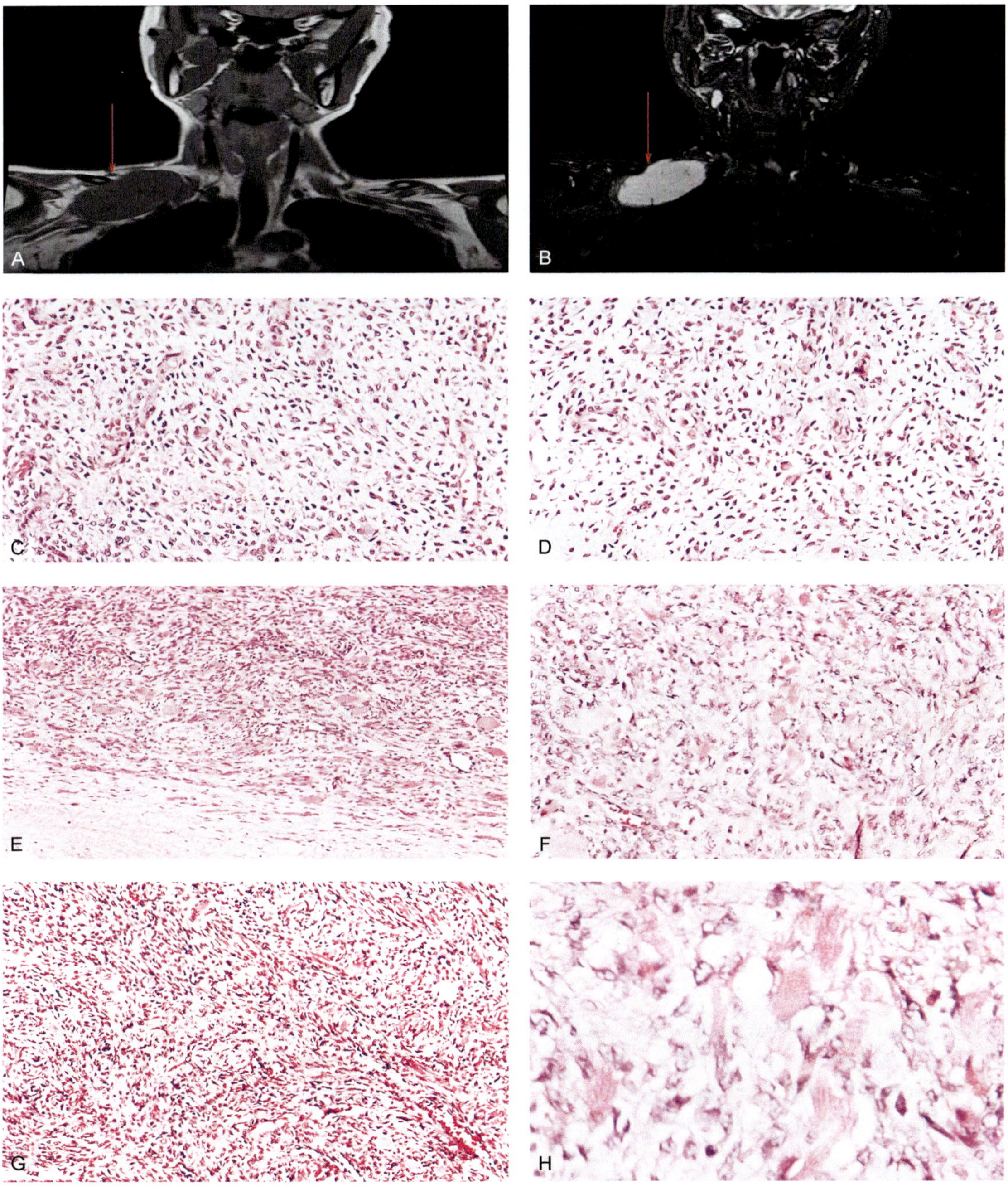

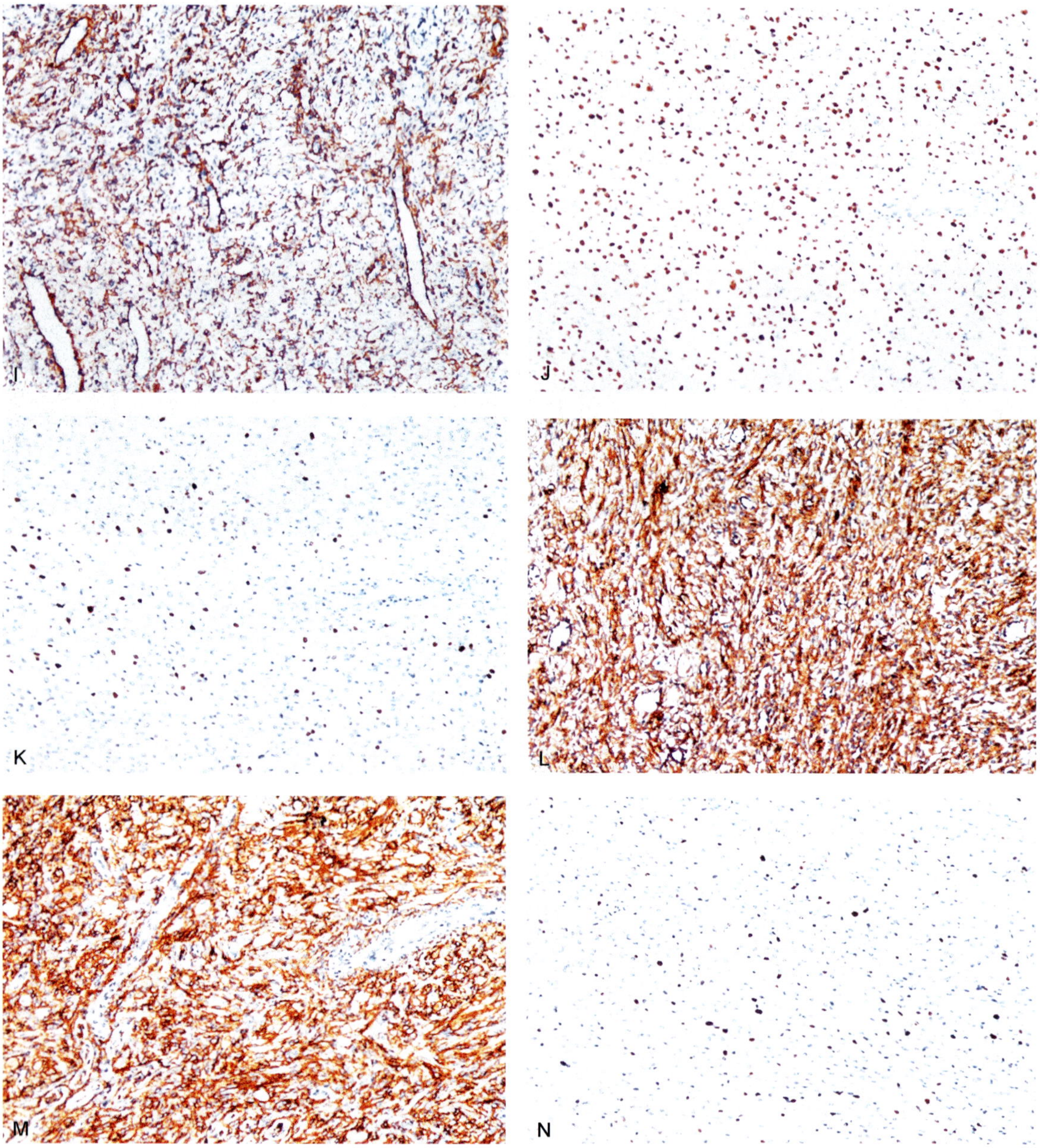

图 1-4-2 胎儿型横纹肌瘤

A、B.MRI 检查显示右侧锁骨区包块，软组织受压推移，病变边界清楚；C、D. 低倍镜下，肿瘤由不成熟的横纹肌纤维、多少不等的梭形细胞、原始间叶细胞和大量的黏液样基质组成（HE 染色 ×100）；E、F. 低倍镜下肿瘤细胞相对丰富，主要由分化相对较好的横纹肌母细胞组成，可见梭形带状或圆形节细胞样横纹肌母细胞（HE 染色 ×100）；G. 低倍镜下原始间叶细胞和黏液样基质均不明显（HE 染色 ×100）；H. 高倍镜下，瘤细胞无明显的异型性，未见坏死（HE 染色 ×400）；I. 瘤细胞表达 SMA（免疫组化 ×100）；J. 瘤细胞弥漫表达 MyoD1（免疫组化 ×100）；K. 瘤细胞散在表达 myogenin（免疫组化 ×100）；L. 瘤细胞胞质表达 β-catenin（免疫组化 ×100）；M. 瘤细胞表达 CD56（免疫组化 ×100）；N. 瘤细胞低表达 Ki-67（热点区 5%）（免疫组化 ×100）。

（三）诊断与鉴别诊断

1. 诊断 （右颈部）胎儿型横纹肌瘤（部分为中间型，部分为经典型）。

2. 鉴别诊断

（1）胚胎性横纹肌肉瘤：细胞异型性明显，呈浸润性生长，可见非典型核分裂象和坏死；葡萄簇状型胚胎性横纹肌肉瘤可见细胞丰富的形成层。

（2）梭形细胞横纹肌肉瘤：常富于细胞，呈束状生长，细胞异型性明显，好发于成年人头颈部。

（3）成年型横纹肌瘤：常发生于40岁以上成人的头颈部，肿瘤边界清晰，呈小叶状结构；小叶内瘤细胞体积较大，胞质富含糖原，呈嗜酸性或空泡状，有时空泡状胞质中央见嗜酸性胞质呈放射状伸向周围，形似蜘蛛，称为蜘蛛样细胞。PAS染色呈阳性，可被淀粉酶消化而显示D-PAS阴性。

（四）读片分析

横纹肌瘤是一种显示骨骼肌分化的良性间叶性肿瘤。在其他类型的软组织肿瘤中，一般良性肿瘤要远远多于恶性肿瘤，但横纹肌肿瘤却是一个例外，良性横纹肌瘤的发病率远远低于横纹肌肉瘤，在横纹肌肿瘤中所占比例不足1%，所以本例诊断有一定困难。

横纹肌瘤边界清楚，缺乏浸润性生长，在组织学上分为4型：成年型、胎儿型、生殖道型和心脏横纹肌瘤。胎儿型横纹肌瘤是具有不成熟骨骼肌分化的一种良性横纹肌肿瘤，很少见。这种肿瘤通常发生于婴幼儿，成年人罕见，但总体发病年龄分布广；多发生于头颈部，特别是耳廓后区域、口腔、口咽部和鼻腔；绝大多数表现为皮下缓慢生长的肿物，发生于口咽部可引起阻塞性呼吸困难；而多灶性或多中心发生的肿瘤可见于痣样基底细胞癌综合征（Gorlin综合征），具有*PTCH1*基因突变。胎儿型横纹肌瘤的组织学分为2型：经典型（又称黏液样型）由不成熟的横纹肌纤维、多少不等的梭形细胞、原始间叶细胞和大量的黏液样基质组成；中间型（又称幼年型）细胞相对丰富，主要由分化相对较好的横纹肌母细胞组成，可见梭形带状或圆形节细胞样横纹肌母细胞，原始间叶细胞和黏液样基质均不明显。本例是32岁年轻女性，发生于头颈部的肿瘤，边界清楚，镜下见多少不等的梭形细胞、原始间叶细胞及不同分化程度的横纹肌纤维，部分间质含黏液样基质，细胞形态温和，表达Desmin、MyoD1和myogenin，细胞增殖指数低，因此诊断胎儿型横纹肌瘤证据确凿；按照上述组织学分型标准，本例部分为中间型，部分为经典型。

（叶乐意　元玲　任勇）

参考文献

CAI Z, THOMAS J, ALAVA I, et al. Fetal Type Rhabdomyoma of the Soft Palate in an Adult Patient: Report of One Case and Review of the Literature[J]. Head Neck Pathol, 2019, 13(2): 182-187.

三、实体型腺泡状横纹肌肉瘤

（一）临床病史

患者，女，58岁，因流涕半月余，行CT检查（图1-4-3A）发现左侧上颌窦、筛窦及额窦黏膜增厚，局部骨质受压，鼻中隔偏曲。

（二）病理检查

1. 大体所见　鼻窦肿瘤活检组织，灰白、灰褐色息肉样组织一堆，大小为 2.0cm × 1.0cm × 0.3cm。

2. 组织学形态（图 1-4-3B~ 图 1-4-3D）　低倍镜下肿瘤细胞呈实性巢状分布，细胞巢之间可见纤维血管分隔。高倍镜下，肿瘤细胞形态较一致，为幼稚的小蓝圆细胞，胞质稀少，部分区域可见透明样胞质，核深染，核仁不明显，核分裂象可见。

3. 免疫组化（图 1-4-3E、图 1-4-3F）　肿瘤细胞弥漫性表达横纹肌源性标记（Desmin、myogenin），CD56 阳性。上皮标记（pan-CK）、淋巴造血系统标记（LCA）、黑色素标记（Melan-A、HMB-45、MiTF）、神经内分泌标记（NSE、Syn、CgA）和神经源性标记（S-100）等均阴性。

（三）诊断与鉴别诊断

1. 诊断　（鼻窦）实体型腺泡状横纹肌肉瘤。

2. 鉴别诊断　发生于鼻腔、鼻窦的小圆细胞肿瘤（small round cell tumor，SRCT）几乎都是恶性肿瘤，常见的有小细胞癌、嗅神经母细胞瘤、无色素性恶性黑色素瘤、尤因肉瘤及淋巴造血系统肿瘤等。借助多个免疫组化的组合检测，可以将这些形态相似的肿瘤区别开。

（1）小细胞癌：表达上皮标记和神经内分泌标记，但不表达横纹肌标记。

（2）嗅神经母细胞瘤：表达神经内分泌标记，但不表达横纹肌标记。

（3）无色素性恶性黑色素瘤：表达色素标记，但不表达横纹肌标记。

（4）尤因肉瘤：表达 CD99、FLI1 和 NKX2.2，但不表达横纹肌标记。

（5）淋巴造血系统肿瘤：最常见的是弥漫性大 B 细胞淋巴瘤和鼻型 NK/T 细胞淋巴瘤，均表达 LCA，还分别表达 CD20、PAX5 或 CD3、CD56、GranzymeB，但不表达横纹肌标记。

（四）读片分析

SRCT 都是恶性肿瘤，常见的有小细胞癌、嗅神经母细胞瘤、无色素性恶性黑色素瘤、横纹肌肉瘤、小细胞骨肉瘤、间叶性软骨肉瘤、尤因肉瘤及淋巴瘤等。SRCT 临床表现及影像学有相似性，组织学形态及免疫表型有重叠，另外由于取材小、破碎、手术钳夹伤等原因，其诊断和鉴别诊断是日常工作的难点，申请多个分化方向的免疫组化指标，并综合分析结果，一般可以做出精确诊断。

鼻腔、鼻窦发生的横纹肌肉瘤约占头颈部原发肉瘤的 8.1%，以胚胎性横纹肌肉瘤常见，其次为腺泡状横纹肌肉瘤。临床表现为鼻扭曲、异物感、鼻出血等，侵犯邻近组织时有面部畸形、突眼等表现。CT 检查早期鼻黏膜增厚，可呈息肉样软组织肿块密度影；随着肿瘤进展，可侵犯邻近组织。组织学上，腺泡状横纹肌肉瘤的瘤细胞体积小，胞质少；排列呈巢状、实性片状及假腺样，部分胞质透明，可见少量胞质红染的横纹肌母细胞，还可见多核瘤巨细胞（花环状瘤巨细胞）；其中的实体型完全呈实性片状生长。免疫组化：肿瘤细胞 MyoD1、myogenin、Desmin 及 Myosin 等阳性，可异常表达 CK、CD34、WT1、S-100 蛋白、神经丝蛋白（NF）、突触素、NSE、CD56 等，还可表达 ALK 和 PAX5。遗传学上，腺泡状横纹肌肉瘤可有 t（2；13）、t（1；13），产生 *PAX3-FOXO1*、*PAX3-FKHR*、*PAX7-FOXO1* 融合基因。*PAX3-FOXO1* 比 *PAX7-FOXO1* 的肿瘤预后差。

（余孟星　罗晓青）

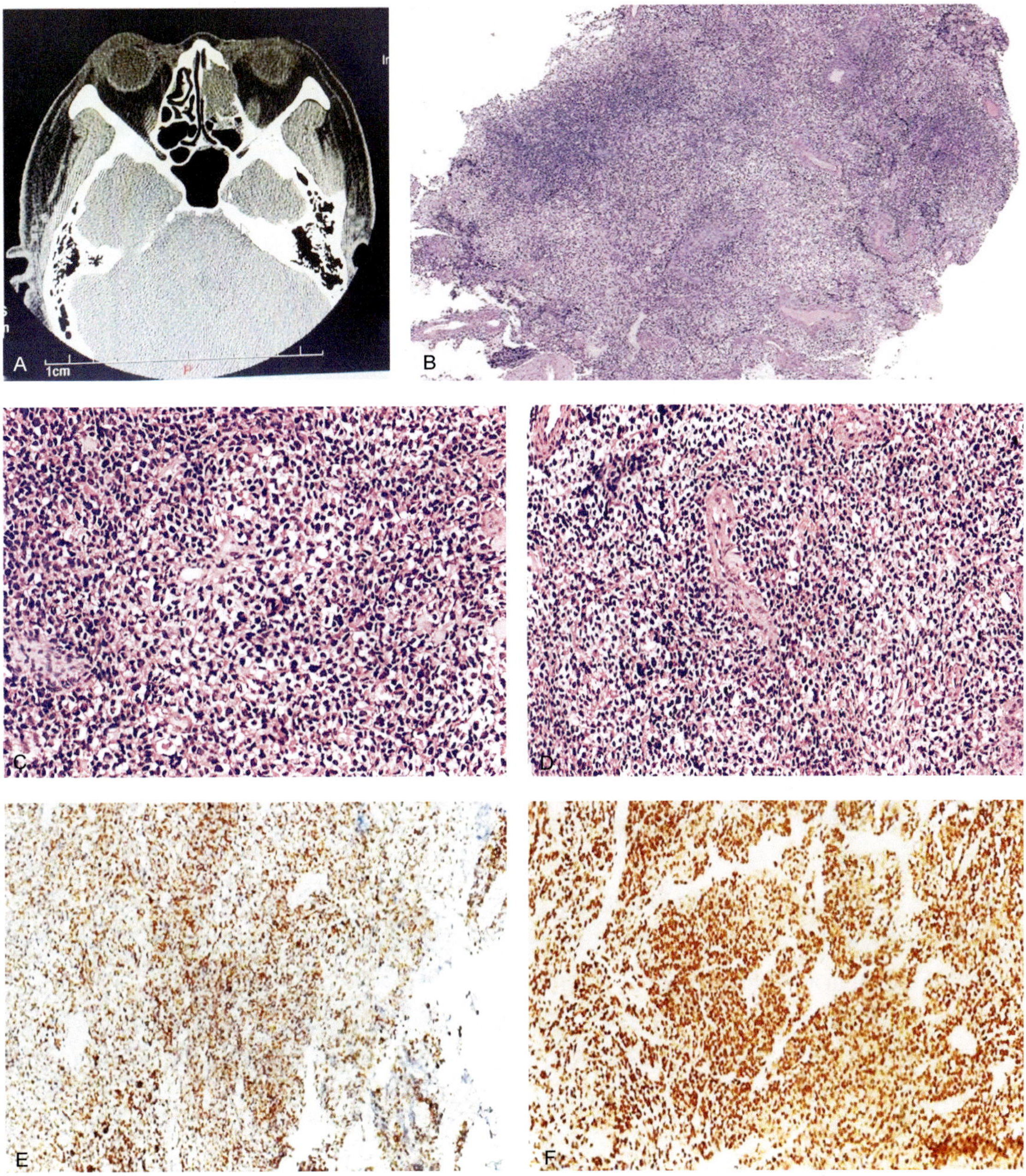

图 1-4-3　实体型腺泡状横纹肌肉瘤

A. CT 显示左侧上颌窦、筛窦及额窦黏膜增厚，局部骨质受压，鼻中隔偏曲；B. 低倍镜下肿瘤细胞呈实性巢状分布，细胞巢之间可见纤维血管分隔（HE 染色 ×40）；C、D. 高倍镜下，肿瘤细胞形态较一致，为幼稚的小蓝圆细胞，胞质稀少，核深染，部分区域胞质略透明（HE 染色 ×400）；E. 瘤细胞表达 Desmin（免疫组化 ×100）；F. 瘤细胞表达 myogenin（免疫组化 ×100）。

参考文献

The WHO Classification of Tumours Editorial Board. WHO classification of tumours of soft tissue and bone [M]. 5th ed. Lyon: IARC Press, 2020.

四、口咽部硬化性横纹肌肉瘤

（一）临床病史

患者，女，22 岁；1 月余前无诱因出现左下牙齿酸痛，于当地医院就诊，行根管治疗及抗感染治疗，牙齿酸痛较前稍减轻。后又出现左下牙龈血疱，同时伴有左侧面部肿胀，无明显头痛、面麻、牙齿松动、张口受限、咀嚼疼痛等症状，行“口腔病损切除术”，术后血疱消失，但口咽部肿物迅速增大。影像学检查（图 1-4-4A）：左侧咽旁、颞下窝见软组织肿块影，较大截面约 6.0cm × 5.2cm，累及左侧咽鼓管圆枕、咽旁间隙、左侧翼内外肌、颞肌、咬肌，上缘侵犯颅底至左侧颞极，下缘至左侧颌下腺水平。

（二）病理检查

1. 大体所见 口咽部肿物切除组织：灰红、灰褐色碎组织一堆，大小为 8.5cm × 7.0cm × 1.0cm。

2. 组织学形态（图 1-4-4B~ 图 1-4-4D） 低倍镜下，可见细胞稀疏及细胞丰富区域，局部伴出血。高倍镜下，细胞丰富区域肿瘤细胞排列呈血管裂隙样，间质玻璃样变，细胞核大深染，偶见核分裂象；稀疏区域梭形细胞形态温和，伴间质水肿和出血。

3. 免疫组化（图 1-4-4E、图 1-4-4F） 瘤细胞弥漫表达 MyoD1，不表达 myogenin、Desmin、SMA、pan-CK、CD30、ALK、CD31、CD34、STAT6、TLE1、S-100 蛋白，Ki-67 显示瘤细胞增殖指数约 30%。

（三）诊断与鉴别诊断

1. 诊断 （口咽部）硬化性横纹肌肉瘤（sclerosing rhabdomyosarcoma，SRMS）。

2. 鉴别诊断

（1）血管肉瘤：血管肉瘤细胞免疫组化表达 CD31、CD34，而不表达 MyoD1。

（2）平滑肌肉瘤：最常见于中老年人，好发于腹膜后或肢体深部软组织，免疫组化弥漫表达 SMA、Desmin 和 Caldesmon，但不表达 MyoD1。

（3）恶性周围神经鞘瘤：一般起源于大的神经，瘤细胞呈结节状生长，细胞核呈弯曲、波浪状或子弹头状，常可见血管周围细胞密度增加和坏死，大多病例免疫组化显示 S-100 程度不等的阳性，常有 H3K27me3 缺失，但均不表达 MyoD1。

（四）读片分析

SRMS 是少见类型的横纹肌肉瘤，好发人群为婴幼儿和成人，常见于头颈部，其次为睾丸、四肢。常位于深部软组织，临床表现为生长迅速的无痛性肿块。组织学特点：肿瘤内含有大量嗜伊红色或嗜碱性的玻璃样变或透明变性的基质，类似原始的骨样或软骨样基质；沉浸于基质内的瘤细胞由分化较为原始的小至中等大小的圆形细胞、多边形细胞和梭形细胞组成，其排列方式呈条索状、巢状、小梁状、微小腺泡或假血管样；核分裂象可见；多数病例难见到横纹肌母细胞。大多数 SRMS 病例弥漫表达 MyoD1，而 myogenin 多为阴性或仅为局灶表达。

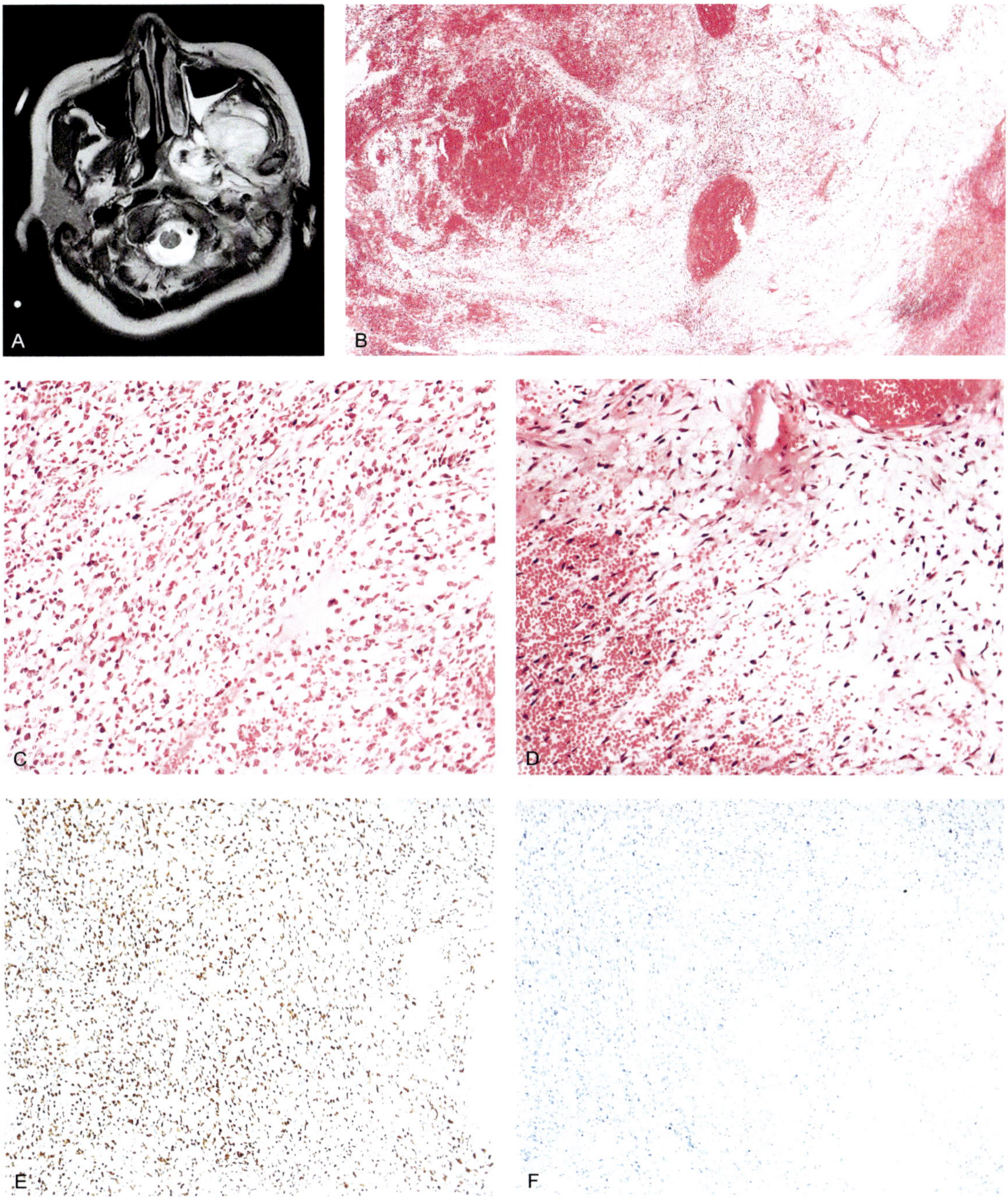

图 1-4-4 口咽部硬化性横纹肌肉瘤

A. MRI 检查显示左侧咽旁、颞下窝见软组织肿块影；B. 低倍镜下，可见细胞稀疏及丰富区域，局部伴出血（HE 染色 ×40）；C. 高倍镜下，细胞丰富区域排列呈微腺泡、假血管样（HE 染色 ×200）；D. 高倍镜下，稀疏区域细胞形态温和，呈梭形，伴间质水肿和出血（HE 染色 ×200）；E. 瘤细胞弥漫表达 MyoD1（免疫组化 ×100）；F. 瘤细胞不表达 myogenin（免疫组化 ×100）。

本例梭形瘤细胞形态温和，还有血管瘤样裂隙，给诊断带来挑战。因此，选择免疫组化标志物时，建议联合选用 Desmin、MyoD1 和 myogenin，这样才不会漏诊或误诊。

根据目前对 SRMS 的细胞遗传学研究，可将其分为含有 *VGLL2* 基因融合相关的婴儿梭形细胞横纹肌肉瘤亚群、与硬化形态学相关的 *MYOD1* 突变亚群和 *MYOD1* 野生型 3 种亚型。总体来讲，SRMS 的预后好于其他类型的横纹肌肉瘤，但是 *MYOD1* 突变亚群与其他亚型的 SRMS 相比，无论患者年龄大小，预后和治疗反应都很差。

（彭　茜　陈琼荣）

参考文献

1. AGARAM N P, LAQUAGLIA M P, ALAGGIO R, et al. MYOD1-mutant spindle cell and sclerosing rhabdomyosarcoma: an aggressive subtype irrespective of age. A reappraisal for molecular classification and risk stratification [J]. Mod Pathol, 2019, 32 (1): 27-36.

2. AGARAM N P. Evolving classification of rhabdomyosarcoma [J]. Histopathology, 2022, 80 (1): 98-108.

3. WHO Classification of Tumours Editorial Board. WHO Classification of Tumours: Soft Tissue and Bone Tumours [M].5th ed. Lyon: IARC Press, 2020.

4. 杨丽，张红娟，杨守京．梭形细胞 / 硬化性横纹肌肉瘤 20 例临床病理学观察 [J]. 中华病理学杂志，2020, 49 (4): 336-342.

五、伴 *ZFP64-NCOA3* 融合的梭形细胞横纹肌肉瘤

（一）临床病史

患者，男，56 岁；左侧颞部头皮麻木 3 个月，发现左枕部肿物 2 周。肿物质韧，可推动，无压痛，大小约 4cm × 2cm。2023 年 3 月 MRI 检查提示左枕部头半棘肌前方等 T_1 信号灶，考虑肿瘤性病变，纤维瘤可能。CT 检查提示枕部肿块并枕骨破坏。彩超检查提示肌肉脂肪瘤。现 MRI 检查提示左枕部皮下组织内占位，考虑肿瘤性病变。

（二）病理检查

1. 大体所见　灰红色软组织，大小为 4.5cm × 3.0cm × 2.7cm，切面呈灰白色、实性、质稍韧，周围附少许肌肉组织，呈灰白色，界限不清。

2. 组织学形态（图 1-4-5A~ 图 1-4-5E）　肿瘤细胞丰富，梭形瘤细胞主要呈鱼骨样交叉排列，似纤维肉瘤；部分区域肿瘤细胞稀少、淡染，似低级别纤维黏液样肉瘤；部分区域肿瘤细胞呈长梭形，似纤维瘤病样；部分肿瘤细胞呈栅栏状排列，似神经鞘瘤；肿瘤内可见少至中等量脂肪细胞呈多灶性分布；此外，肿瘤内还可见多灶性胶原化区域。肿瘤与周围肌肉组织分界不清，可见肿瘤细胞在骨骼肌间浸润性生长的现象。肿瘤细胞形态温和，异型性小，核分裂象不易寻及。

3. 辅助检查（图 1-4-5F、图 1-4-5G）　免疫组化：MyoD1 呈较弥漫的弱至中等强度核阳性，Caldesmon 部分阳性，其余 myogenin、SMA、Desmin、CD34、SOX10、S-100、TLE1、SS18、Pan-TRK、β-catenin、ALK、MUC4 均阴性，Ki-67 显示增殖指数约 5%。分子检测：软组织 NGS 检测出 *ZFP64-NCOA3* 基因融合；RT-PCR 检测证实了该融合的存在。

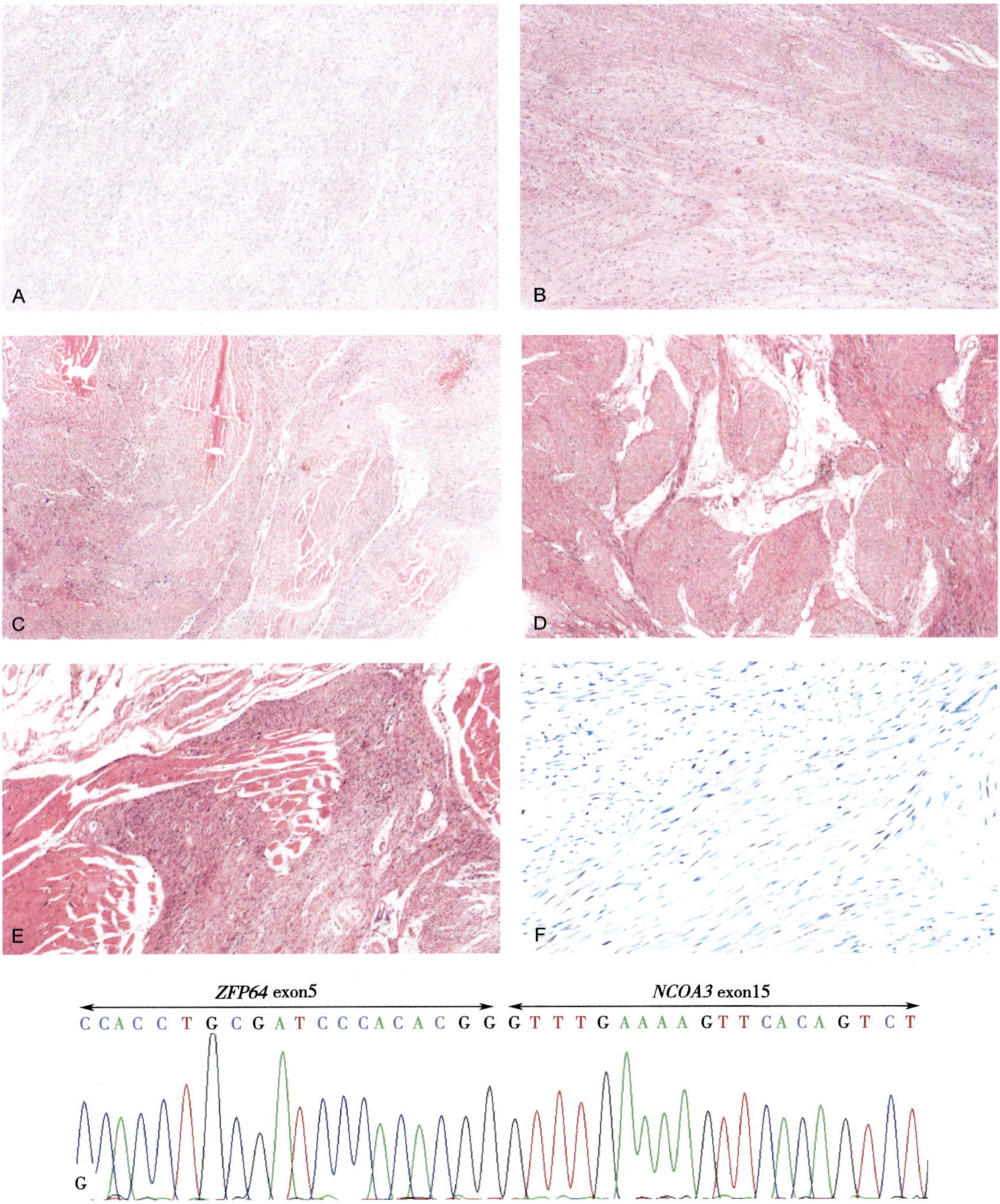

图 1-4-5　伴 *ZFP64-NCOA3* 融合的梭形细胞横纹肌肉瘤

A. 梭形的肿瘤细胞呈鱼骨样排列，似纤维肉瘤（HE 染色 ×200）；B. 部分区域肿瘤细胞淡染，似有黏液样变，类似于低级别纤维黏液样肉瘤（HE 染色 ×200）；C. 肿瘤内可见多灶胶原化（HE 染色 ×200）；D. 肿瘤内多处可见小灶性脂肪组织分布（HE 染色 ×200）；E. 肿瘤与周围肌肉组织分界不清，呈浸润性生长（HE 染色 ×200）；F. 肿瘤细胞 MyoD1 呈较弥漫的弱至中等强度核阳性（免疫组化染色 ×200）；G. RT-PCR 显示肿瘤细胞 *ZFP64-NCOA3* 基因融合。

（三）诊断与鉴别诊断

1. 诊断 伴有 *ZFP64-NCOA3* 基因融合的梭形细胞横纹肌肉瘤（spindle cell rhabdomyosarcoma，SCRMS）。

诊断依据：根据免疫组化标记结果，排除了其他组织起源的可能，仅 MyoD1 阳性提示横纹肌来源；影像学结果显示肿瘤有骨质侵犯，组织学表现出向周围浸润的现象，提示肿瘤有恶性或低度恶性的可能。结合文献，诊断为 SCRMS。

2. 鉴别诊断 本例肿瘤细胞形态温和，异型性不明显，核分裂象不易寻及，提示可能为良性间叶源性肿瘤；但肿瘤与周围肌肉组织边界不清，且在肌肉中浸润性生长，CT 提示有枕骨破坏，因此恶性或低度恶性肿瘤不能除外。根据肿瘤细胞的形态学特点，要考虑与以下肿瘤进行鉴别诊断：平滑肌源性肿瘤、神经鞘瘤、纤维瘤病、滑膜肉瘤、低级别纤维黏液样肉瘤和 *NTRK* 基因重排相关肿瘤。这些肿瘤通过上述免疫组化及分子检测结果容易鉴别。

（四）读片分析

SCRMS 是横纹肌肉瘤的 4 种亚型之一，男性多见；可发生于儿童与成人，儿童 SCRMS 多见于睾丸旁，成人 SCRMS 多见于头颈部，少数可发生于身体其他部位；本例 SCRMS 发生于成年男性枕部，与文献报道相符。SCRMS 肿瘤细胞通常为梭形，呈束状排列，形态学特点不如其他横纹肌肉瘤明显，但人字形鱼骨样结构通常是重要提示，伴有 *ZFP64-NCOA3* 基因融合的 SCRMS 以这一形态为突出特点，但这种形态并无特异性，在成人型纤维肉瘤、恶性神经鞘瘤、滑膜肉瘤等梭形细胞肿瘤中均可见，需要进行免疫组化或分子病理检查加以鉴别。*ZFP64-NCOA3* 基因融合的 SCRMS 免疫表型比较特殊，通常不同程度表达 MyoD1，不表达 myogenin，而 Desmin 可阴性或片状而非弥漫表达。本例与 Han 所报道的病例呈相同的免疫表型特征。因此，在怀疑 SCRMS 时，横纹肌相关的免疫组化筛查项目要做全（MyoD1、myogenin 和 Desmin），不能因一两项免疫组化标记阴性而排除该诊断，必要时加做分子检测，进一步确诊。

本例在初诊时也是倾向恶性或低度恶性间叶源性肿瘤，进行二代测序才得以确诊。SCRMS 的分子遗传学特点非常复杂，是迄今为止已认识的横纹肌肉瘤中遗传学特征最复杂的一种亚型。除了常见的 *MYOD1* 突变、婴幼儿中常见的 *VGLL2* 和 *NCOA2* 基因重排之外，近几年关于 SCRMS 新融合的报道层出不穷，*ZFP64-NCOA3* 基因融合也只是近几年所发现的遗传学改变类型之一。随着 NGS 的广泛应用，未来可能还会发现更多具有特殊遗传学特点的 SCRMS 病例。

（汤显斌）

参考文献

1. HAN R, DERMAWAN J K, DEMICCO E G, et al. ZFP64::NCOA3 gene fusion defines a novel subset of spindle cell rhabdomyosarcoma[J]. Genes Chromosomes Cancer, 2022, 61(11): 645-652.

2. MONTOYA-CERRILLO D M, DIAZ-PEREZ J A, VELEZ-TORRES J M, et al. Novel fusion genes in spindle cell rhabdomyosarcoma: The spectrum broadens[J]. Genes Chromosomes Cancer, 2021, 60(10): 687-694.

3. BRADOVÁ M, MOSAIEBY E, MICHAL M, et al. Spindle cell rhabdomyosarcomas: With TFCP2

rearrangements, and novel EWSR1::ZBTB41 and PLOD2::RBM6 gene fusions. A study of five cases and review of the literature[J]. Histopathology, 2024, 84(5): 776-793.

4. DEHNER C A, BROSKI S M, MEIS J M, et al. Fusion-driven Spindle Cell Rhabdomyosarcomas of Bone and Soft Tissue: A Clinicopathologic and Molecular Genetic Study of 25 Cases[J]. Mod Pathol, 2023, 36(10): 100271.

第五节　神经来源的肿瘤

一、神经肌肉错构瘤

（一）临床病史

患者，女，41 岁。于 8 个月前洗澡时无意间发现左侧颈部锁骨上方一包块，约板栗大小，不伴疼痛等不适；后自觉包块增大，时感疼痛不适。细胞学穿刺提示左颈部良性肿瘤。为求进一步治疗，以左颈部包块收入院。临床诊断为神经鞘瘤。MRI 检查（图 1-5-1A）显示左锁骨上窝团块状稍长 T_1 稍长 T_2 信号影，直径 31mm，边缘模糊；考虑神经鞘瘤，建议病理检查进一步确诊。术中所见：肿瘤与周围组织粘连严重，而且神经被包裹其中；小心剥离肿块周围组织，将神经逐步分离出来，见肿块位于神经鞘膜内。切开神经鞘膜，将肿块完整剥离并送检。

（二）病理检查

1. 大体所见　灰红色不整形组织一块，大小为 4.5cm × 2.5cm × 2.0cm，无明显包膜，切面呈结节样、灰红色、质软，似有黏滑感。

2. 组织学形态（图 1-5-1B~ 图 1-5-1D）　肿瘤呈分叶状结构，部分区域有包膜，肿瘤由大量胞质红染的圆形或卵圆形细胞构成，其间混杂玻璃样变的纤维组织及神经纤维束；部分肿瘤细胞胞质特别丰富，高倍镜下可见横纹细胞呈轻度异型性，核染色质淡，可见 1~2 个核仁，未见核分裂象及坏死。

3. 免疫组化（图 1-5-1E~ 图 1-5-1H）　阳性指标有 Vimentin（阳性）、myogenin（部分阳性）、Desmin（部分阳性）、SMA（局灶阳性）、INI1（阳性，未见缺失）、S-100（散在阳性）、SOX 10（散在阳性）、β-catenin（胞质阳性）、Ki-67（约 8%）；阴性指标有 MyoD1、NSE、CD68、AE1/AE3、WT1、CD31 和 CD34。

（三）诊断及鉴别诊断

1. 诊断　神经肌肉错构瘤（neuromuscular hamartoma）。

2. 鉴别诊断

（1）横纹肌肉瘤：临床常表现为迅速生长的软组织肿块。肿瘤呈浸润性生长，常累及周围正常组织。腺泡状横纹肌肉瘤有特征性的排列方式，多形性横纹肌肉瘤有显著的细胞异型性，易与神经肌肉错构瘤区别，因此重点需要与胚胎性横纹肌肉瘤鉴别，后者肿瘤细胞由圆形和梭形未分化细胞组成，其中混杂蝌蚪样嗜酸性横纹肌母细胞，间质呈黏液变性，部分病例可主要由梭形细胞构成，但是总可以看到异型肿瘤细胞和不典型核分裂象。

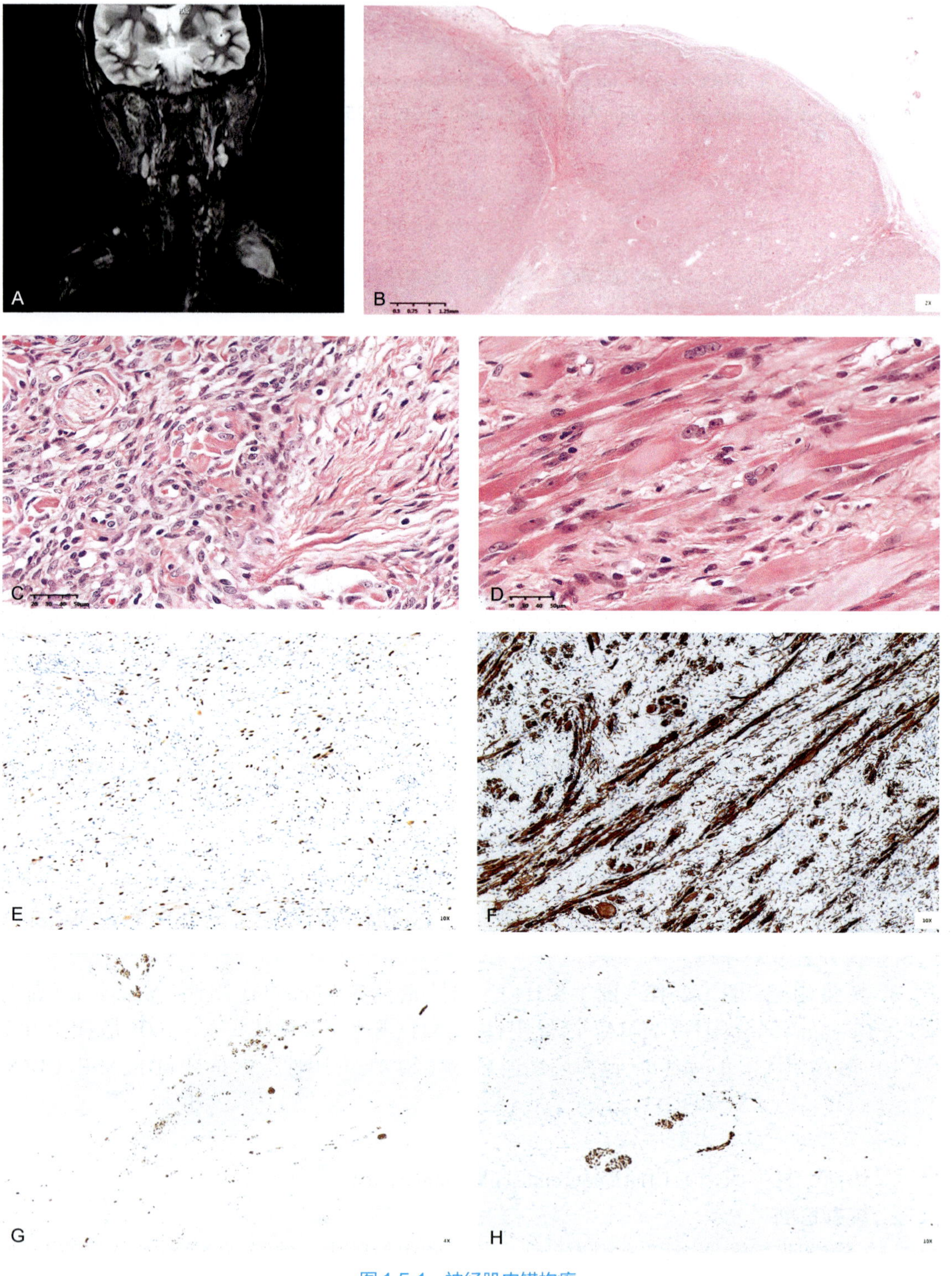

图 1-5-1 神经肌肉错构瘤

A. MRI 检查显示左锁骨上窝团块状稍长 T_1 稍长 T_2 信号影，直径 31mm，边缘模糊；B. 低倍镜显示肿瘤呈结节状，包膜较完整；C. 瘤细胞核为圆形，核染色质淡，可见核仁，其中混杂少量神经束；D. 高倍镜显示束状排列的横纹肌纤维，胞质内可见横纹；E. 免疫组化显示肿瘤横纹肌成分表达 myogenin；F. 免疫组化显示肿瘤横纹肌成分表达 Desmin；G. 免疫组化显示肿瘤内神经纤维表达 S-100；H. 免疫组化显示肿瘤内神经纤维表达 SOX 10。

（2）横纹肌瘤：分为成人型和胎儿型横纹肌瘤，是一种显示成熟骨骼肌分化的良性肿瘤，好发于头颈部。成人型横纹肌瘤好发于40岁以上成年人，男性多见。胎儿型横纹肌瘤好发于3岁以下婴幼儿，也可发生于成人。镜下由边界清楚的小叶构成，小叶内由排列紧密的大圆形或多边形细胞组成，间质稀少，瘤细胞胞质丰富，呈嗜酸性或透明，可见蜘蛛样细胞；多数病例可见横纹，核小、圆，居中或位于胞质周边，染色质呈空泡状，可见小核仁。肿瘤中无神经束，可以与神经肌肉错构瘤鉴别。

（四）读片分析

神经肌肉错构瘤又称神经肌肉迷芽瘤或良性蝾螈瘤，是一种罕见病变，文献报道不足20例。大多数病例发生于儿童，部分为先天性，且无男女性别差异。有学者认为，神经肌肉错构瘤与侵袭性纤维瘤病可能存在关联。神经肌肉错构瘤好发于大的神经干，特别是臂丛神经、正中神经和坐骨神经。大体呈结节状，切面呈灰白色、质实，多为单个结节，与神经关系密切，结节间为粗细不等的纤维性间隔。组织学特点：由不同比例的横纹肌和周围神经组织构成，通常以横纹肌为主，排列紊乱无规律。横纹肌分化良好，类似正常的骨骼肌，可见横纹，部分细胞胞质稀少，核染色质淡，可见核仁，与神经混杂，可位于神经束旁，也可位于神经束内，部分病例中还含有平滑肌成分，部分病例伴纤维瘤病，常位于肿瘤附近。免疫组化：骨骼肌表达Desmin和myogenin，神经纤维表达S-100和SOX10。

（陈　路）

参考文献

1. Hebert-Blouin M N, Scheithauer B W, Amrami K K, et al. Fibromatosis: A potential sequela of neuromuscular choristoma[J]. J Neurosurg, 2012, 116(2): 399-408.

2. O'BRIEN T G, SPINNER R J, BOON A J. Neuromuscular choristoma presenting with unilateral limb hypoplasia in a 3-year-old boy[J].Muscle Nerve, 2016, 54(4): 797-801.

二、胸椎椎管内恶性蝾螈瘤

（一）临床病史

患者，男，69岁；于1个月前无明显诱因出现胸腰背部疼痛，无下肢放射性疼痛及下肢麻木、会阴部和肛周麻木、大小便失禁等症状。胸腰椎MRI检查显示：T_9椎体压缩性骨折。入院后完善相关检查，专科体格检查：后背胸腰段处隆起，后突畸形，压痛。左踝关节背伸肌力Ⅱ～Ⅲ级，踇背伸肌力Ⅰ～Ⅱ级，趾屈肌力Ⅲ～Ⅳ级，足小腿外侧、足背及足趾背侧感觉减退，病理征阴性。CT检查显示（图1-5-2A）：T_9椎体及左侧附件骨质破坏，累及椎管和椎旁软组织，伴病理性骨折，考虑肿瘤性病变，建议进一步检查。

（二）病理检查

1. 大体所见　胸椎肿瘤穿刺活检组织：面积为0.1cm×1.0cm，灰红色、一条、质稍韧。胸椎肿瘤切除标本：灰红色碎组织，大小为4.0cm×2.5cm×1.0cm，质稍韧。椎管内占位组织标本：灰红色不整形组织，大小为1.5cm×1.0cm×0.5cm，最大面切开，切面可见一灰白区，面积约0.6cm×0.5cm，灰白区与周围边界不清，质稍韧。

2. 组织学形态（图1-5-2B～图1-5-2F）　肿瘤主要有两种成分：一种为梭形或上皮样

细胞，呈编织状、束状排列，局部可见栅栏状；另一种成分是梭形细胞背景中散在分布多少不一的卵圆形、长条形、多边形细胞，胞质丰富，嗜酸性，核偏位，并可见横纹。间质可有不同程度黏液样变性。

3. 免疫组化（图 1-5-2G~图 1-5-2I） 肿瘤细胞表达 S-100（50%~60% 局灶表达），但肿瘤分化差的区域 S-100 阴性；表达 PGP9.5、GFAP 等神经源性标记，H3K27me3 表达缺失。横纹肌分化区域表达 myogenin、MyoD1。

（三）诊断与鉴别诊断

1. 诊断 （胸椎）恶性蝾螈瘤（伴横纹肌母细胞分化的恶性周围神经鞘瘤）。

2. 鉴别诊断

（1）纤维肉瘤：梭形细胞较为一致，细胞核呈梭形，多呈鲱鱼骨样排列，瘤细胞间有丰富的胶原纤维，但 S-100 和 GFAP 等神经源性标记阴性。

（2）恶性外胚层间叶瘤：是一种由横纹肌肉瘤和神经或神经元成分构成的肿瘤，多见于 5 岁以下儿童，具有典型胚胎性或梭形细胞横纹肌肉瘤的组织学形态，但混有神经元或神经成分（包括节细胞 / 节细胞神经瘤 / 神经母细胞瘤）。

（3）*NTRK* 重排肉瘤：多发生于儿童和年轻人，特征性表现为间质内瘢痕疙瘩样胶原和血管周围的玻璃样变性，S-100 及 CD34 共表达，SOX10 阴性，H3K27me3 无缺失。

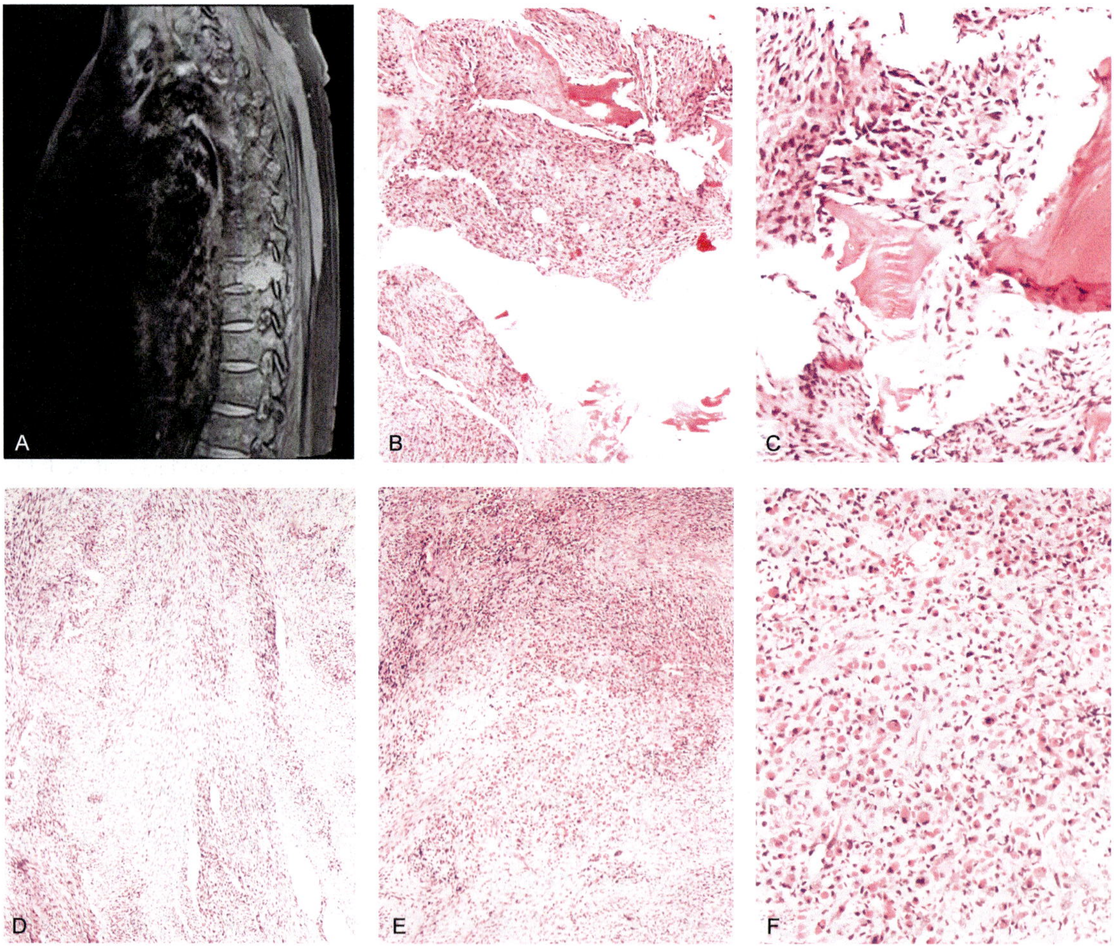

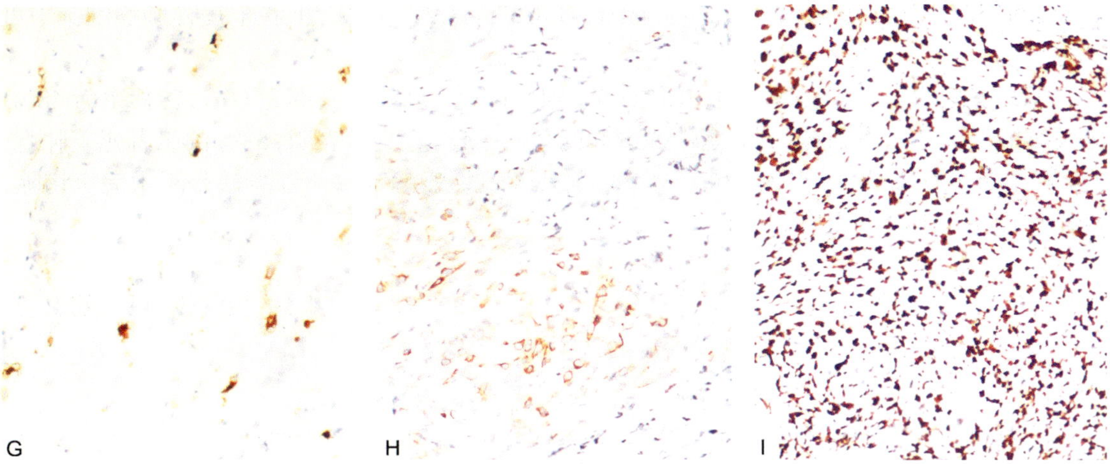

图 1-5-2 胸椎椎管内恶性蝾螈瘤

A. CT 检查显示胸椎软组织肿块；B. 胸椎活检组织在低倍镜下，见梭形肿瘤细胞呈浸润破坏性生长，侵蚀椎骨（HE 染色 ×40）；C. 高倍镜下，肿瘤细胞有异型性（HE 染色 ×100）；D. 胸椎占位切除标本，低倍镜下见肿瘤细胞为长梭形，呈束状排列，胞质呈嗜碱性或淡嗜酸性（明暗交替），薄壁血管扩张，部分区域显示血管外皮瘤样结构（HE 染色 ×40）；E. 低倍镜下，显示梭形细胞和上皮样细胞两种不同成分（HE 染色 ×40）；F. 高倍镜下，部分瘤细胞胞质丰富、呈嗜酸性，核偏位，似横纹肌细胞（HE 染色 ×100）；G. 瘤细胞部分表达 S-100（IHC×200）；H. 瘤细胞部分表达 Desmin（IHC×200）；I. Ki-67 显示瘤细胞增殖指数达 60%。

（四）读片分析

恶性蝾螈瘤是一种具有横纹肌分化的恶性外周神经鞘瘤（MPNST）。MPNST 发生有 3 种形式：约半数病例系散发性，原发于大神经干；另一半病例系继发于Ⅰ型神经纤维瘤病（neurofibromatosis type 1，NF1）的恶变；再有极少数病例系发生在其他肿瘤放射治疗后以及神经鞘瘤或节细胞神经瘤的恶变。MPNST 发病年龄范围较广，多在 20~50 岁，儿童少见。绝大多数患者除发现肿块外，一般不出现其他任何症状。少数患者可表现有疼痛或神经方面的症状和体征。肿瘤可见于任何部位，包括腹膜后及纵隔，最常见的受累部位包括四肢和骨盆的神经根和神经束，尤其是坐骨神经。肉眼观察可见肿瘤边界清楚，形态不一，可有部分包膜，体积一般都较大，直径大多 >10cm。肿瘤切面色泽不一，主要呈灰白色或红褐色，可见出血和坏死。

组织学形态上，恶性蝾螈瘤有两种成分：一种成分为梭形或上皮样肿瘤细胞，呈编织状、束状排列，局部有时为栅栏状，细胞核为杆状或逗点状（外周神经分化区域）；另一种成分是梭形细胞背景中散在分布的多少不一的卵圆形、长条形、多边形细胞，胞质丰富，呈嗜酸性，核偏位，有时可见横纹（横纹肌分化区域）。间质可有不同程度的黏液样变性；有的肿瘤还可由无一定排列形式的圆形或短梭形瘤细胞组成。此外，瘤细胞也可排列成结节状或丛状、卷曲状或漩涡状，后者结构类似于发育不成熟的触觉小体。灶性区域也可见细胞核排列成栅栏状或呈血管外皮瘤样。另有少数肿瘤，特别是继发于 NF1 的病例，瘤细胞可出现明显多形性，核大、畸形和深染，可见多核瘤巨细胞，类似于恶性纤维组织细胞瘤。在儿童 MPNST 中可出现灶性原始神经上皮样细胞区域，类似外胚层间叶瘤。肿瘤细胞表达 S-100（50%~60% 局灶表达），但肿瘤分化差时 S-100 常阴性；亦可表达 PGP9.5、GFAP 等神经源性标记；横纹肌分化区表达 myogenin、MyoD1；H3K27me3 表达缺失，但在上皮样肿瘤细胞中可部分表达。

恶性蝾螈瘤为高度恶性肿瘤，ICD-O 编码为 9651/3，局部复发率为 60%，转移率为 48%。因较高的局部复发率和转移率，恶性蝾螈瘤的预后不良，有文献表明，68% 的患者死于肿瘤，2 年和 5 年生存率分别为 33% 和 12%。目前恶性蝾螈瘤的唯一治疗方法是手术完全切除，放疗和化疗几乎没有效果。

（蔡 爽　张 鹏　刘汉忠）

参考文献

1. MCCONNELL Y J, GIACOMANTONIO C A. Malignant triton tumors--complete surgical resection and adjuvant radiotherapy associated with improved survival [J]. J Surg Oncol, 2012, 106(1): 51-56.

2. BIAN Y, YONGBO X, XI Z, et al. A series of 10 malignant triton tumors in one institution [J]. Medicine (Baltimore), 2019, 98(36): e16797.

三、恶性外周神经鞘瘤

（一）临床病史

患者，男，20 岁，发现头皮多发包块入院。入院后检查发现患者全身皮下、纵隔、脊柱旁多发结节。影像学检查：颅脑 MRI 平扫 + 增强（图 1-5-3A）提示双侧头皮下及左侧枕骨内板下多发结节灶，并破坏骨质。术中所见：左侧枕部头皮包块处见肿瘤组织呈红色，无完整包膜，与周围组织分界不清，肿瘤血供丰富，肿瘤基底部侵蚀左侧枕骨。既往行第四脑室肿瘤切除术，自述术后病理诊断为神经纤维瘤病。

（二）病理检查

1. 大体所见　灰白、灰红色不整形组织一块，大小为 7.5cm × 5.0cm × 2.5cm，切面呈灰白色、质软、鱼肉状。

2. 组织学形态（图 1-5-3B~ 图 1-5-3F）　低倍镜下，肿瘤细胞呈条束状排列，边界不清，中央有骨化；瘤细胞疏密不等排列，血管周围瘤细胞相对密集，稀疏区间质黏液样变明显。高倍镜下，瘤细胞核细长、弯曲，呈波浪状，部分细胞核为短梭形、逗点状；未见明显核分裂象和坏死。肿瘤周边瘤细胞稀疏排列，波浪状细胞核形态温和，似良性神经纤维瘤的形态。

3. 免疫组化（图 1-5-3G、图 1-5-3H）　Vimentin、BCL2 弥漫阳性，SOX10 灶性阳性；Desmin 和 CD99 弱阳性，INI1 和 H3K27me3 阳性（未见缺失），Ki-67 显示热点区增殖指数约 40%；其余 H3K27M、pan-CK、EMA、CD34、S-100、SMA、STAT6、GFAP、myogenin、MyoD1 均阴性。

（三）诊断与鉴别诊断

1. 诊断　（左侧枕部头皮包块）Ⅰ型神经纤维瘤病恶变——恶性外周神经鞘瘤（MPNST）。

诊断依据：患者有Ⅰ型神经纤维瘤病病史，组织学形态特征典型（①短梭形肿瘤细胞为主，呈条束状排列，肿瘤细胞密度不一，存在黏液样基质；②存在良性的神经纤维瘤成分），免疫表型 Ki-67 增殖指数较高，患者四肢及躯干皮肤可见经典的咖啡牛奶斑，且存在神经纤维瘤病家族史（其父有 *NF1* 基因突变）。

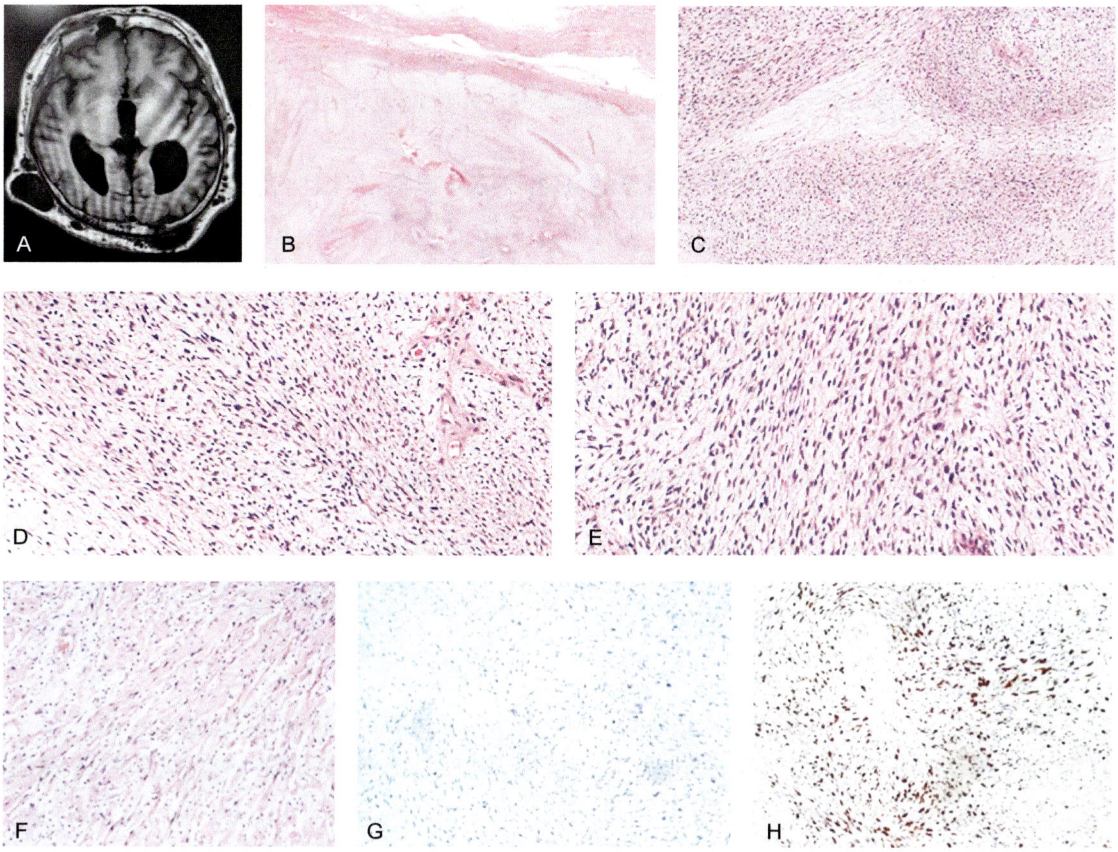

图 1-5-3 恶性外周神经鞘瘤

A. 颅脑 MRI 平扫 + 增强提示双侧头皮下及左侧枕骨内板下多发结节灶，并破坏骨质；B. 低倍镜下，瘤细胞疏密不等，中央有骨组织（HE 染色 ×40）；C. 中倍镜下，瘤细胞呈条束状排列，瘤细胞稀疏区可见黏液样背景（HE 染色 ×200）；D、E. 高倍镜下，肿瘤细胞核细长，呈波浪状或短梭形、逗点状，未见明显核分裂象及坏死（HE 染色 ×400）；F. 肿瘤周边瘤细胞稀疏分布、形态温和，核细长，呈波浪状排列在胶原性基质中（HE 染色 ×400）；G. S-100 阴性（免疫组化 ×400）；H. Ki-67 显示瘤细胞增殖指数约 40%（免疫组化 ×400）。

2. 鉴别诊断 组织学形态表现为梭形瘤细胞呈疏密不等的条束状排列，稀疏区黏液基质丰富，血管周围瘤细胞相对密集；瘤细胞形态较均一，细胞核呈波浪状或短梭形，呈轻中度异型性。单纯观察上述形态学特征，要与梭形细胞滑膜肉瘤、黏液纤维肉瘤、低级别纤维黏液样肉瘤、非典型神经纤维瘤相鉴别较难。但本例结合患者病史和家族史，容易想到神经纤维瘤病恶变——MPNST，上述免疫组化结果也证实这一诊断。

（四）读片分析

MPNST 是一种显示施万细胞（神经鞘膜细胞）分化的梭形细胞软组织肉瘤。发病年龄 20~50 岁多见，NF1 相关型患者更为年轻。典型的组织学表现为形态相对一致的梭形细胞呈条束状、漩涡状或弥漫性生长，瘤细胞疏密相间排列，血管周围细胞相对密集，稀疏区间质呈黏液样变或玻璃样变，可见凝固性坏死。10%~15% 的病例可显示横纹肌、软骨、骨、腺体、鳞状上皮等异源性分化。约 50% 的病例 S-100、SOX10 呈灶性阳性。文献报道，肿瘤复发时，S-100 蛋白常出现失表达。H3K27me3 表达缺失支持 MPNST 的诊断。分子遗传学上，50% 的

MPNST 显示有 *CDKN2A* 纯合性缺失。MPNST 诊断须符合下列条件之一：①肿瘤起自 NF1，尤其是丛状神经纤维瘤，少数为弥漫性神经纤维瘤；②肿瘤起自周围神经；③从良性神经肿瘤发展而来；④不伴 NF1 者，组织学形态符合 MPNST，免疫表型和 / 或电镜检查提示施万细胞分化。

本例瘤细胞形态较为典型，未见明显的坏死和核分裂象，组织学表现为低级别 MPNST。肿瘤中央的骨组织应为异源性分化，而非肿瘤性成骨，亦不是被侵蚀的宿主骨。肿瘤周边还可见形态温和的神经纤维瘤成分。以上特点均满足 MPNST 的诊断标准。

（冉小山　赵廷宽）

参考文献

1. 彭伟，贡其星．恶性周围神经鞘膜瘤的研究进展［J］. 中华病理学杂志，2021，50（3）：288-292.

2. WHO Classification of Tumours Editorial Board. WHO Classification of Tumours：Soft Tissue and Bone Tumours［M］.5th ed. Lyon：IARC Press，2020.

四、位于咽旁间隙的副神经节瘤

（一）临床病史

患者，女，58 岁；3 年前感冒后出现右耳听力下降，输液后好转（具体治疗不详）。2 个月前自觉右耳痒、右耳听力下降明显，伴耳闷胀感及流脓，无其他不适，前往医院就诊，鼻咽部 CT 检查显示：右侧咽旁间隙包块。为进一步诊治，MRI 检查（图 1-5-4A）提示：咽旁间隙结节影，淋巴瘤？肿瘤性病变。患者既往体健，无特殊病史。

（二）病理检查

1. 大体所见（图 1-5-4B）　灰红色结节 1 枚，大小 3.5cm × 2.8cm × 2.0cm，似有边界，切面呈灰白、灰红色、实性、质韧。

2. 组织学形态（图 1-5-4C~ 图 1-5-4E）　低倍镜下，可见肿瘤由深染的细胞密集区和红染的胶原化区域构成，并侵犯包膜。中倍镜下，可见肿瘤细胞呈梁索状或片巢状分布，被红染的致密胶原纤维分隔，局部脉管内可见瘤栓。细胞密集区肿瘤细胞呈球团状排列，周围散在短梭形细胞，瘤细胞巢之间可见丰富的血窦。肿瘤细胞呈多边形，胞质丰富，部分胞质透亮、呈空泡状，部分胞质丰富、红染，细胞核呈圆形或卵圆形，偶见核分裂象，局灶见神经侵犯。高倍镜下，可见肿瘤细胞染色质粗糙，散在多形性核。

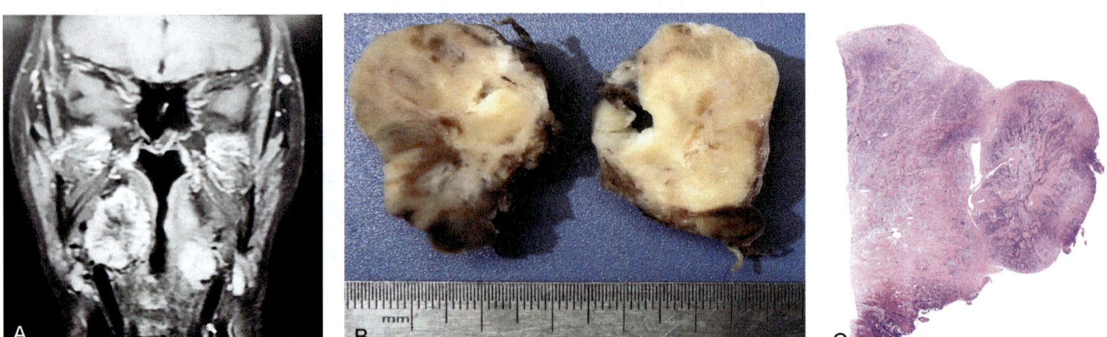

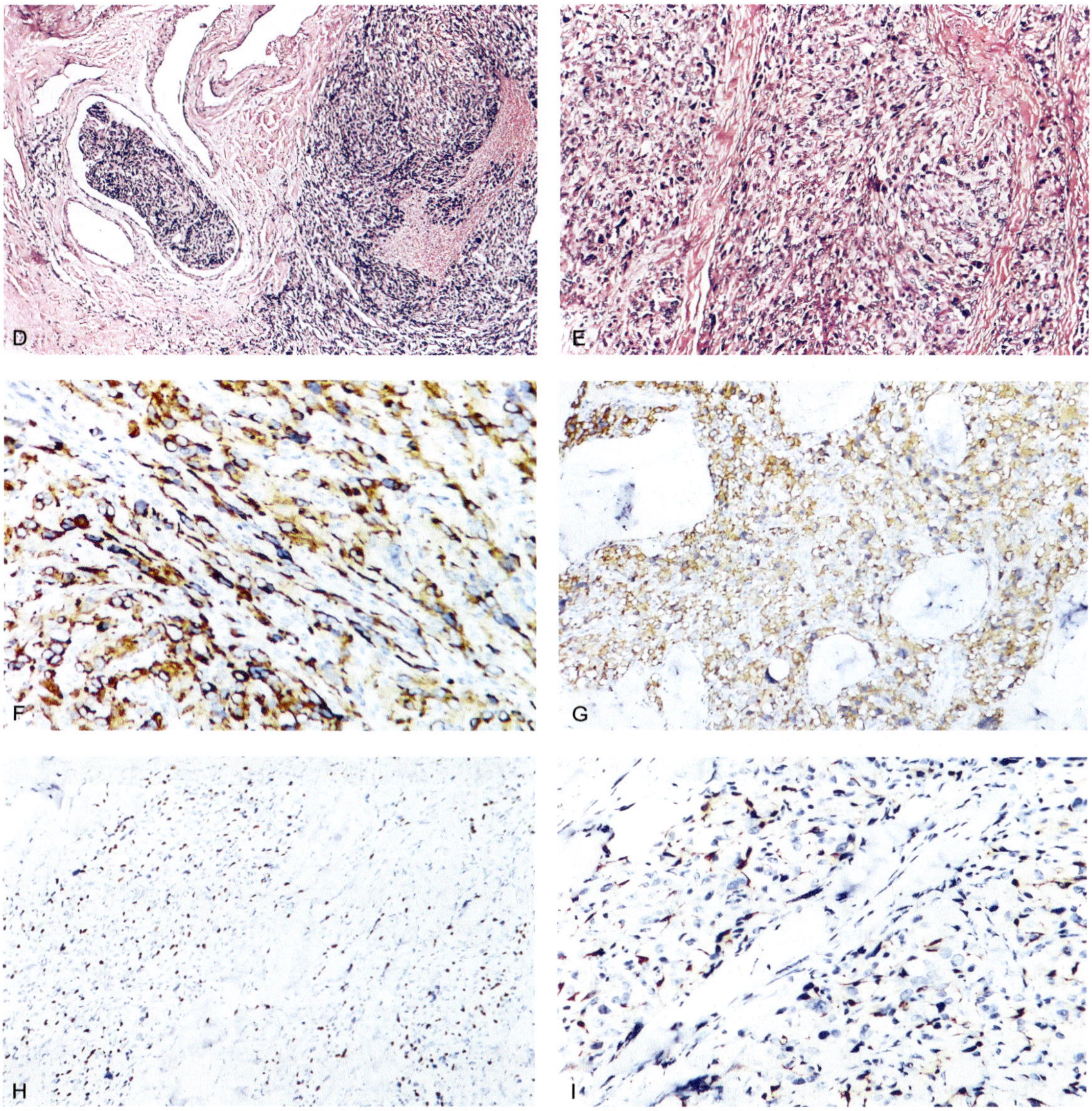

图 1-5-4 副神经节瘤

A. MRI 显示咽旁间隙结节影，边缘尚光滑；B. 肿瘤大体观，切面呈灰白、灰红色、实性，边界不清；C. 低倍镜下，肿瘤可见假纤维包膜（HE 染色 ×20）；D. 中倍镜下，肿瘤侵袭性生长，可见脉管瘤栓（HE 染色 ×100）；E. 瘤细胞呈巢团状分布，周围有丰富的薄壁血管（HE 染色 ×200）；F. 免疫组化瘤细胞表达 CgA（免疫组化 ×400）；G. 免疫组化瘤细胞表达 Syn（免疫组化 ×400）；H. 瘤细胞巢周围梭形细胞表达 SOX10（免疫组化 ×100）；I. 瘤细胞巢周围梭形细胞表达 S-100（免疫组化 ×400）。

3. 免疫组化（图 1-5-4F~ 图 1-5-4I） 肿瘤细胞表达 CgA、Syn、CD56、NSE、Vimentin；瘤细胞周围梭形细胞表达 SOX10 和 S-100；瘤细胞不表达 pan-CK、EMA、Desmin、SMA、myogenin、MyoD1、TFE3、Melan-A 和 HMB-45；Ki-67 显示低增殖指数。瘤细胞巢团周围丰富的血管内皮表达 CD34、CD31 和 ERG，而瘤细胞不表达。

（三）诊断与鉴别诊断

1. 诊断　（咽旁间隙）副神经节瘤（paraganglioma）。

诊断依据：影像学检查提示咽旁间隙边界清楚的结节性肿块。组织学检查镜下见肿瘤有假纤维包膜，并可见侵犯包膜，局灶可见脉管内瘤栓及神经侵犯，均提示恶性生物学行为。肿瘤有两种成分，一种为多角形细胞，呈片巢状、球团状分布，另一种为间杂分布的短梭形细胞（支持细胞），围绕呈球团状排列的肿瘤细胞巢周围，间质有丰富的薄壁血管（血窦）。免疫组化显示瘤细胞表达 CgA、NSE 等指标，梭形的支持细胞显示 SOX10、S-100 阳性，上皮源性指标及色素性标记均为阴性。

2. 鉴别诊断

（1）低级别神经内分泌瘤（neuroendocrine tumor，NET，G1/2）：与副神经节瘤的组织学形态很相似，瘤细胞免疫组化除了表达神经内分泌标记外，还表达上皮标记，但不表达 Vimentin，可凭此与副神经节瘤鉴别。

（2）腺泡状软组织肉瘤：好发于青少年四肢和躯干的深部软组织，组织学形态与副神经节瘤很相似，瘤细胞呈器官样、巢团状或腺泡状排列，细胞巢之间有丰富的薄壁血管，但瘤细胞体积大，呈圆形或多边形，胞质丰富，有嗜酸性颗粒（D-PAS 染色阳性的棒状或针状结晶）；瘤细胞核大，核呈空泡状，核仁明显，核分裂象多少不等。免疫组化表达 TFE3，不表达 pan-CK、EMA、Syn、CgA 标记。

（3）恶性黑色素瘤和 PEComa：组织学形态与副神经节瘤相似，但这两种肿瘤表达色素标记，不表达神经内分泌标记。

（4）转移性低分化癌（鼻咽癌、甲状腺髓样癌等）：癌细胞免疫组化强表达上皮标记而 Vimentin 阴性，且有原发癌病史。

（四）读片分析

嗜铬细胞瘤和副神经节瘤曾根据是否有血管侵犯及远处转移来确定良恶性，第 4 版 WHO 神经内分泌肿瘤分类将其 ICD-O 编码统一归类为 8693/3，表示其有恶性生物学行为。副神经节瘤多发生于 30~50 岁成年人，女性较多见，可为散发性，也可发生于一些遗传性肿瘤综合征。根据发生部位的不同，分为 2 类：一类发生于肾上腺髓质内，称为嗜铬细胞瘤；另一类发生于肾上腺外，称为副神经节瘤。根据肿瘤发生的起源，副神经节瘤又分为两种：①交感性副神经节瘤，肿瘤起源于沿腹腔两侧分布的交感神经干，常分泌儿茶酚胺；②副交感性副神经节瘤，多分布于头颈部（颈动脉 60%、中耳 29%、迷走神经周围 13%，喉罕见），多数为无功能性。

组织学特征性表现为卵圆形或多边形肿瘤细胞排列成巢团状，瘤细胞胞质丰富、透亮，瘤巢周围可见梭形支持细胞，瘤巢之间的纤维血管性间质可明显胶原化，此时肿瘤细胞被压缩成条索状，器官样结构可不明显，尤其发生在头颈部时。本病例也有这些特点，这给诊断带来了挑战，但副神经节瘤的形态学特征以及免疫组化结果证实了诊断。

在分子遗传学方面，目前研究表明，该肿瘤可能有 30%~50% 是由单基因胚系突变引起的（主要涉及 *SDH* 基因家族，HRAS、NF1 和 WNT 信号通路），因此建议对所有副神经节瘤患者（尤其是发病年龄 <30 岁、有多发肿瘤、有家族史的高危人群）均进行基因检测；PD-L1 的基因检测以及免疫组化检测可为这类恶性肿瘤的个体化治疗提供靶点。

（许 清　赵廷宽）

参考文献

1. WANG Y, LI M, DENG H, et al. The Systems of Metastatic Potential Prediction in Pheochromocytoma and Paraganglioma[J]. Am J Cancer Res, 2020, 10(3): 769-780.

2. ANTONIO K, VALDEZ M M N, MERCADO-ASIS L, et al. Pheochromocytoma/paraganglioma: recent updates in genetics, biochemistry, immunohistochemistry, metabolomics, imaging and therapeutic options[J]. Gland Surg, 2020, 9(1): 105-123.

3. LLOYD S, OBHOLZER R, TYSOME J, et al. British Skull Base Society Clinical Consensus Document on Management of Head and Neck Paragangliomas[J]. Otolaryngol Head Neck Surg, 2020, 163(3): 400-409.

4. CALSINA B, PIÑEIRO-YÁÑEZ E, MARTÍNEZ-MONTES Á M, et al. Genomic and immune landscape of metastatic pheochromocytoma and paraganglioma[J]. Nat Commun, 2023, 14(1): 1122.

第六节　血管源性肿瘤

一、卡波西型血管内皮瘤

（一）临床病史

患儿，男，14岁，左足后跟疼痛半年。患儿半年前无明显诱因出现左足跟疼痛，逐渐红肿，其间自行涂抹外用药，无明显缓解。彩超检查显示异常，门诊以“左跟腱损伤、左跟腱下方肿瘤”收入院。术中所见：左跟腱下方可见大小约2.0cm×6.0cm×0.6cm的暗红色肿块，与周围边界尚清，在跟腱止点周围可见淡黄色液体，约0.5ml，探查跟骨可见约0.6cm×0.3cm×0.8cm的骨性缺损。完整切除肿块后送病理检查。

（二）病理检查

1. 大体所见　“左足跟部1”送检灰黄色组织一堆，总体积2.3cm×2.0cm×0.5cm；“左足跟部2”送检浅灰色、褐灰色、白色组织一堆，总体积3.5cm× 3.0cm×0.8cm，切面呈灰褐色、实性、质中。

2. 组织学形态（图1-6-1A~图1-6-1C）　低倍镜下，肿瘤由多少不等的纤维组织分隔成多个结节，结节散在分布，呈弥漫性浸润性生长；结节周围见新月形血管，亦可见淋巴管扩张及含铁血黄素沉积；结节内见毛细血管瘤样征象，可见肾小球样结构。高倍镜下，肿瘤细胞呈卵圆形或短梭形，异型性不大，部分核形不规则，核染色质细腻，可见小核仁，核分裂象易见。

3. 免疫组化（图1-6-1D~图1-6-1I）　肿瘤细胞表达CD34、ERG、MSA、SMA、D2-40，不表达Glut-1。

（三）诊断及鉴别诊断

1. 诊断　卡波西型血管内皮瘤（Kaposi form hemangioendothelioma, KHE）。

2. 鉴别诊断

（1）获得性簇状血管瘤（acquired tufted hemangioma, ATA）：与KHE有着相似的组织学形态及免疫组化表型，二者均好发于儿童，均可发展为卡萨巴赫-梅里特综合征（Kasabach-

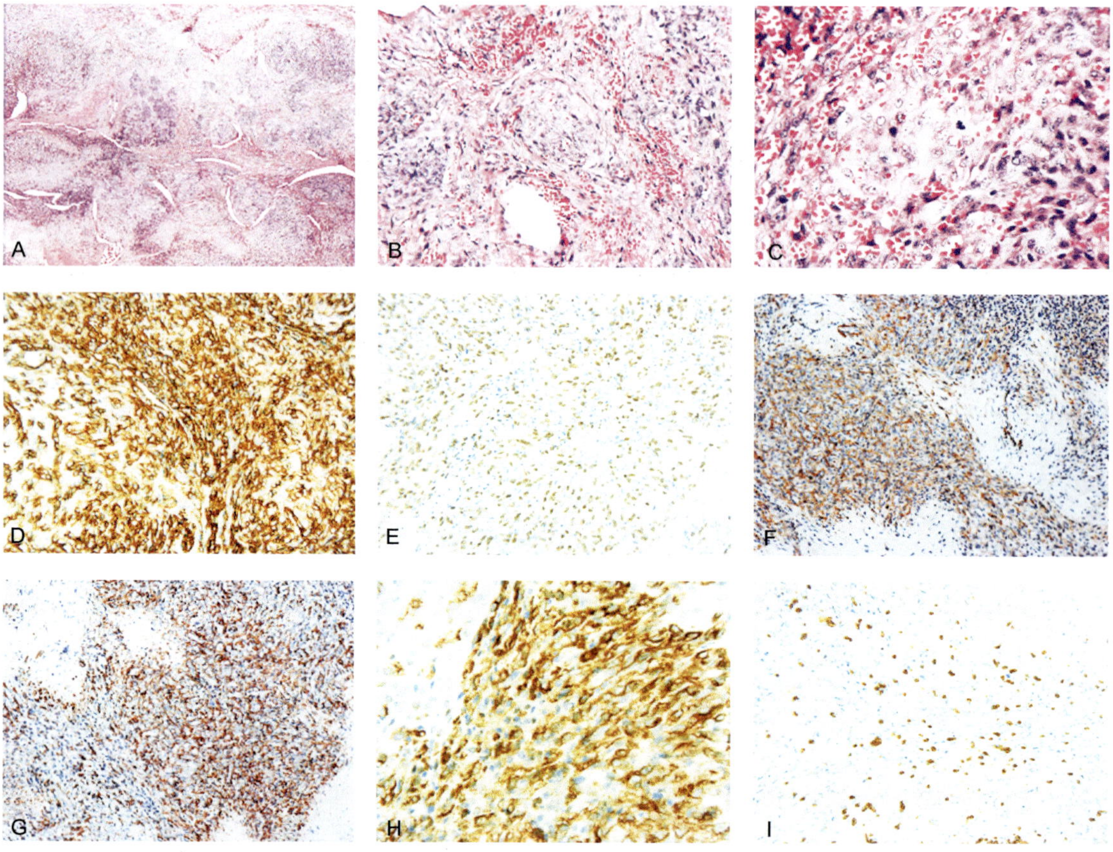

图 1-6-1　卡波西型血管内皮瘤

A. 低倍镜下，肿瘤细胞呈结节样分布，结节间纤维组织增生，周围见新月形血管结构；B. 部分区域呈肾小球样结构；C. 高倍镜下见肿瘤细胞呈梭形，核呈卵圆形，部分肿瘤细胞内可见单个小核仁，核分裂象易见；D. 免疫组化瘤细胞弥漫性表达 CD34；E. 免疫组化瘤细胞弥漫性表达 ERG；F. 免疫组化梭形细胞表达 MSA；G. 免疫组化梭形细胞表达 SMA；H. 免疫组化瘤细胞弥漫性表达 D2-40；I. 免疫组化瘤细胞不表达 Glut-1。

Merritt syndrome，KMS）。目前认为，ATA 发病部位较浅表（以真皮为主），而 KHE 发病部位较深。一般认为，不伴有 KMS 的成人病变是获得性簇状血管瘤，而伴有 KMS 的儿童患者是 KHE。获得性簇状血管瘤组织学形态由增生的不规则毛细血管瘤样血管结节构成，这些结节体积较小、散在分布于真皮中，结节呈炮弹头样，突出于扩张的血管腔内。本例患儿未见炮弹头样结构，未见扩张的血管腔。

（2）毛细血管瘤：由增生的毛细血管构成，排列成分叶状或结节样结构，小叶中央或小叶间可见滋养血管，肿瘤细胞为圆形或卵圆形，不见肾小球样结构，不表达 Glut-1，凝血象正常。本例患儿肿瘤结节散在分布，未见分叶状结构，也不见滋养血管。

（3）婴幼儿富于细胞性血管瘤：一般出生后 2 周内出现病灶，也有 30% 病例出生时就有。肿瘤细胞呈分叶状或结节状排列，也可融合成片，有时一个小血管腔内仅见一个红细胞，肿瘤常常累及皮下脂肪组织。肿瘤细胞为增生的内皮细胞及周围细胞，细胞呈卵圆形或胖梭形，核分裂象易见。肿瘤细胞表达 Glut-1，凝血象正常。本例患儿年龄较大，肿瘤结节散在分布，未见分叶状结构，不表达 Glut-1。

（4）梭形细胞血管瘤：常见于年轻人，好发于肢体远端皮下组织，尤其是手。肿瘤具有特征性的两个区域：一个是扩张的海绵状血管腔（可伴血栓形成），另一个是温和的梭形和上皮样内皮细胞构成的实性区（含裂隙样血管腔）；后者常可见成群分布的透明内皮空泡（形似小的脂肪细胞簇）。本例患儿未见海绵状血管腔区域，也不见透明内皮空泡和上皮样内皮细胞。

（5）卡波西肉瘤（Kaposi 肉瘤）：除地方性（非洲）Kaposi 肉瘤主要发生于年轻男性和幼儿外，其他类型均好发于老年男性，可见于移植后或者 HIV-1 病毒感染引起免疫低下或免疫缺陷者。目前人类疱疹病毒 8 型（human herpes virus 8，HHV8）被认为是各型 Kaposi 肉瘤的致病因素（表现为免疫组化 HHV8 核阳性）。早期表现为皮肤扁平病变，特征性围绕扩张大血管的不规则小血管增生；进展期皮肤微微隆起，累及皮下组织；最终形成典型的 Kaposi 肉瘤结节，但通常不会形成小叶状结构。结节周围常见慢性炎症细胞浸润及含铁血黄素沉积，虽然可以出现裂隙样血管腔隙，但其肿瘤内无毛细血管瘤样征象，可见特征性的嗜酸性透明小体。本例患儿未见明显淋巴结肿大，无其他基础疾病，镜下未见 Kaposi 肉瘤结节，无特征性的嗜酸性透明小体。

（四）读片分析

国际脉管病变研究协会将脉管性病变根据血管内皮细胞增生与否分为肿瘤和畸形两大类，KHE 属于脉管肿瘤类病变，于 1993 年由 Zukerberg 等首先描述，主要发生在婴幼儿及儿童，是一种特殊类型的、发生于深部的血管性肿瘤，ICD-O 编码是 9130/1，是局部侵袭性交界性肿瘤，临床罕见；临床表现为红紫色肿块或边缘不明确的斑块，是兼具毛细血管瘤和卡波西肉瘤样形态的血管内皮瘤。ATA 好发于浅表部位，ICD-O 编码是 9161/0，是良性血管肿瘤。二者均好发于儿童，有着相似的发病部位、组织学形态及免疫表型，均可伴有 KMS（又称血小板减少性紫癜的毛细血管瘤综合征），二者属于同一谱系的肿瘤，因此第 5 版 WHO 骨与软组织肿瘤分类将这两种肿瘤归并在一起描述。目前认为，不伴有 KMS 的成人病变是获得性簇状血管瘤，伴有 KMS 的儿童患者是 KHE。KHE 临床病理特点主要为：①常见于 2 岁以内的婴幼儿头颈部、四肢及躯干，常因消耗性血小板减少导致血管内凝血，表现为 KMS；②肿瘤一般位于软组织深部，呈多结节样结构，结节由梭形细胞和小血管腔构成，结节周边可见新月形血管腔隙，局部区域见肾小球样结构；肿瘤细胞呈短梭形，核分裂象易见；③肿瘤细胞表达血管内皮标记，不表达 Glut-1。

KHE 为交界性肿瘤，应注意不要将其误诊为其他良性（如婴幼儿富于细胞性血管瘤）或恶性肿瘤。其发病机制仍未明确，若不进行及时治疗，KHE 合并 KMS 可能会危及生命。目前扩大肿瘤切除手术为首选治疗手段，药物治疗包括干扰素、激素治疗等，介入治疗也有一定的疗效。KHE 的预后取决于肿瘤发生的部位、肿瘤的范围及是否伴发 KMS。

（刘黎黎　张　文）

参考文献

WHO Classification of Tumours Editorial Board. WHO Classification of Tumours：Soft Tissue and Bone［M］. 5th ed. Lyon：IARC Press，2020.

二、具有 *EWSR1-NFATC2* 融合基因的上皮样血管肿瘤

（一）临床病史

患者，女，19 岁；2 个月前无明显诱因出现左膝关节内侧疼痛，运动后及夜间加重，未见明显活动受限，休息后可缓解，未触及肿块，未做特殊处理。近 1 个月来疼痛加重，为进一步诊治，遂来就诊。影像学检查（图 1-6-2A）：左胫骨上段不规则强化灶，周围有硬化缘，骨皮质不连续，可见软组织强化影。

（二）病理检查

1. 大体所见　破碎骨组织，大小为 3.0cm × 2.5cm × 1.0cm。

2. 组织学形态（图 1-6-2B~ 图 1-6-2D）　低倍镜下，骨质间为增生的纤维性背景，内见血管呈肿瘤性增生。高倍镜下，部分区域表现为典型的上皮样血管内皮增生，但不形成明显的血管腔隙，呈上皮样血管内皮瘤构象；部分区域表现为典型的上皮样血管瘤构象，并形成明显的血管腔隙。

3. 辅助检查（图 1-6-2E、图 1-6-2F）　免疫组化：内皮标记（CD31/CD34/ERG）阳性，FOSB 阴性。分子检测：软组织 NGS 检测有 *EWSR1-NFATC2* 融合基因，无 *WWTR1-CAMTA1* 或 *YAP1-TFE3* 融合基因异常，无 *FOSB* 相关融合基因异常。

（三）诊断与鉴别诊断

1. 诊断　（胫骨）具有 *EWSR1-NFATC2* 融合基因的上皮样血管肿瘤。

诊断依据：组织学表现具有混合型血管内皮肿瘤特点（部分呈上皮样血管瘤构象，部分呈上皮样血管内皮瘤构象），瘤细胞无明显异型性或有轻度异型性。主要免疫组化检查可见血管内皮标记（CD31/CD34/ERG）阳性，FOSB 阴性。NGS 检测有 *EWSR1-NFATC2* 融合基因，无 *WWTR1-CAMTA1* 或 *YAP1-TFE3* 融合基因异常，无 *FOSB* 相关融合基因异常。

2. 鉴别诊断　青年人发生于骨的局限性病变，影像学检查显示病变周围有硬化缘。组织学表现为血管内皮来源的肿瘤，有两种形态学特征，一种为上皮样血管瘤表现，有明显血管腔形成，内皮胞质丰富，呈上皮样血管瘤构象；另一种为上皮样细胞及梭形细胞形成实体条索状结构，无明显血管腔形成，呈上皮样血管内皮瘤构象。本例形态特殊，需要借助免疫组化和分子检测来明确是否归属已知的上皮样血管瘤或上皮样血管内皮瘤，或者是特殊的混合性血管肿瘤。

（四）读片分析

发生于骨的具有 *EWSR1-NFATC2* 融合基因的上皮样血管肿瘤是最近报道的一种特殊类型血管源性肿瘤。发病年龄为 17~66 岁（中位年龄 44 岁），所有这类病例原发于骨，各类骨均可发生，可见多骨受累。影像学检查显示边界较清楚的溶骨性病变，伴骨皮质膨胀性破坏，甚至形成软组织影。组织学形态以上皮样形态为主，可分成以下 4 型：①混合性血管肿瘤构成，由上皮样血管瘤样、上皮样血管内皮瘤样和普通血管瘤样成分以不同比例组合，可见网状或靴钉样血管内皮瘤样成分，缺乏小叶结构和典型血管肉瘤成分；②肿瘤细胞多为上皮样，可形成实性结构，也可见梭形内皮细胞和管腔衬覆扁平内皮，肿瘤细胞呈轻至中度非典型性，核分裂象为 0~3 个 /10HPF；③少数病例呈单一血管瘤样改变，管壁薄，伴少量平滑肌，内皮细胞扁平，缺乏异型性和上皮样形态；④纤维性间质伴多少不等出血，缺乏明显软骨黏

液样变和透明玻璃样变间质。免疫表型：肿瘤内皮 CD31 和 ERG 阳性，CD34 阳性 / 阴性，缺乏 pan-CK、EMA、TFE3 和 FOSB 表达，Ki-67<20%。分子遗传学表型：*EWSR1-NFATC2* 和 *EWSR1-NFATC1* 多见，*FUS-NFATC2* 罕见，缺乏其他重现性分子异常。因此所有肿瘤具有特征性的 *EWSR1/FUS-NFATC1/2* 融合基因。

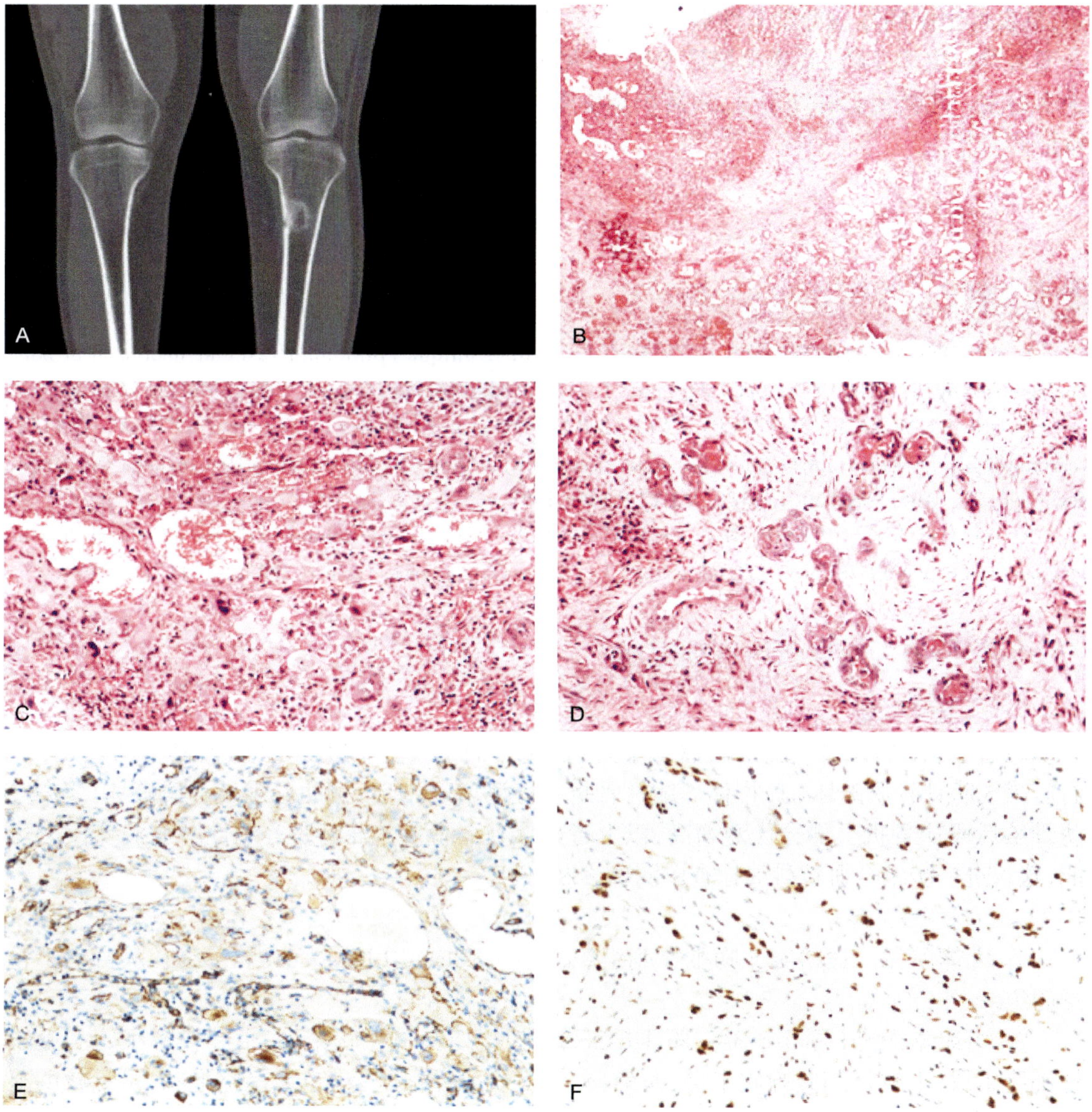

图 1-6-2 具有 *EWSR1-NFATC2* 融合基因的上皮样血管肿瘤

A. CT 检查显示左胫骨上段不规则强化灶，周围有硬化缘，骨皮质不连续；B. 低倍镜下，骨质间为增生的纤维性背景，内见分叶状的血管肿瘤性增生灶（HE 染色 ×40）；C. 高倍镜下，部分实片状区域见胞质丰富、红染的上皮样血管内皮增生，但不形成明显的血管腔隙，呈上皮样血管内皮瘤构象（HE 染色 ×400）；D. 高倍镜下，一部分有明显血管腔隙的区域，表现为典型的上皮样血管瘤构象（HE 染色 ×400）；E. 瘤细胞表达 CD31（免疫组化 ×400）；F. 瘤细胞表达 ERG（免疫组化 ×400）。

本例发生于年轻女性胫骨上段，影像学检查显示溶骨性破坏；组织学形态表现为混合性血管肿瘤构象，含上皮样血管瘤和上皮样 / 梭形细胞血管内皮瘤成分；上皮样细胞呈中度异型性，间质纤维化伴少量出血，未见典型血管肉瘤成分。本例也不支持经典的复合型血管内皮瘤。NGS 检测显示 *EWSR1-NFATC2* 融合基因，未发现其他特殊异常，进一步排除了上皮样血管内皮瘤（伴有 *WWTR1-CAMTA1* 或 *YAP1-TFE3* 融合基因）和上皮样血管瘤（伴有 *FOSB* 相关融合基因）。根据目前报道提示，此特殊分子异常血管源性肿瘤涵盖一类疾病谱系，从良性至中间性或低度恶性潜能，因此并非一个独立疾病实体。不排除部分病例属于复合型血管内皮瘤范畴；临床呈惰性发展，可见复发，基于有限随访资料，未发现转移，治疗以手术为主。此类血管肿瘤罕见，尚需积累更多病例，进一步了解其临床病理学和生物学行为特征。

（朱朋成　敖启林）

参考文献

1. DASHTI N K, DICKSON B C, ZHANG L, et al. A unique epithelioid vascular neoplasm of bone characterized by EWSR1/FUS-NFATC1/2 fusions［J］. Genes Chromosomes Cancer, 2021, 60（11）: 762-771.

2. ONG S L M, LAM S W, VAN DEN AKKER B E W M, et al. Expanding the Spectrum of EWSR1-NFATC2-rearranged Benign Tumors: A Common Genomic Abnormality in Vascular Malformation/Hemangioma and Simple Bone Cyst［J］. Am J Surg Pathol, 2021, 45（12）: 1669-1681.

3. DASHTI N K, DICKSON B C, ZHANG L, et al. A unique epithelioid vascular neoplasm of bone characterized by EWSR1/FUS-NFATC1/2 fusions［J］. Genes Chromosomes Cancer, 2021, 60（11）: 762-771.

三、胸椎假肌源性血管内皮细胞瘤

（一）临床病史

患者，男，56 岁，因“胸部酸胀 2 个月，加重半月”入院。PET-CT 检查显示：T_5 椎体及右后第 5 肋骨骨质破坏（T_5 椎体压缩性骨折），代谢增高；余双侧肋骨多发骨质破坏（右第 6 肋骨腋后段伴骨折），部分代谢增高，以上考虑多发骨髓瘤 / 淋巴瘤等恶性肿瘤病变浸润可能，建议进一步结合血液科等检查以明确诊断。

（二）病理检查

1. 大体所见　送检第 5 胸椎穿刺组织：大小 2.0cm × 1.0cm × 0.4cm，灰白、灰黄色不整形碎组织。

2. 组织学形态（图 1-6-3A~ 图 1-6-3F）　肿瘤细胞呈片状排列，由胖梭形细胞和上皮样细胞组成，上皮样细胞胞质丰富，粉染，类似横纹肌母细胞；染色质呈空泡状，可见较明显的核仁；梭形细胞与上皮样细胞穿插生长、相互移行；间质呈玻璃样变或黏液样变，可见中性粒细胞浸润；部分区域可见不成熟的反应性编织骨。

3. 辅助检查（图 1-6-3G、图 1-6-3H）　免疫组化显示：pan-CK 呈弥漫阳性，CD31 呈细胞膜线状阳性，ERG 呈局部核阳性，FLI-1 呈弥漫核阳性，FOSB 呈弥漫核阳性，CD34、EMA、ALK-1、myogenin、MyoD1、MUM1、SATB2 呈阴性，INI1 呈阳性（未缺失），Rb 呈阳性（未缺失），P53 呈散在阳性（野生型），Ki-67 见 Li 为 10%。

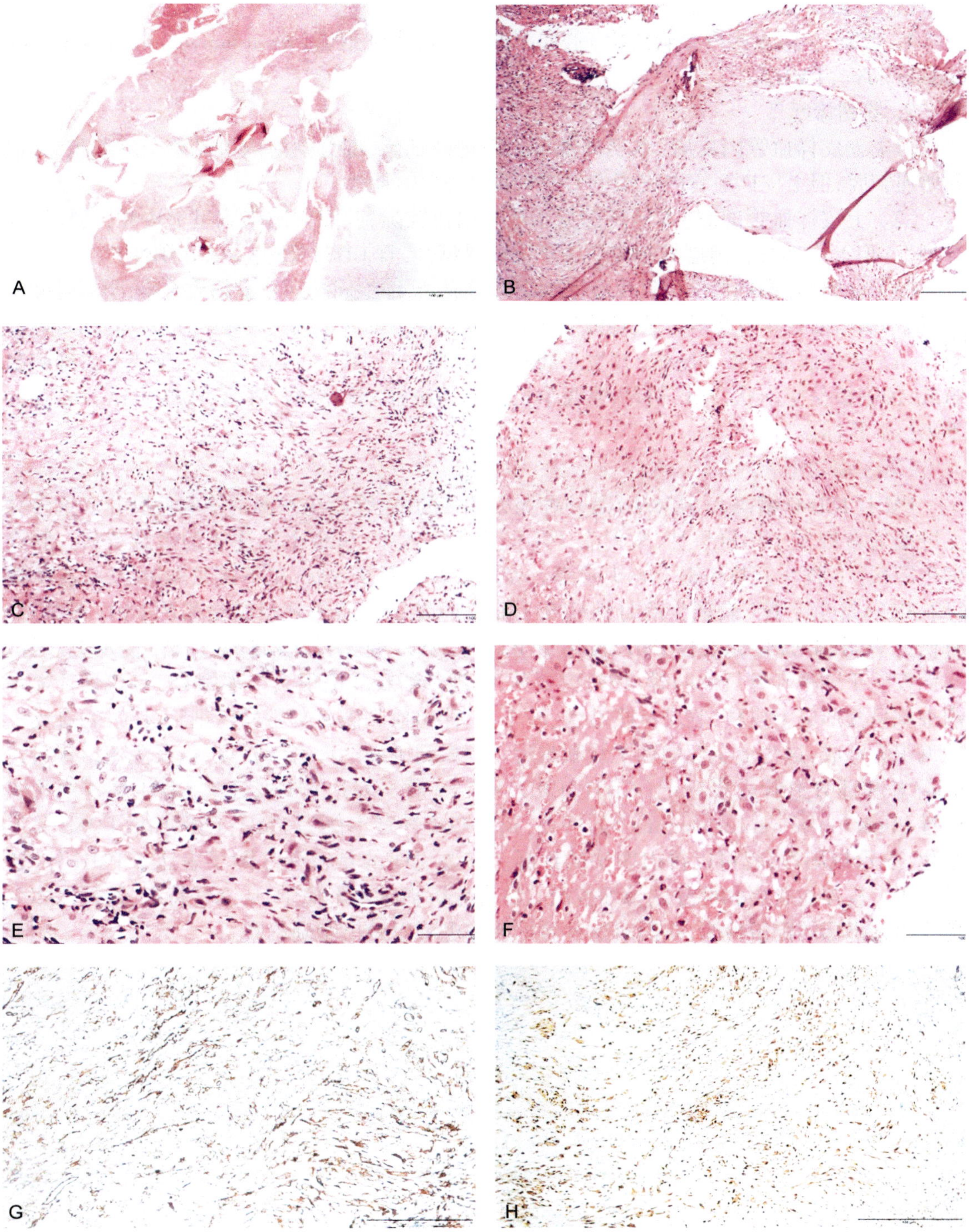

图 1-6-3　椎骨假肌源性血管内皮细胞瘤

A. 低倍镜下见破碎活检组织（HE 染色 ×20）；B. 病变组织间质呈玻璃样变，局部可见骨组织（HE 染色 ×40）；C、D. 梭形细胞与上皮样细胞相互移行（HE 染色 ×100）；E、F. 上皮样肿瘤细胞胞质丰富，呈嗜酸性，细胞核淡染，可见较明显的核仁，间质见中性粒细胞浸润（HE 染色 ×400）；G. 免疫组化 CD31 显示肿瘤细胞特征性线状膜阳性（免疫组化 ×100）；H. 免疫组化显示肿瘤细胞 FOSB 弥漫核阳性（免疫组化 ×100）。

（三）诊断和鉴别诊断

1. 诊断 （第 5 胸椎穿刺活检）假肌源性血管内皮细胞瘤（pseudomyogenic haemangio-endothelioma，PMH）。

2. 鉴别诊断

（1）上皮样血管内皮瘤：本例局部可见空泡样细胞，部分空泡内可见单个红细胞，类似原始血管腔，但上皮样血管内皮瘤的 CD34 阳性、FOSB 阴性。

（2）上皮样血管肉瘤：本例局部见不规则出血腔隙，腔隙周围细胞呈上皮样，具有轻度异型性；但上皮样血管肉瘤细胞应呈中至重度异型性，且 CD34 阳性、FOSB 阴性。

（3）骨肉瘤：本例局部可见反应性编织骨形成，瘤细胞周围间质呈均质红染，类似骨样基质；但本例瘤细胞异型性不明显，免疫组化表达血管标志物而不表达 SATB2，因此排除骨肉瘤。

（4）炎性肌成纤维细胞瘤：好发于腹腔、肠系膜、大网膜，主要由梭形细胞或上皮样细胞组成，细胞核呈空泡状，核仁明显，常见淋巴细胞等炎症细胞浸润，表达 ALK、SMA、Desmin，不表达血管标志物。

（四）读片分析

PMH（ICD-O 编码为 9138/1）是一种偶有转移的、血管内皮来源的中间性肿瘤。这种罕见肿瘤通常好发于年轻男性，常发生于不同组织层次中，呈现出不连续的多结节状。肿瘤发生顺次：下肢 > 上肢和躯干 > 头颈部。大多数病变累及皮肤、皮下或肌肉组织，只有少数（约 20%）发生于骨（表现为溶骨性病变），而且原发于骨而无软组织受累的 PMH 很罕见。有研究表明，45% 骨原发性 PMH 发生于下肢骨，25% 侵及脊柱和骨盆，15% 侵及上肢骨。本例发生于胸椎和邻近的肋骨，相对更罕见，病理诊断难度也很大。本例 HE 染色切片显示瘤细胞呈梭形或上皮样，胞质呈嗜酸性、较丰富，伴出血和破骨细胞样巨细胞反应，并有反应性编织骨形成，这些形态都增加了诊断难度。但根据肿瘤的形态学特点，以及免疫组化表达 pan-CK 和部分血管内皮标记（CD31、ERG、FLI-1）而不表达 CD34，还有 CD31 呈现线状膜阳性（linear membranous staining）的特点，我们初步怀疑本例为 PMH；随后加做 FOSB 免疫组化，显示核阳性，就可以得出明确的诊断。需要说明的是，FOSB 除了表达于 PMH 外，还可见于上皮样血管瘤和部分成骨细胞瘤。综合分析临床与影像学、形态学特征，并辅以多个免疫组化指标的配伍检测，我们对这种罕见肿瘤也可以做出明确诊断。

（吴 娟　陈琼荣　张婉玉）

参考文献

1. WHO Classification of Tumours Editorial Board. WHO Classification of Tumours：Soft Tissue and Bone Tumours［M］.5th ed. Lyon：IARC Press，2020：169-171.

2. SHENG W Q，WANG J. Primary pseudomyogenic haemangioendothelioma of bone［J］. Histopathology，2012，61（6）：1219-1224.

四、乳腺原发性低级别血管肉瘤

（一）临床病史

患者，女，25 岁，3 月前发现左侧乳腺肿块，大小、质地无周期性变化，无乳头溢液，无皮肤潮红、糜烂，无疼痛不适。乳腺彩超显示：左乳非均质性包块。MRI 检查显示：左乳内上区有体积较大、不均匀信号肿块影（其内压脂 T_1 序列呈低信号、不强化），病灶形态不规则，血供丰富，考虑为含脂性肿瘤性病变，建议活检，进一步明确诊断。

（二）病理检查

1. 大体所见 不整形组织，大小 9.5cm × 8.0cm × 4.0cm，切开见大小 6.0cm × 6.0cm × 3.5cm、灰红、灰黄色、边界不清的质实肿块。

2. 组织学形态（图 1-6-4A~ 图 1-6-4D） 低倍镜下：大小不等的薄壁血管相互交通吻合，分割乳腺间质，在乳腺小叶和导管之间穿插浸润性生长。中高倍镜下：薄壁血管相互交通吻合，血管腔开放，其内可见红细胞。血管腔内衬覆扁平内皮细胞，仅有轻度异型性，内皮细胞立于基底膜上并突向血管腔，染色质深染。

3. 免疫组化（图 1-6-4E、图 1-6-4F） 内皮细胞表达 CD34、ERG 和 CD31，P53 呈散在阳性（野生型），c-myc 阴性，Ki-67 显示内皮细胞增殖指数约 20%。

（三）诊断及鉴别诊断

1. 诊断 （左侧）乳腺原发性低级别血管肉瘤。

2. 鉴别诊断

（1）乳腺血管瘤病：扩张的薄壁血管围绕乳腺导管及小叶弥漫性增生，但不侵犯到小叶间质内。血管腔较大，形态不规则，被覆内皮细胞无异型性增生。

（2）假血管瘤样间质增生：乳腺小叶结构保存，血管样裂隙内无红细胞，细胞无明显异型性，不表达血管内皮细胞标记（CD31 和 ERG）。

（3）乳腺小叶周血管瘤：发病率低（1.2%），多在中老年妇女（平均年龄 56 岁）乳腺癌根治标本中偶然发现，体积很小（直径 10~35mm），可伴有其他类型血管性病变。

（4）网状血管内皮瘤：最常见于年轻患者四肢，可见衬覆鞋钉样肿瘤细胞的裂隙样腔隙，缺少多形性细胞核和多层内皮。

（5）乳头状血管内皮增生症：病变通常小，大部分病变局限于血管腔内，缺少核异型性、核分裂象和坏死。

（6）放射后血管肉瘤：常发生于辐射后 3 年以上，主要是在真皮及皮下生长，很少累及乳腺实质，常见免疫组化过表达 MYC，FISH 检测 *MYC* 扩增。

（四）读片分析

乳腺血管肉瘤（angiosarcoma of the breast，AS）罕见，是一种发生在乳腺深部实质的恶性肿瘤，大约占所有乳腺肿瘤的 0.03%，常发生于中青年妇女（平均 30~55 岁）。原发性 AS 通常表现为乳腺饱满或肿胀，在短期内迅速生长，形成可触及的单个或多个肿块，可没有皮肤病变。显微镜下，肿瘤形态学谱系广，从内衬轻度异型性内皮细胞的低级别血管肉瘤，到异型性明显的高级别血管肉瘤或上皮样血管肉瘤。按照 Rosen 三级法分为低级别（Ⅰ）、中级别（Ⅱ）和高级别（Ⅲ），其中低级别血管肉瘤由互相吻合的血管腔隙组成，内衬仅有轻微异型性的扁平内皮细胞，不会排列成复层，但肿瘤组织分隔乳腺间质，破坏原有的乳腺小叶和导管结构，核分裂象低，通常无坏死。免疫表型：FLI-1、Ⅷ因子、CD31、CD34 和 ERG 联合应用可取得最大限度的灵敏度和特异度。另外，Ki-67 可作为鉴别乳腺良恶性血管肿瘤的诊断工具，据报道，Ki-67 在血管瘤中很少 >5%，但在血管肉瘤中通常超过 20%。分子学特征：有报道称，继发性 AS 有 *MYC* 基因扩增和蛋白过表达，可用于鉴别不典型血管病变和良性增生，但是原发性 AS *MYC* 基因异常罕见。

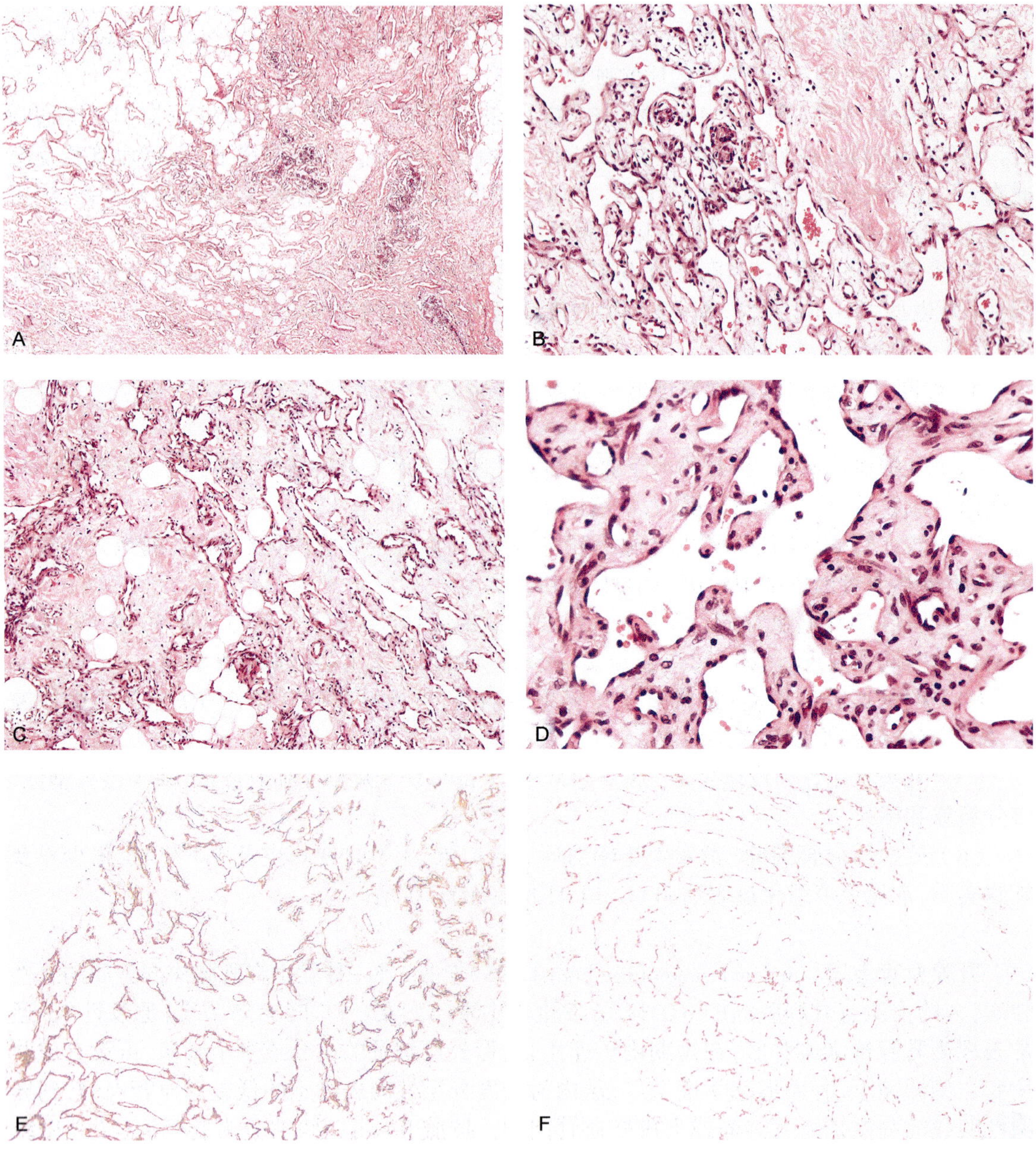

图 1-6-4　乳腺原发性低级别血管肉瘤

A. 低倍镜下，相互交通吻合的血管浸润乳腺间质及小叶（HE 染色 ×40）；B. 中倍镜下，血管腔复杂交通吻合、开放，管腔内含红细胞（HE 染色 ×200）；C. 血管交通吻合（HE 染色 ×100）；D. 高倍镜下，血管内衬扁平内皮细胞，有轻度异型性（HE 染色 ×400）；E. 免疫组化血管内皮细胞表达 CD34（IHC×40）；F. 免疫组化血管内皮细胞表达 ERG（IHC×40）。

大多数乳腺 AS 为低级别，可以自发发生，也可以与慢性淋巴水肿或放射治疗等因素有关。随着癌症保乳治疗的应用日益广泛，放疗后血管肉瘤的报道也越来越多。原发性和继发性血管肉瘤都可能表现为瘀伤样皮肤变色，影像学表现无特异性。血管肉瘤是高度恶性肿瘤，复发率高，远处转移率高，预后差，且对放疗和化疗均不敏感，完全手术切除是目前认可的最有效的治疗方法。本病例表现为年轻女性单侧乳腺无痛性深部肿块，该患者没有恶性肿瘤或胸壁放疗史，是一例原发性乳腺低级别血管肉瘤。此类肿瘤罕见，诊断和鉴别诊断主要依靠病理形态观察及免疫组化检测，尚需积累更多病例，进一步了解其临床病理学及生物学行为特征。

（黄 珊　任旭娟）

参考文献

1. OOE Y, TERAKAWA H, KAWASHIMA H, et al. Bilateral primary angiosarcoma of the breast: a case report[J]. J Med Case Rep, 2023, 17(1): 60.

2. MENG T, ZHOU Y, YE M N, et al. Primary highly differentiated breast angiosarcoma in an adolescent girl[J]. Eur Rev Med Pharmacol Sci, 2022, 26(4): 1299-1303.

第七节　尤因样肉瘤

一、腰椎 *BCOR-CCNB3* 融合肉瘤

（一）临床病史

患儿，男，13 岁，因“间断性左下肢疼痛半年余，加重 1 周”入院。曾进行腰椎肿瘤手术治疗，现 PET-CT 显示第 2、3、4 腰椎呈术后改变，术区未见明确恶性肿瘤征象，其他器官未见肿瘤。既往术中所见：瘤体位于第 2、3 腰椎板，呈长椭圆形，无分叶，色灰暗，质软，表面光滑，与周围组织粘连，边界不清，大小约 2.0cm × 2.8cm × 5.0cm，部分肿瘤突入 $L_{2\sim3}$ 左椎间孔。

（二）病理检查

1. 大体所见　送检碎组织大小约 4.0cm × 3.0cm × 3.0cm，灰褐色，质软。

2. 组织学形态（图 1-7-1A~图 1-7-1F）　瘤组织被纤维分隔成多结节状，细胞密集或疏松分布，间质黏液样变明显；可见瘤细胞呈漩涡状排列；瘤细胞呈短梭形或小圆形，细胞核淡染，核膜清楚，核仁不明显，胞质呈嗜碱性或双色性，核分裂象易见。

3. 辅助检查（图 1-7-1G~图 1-7-1K）　免疫组化：瘤细胞呈 Vim 阳性、CD99 灶性弱阳性、CyclinD1 阳性、CCNB3 阳性、TLE1 阳性、S-100 灶性阳性、CD56 阳性、Bcl-6 灶性阳性、CD117 阴性、SMA 阴性，Ki-67 的 Li 为 40%。分子检测：RT-PCR 并 Sanger 测序检测出 *BCOR-CCNB3* 基因融合。FISH 检测 *SYT* 和 *EWSR1* 断裂探针均阴性。

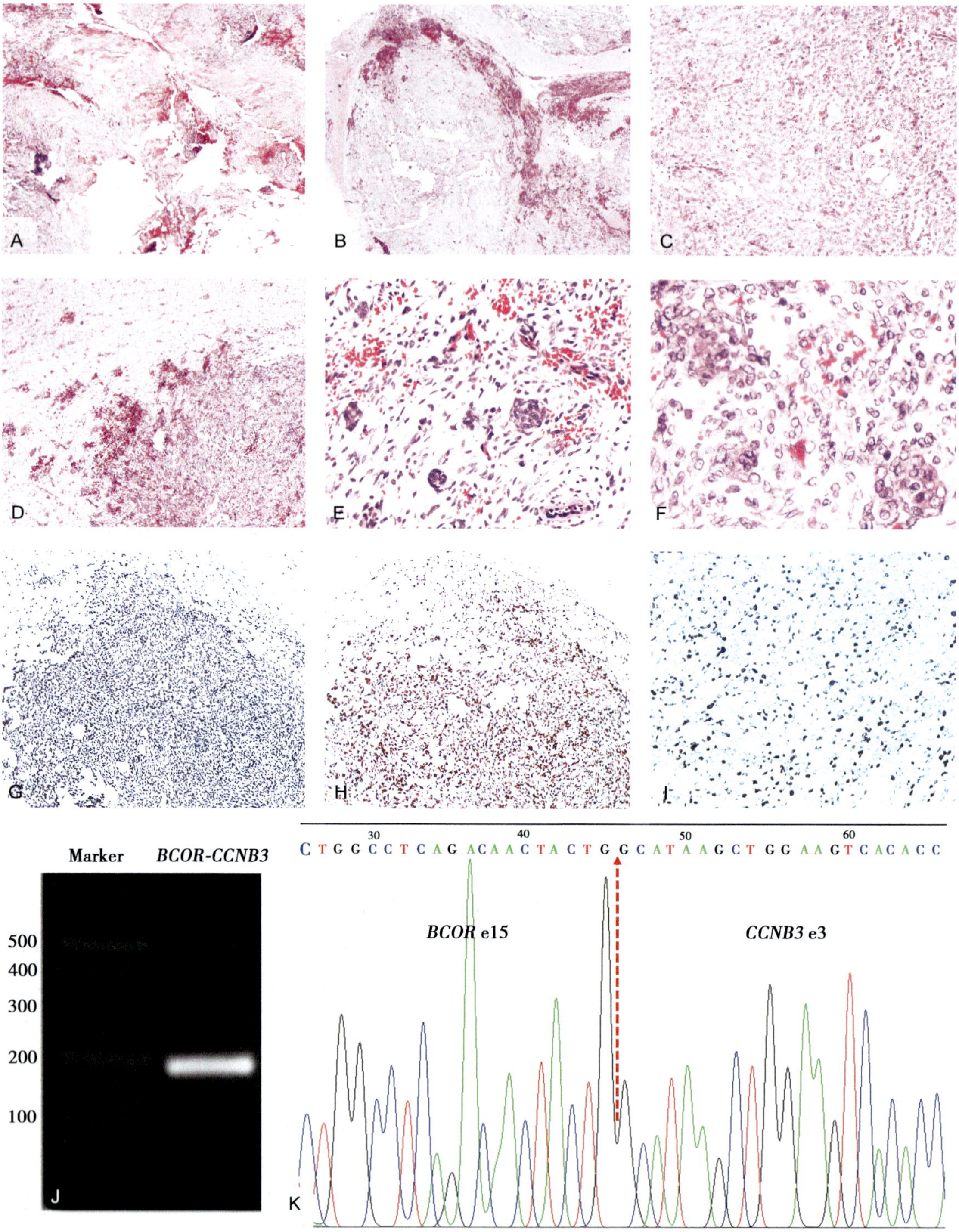

图 1-7-1 腰椎 *BCOR-CCNB3* 融合肉瘤

A、B. 瘤组织被纤维分隔成多结节状；C. 密集区瘤细胞呈实片状分布；D. 密集和疏松分布的瘤细胞交界处；E. 疏松区瘤细胞排列成漩涡状，间质黏液样变明显；F. 高倍镜下，瘤细胞呈短梭形或小圆形，细胞核淡染，核膜清楚，染色质浓集，核仁不明显；G. TLE1 阳性；H. CyclinD1 阳性；I. Ki-67（Li 为 40%）；J. RT-PCR 检测出 *BCOR-CCNB3* 基因融合；K. Sanger 测序检测出 *BCOR-CCNB3* 基因融合。

（三）诊断及鉴别诊断

1. 诊断　（腰椎）*BCOR-CCNB3* 融合肉瘤。

2. 鉴别诊断　本例发生于儿童腰椎，肿瘤细胞呈卵圆形或短梭形，异型性明显，核分裂象易见，间质富含黏液，需要与差分化滑膜肉瘤、尤因肉瘤及转移性肾脏透明细胞肉瘤鉴别。

（1）差分化滑膜肉瘤：主要由小圆形或短梭形的原始间叶细胞构成，不同程度表达 CK、EMA、TLE1、Bcl-2、CD99、S-100、SMA，分子检测见 *SYT-SSX1/2/4* 融合。本例 FISH 检测 *SYT* 断裂探针阴性，可排除差分化滑膜肉瘤。

（2）尤因肉瘤：好发于青年人，主要发生于脊椎旁和胸壁软组织，常表现为软组织深部生长迅速的肿块，镜下见小圆细胞呈片状或小叶状分布，肿瘤内常见凝固性坏死，免疫组化 CD99 完整膜阳性，FISH 检测 90% 以上病例存在 *EWSR1-FLI1* 基因融合。本例 *EWSR1* 分离探针的 FISH 检测阴性，CD99 也没有完整膜阳性的特点，可排除尤因肉瘤。

（3）转移性肾脏透明细胞肉瘤：好发于儿童，形态和免疫表型与本例相似，分子检测也有 *BCOR-CCNB3* 基因融合，但本例术后 PET-CT 检查未见肾脏占位。

（四）读片分析

在 2020 年第 5 版 WHO 骨与软组织肿瘤分类中，未分化小圆形细胞肉瘤（undifferentiated small round cell sarcomas，USRCS）是一类独立分类的肉瘤，包括尤因肉瘤、伴 EWSR1- 非 ETS 家族融合的圆形细胞肉瘤、*CIC* 重排肉瘤和伴 *BCOR* 基因改变的肉瘤（sarcoma with *BCOR* genetic alterations）4 种类型。除了经典的尤因肉瘤外，其他 3 类都是随着分子病理的进展而逐渐被病理学家识别的 USRCS。目前发现，与 *BCOR* 基因融合的伴侣基因包括 *CCNB3*、*MAML3* 及 *ZC3H7B*，其中 *BCOR-CCNB3* 基因融合最常见，约占 *BCOR* 基因改变肉瘤的 60%，这类分子改变见于 *BCOR-CCNB3* 融合肉瘤和部分肾脏透明细胞肉瘤；部分高级别子宫内膜间质肉瘤发现 *ZC3H7B-BCOR* 基因融合和 *BCOR-MAML3* 基因融合，少部分软组织骨化性纤维黏液样肿瘤也可发现 *ZC3H7B-BCOR* 基因融合。另一种 *BCOR* 基因改变表现为 *BCOR* 内部串联重复（BCOR internal tandem duplication，BCOR-ITD），这类肉瘤包括婴儿未分化圆形细胞肉瘤（infantile undifferentiated round cell sarcomas）、婴儿原始黏液样间叶性肿瘤（primitive myxoid mesenchymal tumour of infancy），BCOR-ITD 还可见于部分高级别子宫内膜间质肉瘤、部分肾脏透明细胞肉瘤及 *BCOR* 基因突变中枢神经系统高级别神经上皮肿瘤。相信随着 NGS 广泛开展，会发现越来越多的肿瘤可具有 *BCOR* 基因改变

BCOR-CCNB3 基因融合的肉瘤是一种罕见肿瘤，好发于青少年，以男性多见，好发于骨，其次是软组织和内脏器官。MRI 检查显示肿块呈分叶状且不均匀，在 T_1 加权序列上呈低至中等信号，在 T_2 加权序列上呈高信号，在注射造影剂后呈中等强化。虽然 *BCOR-CCNB3* 基因融合的肉瘤多由小圆细胞构成，但与尤因肉瘤相比，其细胞核大小和形态具有更大的异质性。瘤细胞一般排列成片状、簇状和漩涡状，部分区域可见出血和坏死，间质富含薄壁血管和黏液，局部见纤维化间质分割肿瘤，呈多结节状；少见病例以单形性梭形细胞束状排列为主，有些病例可呈血管周细胞瘤样改变。瘤细胞可呈短梭形、成角状、圆形、卵圆形，核染色质细腻、呈空泡状，核仁不明显；核分裂象计数可变，大多核分裂象活跃（平均 30 个 /10 HPF）。复发和转移灶瘤细胞更加密集，多形性和异型性也更明显。同时这类肿瘤在形态上与伴有 *BCOR* 基因改变的其他肿瘤，如肾脏透明细胞肉瘤、婴儿未分化圆形细胞肉瘤、高级别子宫内膜间质肉瘤相似。在免疫组化方面，瘤细胞表达 SATB2、FLI1、CyclinD1、Bcl-6 和

TLE1；CD99胞膜着色较弱，可呈胞质或核旁点状阳性，甚至完全阴性，而且不表达NKX2-2，这两点特征可以有效与更常见的尤因肉瘤区分。借助近几年研发出来的商品化特异性抗体CCNB3和BCOR，病理医生通过免疫组化就可以初步筛查出*BCOR-CCNB3*融合肉瘤，但最终确诊需要FISH、RT-PCR和Sanger测序、NGS检测出*BCOR-CCNB3*基因融合。

本例患儿为13岁男性少年，发病部位是腰椎，结合HE染色形态和免疫表型（特别是CyclinD1和CCNB3阳性而CD99部分弱阳性），高度怀疑*BCOR-CCNB3*融合肉瘤；随后的分子检测揭示了*BCOR*第15号外显子与*CCNB3*第3号外显子发生基因融合，最终证实了本诊断。*BCOR*重排肉瘤较尤因肉瘤预后更好。本例患者手术切除肿瘤确诊后，行化疗效果良好，但2年后原位复发，再次接受化疗，最后于2022年8月去世。

（郭建春 陈琼荣）

参考文献

1. KAO Y C, OWOSHO A A, SUNG Y S, et al. BCOR-CCNB3 Fusion Positive Sarcomas: A Clinicopathologic and Molecular Analysis of 36 Cases With Comparison to Morphologic Spectrum and Clinical Behavior of Other Round Cell Sarcomas[J]. Am J Surg Pathol, 2018, 42(5): 604-615.

2. SBARAGLIA M, RIGHI A, GAMBAROTTI M, et al. Ewing sarcoma and Ewing-like tumors[J]. Virchows Arch, 2020, 476(1): 109-119.

二、伴*CIC*基因重排的肉瘤

（一）临床病史

患儿，女，5岁11月，4天前患儿无明显诱因出现脐周阵发性腹痛，伴呕吐4次，呕吐物为胃内容物、量少，伴腹泻1次、水样大便，无腹胀，自行服用“午时茶”颗粒，腹痛未缓解，不伴发热。彩超检查提示下腹部混合性包块。为进一步诊治，遂来就诊，CT检查（图1-7-2A）提示下腹部至盆腔正中肿块，以“腹部肿物”收入院。患儿自发病以来，精神、食欲、睡眠一般，小便正常。影像学检查：下腹部至盆腔内可见一混杂密度肿块影，CT值范围为14~81HU，边界显示欠清，大小约78mm×46mm×73mm，邻近肠管受压，向上移位。

（二）病理检查

1. 大体所见（图1-7-2B） （左侧卵巢破裂肿瘤）浅灰褐色碎组织一堆，体积9.0cm×8.5cm×3.5cm，局部组织切开，切面呈浅灰褐色、质脆，可见大片坏死。

2. 组织学形态（图1-7-2C~图1-7-2G） 肿瘤呈分叶状排列；瘤细胞为小至中等大小，圆形，混杂短梭形或胖梭形细胞，有一定的异型性；肿瘤间质少，可见不同程度的黏液样变。胞质呈嗜双色或淡嗜酸性，核深染或呈空泡状，核仁明显，核分裂象易见。

3. 辅助检查 免疫组化显示瘤细胞弥漫性表达的指标包括WT1、FLI-1、C-myc和Vimentin，TLE1呈弱阳性，CD99呈局灶阳性，CD56呈局灶阳性，Calretinin呈散在阳性，INI1呈阳性（未缺失），Ki-67显示增殖指数为40%。其余标记均阴性，包括ERG、SMA、SALL-4、NKX2-2、Desmin、MyoD1、myogenin、CD34、ETV4、CD68、pan-CK、EMA、CD30、S-100、HMB-45、CD10、α-Inhibin、LCA、SF-1、PAX-8、Pan-TRK、BCOR等。分子检测：FISH检测显示*CIC*基因重排阳性（图1-7-2H）。

（三）诊断及鉴别诊断

1. 诊断　（左侧卵巢）伴 *CIC* 基因重排的肉瘤。

2. 鉴别诊断

（1）横纹肌肉瘤：头颈部、泌尿生殖道、盆腔及腹膜后等部位是胚胎性横纹肌肉瘤较常见的发病部位。肿瘤细胞呈卵圆形或梭形，异型性明显，细胞原始或可见横纹肌分化，免疫组化常显示 Desmin、myogenin 和 MyoD1 阳性。

（2）恶性横纹肌样瘤：肿瘤细胞核偏位、核大，胞质丰富、呈嗜酸性、呈横纹肌样形态，且核仁大而明显，核分裂象易见，免疫组化显示 INI1 缺失。

（3）差分化滑膜肉瘤：主要由小圆形或短梭形的原始间叶细胞构成，瘤细胞密集成片，核分裂象多见，可见多灶性坏死。多灶性表达上皮标志物，遗传学上表现为 *SS18* 基因重排，无 *CIC* 基因重排。

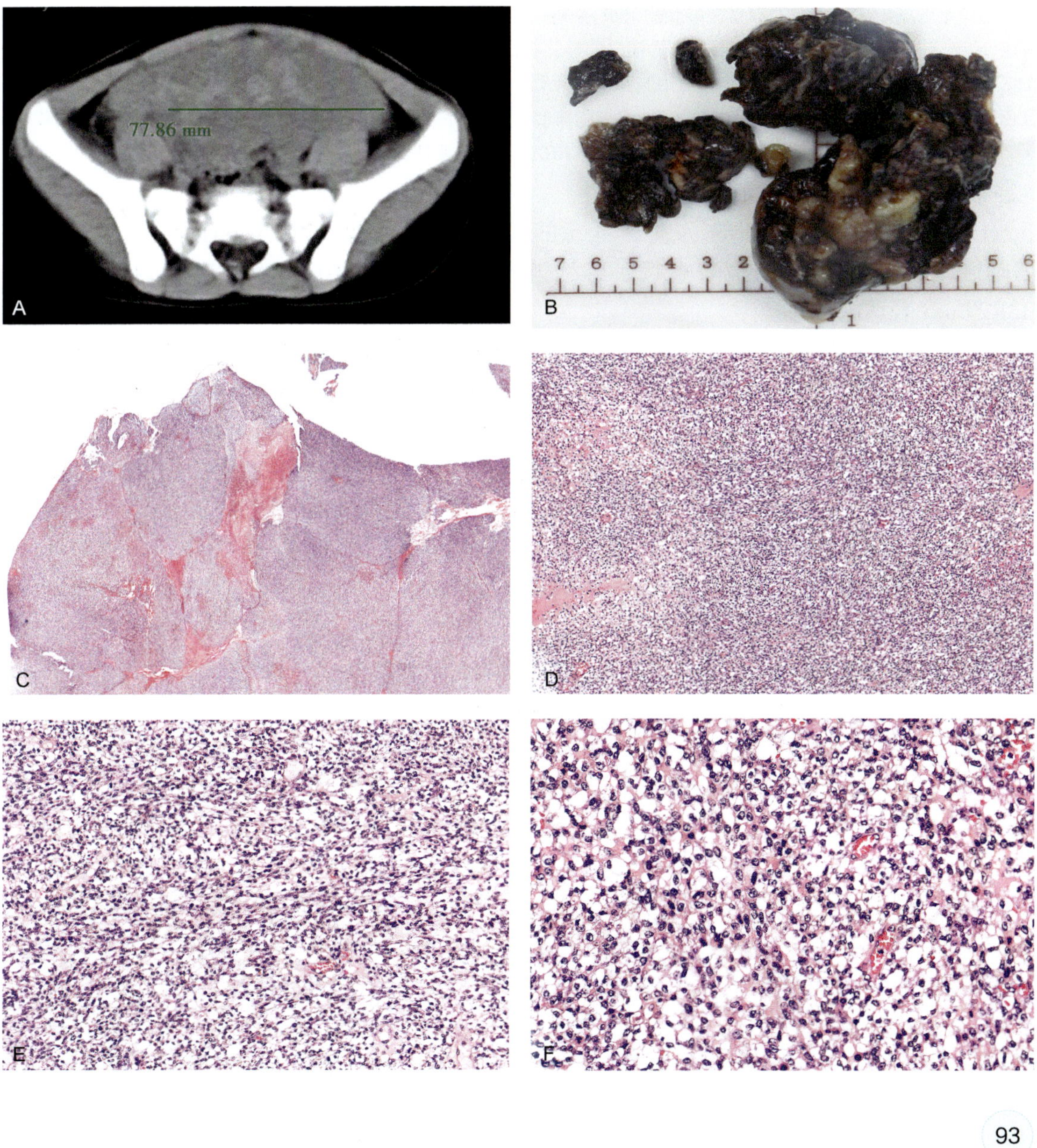

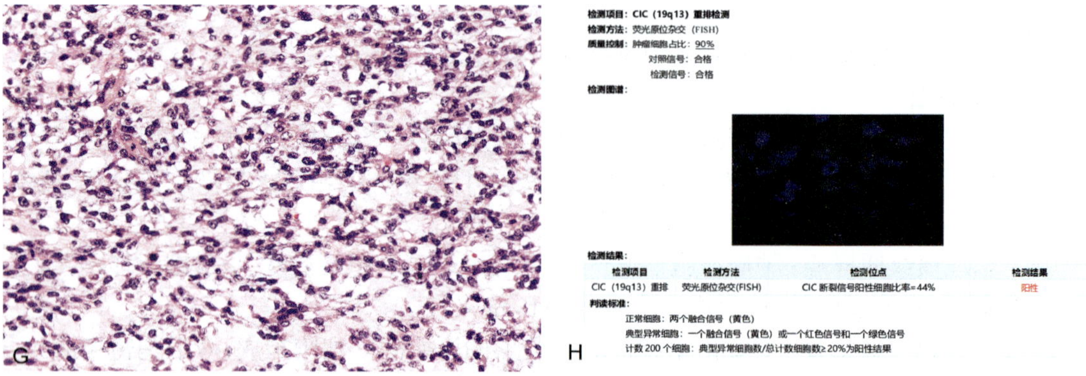

图 1-7-2 伴 *CIC* 基因重排的肉瘤

A. 下腹部至盆腔内可见一混杂密度肿块影，CT 值范围为 14~81HU，边界显示欠清，大小约 78mm × 46mm × 73mm，邻近肠管受压，向上移位；B. 左卵巢破裂肿瘤组织，灰褐色碎组织一堆，体积 9.0cm × 8.5cm × 3.5cm，切面呈浅灰色或灰褐色、质脆，可见大片坏死灶；C. 低倍镜下，肿瘤呈实性片状或略呈分叶状，可见纤维性间质分割包绕和地图样坏死灶；D、E. 结节内见体积较小的圆形或卵圆形细胞弥漫成片分布；F、G. 高倍镜下，瘤细胞胞质多少不等，透亮或呈淡嗜伊红色，部分瘤细胞胞质丰富，类似上皮样细胞；瘤细胞核形不规则、不均一，核染色质呈泡状，核仁突出，核分裂象易见；H. FISH 检测显示 *CIC* 断裂信号阳性率为 44%，判断为 *CIC* 基因重排阳性。

（4）恶性外周神经鞘瘤：发生于儿童的恶性外周神经鞘瘤中可含有原始神经上皮样细胞区，表现为小圆细胞呈条索状或巢状排列，局灶表达 S-100 和 SOX10 等，特征性显示 H3K27me3 表达缺失。

（5）尤因肉瘤：组织学上，*CIC* 基因重排的肉瘤与尤因肉瘤相似。尤因肉瘤免疫组化显示 CD99 呈弥漫而强的膜阳性，FLI -1 也为强阳性表达，FISH 检测显示 *EWSR1* 基因断裂。

（6）*BCOR* 重排肉瘤：组织学上，由分化较为原始的小圆形或卵圆形细胞组成，细胞核可成角；部分病例可有梭形细胞和小圆细胞成分相混合，间质可呈黏液样变。*BCOR* 重排肉瘤一般好发于骨，免疫组化显示 BCOR 阳性，FISH 检测显示 *BCOR* 基因易位。

（7）具有 *EWSR1* 与非 *ETS* 转录因子家族融合基因的圆细胞肉瘤：形态单一的小圆细胞或上皮样细胞呈条索状或实性排列，间质黏液变或胶原化，组织学形态和免疫组化与尤因肉瘤相似，CD99 膜阳性、NKX2-2 阳性，并不同程度表达 Desmin、myogenin、MyoD1、CD34、S-100、SOX10 等标记。其中 *EWSR1-NFATC* 肉瘤好发于骨，*EWSR1-PATZ* 融合肉瘤无此特点。二者均有 *EWSR1* 基因重排，而无 *CIC* 基因重排。

（四）读片分析

CIC 基因重排肉瘤是尤因样肉瘤家族中的一员，这类肿瘤与尤因肉瘤形态学特征类似，但遗传学无 *EWSR1-ETS* 融合基因形成。目前分子遗传学证实的尤因样肉瘤包括 3 种：*EWSR1* 与非 *ETS* 家族基因重排的肉瘤、*BCOR* 基因重排肉瘤和 *CIC* 基因重排肉瘤；其中以 *CIC* 基因重排肉瘤最常见，占 68%，好发于年轻人，平均年龄为 24.5~32.0 岁，男性略多。儿童患者（<18 岁）约占 22%，婴儿罕见。多数病例发生于躯干、四肢和头颈部的深层软组织，约 12% 的病例发生于实质脏器，其中以泌尿生殖道和胃肠道为主，其他部位包括骨、肺、脑。

CIC 基因重排肉瘤是一组高度恶性的圆细胞肉瘤，分子检测显示 *CIC* 基因重排，大多数

病例显示 *CIC-DUX4* 融合基因，少数 *CIC* 的伴侣基因为非 *DUX4* 基因，包括 *FOXO4*、*LEUTX*、*NUTM1* 和 *NUTM2A*。*CIC* 基因重排肉瘤在临床表现上与尤因肉瘤相重叠，主要区别是在病理学上。相比尤因肉瘤，*CIC* 基因重排肉瘤细胞核形状不规则，核染色质呈空泡状，常可见明显的核仁，核分裂象易见。CD99 标记常呈局灶性或斑片状染色，不表达 NKX2-2，但常弥漫性表达 WT1。新型抗体 ETV4 和 DUX4 也可用于诊断。在日常工作中可采用经济简便的 WT1 免疫组化，阳性后做 FISH 检测，*CIC* 基因断裂阳性即可证实 *CIC* 基因重排肉瘤的诊断。

（郑宇阳　孙 云　柯丽琴　张 文）

参考文献

1. KALLEN M E, HORNICK J L. The 2020 WHO Classification: What's New in Soft Tissue Tumor Pathology ? [J]. Am J Surg Pathol, 2021, 45 (1): e1-e23.

2. ZHANG M, YANG Y, GUAN X, et al. Primary cardiac CIC-rearranged undifferentiated sarcoma in an infant [J]. Pediatr Investig, 2021, 5 (4): 313-317.

3. AOKI Y, OSHIRO H, YOSHIDA A, et al. Pancreaticoduodenectomy for a primary duodenal capicua transcriptional repressor (CIC) -rearranged sarcoma with severe bleeding: a case report [J]. BMC Gastroenterol, 2020, 20 (1): 105.

4. RENZI S, ANDERSON N D, LIGHT N, et al. Ewing-like sarcoma: an emerging family of round cell sarcomas [J]. J Cell Physiol, 2019, 234 (6): 7999-8007.

5. 赵露，孙蒙，刘绮颖，等 . CIC 重排肉瘤十例临床病理学分析 [J]. 中华病理学杂志，2019，48 (7): 515-521.

6. 严小松，张鑫，刘冰，等 . 婴儿心脏 CIC 重排肉瘤 1 例 [J]. 中华病理学杂志，2022，51 (3): 237-239.

7. 王坚 . 关注软组织肿瘤临床病理及分子检测新进展 [J]. 中华病理学杂志，2021，50 (12): 1325-1328.

第八节　女性生殖道原发肿瘤

一、外阴部位肌上皮瘤样肿瘤

【病例一】

（一）临床病史

患者，女，39 岁，3 年前发现右侧外阴包块，直径约 3cm，偶感疼痛，无破溃，逐渐增大。2020 年 10 月彩超检查显示：会阴部皮下实性包块。妇科检查：外阴已婚型，右侧小阴唇中上段可见一约 8cm × 9cm × 10cm 的囊性包块，质中，无红肿、无破溃，边界清晰，活动度可，无压痛，阴道通畅，宫颈光滑，子宫前位，正常大小，双侧附件区未见异常。既往史：2015 年于右侧外阴大阴唇上段 1/3 处切除一约 3cm × 4cm × 3cm 的实性包块，病理检查示血管肌成纤维细胞瘤。

（二）病理检查

1. 大体所见（图 1-8-1A） 结节状肿物一枚，大小 7.5cm × 4.5cm × 5.5cm，包膜完整，切面呈灰红、灰黄色，质软。

2. 组织学形态（图 1-8-1B~ 图 1-8-1D） 低倍镜下，肿瘤边界清楚，可见薄层纤维性包膜；肿瘤细胞呈实性片状或巢状分布，疏密不等；肿瘤间质疏松水肿，部分区域呈黏液样变，血管较丰富（大多为薄壁扩张的小血管），血管周围瘤细胞相对密集。高倍镜下，瘤细胞呈梭形、胖梭形或上皮样形态，部分呈浆细胞样，异型性不明显；胞质少、嗜酸性，核偏位，呈圆形、短梭形，可见双核或多核，核分裂象罕见。

3. 免疫组化（图 1-8-1E、图 1-8-1F） 阳性标记包括 EMA、ER、PR、FLI1、pan-CK（胞质）、Rb1（未见缺失）、Ki-67（Li 约 1%）；CD56 和 CD34（部分阳性）。阴性标记包括 SMA、Desmin、Actin、MyoD1、myogenin、ALK、GFAP、STAT6、ERG、SOX10、S-100；INI1 瘤细胞阴性，内对照阳性。

（三）诊断与鉴别诊断

1. 诊断 外阴部位肌上皮瘤样肿瘤（myoepithelioma-like tumors of vulvar region，MELTVR）。

诊断依据：本例患者为青年女性，发生于右侧外阴皮下的实性包块，组织学表现为肿瘤细胞弥散分布，梭形细胞单个散在分布，黏附性差，部分细胞呈上皮样，胞质呈嗜酸性，细胞核呈圆形或梭形，核分裂象罕见；间质内可见较多薄壁血管，部分管壁呈玻璃样变，间质丰富水肿，伴黏液样变。免疫组化表达 ER、EMA，但 INI1 表达缺失，Ki-67 低表达。

2. 鉴别诊断

（1）侵袭性血管黏液瘤：多发生于老年女性的外阴和盆腔深部，生长缓慢但体积较大（直径可以达到 10cm），手术切除后易复发；肿瘤有边界但无包膜，常呈浸润性生长，累及邻近纤维脂肪组织；镜下见温和的梭形或星形瘤细胞较稀疏分布，间质黏液丰富，有肥大细胞和红细胞外渗，有丰富的大小不等的厚壁和薄壁血管。免疫组化表达 Desmin 和 ER，不同程度表达 CD34 和 SMA，不会出现 INI1 表达缺失。

（2）血管肌成纤维细胞瘤：肿瘤边界清楚，组织学表现为细胞丰富区和稀疏区交替分布，其内有大量小至中等大小薄壁扩张血管；瘤细胞呈梭形、胖梭形、圆形或卵圆形，围绕血管呈条束状排列。免疫组化表达 Desmin 和 ER，而 CD34、SMA、S-100、CD117 阴性，也不会出现 INI1 表达缺失。

（3）近端型上皮样肉瘤：镜下见异型性明显的上皮样细胞弥漫浸润性生长，伴片状坏死，免疫组化表达上皮标记和 CD34，且 INI1 表达缺失，但不表达 ER。

（4）软组织肌上皮瘤：是一种交界性肿瘤，好发于中青年；形态与涎腺的混合瘤相似，经典病例显示多结节状结构，梭形或上皮样的肌上皮细胞呈网格状或梁索状分布于丰富的黏液基质中，免疫组化表达 INI1。

（5）骨外黏液样软骨肉瘤：肿瘤成分单一，呈短梭形或卵圆形细胞，但不会见到浆细胞样核偏位的形态，免疫组化可显示 S-100 和 GFAP 阳性，但不表达上皮标记（pan-CK 和 EMA），INI1 不会表达缺失，分子检测显示 *EWSR1* 基因重排。

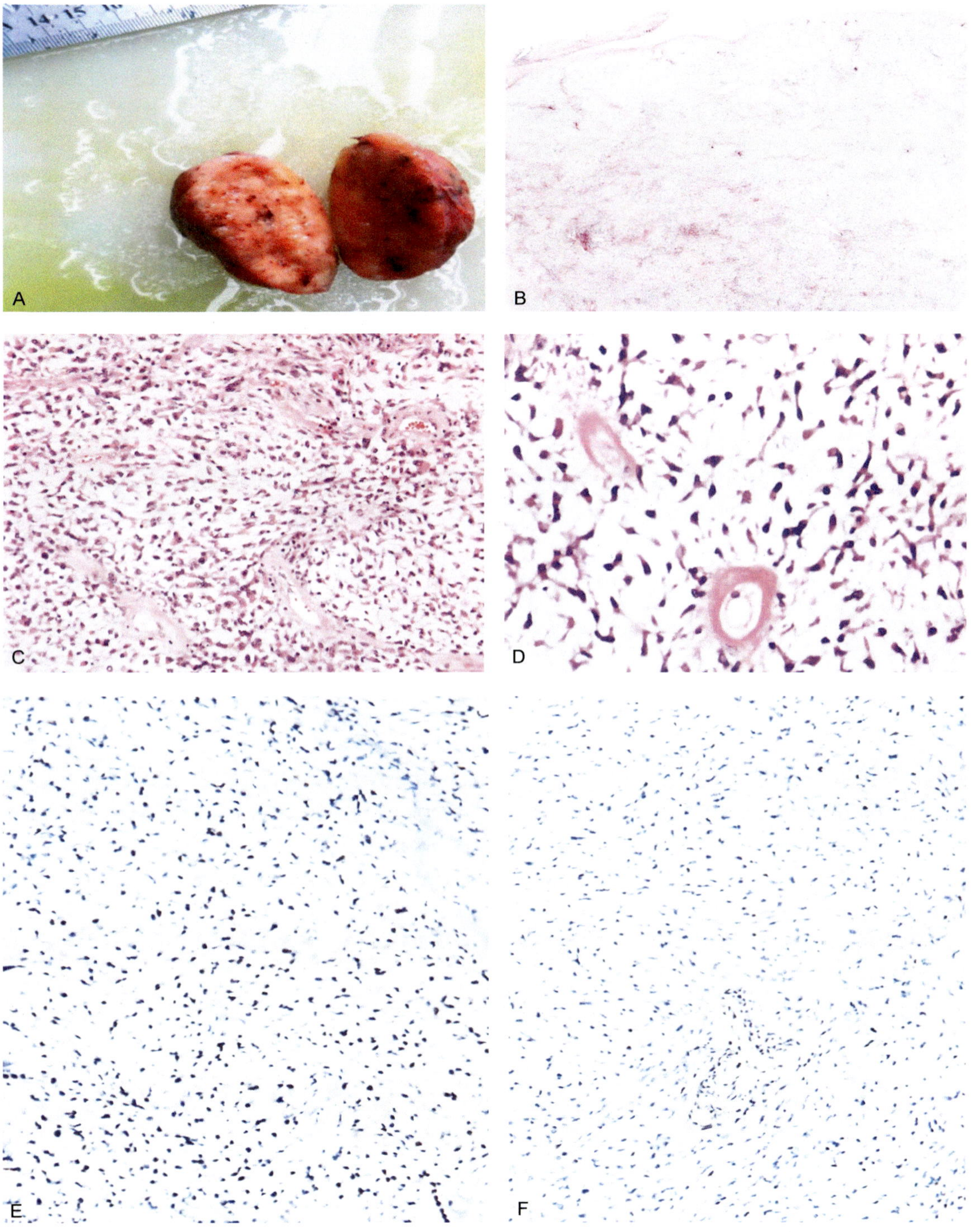

图 1-8-1　外阴部位肌上皮瘤样肿瘤

A. 肿瘤大体表现包膜完整，切面呈灰黄、灰红色；B. 低倍镜下，肿瘤边界清楚，可见薄层包膜，肿瘤细胞呈实性片状分布（HE 染色 ×40）；C. 中倍镜下，间质内可见较多血管，大多数为薄壁扩张的小血管，且管壁呈玻璃样变（HE 染色 ×200）；D. 高倍镜下，肿瘤细胞呈上皮样或梭形，核偏位，呈圆形、短梭形，可见双核，胞质少、嗜酸性，核分裂象罕见，间质黏液样变（HE 染色 ×400）；E. 瘤细胞表达 ER（免疫组化 ×200）；F. 瘤细胞 INI1 缺失，而内对照阳性（免疫组化 ×200）。

（四）读片分析

MELTVR 是一种罕见的间叶性肿瘤，常见于女性外阴皮下浅表部位，2015 年由 Yoshida 等首次报道 9 例，并将其命名为 MELTVR，当时 Yoshida 等不能确定其究竟是一种独立的肿瘤类型，还是软组织肌上皮瘤的一种特殊亚型；目前该肿瘤在国内外文献中罕见报道，仍未被 WHO 肿瘤分类收录。现有文献显示，MELTVR 发病年龄为 24~70 岁（中位年龄为 44 岁），常发生于女性外阴大阴唇、腹股沟等部位，临床表现为皮下浅表组织内触及无痛性肿块，界限清楚。该肿瘤在形态上与软组织肌上皮瘤非常相似：肿瘤细胞形态为上皮样或梭形，胞质呈嗜双色性（紫色），细胞核呈空泡状，核仁小而清楚，有梭形细胞区与黏液样区，黏液样区占比 5%~95%，血管相对丰富。免疫表型与软组织肌上皮瘤不同，表达 Vimentin、EMA、ER 和 Actin，不表达 S-100、GFAP 和 CD34，可表达 pan-CK，特征性 INI1 表达缺失；分子检测显示 *SMARCB1* 基因缺失。

本例发生于青年女性外阴部皮下浅表组织内，形态学上肿瘤细胞弥散分布，呈上皮样及梭形，胞质呈紫红色，间质可见多少不等的黏液样变区域；免疫组化显示肿瘤细胞表达 ER、PR、EMA，而 Desmin、SMA、S-100 阴性，不支持血管肌成纤维细胞瘤；免疫组化显示瘤细胞 INI1 缺失，而正常间质细胞阳性；结合形态学及目前相关文献报道，本例符合 MELTVR 的诊断。该肿瘤在目前报道的病例中生物学行为均呈惰性，无淋巴结及远处转移，但易复发。此类软组织肿瘤罕见，需待积累更多病例，进一步了解其临床病理学和生物学行为特征。

（刘汉忠）

参考文献

1. YOSHIDA A，YOSHIDA H，YOSHIDA M，et al. Myoepithelioma-like Tumors of the Vulvar Region：A Distinctive Group of SMARCB1-deficient Neoplasms［J］. Am J Surg Pathol，2015，39（8）：1102-1113.

2. 许燕，高金莉．外阴肌上皮瘤样肿瘤 2 例临床病理分析［J］. 临床与实验病理学杂志，2021，37（1）：68-70.

3. 吕倩，黄文斌，方媛．外阴肌上皮瘤样肿瘤 1 例报道［J］. 诊断病理学杂志，2021，28（4）：304-306.

4. 舒准，周炳娟，张金库，等．外阴肌上皮瘤样肿瘤临床病理观察［J］. 诊断病理学杂志，2021，28（11）：965-967.

【病例二】

（一）临床病史

患者，女，37 岁，发现会阴部包块 5 月余。影像学检查：B 超检查发现右侧外阴皮下 0.2cm 处可见一直径 4.3cm 的实质性低回声区，边界清楚，内部回声不均匀。

（二）病理检查

1. 术中所见 肿瘤表面光滑，底部与周围组织粘连。

2. 组织学形态（图 1-8-2A~ 图 1-8-2D） 低倍镜下，肿瘤周围有纤维被膜，边界清楚，肿瘤被纤维间质分隔成分叶状，局部间质纤维化或黏液样变，未见凝固性坏死灶。本例从形态上可分成2个不同的区域：大部分区域（区域1）肿瘤呈片状或巢团状分布，瘤细胞形态温和，呈上皮样或梭形，胞质丰富、细腻，呈嗜双色性（紫红色），细胞核大小一致，染色质呈空泡状，核仁明显，核分裂象很少见；另一小部分区域（区域2）间质血管丰富，瘤细胞密集围绕血管轴心，呈乳头状生长，细胞之间黏附性差，异型性明显，细胞核质比明显增大，胞质呈嗜碱性，核增大、核仁明显，核分裂象易见。

3. 辅助检查（图1-8-2E、图1-8-2F） 免疫组化显示瘤细胞弥漫表达Vimentin、EMA，大多数肿瘤细胞表达SMA，不表达CD34、S-100、P63、Desmin、MyoD1、myogenin、PR和GFAP，INI1表达缺失（内对照阳性）。区域1瘤细胞弥漫表达ER，但SATB2、pan-CK和CK8/18阴性，Ki-67增殖指数低（约3%）；而区域2免疫组化显示SATB2阳性，pan-CK和CK8/18灶性阳性，ER阴性，Ki-67增殖指数高（约80%）。分子检测：软组织靶向RNA基因融合的NGS检测未检出*EWSR1*、*FUS*和*NR4A3*等相关基因重排。

（三）诊断与鉴别诊断

1. 诊断　外阴部位肌上皮瘤样肿瘤伴局部去分化改变。

2. 鉴别诊断

（1）上皮样肉瘤：近端型上皮样肉瘤可以发生于年轻女性外阴部位，组织形态学、INI1缺失的特点均与本例有交叉。但上皮样肉瘤一般有地图样坏死，半数以上病例CD34阳性，其他上皮标记（pan-CK、CK8/18等）不同程度阳性，ER阴性。

（2）软组织肌上皮瘤：发病部位及组织学形态与本例有重叠，部分病例也有INI1缺失；但肌上皮瘤一般表达SMA、S-100、GFAP等肌上皮标记，而且ER阴性，分子检测可发现*EWSR1*、*FUS*基因融合。

（3）骨外黏液样软骨肉瘤：发病部位及组织学形态与本例有重叠，无特异性免疫表型，ER阴性，少数病例S-100及CD117阳性，分子检测显示*EWSR1*、*FUS*、*NR4A3*基因重排。

（4）（外阴）具有卵黄囊瘤样分化的SMARCB1（INI1）缺失相关性肿瘤：好发于年轻女性外阴，组织学形态类似卵黄囊瘤，表达上皮标记和生殖细胞肿瘤标记（AFP、SALL4、glypican3），不表达SMA、Vimentin和INI1。

（四）读片分析

外阴部位肌上皮瘤样肿瘤（MELTVR）是发生于女性外阴区的罕见上皮样至梭形细胞的软组织肿瘤，所有病例SMARCB1/INI1表达缺失，部分特征类似于软组织肌上皮瘤。目前报道病例均为成年女性，年龄为24~70岁；表现为外阴边界较清楚的表浅肿块，大小20~77mm，常无明显症状，偶有疼痛。主要组织学特征包括：①肿瘤边界较清楚，可见纤维假包膜和分叶状结构；②肿瘤由比例不等的黏液区和非黏液区构成，细胞呈上皮样或梭形，通常细胞核一致、缺乏异型性，核分裂象多少不等（1~12个/10HPF，平均6个/10HPF）；③间质可见较多拉长或分枝状小血管，可见坏死（可能为缺血性坏死）或血管侵犯，肥大细胞和其他炎症细胞浸润不明显，缺乏异源性分化成分；④所有病例SMARCB1/INI1表达缺失，EMA弥漫阳性，ER弥漫阳性（罕见局灶强阳性），PR阳性，部分病例表达SMA，而pan-CK（AE1/AE3）阴性（罕见小灶阳性），S-100、GFAP、CD34、desmin等阴性；⑤NGS或FISH检测缺乏*EWSR1*、*FUS*、*NR4A3*等基因重排，有助于排除类似肿瘤。

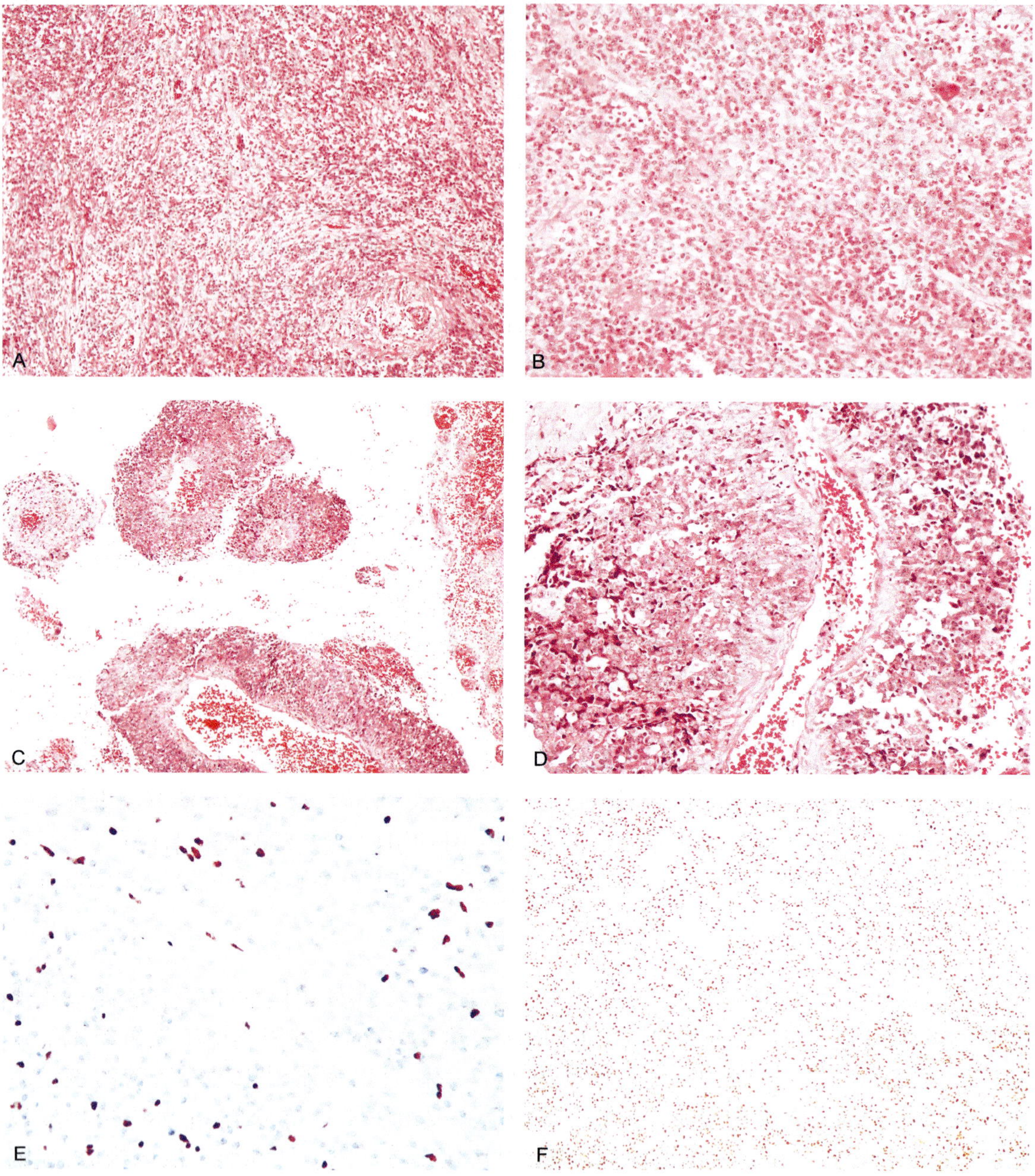

图 1-8-2 外阴部位肌上皮瘤样肿瘤

A. 区域 1，肿瘤细胞呈上皮样或梭形，肿瘤间质血管相对丰富，由黏液样和非黏液样成分混合组成，其间肿瘤细胞呈单行或低黏附性排列；在非黏液性区域，肿瘤细胞排列成弥漫片状或席纹状（HE 染色 ×100）；B. 区域 1 的高倍镜下，肿瘤细胞呈上皮样或梭形，胞质细腻、嗜双色，细胞核大小一致，染色质呈空泡状，可见核仁（HE 染色 ×400）；C. 区域 2，肿瘤细胞呈上皮样或梭形，细胞丰富密集，异型性显著，围绕血管生长（HE 染色 ×100）；D. 区域 2 的高倍镜下，上皮样肿瘤细胞密集，胞质细腻、呈嗜碱性，细胞核大，染色质浓集，核仁明显，核分裂易见（HE 染色 ×400）；E. 免疫组化瘤细胞 INI1 缺失，而内对照阳性（IHC×400）；F. 免疫组化显示区域 1 瘤细胞 ER 弥漫核阳性（IHC×100）。

本例肿瘤细胞具有上皮样特征，局灶伴间质黏液样变，常规诊断思路应考虑上皮样肉瘤、软组织肌上皮瘤、骨外黏液样软骨肉瘤等类似肿瘤。本例特殊之处在于，组织学有明显不同的两种肿瘤细胞成分，低级别成分的形态及免疫表型完全符合 MELTVR，而高级别上皮样肉瘤样成分的 ER 和 CD34 阴性、pan-CK 和 CK8/18 小灶阳性，这与 MELTVR 和上皮样肉瘤均不符合，S-100、P63、GFAP 等阴性以及低级别区域 ER 阳性等特点也不支持肌上皮瘤的诊断，NGS 检测未显示特征性融合基因，进一步排除类似肿瘤。本例两种病变区域 INI1 均缺失，提示可能存在克隆相关性，因此，区域 2 是 MELTVR（区域 1）发生去分化或高级别转化而来的。目前报道显示，MELTVR 呈惰性临床经过，治疗方法以手术完整切除为主，少数病例可复发，尚未见远处转移、高级别转化或去分化报道。由于本例发生了局部高级别转化，建议临床完整切除后密切观察。

（朱朋成　敖启林）

参考文献

1. SEGAWA K, SUGITA S, AOYAMA T, et al. Myoepithelioma of soft tissue and bone, and myoepithelioma-like tumors of the vulvar region: Clinicopathological study of 15 cases by PLAG1 immunohistochemistry[J]. Pathol Int, 2020, 70(12): 965-974.

2. XU Y, GAO H, GAO J L. Myoepithelioma-like tumor of the vulvar region: a case report in China and review of the literature[J]. Diagn Pathol, 2020, 15(1): 3.

3. HAMMER P M, KOLIN D L, CHARVILLE G W, et al. A Subset of SMARCB1(INI1)-deficient vulvar neoplasms express germ cell markers[J]. Histopathology, 2022, 81(3): 342-351.

4. KOLIN D L, KONSTANTINOPOULOS P A, CAMPOS S M, et al. Vulvar Yolk Sac Tumors Are Somatically Derived SMARCB1(INI1)-Deficient Neoplasms[J]. Am J Surg Pathol, 2022, 46(2): 169-178.

二、外阴具有卵黄囊瘤样分化的 *INI1* 缺失相关性肿瘤

（一）临床病史

患者，女，36 岁，因发现右侧外阴肿块 1 年余，增大 3 个月入院。最初外阴皮下见黄豆大硬结，活动可，不痛，未予重视。后来硬结逐渐增大，无局部皮温增高。门诊拟“外阴良性肿瘤、皮脂腺囊肿？”收入院。彩超检查：右侧大阴唇皮下软组织层内可探及一大小约 22mm × 15mm × 15mm、边界清的低回声结节，内部回声不均匀，后方回声增强。彩色多普勒血流成像：结节内富于血流信号。PET-CT 检查：全身未见其他肿块。术中所见：电刀纵行切开肿块，直径约 2cm，见黄色膏状物及脂肪样组织，部分呈囊壁样，切除病变组织送病理检查。

（二）病理检查

1. 大体所见　不整形组织一块，大小 2.5cm × 2.0cm × 0.9cm，灰白、灰黄色，切面呈灰白、灰褐色，质地中等。

2. 组织学形态（图 1-8-3A~ 图 1-8-3F）　低倍镜下，纤维脂肪组织、炎症背景中瘤组织呈巢状、条索状、实性片状、局灶微囊或腺腔样浸润性生长，伴有黏液外渗，部分瘤细胞挤压

变形，胞质呈深红色。高倍镜下，异型性的肿瘤细胞以上皮样细胞为主，少部分区域细胞呈梭形，胞质呈嗜伊红或透明，单泡或多泡状，部分细胞核偏位而呈印戒样细胞；细胞核呈圆形，居中或偏位，染色质呈空泡状，核仁小至中等大小，嗜双色性或嗜碱性，核分裂象不明显；未见坏死灶。

3. 免疫组化（图 1-8-3G~ 图 1-8-3L） 上皮样瘤细胞显示 pan-CK、CK20、CDX2、CEA 和 BRG1 阳性，AFP、SALL4、glypican3 部分阳性，Vimentin、SATB2、GATA3、OCT3/4、P40、ER、PR、PAX8、Syn、CgA、NUT、desmin、MyoD1、S-100、HMB-45、CD34、CD31 阴性，INI1 表达缺失，Ki-67 增殖指数约 50%。

（三）诊断和鉴别诊断

1. 诊断 （外阴）具有卵黄囊瘤样分化的 *SMARCB1*（*INI1*）缺失相关性肿瘤［*SMARCB1*（*INI1*）-deficient vulvar neoplasms with yolk sac differentiation，*INI1*-DVNYSD］。

2. 鉴别诊断

（1）卵黄囊瘤：一般原发于生殖腺、纵隔、中枢神经系统，组织形态有特征性的 SD 样小体、腺管状或囊管状结构，免疫组化显示 AFP 和 SALL4 阳性，表达 INI1，血清学常有 AFP 升高。本例虽然显示卵黄囊瘤样形态，并表达 AFP 和 SALL4 标记，但 INI1 缺失。

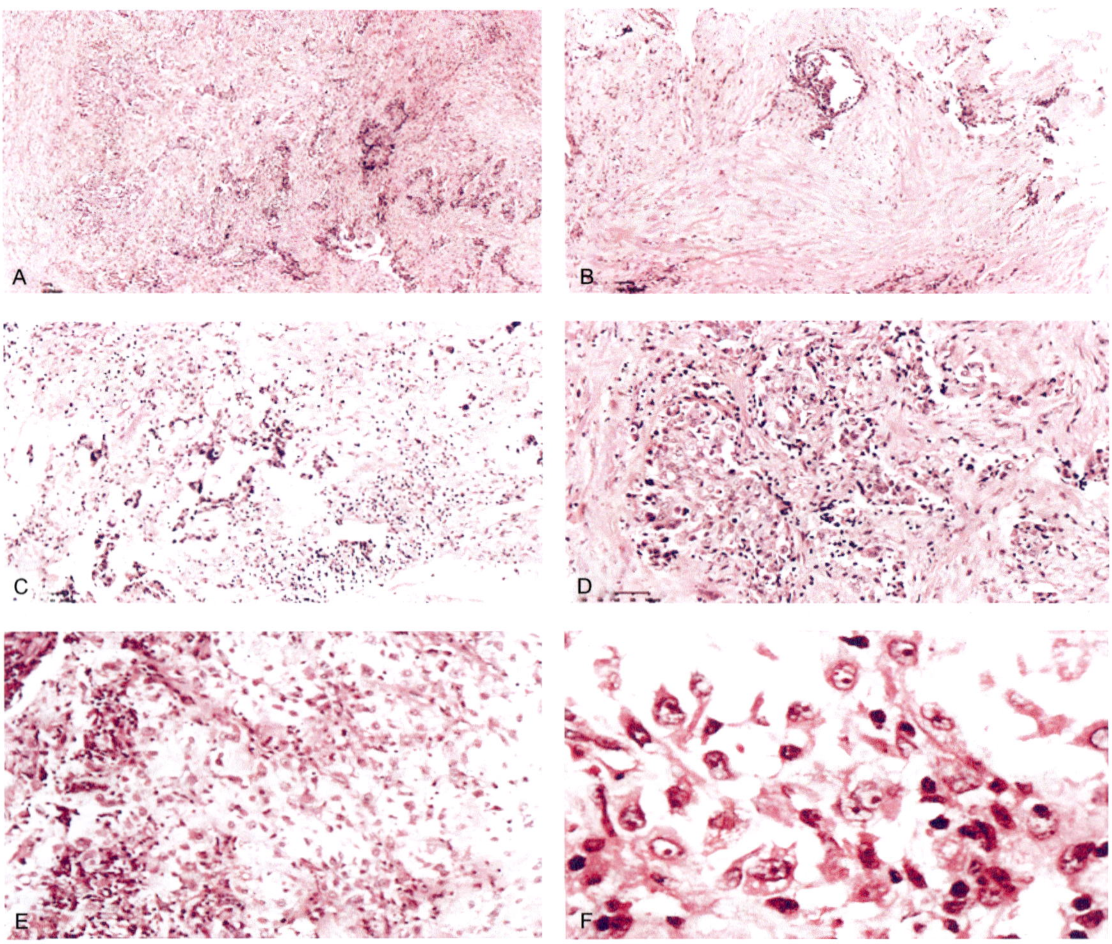

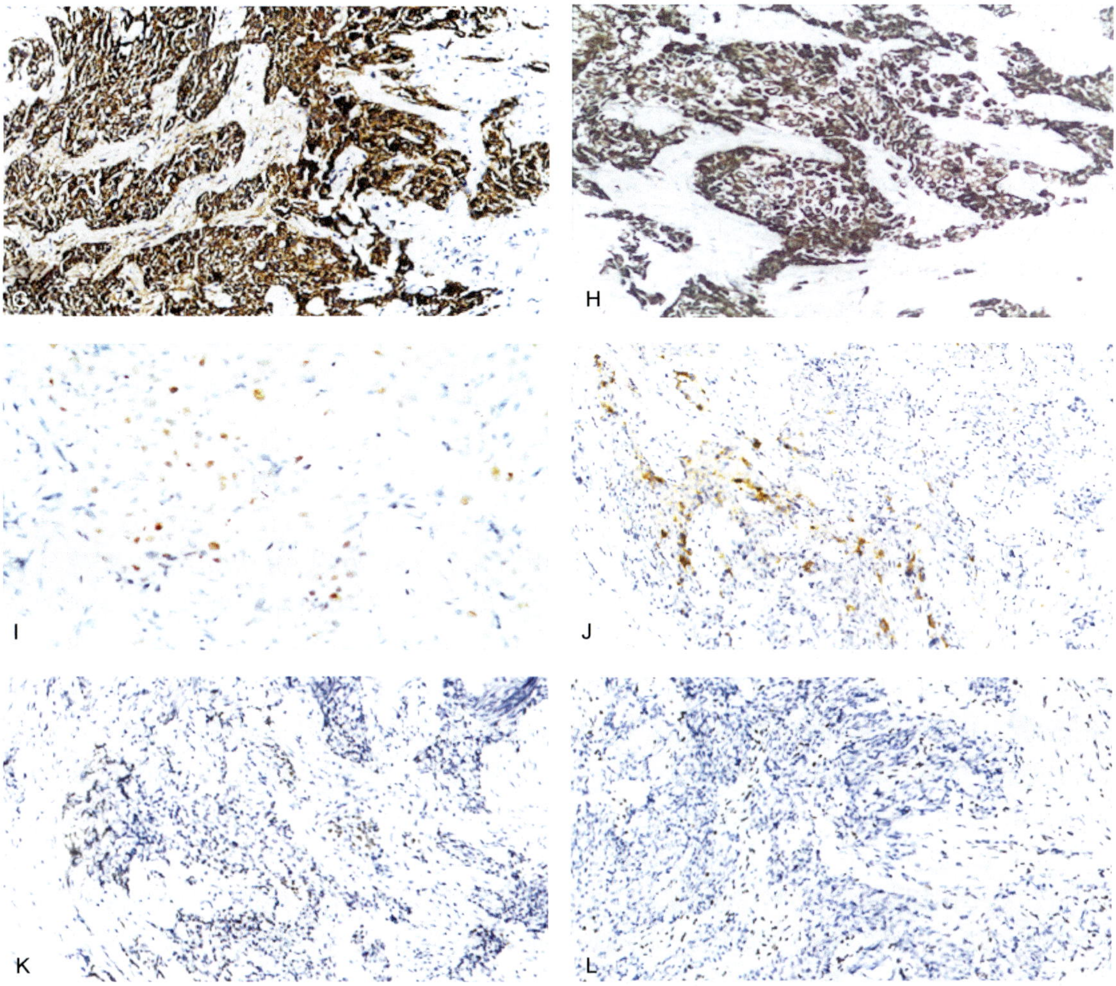

图 1-8-3 外阴具有卵黄囊瘤样分化的 INI1 缺失相关性肿瘤

A. 低倍镜下，瘤组织呈巢状、条索状、乳头状、筛网状浸润性生长；B、C. 低倍镜下，部分肿瘤呈微囊或腺腔样浸润性生长，部分区域间质疏松水肿和黏液样变；D. 高倍镜下，成团排列的肿瘤细胞呈上皮样，胞质呈嗜伊红色；E. 部分瘤细胞弥漫片状生长，间质疏松水肿、黏液样变；F. 高倍镜下，异型性的瘤细胞呈上皮样，胞质丰富，呈嗜酸性，或透明，呈单泡状或多泡状，可见核偏位，似印戒细胞；细胞核呈圆形，居中或偏位，染色质呈空泡状，核仁小至中等大小，呈嗜双色性或嗜碱性，核分裂象与坏死不明显（HE 染色 ×400）；G. 瘤细胞强阳性表达 pan-CK（IHC×200）；H. 瘤细胞强阳性表达 CK20（IHC×200）；I. 瘤细胞灶性表达 CDX2（IHC×200）；J. 瘤细胞灶性表达 AFP（IHC×100）；K. 瘤细胞灶性表达 SALL4（IHC×100）；L. 瘤细胞 INI1 表达缺失，而内对照阳性（IHC×100）。

（2）近端型上皮样肉瘤（epithelioid sarcoma，ES）：显示异型性明显的上皮样细胞弥漫浸润性生长，伴片状坏死，无囊管状、腺腔样结构；免疫组化表达上皮标记而且 INI1 缺失，但不表达 AFP 和 SALL4 等生殖细胞肿瘤的标记。

（3）外阴区肌上皮瘤样肿瘤（MELTVR）：与本例形态相似，有上皮样肿瘤细胞，也表达上皮标记，INI1 表达缺失；但瘤细胞不会聚集成囊管状或腺管状结构，免疫组化也不表达 SALL4 和 AFP。

（4）肌上皮癌（myoepithelial carcinoma，MEC）：好发于儿童，少数病例也可见于成年人；

镜下见分化较原始的卵圆形或小圆形细胞在丰富的黏液基质中弥漫浸润性生长，但不会聚集成囊管状或腺管状结构，瘤细胞异型性明显，核分裂象易见；上述形态与本例相似，免疫组化表达上皮标记，也有 INI1 表达缺失，但不表达 SALL4 和 AFP。

（四）读片分析

SMARCB1（*INI1*）缺失的外阴肿瘤包括一组罕见的肿瘤，如 ES、MEC、MELTVR 和难以分类的肉瘤。有作者用生殖细胞肿瘤标志物（SALL4、glypican3、OCT3/4 和 AFP）对 10 例 *SMARCB1* 缺失的外阴肿瘤进行染色，并复查其形态学特征；发现这组肿瘤发生于成年女性（中位年龄 41 岁），包括 ES（n=7）、MELTVR（n=2）和 MEC（n=1）。*SMARCB1*（*INI1*）缺失的外阴肿瘤易复发和远处转移，常具有侵袭性。

Kolin 等报道了 3 例外阴肿瘤，形态均为纯卵黄囊瘤（yolk sac tumor，YST）样，且 *SMARCB1*（*INI1*）表达缺失，他们认为外阴 YST 可能代表具有 YST 样形态的体细胞源性肿瘤。患者年龄分别为 34 岁、32 岁和 25 岁，2 例肿瘤与怀孕有关。3 例均表现为典型的 YST 形态，免疫组化显示 SALL4、glypican3、角蛋白弥漫阳性，CD34 阴性，且 *SMARCB1*（*INI1*）缺失；2 例 AFP 灶性阳性。在 2 个病例中进行了靶向分子分析，发现 *SMARCB1* 的 2 个拷贝缺失，未发现性腺发生 YST 时常见的基因组改变。在第 3 个病例中，12p 等臂染色体未被荧光原位杂交识别。3 例患者均有局部复发或远处转移，并接受多药化疗，2 例放疗，1 例患者在接受 EZH2 抑制剂他泽司他增强剂时病情进展，最终 2 例患者死亡，1 例患者带瘤生存。在该报道中，1 例脑转移瘤由低分化的实性片状细胞组成，兼具局灶性横纹肌样形态及近端型 ES 的特征。SALL4、glypican3 和 OCT4 在一部分 *SMARCB1* 缺失外阴肿瘤中呈阳性，使诊断具有挑战性，并导致该病例可能诊断为生殖细胞肿瘤。文章还强调了 1 例从 ES 形态转变为 YST 样形态的病例，进一步支持外阴 YST 是来源于 *SMARCB1* 缺失的肿瘤，并不代表真正的性腺外生殖细胞肿瘤的观点。总的来说，这些发现表明具有纯 YST 样形态的外阴肿瘤可能代表 *INI1* 缺失肿瘤的形态学变异型，而不是真正的生殖细胞肿瘤。对这种肿瘤加深认识并重新分类，可能对患者预后和治疗具有重要意义。

本例发生于年轻女性外阴，影像学检查（彩超、PET-CT）显示右侧外阴皮下局限性肿块；形态学兼具 YST 及近端型 ES 的特征。免疫组化瘤细胞表达一组上皮标志物（pan-CK、CK20、CEA），Vimentin 和 INI1 阴性，Ki-67 高表达，以至于最初考虑低分化腺癌，后经多处会诊，患者再次接受扩大手术切除，最终证实为新近报道的 *INI1*-DVNYSD。从有限的病例报道及本例临床诊治情况来看，该肿瘤易复发和转移，具有高度侵袭性。治疗方案优先推荐手术彻底切除肿瘤，并辅以化疗或放疗。此类 *INI1* 缺失肿瘤罕见，尚需积累更多病例，进一步了解其临床病理学和生物学行为特征，以优化治疗方案。

（王志敢）

参考文献

1. HAMMER P M, KOLIN D L, CHARVILLE G W, et al. A Subset of SMARCB1（INI-1）-deficient vulvar neoplasms express germ cell markers［J］. Histopathology, 2022, 81（3）: 342-351.

2. KOLIN D L, KONSTANTINOPOULOS P A, CAMPOS S M, et al. Vulvar Yolk Sac Tumors Are Somatically Derived SMARCB1（INI-1）-Deficient Neoplasms［J］. Am J Surg Pathol, 2022, 46（2）: 169-178.

3. SEGAWA K, SUGITA S, AOYAMA T, et al. Myoepithelioma of soft tissue and bone, and myoepithelioma-like tumors of the vulvar region: Clinicopathological study of 15 cases by PLAG1 immunohistochemistry[J]. Pathol Int, 2020, 70(12): 965-974.

三、血管肌成纤维细胞瘤

（一）临床病史

患者，女，52 岁；4 年前发现左侧外阴包块，大小 5cm × 4cm，现感包块增大，无压痛。影像学检查：B 超示左侧大阴唇内囊性包块（巴氏腺囊肿可能）；子宫占位性病变（多发性子宫小肌瘤？子宫内膜增厚、宫内节育器位置下移）。宫颈液基薄层细胞学结果无明显异常。

（二）病理检查

1. 大体所见（图 1-8-4A） 灰红色结节样肿物，大小为 7cm × 5cm × 3cm，上附皮肤大小为 3.0cm × 1.0cm × 0.4cm，临床已部分切开，切面呈灰红色、实性、质软。

2. 组织学形态（图 1-8-4B~ 图 1-8-4F） 低倍镜下，肿瘤边界清晰，部分区域细胞稀疏，部分区域细胞丰富，其内见大量小至中等大小薄壁扩张血管，局部见脂肪组织。高倍镜下，细胞丰富区，瘤细胞呈胖梭形，无异型性，围绕血管 / 呈条束状排列，瘤细胞间胶原较丰富；细胞稀疏区，瘤细胞呈纤细梭形，无异型性，部分倾向围绕血管，间质水肿。

3. 免疫组化（图 1-8-4G、图 1-8-4H） Desmin 局灶阳性，ER 阳性，SMA、CD34、S-100、CD117 阴性（间质内肥大细胞阳性），Ki-67 为 30% 阳性。

（三）诊断与鉴别诊断

1. 诊断 （左侧大阴唇）血管肌成纤维细胞瘤（angiomyofibroblastoma，AMF）。

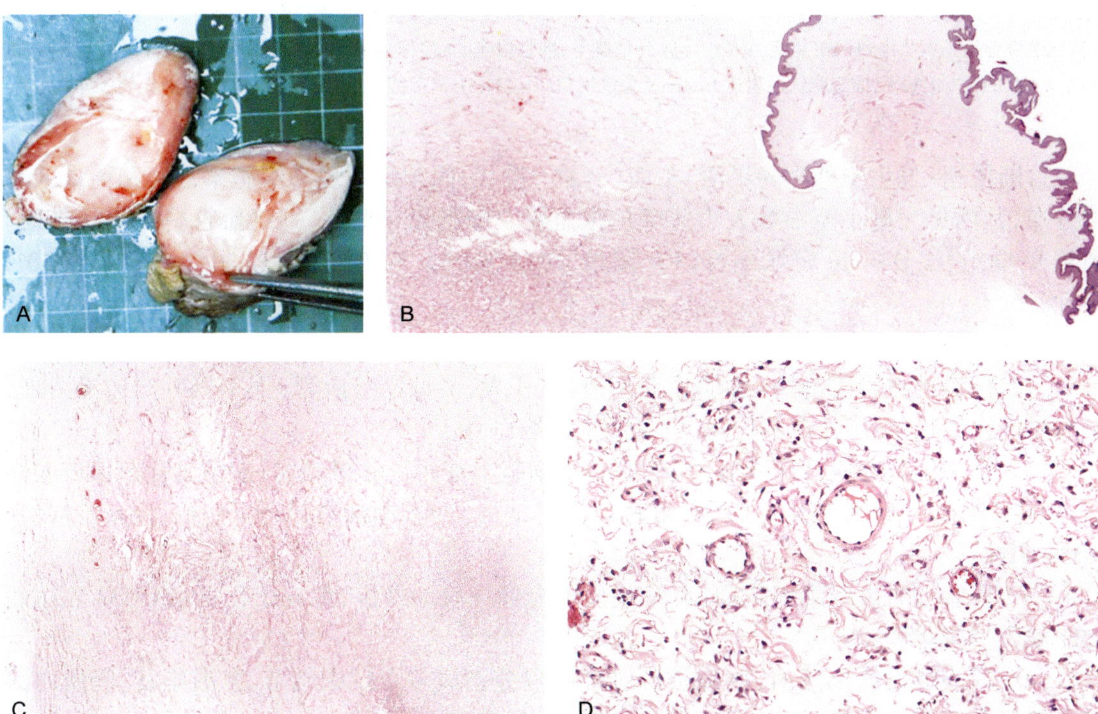

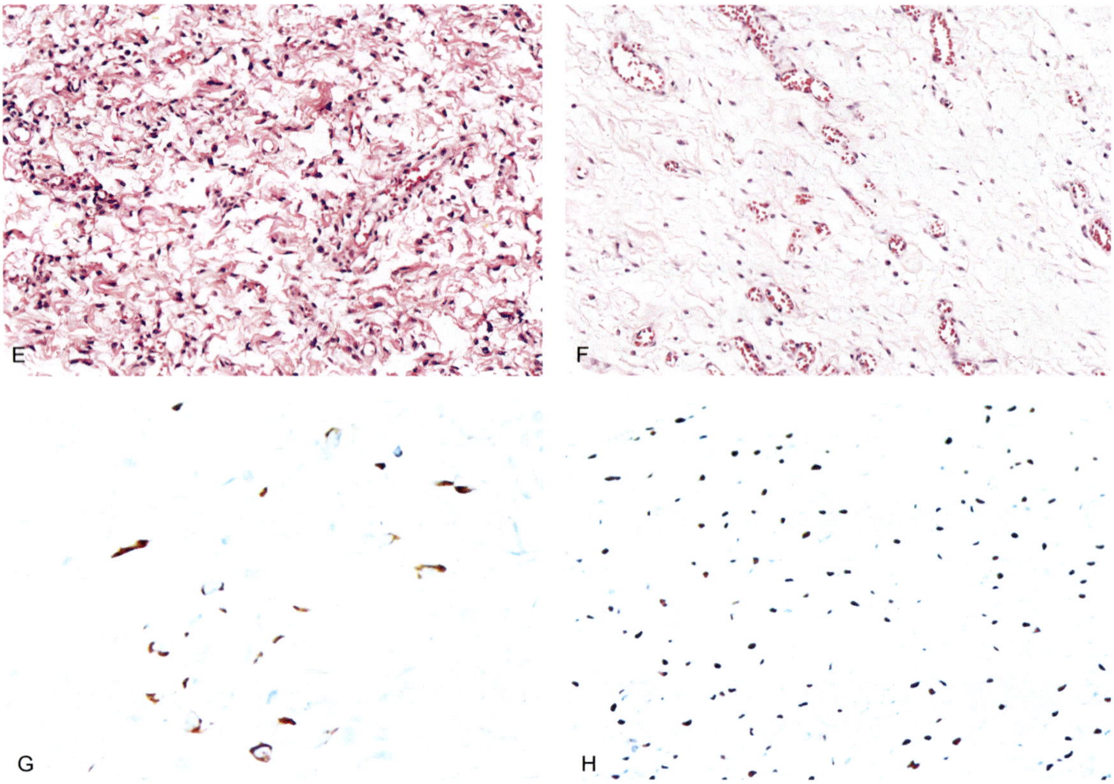

图 1-8-4　血管肌成纤维细胞瘤

A. 肿瘤有菲薄的包膜，切面呈灰红色、实性、质软；B、C. 低倍镜下，肿瘤界清，部分区域细胞稀疏，部分区域细胞丰富（HE 染色 ×40）；D. 高倍镜下，细胞丰富区瘤细胞呈胖梭形，无异型性，围绕血管排列（HE 染色 ×400）；E. 高倍镜下，细胞丰富区瘤细胞呈条束状排列（HE 染色 ×400）；F. 高倍镜下，细胞稀疏区瘤细胞呈纤细梭形，部分围绕血管，间质水肿（HE 染色 ×400）；G. 高倍镜下，瘤细胞灶性表达 Desmin（免疫组化 ×400）；H. 高倍镜下，瘤细胞表达 ER（免疫组化 ×400）。

诊断依据：发生于外阴的界清、实性（无痛）肿块，组织学表现为细胞丰富区和稀疏区交替分布，其内见大量小至中等大小薄壁扩张血管。细胞无异型性，围绕血管呈条束状排列。主要免疫组化：Desmin 局灶阳性，ER 阳性，SMA、CD34、S-100、CD117 阴性，Ki-67 为 30% 阳性。

2. 鉴别诊断

（1）侵袭性血管黏液瘤：肿瘤边界不清，体积大、可见厚壁血管；而本例肿瘤边界清晰，呈非浸润性生长，细胞分布不均匀，可见薄壁毛细血管。

（2）富于细胞性血管纤维瘤：梭形的肿瘤细胞丰富而且分布均匀，中小血管壁伴玻璃样变，免疫组化显示瘤细胞表达 CD34 而 RB1 表达缺失；而本例细胞形态不一致、分布不均匀，CD34 阴性。

（3）乳腺型肌成纤维细胞瘤：肿瘤间质见绳索样胶原纤维，免疫组化显示 CD34 表达而 RB1 缺失，与本例均不同。

（4）浅表性血管黏液瘤：肿瘤被纤维性间隔分割成多个模糊结节，黏液丰富，间质内薄壁血管呈分枝状或狭长，免疫组化显示 CD34 阳性，与本例不同。

（四）读片分析

AMF 好发于中青年妇女外阴，特别是大阴唇，部分病例位于阴道、宫颈和会阴。肿瘤最大径常 <5cm。组织学形态：在低倍镜下，肿瘤边界清晰或被覆纤维性假包膜，由细胞丰富区和稀疏区交替分布。肿瘤间质富于扩张的小至中等大小的薄壁血管（多为毛细血管，部分为小静脉），梭形、胖梭形、圆形或卵圆形的瘤细胞围绕血管生长。瘤细胞无异型性，核分裂象少见或无，常可见双核性细胞或多核细胞，有时可见核深染、畸形的退变细胞。瘤细胞之间常有不同程度硬化性胶原间质，可含少量肥大细胞，少数含有脂肪成分。瘤细胞 Desmin、Vimentin、ER、PR 阳性，绝经后病例可不表达 Desmin，部分表达 SMA、MSA，而 AE1/AE3、S-100、CD34 多为阴性。近有文献报告，5 例 AMF 出现 *MTG1-CYP2E1* 融合基因。本例发病年龄、部位、形态和免疫表型都符合 AMF，这种良性肌成纤维细胞肿瘤临床较少见，易误诊，文献仅报道 1 例肉瘤样变，1 例复发。治疗方案为手术完整切除肿瘤。

（黄　丽　陈　玲）

参考文献

1. BOYRAZ B, TAJIRI R, ALWAQFI R R, et al. Vulvar angiomyofibroblastoma is molecularly defined by recurrent MTG1-CYP2E1 fusions[J]. Histopathology, 2022, 81(6): 841-846.

2. TAJIRI R, SHIBA E, IWAMURA R, et al. Potential pathogenetic link between angiomyofibroblastoma and superficial myofibroblastoma in the female lower genital tract based on a novel MTG1-CYP2E1 fusion[J]. Mod Pathol, 2021, 34(12): 2222-2228.

四、浅表宫颈阴道肌成纤维细胞瘤

（一）临床病史

患者，女，47 岁；阴道镜检查发现阴道右后壁赘生物，MRI 检查提示阴道右后壁有一直径约 6mm 的类圆形影，呈稍长 T_1 信号短 T_2 信号，边缘光整，周围环以少许液性信号。

（二）病理检查

1. 大体所见　灰红色类圆形组织一块，大小约 1.5cm × 1.2cm × 1.0cm，表面光滑，切面呈灰红、灰白色、实性。

2. 组织学形态（图 1-8-5A~ 图 1-8-5D）　低倍镜下，肿瘤位于黏膜下，呈卵圆形息肉状，位于浅表区域内的瘤细胞成分比较稀疏，间质呈黏液样或水肿样；位于中心区域的瘤细胞则相对密集。高倍镜下，靠近黏膜的浅表区域内瘤细胞成分比较稀疏，细胞呈星状，胞质较少，细胞核呈卵圆形，间质呈黏液样或水肿样；位于中心区域的瘤细胞则相对密集，呈梭形或星状，细胞排列呈条束状，间质内可见较多的胶原纤维。

3. 免疫组化（图 1-8-5E、图 1-8-5F）　瘤细胞表达 Vimentin、Desmin、ER 和 PR，不表达 pan-CK、SMA、calponin、CD34、S-100、SOX10、NSE、STAT6、MUC4 和 myogenin；Ki-67 显示增殖指数约 5%。

（三）诊断与鉴别诊断

1. 诊断　（阴道右后壁）浅表宫颈阴道肌成纤维细胞瘤（superficial cervicovaginal myofibroblastoma，SCVM）。

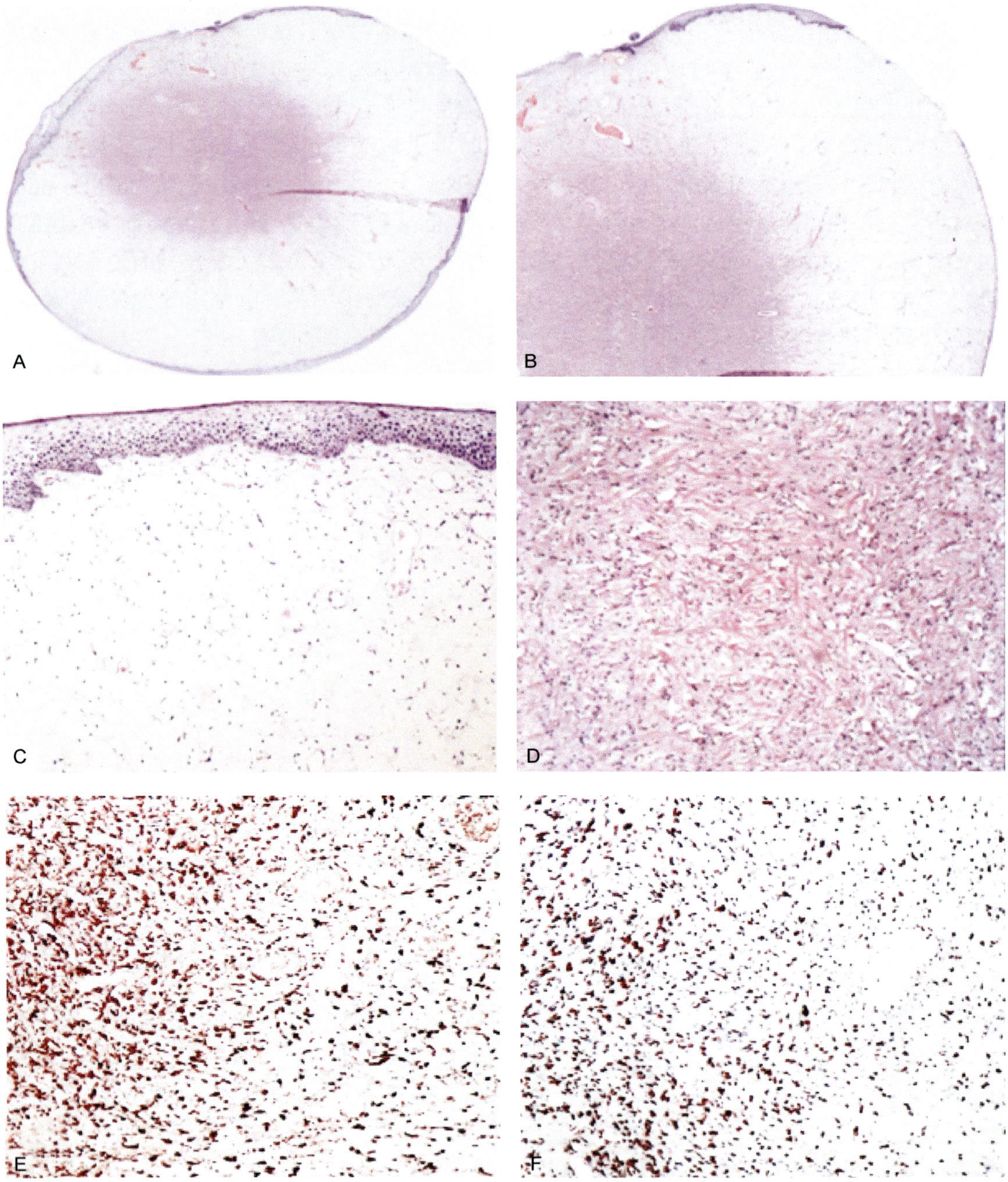

图 1-8-5 浅表宫颈阴道肌成纤维细胞瘤

A、B. 肿瘤位于黏膜下，呈卵圆形，位于浅表区域内的瘤细胞分布稀疏，间质呈黏液样或水肿样，位于中心区域的瘤细胞则相对密集；C. 靠近黏膜的浅表区域内的瘤细胞稀疏分布，瘤细胞形态温和，细胞核呈卵圆形，间质呈黏液样或水肿样；D. 位于肿瘤中心区域的瘤细胞则相对密集，呈梭形或星状，细胞排列呈条束状，间质内可见较多的胶原纤维；E. 免疫组化显示瘤细胞表达 Desmin；F. 免疫组化显示瘤细胞表达 ER。

诊断依据：中年女性发生于阴道壁的孤立性肿块，影像学检查显示类圆形肿块周围环以少许液性信号。组织学表现为浅表的稀疏区和中央的密集区，背景中可见较多胶原纤维。稀疏区细胞呈星状，胞质较少，细胞核呈卵圆形，间质呈黏液样或水肿样；密集区细胞呈梭形或星状，呈条束状排列，间质内可见较多的胶原纤维。

2. 鉴别诊断

（1）血管肌成纤维细胞瘤：多发生于中青年女性，好发于外阴和会阴。与SCVM不同的是，多数肿瘤有一层菲薄的纤维性假包膜，镜下由交替性分布的细胞丰富区和细胞稀疏区组成，瘤细胞呈短梭形或卵圆形，肿瘤内含有丰富的薄壁血管，瘤细胞往往具有围绕血管排列的倾向。免疫组化表达Desmin和ER。

（2）纤维上皮间质息肉：多见于成年人，年龄较SCVM轻，其内的梭形细胞呈星芒状杂乱排列，间质水肿或黏液样变，可见非典型间质细胞。免疫组化一般表达Desmin、CD34和ER。

（3）富于细胞性血管纤维瘤：男女均可发生，好发于外阴、阴道和腹股沟。由增生的卵圆形或梭形细胞组成，镜下常呈条束状排列，细胞之间含有纤细的胶原纤维。肿瘤内含有大量均匀分布的中小血管，部分病例血管壁可伴有玻璃样变。约1/4的病例内含有脂肪细胞，多位于肿瘤的周围。多数病例表达CD34和ER，不表达Desmin，而显示RB1蛋白表达缺失。

（4）侵袭性血管黏液瘤：好发于中老年女性盆腔和会阴部的深部软组织，其次见于外阴、臀部和腹股沟；男性则多发生于阴囊、腹股沟、精索和盆腔。肿瘤呈分叶状，体积较大（直径常>5cm），边界不清，常浸润邻近的脂肪、纤维、肌肉或脏器组织。肿瘤内含扩张的薄壁或厚壁血管，大小不一，管壁或其周围可伴有透明样变性；肿瘤细胞体积小，为梭形或星芒状；间质呈胶原样玻璃样变、水肿、富于黏液，间质内常见灶性出血。免疫组化表达Desmin和ER，CD34可阳性。新近研究发现，肿瘤常显示*HMGA2*基因重排。

（5）浅表血管黏液瘤：好发于成年人，男性多见。多发生于躯干、头颈、下肢和生殖区，呈缓慢性生长的息肉样或稍隆起的结节或丘疹。浅表血管黏液瘤可成为卡尼综合征的组成部分。镜下病变位于真皮网状层，常累及皮下，边界不清，常蔓延至邻近组织。肿瘤呈小叶样或多结节样，由短梭形或星芒状成纤维细胞组成，背景见大量的黏液样基质，内含薄壁、狭长的血管，间质可见炎症细胞浸润，特别是中性粒细胞。免疫组化不表达Desmin和ER，而表达CD34。

（四）读片分析

SCVM是一种很少见的、发生于女性阴道和宫颈黏膜下浅表基质内的良性间叶性肿瘤，该肿瘤起源于宫颈阴道上皮下带状区间质的原始成纤维细胞样细胞。Laskin等2001年首次报道，后续国内陆续有一些病例报道。SCVM发病年龄范围广（23~80岁），但多发生于围绝经期或绝经后妇女。临床常诊断为息肉或囊肿，多无明显症状，个别病例有阴道流血史。大多数病例表现为孤立性肿块。低倍镜下，肿瘤边界清晰，呈圆形或卵圆形，位于黏膜下；浅表区域的瘤细胞比较稀疏，间质呈黏液样或水肿样，梭形或星芒状瘤细胞可呈短条束状、网格状、花边状或筛孔状排列；而位于中心区域的瘤细胞则相对密集，瘤细胞多呈条束状或波浪状排列，与间质内胶原纤维的走向一致。瘤细胞形态温和，胞质较少，呈淡嗜伊红色，核呈卵圆形或梭形，染色质细致，可见小核仁，核分裂象很少见。免疫组化瘤细胞表达Desmin，部分病例表达 CD34、ER 和 PR。SCVM 形态和免疫表型与其他好发于女性下生殖道的良性间叶性肿瘤有重叠，诊断时需要结合临床表现进行鉴别。

（刘　慧　赵会传）

参考文献

1. LASKIN W B, FETSCH J F, TAVASSOLI F A, et al. Superficial cervicovaginal myofibroblastoma: fourteen cases of a distinctive mesenchymal tumorarising from the specialized subepithelial stroma of the lower female genital tract[J]. Hum Pathol, 2001, 32(7): 715-725.

2. 郜红艺，杨文涛，王坚．浅表宫颈阴道肌纤维母细胞瘤的临床病理学观察[J]．临床与实验病理学杂志，2005，21(4): 414-418.

五、宫颈 *NTRK* 重排肉瘤

【病例一】

（一）临床病史

患者，女，33 岁；因阴道出血 18 天入院。MRI 平扫＋增强显示阴道前上壁血供丰富，可见 T_1、T_2 稍长肿块影，大小为 4.5cm × 1.6cm × 4.5cm；增强扫描肿块呈明显强化，阴道前壁与周围组织分界清楚。实验室检查：血清 CA125 为 43.80 U/ml，血清 CEA 及 AFP 均正常。拟行阴道镜肿块切除术。

（二）病理检查

1. 大体所见　送检子宫颈肿块：灰白色不整形碎组织，大小 9.0cm × 8.0cm × 5.0cm，切面呈灰白、灰黄色、实性、质软，部分区域切面可见灰黄黏冻样物。

2. 组织学形态（图 1-8-6A~ 图 1-8-6C）　镜下肿瘤组织由弥漫一致的梭形细胞组成，交叉成束状，部分区域呈人字形、席纹状排列；肿瘤中可见较多血管，厚壁大血管管壁部分区域玻璃样变性；肿瘤细胞呈纺锤形，部分为卵圆形，两头钝圆，胞质少，局灶区域胞质空泡化；细胞核具有轻至中度的异型性，核仁不明显，核分裂象易见（>30 个 /10 HPF），无坏死；脉管内未见瘤栓；瘤细胞形态单一，无异源性成分；灶区可见淋巴细胞及单核细胞浸润；无法判断边界，部分区域似有包膜。

3. 辅助检查（图 1-8-6D~ 图 1-8-6H）　免疫组化：肿瘤细胞表达 Vimentin、S-100 和 CD34，不表达 SOX10、EMA、p53、p16、ER、PR、CD10、BCOR、SMA、Desmin、h-Caldesmon、Cyclin D1、ALK、CD117、STAT6、HMB-45、Melan-A，Ki-67 增殖指数约为 40%。加做免疫组化显示 Pan-TRK 弥漫性胞质阳性。分子检测：FISH 检测显示 *NTRK3* 基因重排；靶向 RNA 的 NGS 检测有 *ETV6-NTRK3* 的基因融合。

（三）诊断及鉴别诊断

1. 诊断　（宫颈）*NTRK* 重排肉瘤。

诊断依据：本例镜下见肿瘤富于细胞，胖梭形细胞呈短束状及席纹状排列，背景为轻度纤维化的间质，并有大量厚壁血管，混有少量淋巴细胞浸润。肿瘤细胞胞质中等，呈嗜双色性；核呈卵圆形，有轻度多形性，染色质呈空泡状，核仁不明显，核分裂象易见，未见坏死。免疫组化显示瘤细胞弥漫强表达 CD34 和 S-100，Pan-TRK 显示胞质弥漫阳性；NGS 和 FISH 检测发现 *ETV6-NTRK3* 基因重排。

2. 鉴别诊断

（1）高级别子宫内膜间质肉瘤（*ZC3H7B-BCOR* 基因重排相关）：该肿瘤镜下具有广泛的黏液样基质，细胞呈束状排列，细胞核具有多形性，具有经典的子宫内膜间质肉瘤的舌样浸润子宫肌壁及血管的特点；分子检测发现 *ZC3H7B-BCOR* 基因融合。

（2）平滑肌肉瘤：肉眼观察肿瘤质地较糟脆，常伴有出血、坏死和囊性变。形态学与 *NTRK* 基因融合的肉瘤较为类似，但平滑肌肉瘤常见地图样坏死，细胞异型性大，免疫组化平滑肌标志物阳性。

（3）炎性肌成纤维细胞瘤：多发生于子宫体，镜下见肿瘤由两端尖锐的梭形细胞组成，细胞核具有中至重度异型性，间质常伴有大量的浆细胞和淋巴细胞浸润，肿瘤中常见薄壁细长的“鸡爪”样血管，FISH 检测常有 *ALK* 和或 *ROS1* 基因重排；而 *NTRK* 基因融合的肉瘤细胞核为轻至中度异型性，肿瘤中大多为厚壁血管，间质可见灶性的淋巴细胞浸润，免疫表型和分子特征也不同。

（4）*PDGFB* 基因重排的纤维肉瘤：形态学与皮肤隆突性纤维肉瘤非常相似，免疫表型亦可出现 S-100 与 CD34 的共表达，但间质通常不出现炎症细胞浸润，血管、淋巴管侵犯常见，好发于绝经后老年女性，分子检测结果为 *COL1A1/PDGFB* 基因重排。

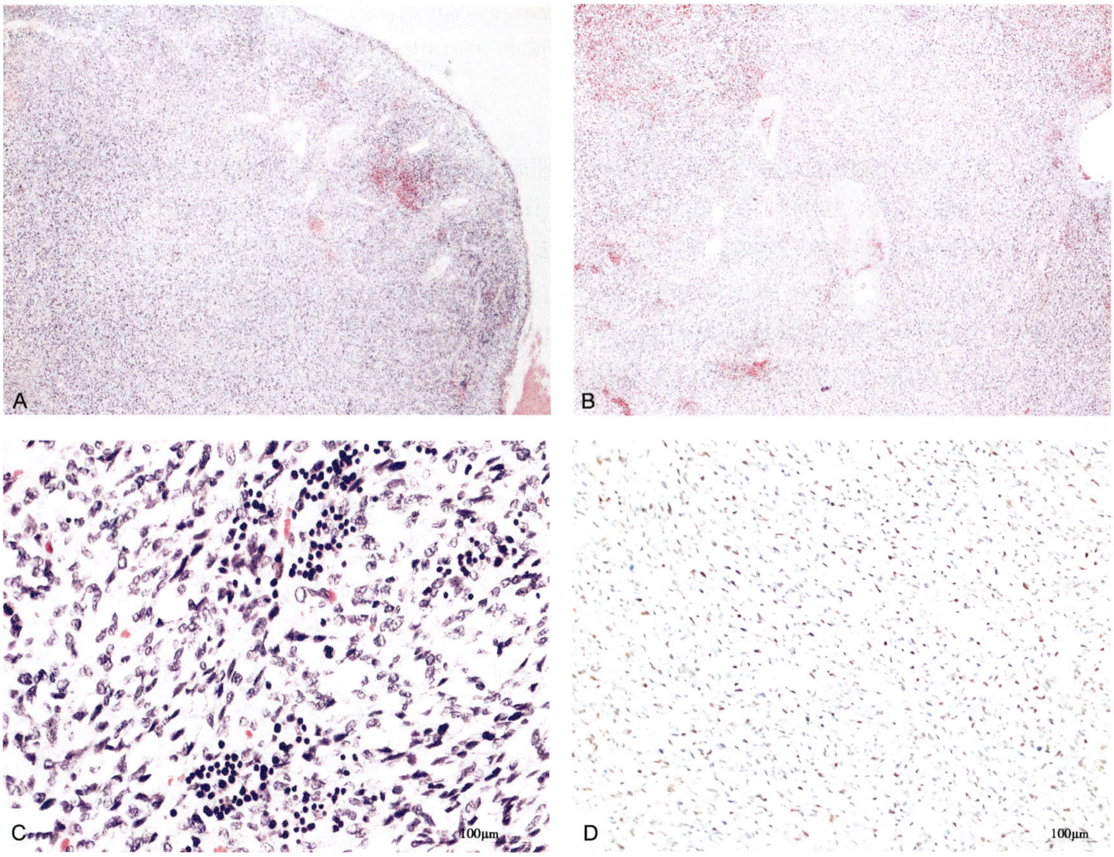

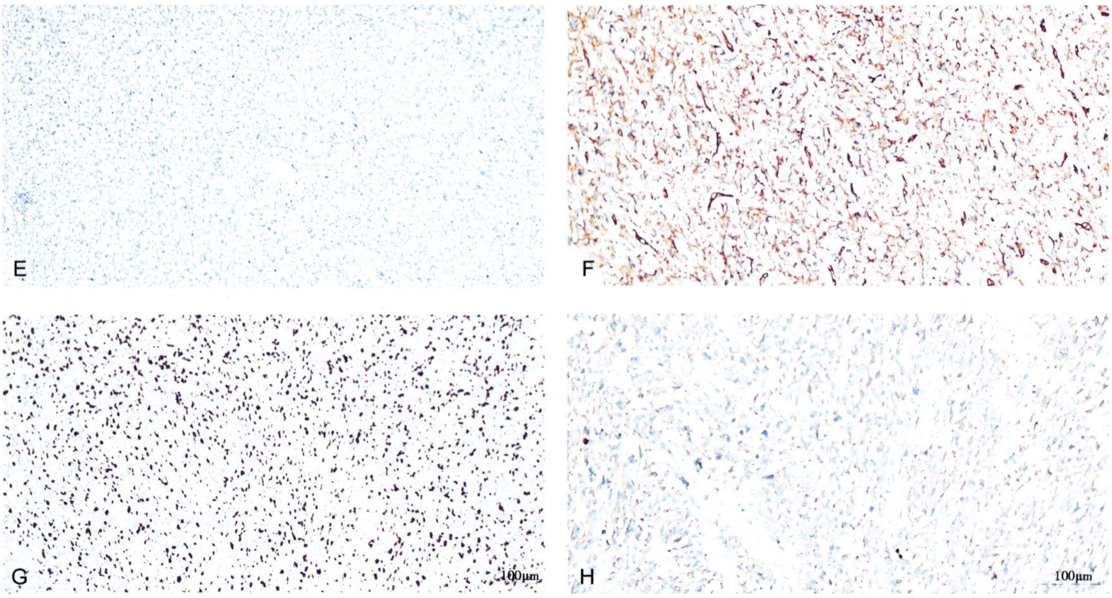

图 1-8-6　宫颈 *NTRK* 重排肉瘤

A. 低倍镜下，肿瘤组织由弥漫一致的梭形细胞组成，交叉成束状，部分区域呈人字形、席纹状排列（HE 染色 ×40）；B. 肿瘤间质内有较多厚壁血管，部分管壁玻璃样变（HE 染色 ×100）；C. 低倍镜下，瘤细胞呈纺锤形或卵圆形，胞质少，局灶区域胞质内可见空泡；细胞核具有轻至中度的异型性，核仁不明显，核分裂象易见；间质可见淋巴细胞浸润（HE 染色 ×400）；D. 免疫组化显示瘤细胞表达 S-100（IHC×200）；E. 瘤细胞不表达 SOX10（IHC×100）；F. 瘤细胞弥漫表达 CD34（IHC×400）；G. 免疫组化 Ki-67 显示瘤细胞增殖指数约 40%（IHC×100）；H. 加做免疫组化 Pan-TRK 显示瘤细胞弥漫性胞质阳性（IHC×400）。

（5）成人型纤维肉瘤：镜下特征性的梭形细胞呈鱼骨样排列，细胞之间有纤细的胶原纤维分隔，形态与 *NTRK* 基因重排肉瘤较难鉴别，但结合免疫组化和分子检测可以鉴别。

（6）恶性孤立性纤维性肿瘤：典型肿瘤无固定的形态结构，细胞稀少区和细胞丰富区交替分布，二者之间有粗大的玻璃样变胶原分隔，细胞核异型性大，有肿瘤性坏死和大量的核分裂象。免疫组化标记肿瘤细胞特征性表达 CD34 和 STAT6。

（7）恶性胃肠道间质瘤：也是梭形细胞肿瘤，组织学形态多样，但免疫组化标记 CD117、Dog-1 以及 CD34 阳性。

（四）读片分析

NTRK 基因重排的子宫肉瘤是一组新近发现的肿瘤，多发生于子宫颈，形态上与纤维肉瘤较为相似，并可能表现为高度侵袭性。*NTRK* 基因重排的子宫颈肉瘤是子宫颈间叶细胞发生的恶性肿瘤，罕见，目前全球仅有 15 例完整的病例报道。肿瘤大体呈现息肉样，多呈浸润性生长。镜下肿瘤主要由均匀的梭形细胞排列成鱼骨样和席纹状，瘤细胞伴有轻至中度异型性和不明显的核仁，可见散在的异型合体样细胞，核分裂象多少不等（1~50 个 /10HPF）。肿瘤间质可见炎症细胞浸润，血管可为厚壁血管，也可是纤细的薄壁血管，有时呈现血管周细胞瘤样形态。*NTRK* 重排肉瘤的免疫表型有一定特异性，在 SOX10 阴性的情况下，瘤细胞表达 S-100、CD34 和 Cyclin D1；Pan-TRK 蛋白（显示弥漫胞质阳性）免疫组化能够可靠初筛 *NTRK* 重排肿瘤，但是考虑到该抗体对 NTRK3 的灵敏度仅为 50%~70%，故仍需使用分子检

测予以证实。该肿瘤为高侵袭性肿瘤，文献报道的患者均在全麻下行子宫全切 + 双侧附件切除术，术后随访最长达 108 个月，术后有复发及转移。本例术后密切随访 13 个月，未见复发和转移。肿瘤的预后资料较少。使用 Trk 抑制剂治疗宫颈 NTRK 重排肉瘤患者的有效率为 70%，而其他部位的 NTRK 重排肉瘤患者治疗有效率则为 30%，因此，Trk 抑制剂的靶向治疗可能会使患者受益。

（刘涵瀚　胡俊波）

参考文献

1. RABBAN J T, DEVINE W P, SANGOI A R, et al. NTRK fusion cervical sarcoma: a report of three cases, emphasising morphological and immunohistochemical distinction from other uterine sarcomas, including adenosarcoma[J]. Histopathology, 2020, 77(1): 100-111.

2. SZALAI L, VERECZKEY I, SZEMES M, et al. NTRK-rearranged spindle cell sarcoma of the uterine cervix with a novel NUMA1: NTRK1 fusion[J]. Virchows Arch, 2024, 484(3): 527-531.

3. COSTIGAN D C, NUCCI M R, DICKSON B C, et al. NTRK -Rearranged Uterine Sarcomas: Clinicopathologic Features of 15 Cases, Literature Review, and Risk Stratification[J]. Am J Surg Pathol, 2022, 46(10): 1415-1429.

【病例二】

（一）临床病史

患者，女，55 岁；因“绝经 1 年，阴道流血 1 次，发现宫颈占位病变半个月”入院。术中所见：宫颈增大，宫颈管有赘生物，出血明显，部分吸碘。盆腔彩超显示：宫颈可见一大小约 42mm × 41mm 的混合回声包块。考虑：宫颈癌？行宫颈活检得出恶性肿瘤诊断后，行子宫根治性手术，因肿瘤较大，将宫颈与宫体离断（不完整）切除，术中见阴道后壁创面糜烂、质脆，疑似肿瘤侵犯；随访患者分别于术后 6、8 个月出现腹壁切口部位、腹腔内及腹壁转移。

（二）病理检查

1. 大体所见　宫颈活检组织两枚，最大径分别为 0.6cm、0.7cm，呈灰白、灰红色。子宫根治切除标本：全子宫双附件标本一具，子宫大小 8.5cm × 7.0cm × 4.1cm，宫颈与宫颈管结构欠清，紧邻宫颈离断面可见一大小 6cm × 3cm × 2cm 的肿块，表面不平整，切面呈灰白色、实性、质嫩、边界尚清。

2. 组织学形态（图 1-8-7A~ 图 1-8-7E）　低倍镜下，宫颈被异型梭形肿瘤组织所取代，局部呈血管外皮瘤样改变。中高倍镜下，瘤细胞呈实性片状及交叉束状排列，在宫颈纤维肌壁中穿插浸润性生长，残留少量宫颈腺体；瘤细胞呈梭形和卵圆形，有中度异型性，胞质呈淡嗜伊红色，胞界不清，可见小至中等大小核仁，核分裂象多少不等，最高 3 个 /HPF，未见肿瘤性坏死，间质见少量成熟淋巴细胞浸润。

3. 辅助检查（图 1-8-7F~ 图 1-8-7H）　免疫组化显示瘤细胞 CD34、Pan-TRK、H3k27me3、CyclinD1 阳性，S-100 局灶阳性，Ki-67 高表达（约 50%）；而 SMA、h-caldesmon、Desmin、ER、PR、CD10、BCOR、SOX10、HMB-45、Dog-1、CD117、STAT6 均阴性。分子检测发现 *KHDRBS1-NTRK3* 融合基因。

（三）诊断与鉴别诊断

1. 诊断　宫颈 *NTRK* 重排肉瘤（NTRK-rearranged sarcoma）。

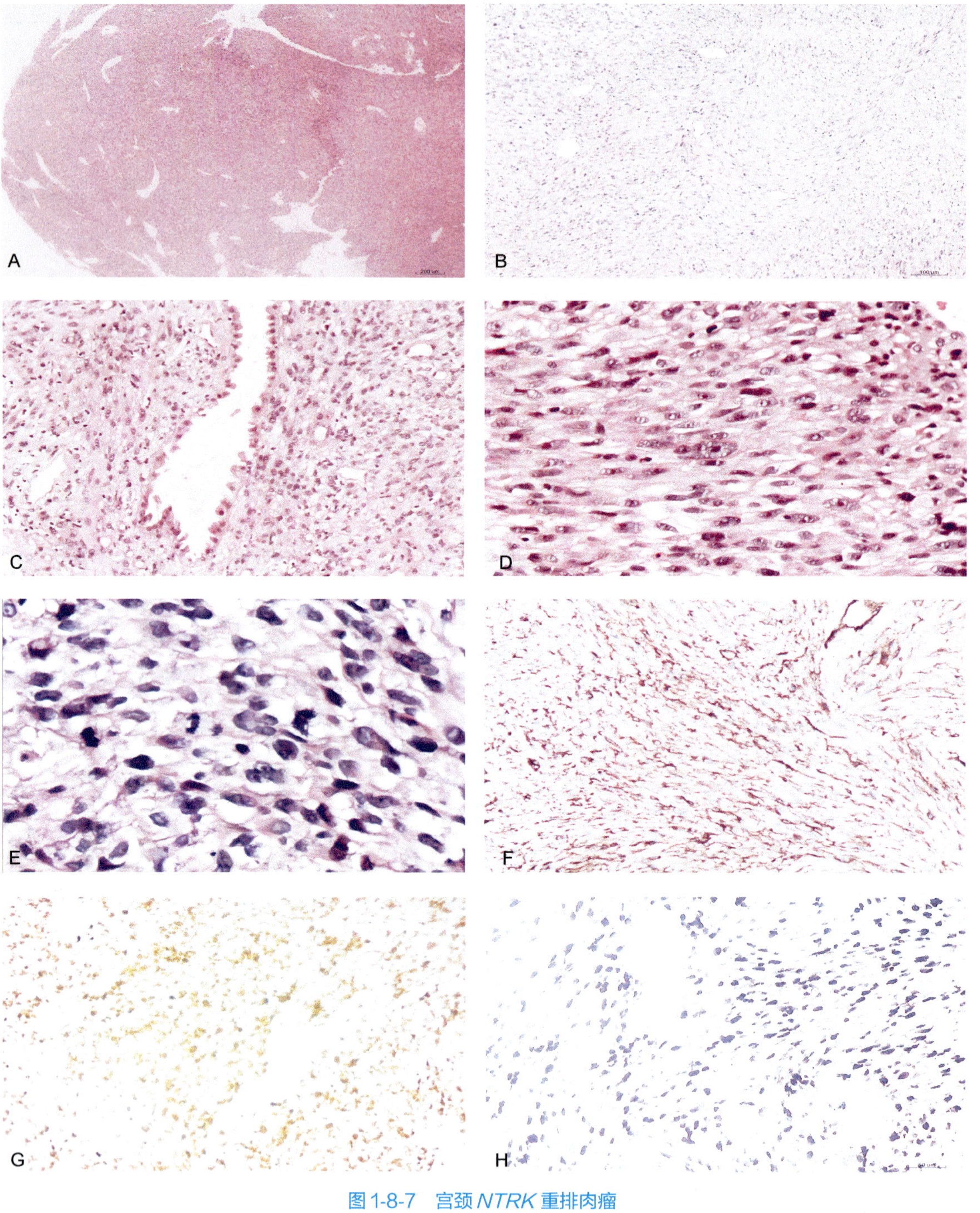

图 1-8-7 宫颈 *NTRK* 重排肉瘤

A. 低倍镜下，肿瘤细胞围绕血管呈血管外皮瘤样（HE 染色 ×20）；B. 梭形瘤细胞呈交叉束状弥漫性生长（HE 染色 ×40）；C. 中倍镜下，肿瘤细胞在宫颈腺体之间浸润性生长（HE 染色 ×100）；D. 高倍镜下，瘤细胞呈梭形，异型性明显（HE 染色 ×200）；E. 同一视野内可见 3 个核分裂象（HE 染色 ×400）；F. 瘤细胞 CD34 弥漫强阳性（免疫组化 ×200）；G. 瘤细胞 Pan-TRK 弥漫阳性（免疫组化 ×200）；H. 瘤细胞 Ki-67 高表达（免疫组化 ×200）。

2. 鉴别诊断

（1）子宫内膜间质肉瘤：梭形肿瘤细胞胞质呈嗜碱性，低级别子宫内膜间质肉瘤表达 CD10，高级别时表达 CyclinD1 和 BCOR。

（2）宫颈腺肉瘤：本例肉瘤组织中可见少量残留的宫颈腺体，类似宫颈腺肉瘤，但未见腺体周围肿瘤细胞密集的袖套样结构，加上分子检测结果，可排除。

（3）平滑肌肉瘤：肿瘤细胞胞质嗜伊红色，细胞核呈经典的雪茄样，可见“蠕虫样”生长方式，免疫组化表达肌源性标记；本例形态和免疫表型与此不符，可以排除。

（4）恶性外周神经鞘瘤：梭形肿瘤细胞呈多结节状生长，不同程度表达 S-100，这些特点与本例相同；但本例 SOX10 阴性、H3k27me3 表达（未见缺失），可以排除恶性外周神经鞘瘤。

（5）恶性黑色素瘤：形态谱系广，瘤细胞表达 S-100、SOX10、HMB-45 等，本例虽然 S-100 表达阳性，但其他免疫表型与此不同，容易鉴别。

（四）读片分析

NTRK 重排的梭形细胞肿瘤是 2020 年第 5 版 WHO 骨与软组织肿瘤分类中新出现的一种以分子特征定义的病理组织学类型（不包括婴儿型纤维肉瘤），是一组形态和生物学行为不一的谱系性肿瘤，均具有局部侵袭性、复发性和转移潜能。组织学形态多变，形似“纤维肉瘤或恶性外周神经鞘瘤样”，全身多处均可发生，但发生于子宫的病例罕见，目前国内外文献报道不足 30 例。患者年轻（平均 35 岁），大部分发生于子宫颈，少数在子宫体，诊断时病变多局限于子宫（Ⅰ期）。该肿瘤在第 5 版 WHO 女性生殖系统肿瘤分类中，又称为“宫颈 *NTRK* 重排肉瘤”。最常见的临床表现为阴道异常出血和宫颈占位病变。组织学上主要由相对一致的梭形细胞呈弥漫性、鱼骨样或杂乱无结构排列，在正常宫颈或子宫内膜腺体间浸润性生长，细胞呈轻至中度异型性，核分裂象多少不等，偶见坏死。肿瘤内血管不一，可见血管外皮瘤样结构，半数以上病例可见血管周围透明变性；70% 的病例可见淋巴细胞浸润。免疫表型：瘤细胞 Pan-TRK 阳性（灵敏度为 100%），常共表达 S-100 和 CD34，CyclinD1 阳性不等（20%~90%），不表达肌源性和黑色素性标记，ER、PR 为阴性或灶性弱表达。建议对所有 Desmin、h-caldesmon 和激素受体不表达的子宫梭形细胞肿瘤常规行 S-100、CD34 和 Pan-TRK 免疫组化，以初筛子宫 *NTRK* 基因重排肿瘤。如 Pan-TRK 阳性，需进一步进行分子检测，NGS 是现阶段检测 *NTRK* 基因重排的“金标准”。大多数 *NTRK* 重排子宫肉瘤主要为 *TPM3-NTRK1* 融合，其他 *NTRK1* 的融合伴侣还包括 *LMNA*、*TPR*、*RBPMS*、*EML4* 等。

本例发病年龄、症状、病理学表现均与文献相符，提示宫颈 *NTRK* 重排肉瘤可能。但由于该肿瘤极为罕见，其形态学及免疫组化特点与子宫其他梭形细胞肿瘤有重叠，最终确诊存在一定挑战性，需与一系列发生于子宫的梭形细胞肿瘤如平滑肌肉瘤、*BCOR* 或 *YWHAE* 重排的高级别子宫内膜间质肉瘤、孤立性纤维性肿瘤、炎症性肌成纤维细胞瘤、恶性外周神经鞘瘤、恶性黑色素瘤等进行鉴别。本例结合免疫组化以及分子检测（*KHDRBS1-NTRK3* 融合基因）确诊为宫颈 *NTRK* 重排肉瘤；查阅文献，发现这种基因融合很少见。

文献报道的子宫 *NTRK* 基因重排肉瘤绝大部分患者行子宫全切 + 双侧附件切除术，随访 2~108 个月，其中 1 例于术后 78 个月死于疾病，5 例复发或转移，但仍存活。本病例多次复发，目前尚在随访中，仍需积累更多病例以评估该肿瘤的临床病理学特点和生物学行为。

（王志敢）

参考文献

1. COSTIGAN D C, NUCCI M R, DICKSON B C, et al. NTRK-Rearranged Uterine Sarcomas: Clinicopathologic Features of 15 Cases, Literature Review, and Risk Stratification[J]. Am J Surg Pathol, 2022, 46(10): 1415-1429.

2. 蔡宇梦, 汪昊, 师晓华, 等. 子宫体间叶源性肿瘤新分型的研究进展[J]. 中华病理学杂志, 2023, 52(7): 761-766.

3. 周小晴, 张珊, 粟占三, 等. 子宫颈 NTRK 基因重排梭形细胞肿瘤的临床病理分析[J]. 现代肿瘤医学, 2023, 31(11): 2068-2072.

六、子宫尤因肉瘤

【病例一】

(一)临床病史

患者,女,33 岁;孕 3 产 2,人流 1 次。患者因"月经量增多、经期延长和痛经 4 月余,伴头昏乏力、胸闷心慌、贫血"就诊,行子宫内膜诊刮术后,病理诊断:小圆细胞恶性肿瘤,考虑子宫内膜间质肉瘤可能,建议行免疫组化进一步确诊。10 天后入院,影像学检查:MRI(图 1-8-8A)显示子宫内膜明显不均匀增厚,前壁下段呈团块状软组织影,考虑子宫内膜恶性肿瘤。遂行全子宫及双附件切除术。

(二)病理检查

1. 大体所见 全子宫切除标本:宫腔向左偏位,内膜厚 0.7cm,宫腔右侧壁可见黄褐色边界尚清的实性肿物,直径约 5.5cm,质嫩细腻。宫颈及双附件未见异常。

2. 组织学形态(图 1-8-8B~图 1-8-8D) 低倍镜下,肿瘤细胞呈片状和分叶状生长,毛细血管丰富。高倍镜下,小蓝圆的瘤细胞均匀一致,胞质稀少、边界不清,细胞核呈圆形、深染,核仁不清,核分裂象多见,可见坏死灶;部分区域表现为围绕厚壁小血管生长的假乳头结构。

3. 辅助检查(图 1-8-8E、图 1-8-8F) 免疫组化:Vimentin、CD99、NKX2.2 弥漫强阳性,Syn 弱阳性,AE1/AE3、ER、PR、CD10、LCA、CyclinD1 和 Desmin 均阴性。分子检测:*EWSR1* 断裂探针显示约 95% 的细胞核内红绿信号分离,结果为阳性。

(三)诊断与鉴别诊断

1. 诊断 (子宫)尤因肉瘤。

诊断依据:发生于年轻女性子宫体的小蓝圆恶性肿瘤细胞呈弥漫性片状生长,核分裂象多见,可见坏死灶。

2. 鉴别诊断

(1)中枢型原始神经外胚叶肿瘤(primitive neuroectodermal tumor, PNET):多发生于绝经后女性子宫体,由相对一致的小圆细胞排列成实性片状或巢状,有大片坏死;瘤细胞边界不清,胞质透亮或呈嗜碱性,细胞核呈圆形或卵圆形、空泡状,染色质呈颗粒状,见核仁,脉管内瘤栓易见。可见部分淡染的结节状区域,有菊形团,核分裂象易见(>15 个 /10HPF),免疫组化表达 CD99、FLI1、Syn 和 CgA,提示肿瘤伴有神经元 / 神经胶质分化,且其分子检测无 *EWSR1* 基因重排。

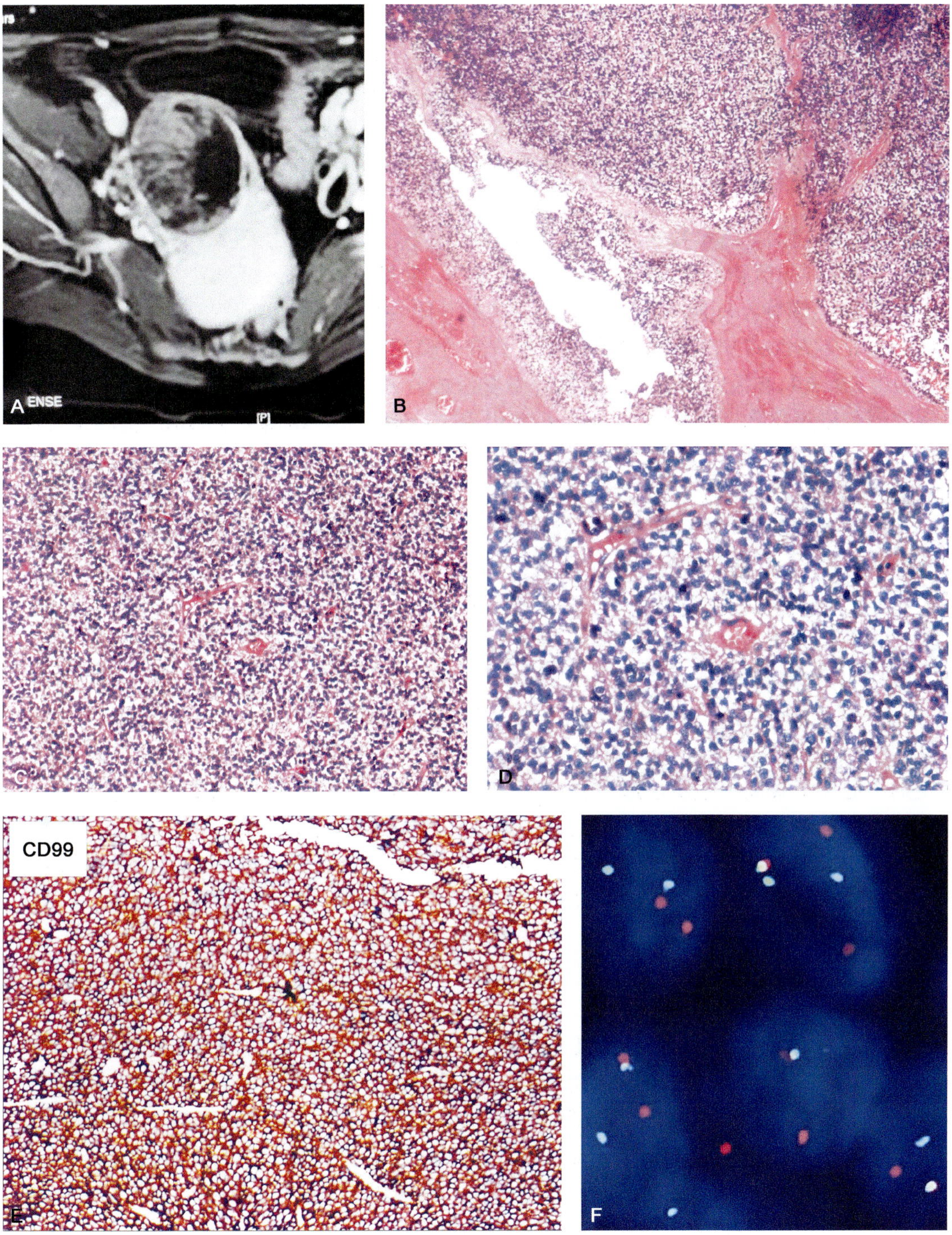

图 1-8-8　子宫尤因肉瘤

A. MRI 显示盆腔内偏右侧可见一椭圆形占位，边界清；B. 低倍镜下，肿瘤细胞呈片状及模糊分叶状生长，毛细血管丰富（HE 染色 ×40）；C. 中倍镜下，均匀一致的小蓝圆细胞胞质稀少，细胞边界不清，核圆深染，核仁不清（HE 染色 ×200）；D. 高倍镜下，部分区域表现为围绕厚壁小血管生长的假乳头结构（HE 染色 ×400）；E. 免疫组化 CD99 显示肿瘤细胞弥漫而强的膜阳性（IHC×100）；F. *EWSR1* 断裂探针的荧光原位杂交显示约 95% 的细胞可见红绿分离的阳性信号，提示 *EWSR1* 基因重排。

（2）小细胞癌：与尤因肉瘤相比，小细胞癌细胞质更少，细胞核形状不规则、深染；二者均可表达神经内分泌标志物（如 Syn 和 CgA），但是尤因肉瘤常常是点彩状或斑驳状阳性，而小细胞癌的表达更弥漫、更强。虽然 CD99 弥漫而强的膜阳性被认为是尤因肉瘤的特征，但这种表达模式也可见于包括小细胞癌在内的其他肿瘤。此外，20.0%~31.7% 的尤因肉瘤可弥漫或灶性表达 pan-CK，因此还需要联合使用 NKX2.2 以及 FISH 检测来排除小细胞癌。

（3）高级别子宫内膜间质肉瘤：瘤细胞体积较小，呈卵圆形及梭形，排列致密，核分裂象及坏死常见；肿瘤呈膨胀性、渗透性或浸润性生长，常见脉管侵犯，可见独特的血管结构（类似子宫内膜的螺旋小动脉），免疫组化显示 CD10 阳性而 CD99 和 NKX2.2 阴性。最近有研究显示，*YWHAE-NUTM2A/B* 易位的高级别子宫内膜间质肉瘤通常表达 CD56 和 CD99，不表达 CD10、ER、PR，在活检时缺乏低级别纤维黏液成分，形态上与尤因肉瘤相似，鉴别很困难，但该肿瘤免疫组化弥漫表达 CyclinD1、CD117 和 BCOR，FISH 检测见 *YWHAE* 基因重排而非 *EWSR1* 基因重排。因此，对这类疑难病例需要综合分析 HE 染色形态、免疫组化和分子检测结果，才能给出精准诊断。

（4）子宫淋巴瘤：原发于子宫的淋巴瘤很少见，其中以弥漫性大 B 细胞淋巴瘤多见；瘤细胞弥漫性排列，异型性明显，胞质少，细胞核呈圆形，染色质粗糙，有一个或多个核仁，核分裂象易见。免疫组化表达 LCA、CD20 等淋巴瘤标记，但不表达神经内分泌标记、pan-CK 和 NXK2.2。

（四）读片分析

女性生殖道原发性尤因肉瘤约占女性生殖道恶性肿瘤的 0.08%，子宫体尤因肉瘤极为罕见，其实际发病率尚不明确。发病年龄为 13~59 岁（中位年龄 35.5 岁），主要表现为阴道不规则出血和下腹痛。组织学形态上，与其他部位相同，子宫体尤因肉瘤也是呈实性片状生长，伴坏死；瘤细胞体积小、大小均一，呈圆形或椭圆形，核深染，核分裂象易见。

EWSR1 基因重排对诊断尤因肉瘤并不特异，而且 *EWSR1* 基因有多种伴侣基因融合，可导致 10 种以上的间叶性肿瘤，包括黏液样脂肪肉瘤、软组织透明细胞肉瘤、骨外黏液样软骨肉瘤等，85%~90% 的尤因肉瘤存在 t（11；22）（q24；q12）的 *EWSR1-FLI1* 基因融合现象，10%~15% 存在 t（21；22）（q22；q12）的 *EWSR1-ERG* 基因融合。因此，分子检测需要与组织病理（形态学及免疫组化）相结合，才有助于该部位罕见尤因肉瘤的诊断。

尤因肉瘤的预后非常差，大多数子宫尤因肉瘤可复发或远处转移，5 年总生存率为 20%~30%。由于罕见，到目前为止，尤因肉瘤还没有标准的治疗方案，治疗策略包括手术切除，以及辅助化疗和 / 或放疗。对肿瘤体积较大（>5cm）、预后差的患者，建议先行新辅助化疗，然后再手术切除。子宫体尤因肉瘤患者循环肿瘤细胞的基因组分析检测到 *EpCAM* 阳性，以及 *FGFR3*（c.1948A>G）、*FGFR4*（c.1162G>A）和 *HRAS* 原癌基因（c.182A>G）的突变，这些均有助于监测肿瘤的治疗效果和评估预后。

（张茂娜　徐 彤　张 弘）

参考文献

1. CHENG Y, BAI Q, WU B, et al. Clinicopathologic and Molecular Cytogenetic Analysis of 8 Cases With

Uterine Cervical Ewing Sarcoma［J］. Am J Surg Pathol, 2021, 45（4）: 523-530.

2. MCCLUGGAGE W G, LEE C H. YWHAE-NUTM2A/B Translocated High-grade Endometrial Stromal Sarcoma Commonly Expresses CD56 and CD99［J］. Int J Gynecol Pathol, 2019, 38（6）: 528-532.

【病例二】

（一）临床病史

患者，女，34 岁；发现腹部包块 8 天就诊。影像学检查（图 1-8-9A）提示：子宫后上方见团块状异常信号，大小约 15.9cm × 9.0cm，以等 T_1 稍长 T_2 信号为主，其内可见小片状长 T_1 长 T_2 信号，DWI 序列部分呈明显高信号，周围邻近器官受压移位。入院行手术治疗。术中见子宫增大，前壁下段与膀胱粘连，右侧壁与肠管粘连，右侧卵巢稍大；左侧卵巢增大，形态不规则，呈囊实性，其内为糟脆组织，大小约 15cm × 10cm，与子宫紧密相连。既往史：3 年前行子宫肌瘤剔除术 + 双侧输卵管切除术，术后病理检查结果为“低级别子宫内膜间质肉瘤”。

（二）病理检查

1. 大体所见　子宫大小 11cm × 5cm × 4cm，宫颈外口直径 3.5cm，宫颈管长 4cm，宫腔深约 6.5cm；子宫内膜较光滑，厚 0.1cm；左附件区肿块大小 19.0cm × 14.0cm × 8.5cm，结构不清，切面呈灰白、灰黄色、实性，部分区域呈乳头状，肿块与子宫体后上方紧密相连。另见 5cm × 4cm × 3cm 大小的游离组织块，切面呈灰白、灰红色，多房囊性，囊直径为 0.5~1.0cm，其内含咖啡色液体。

2. 组织学形态（图 1-8-9B~ 图 1-8-9E）　低倍镜下，肿瘤细胞在子宫肌层浸润性生长，见片状坏死灶；瘤细胞呈片状、巢状生长。高倍镜下，部分为均匀一致的小蓝圆细胞，胞质少，细胞核均质，核仁不明显，可见假菊形团样结构；部分肿瘤细胞核仁明显，核分裂象易见。间质部分为胶原纤维性间隔，部分为纤维血管性间隔。

3. 辅助检查（图 1-8-9F~ 图 1-8-9H）　免疫组化：CD10 阴性，CD99 呈完整的膜阳性，Vimentin、P16、CD117、ERG 均弥漫阳性，CD56 和 Syn 灶性阳性，FLI-1 灶性弱阳性，Ki-67 增殖指数约 60%；其余 GFAP、CD31、Dog-1、CD34、S-100、LCA、Desmin、SMA、H-Caldesmon、CgA、TTF1、pan-CK、WT1、ER、PR、NF、NSE、Calretinin 均阴性。FISH 检测结果：*EWSR1* 断裂探针检测阳性。

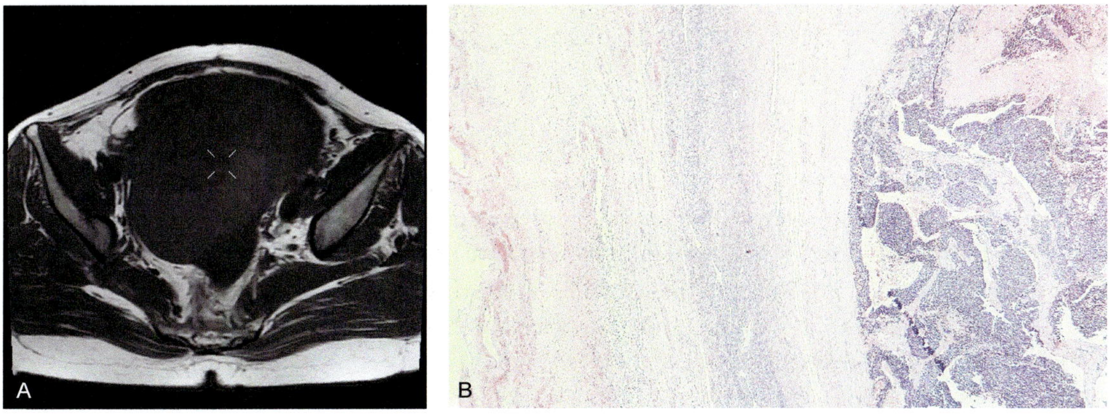

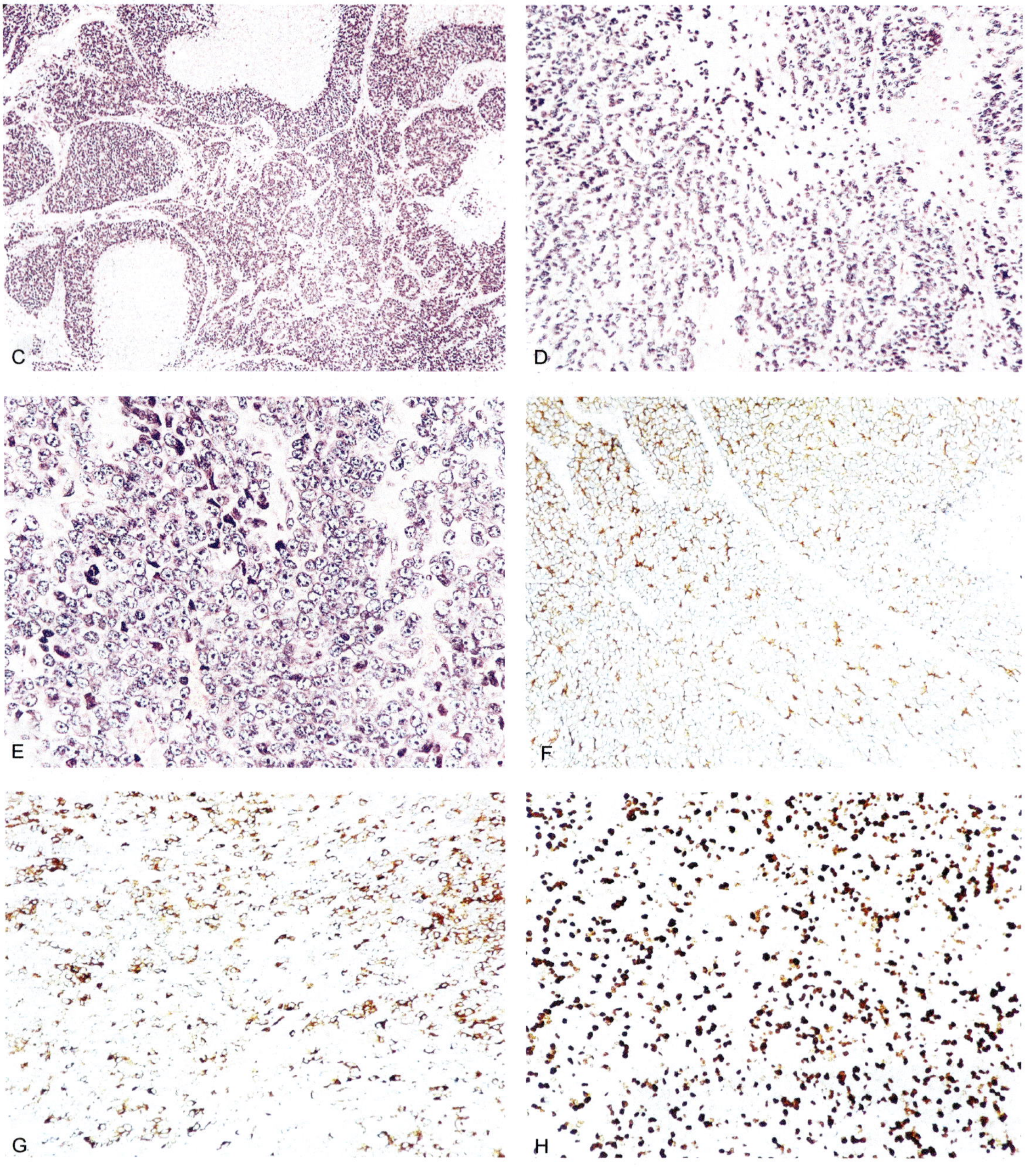

图 1-8-9　子宫尤因肉瘤

A. 子宫后上方见团块状异常信号，大小约 15.9cm × 9.0cm，以等 T_1 稍长 T_2 信号为主，其内可见小片状长 T_1 长 T_2 信号，DWI 序列部分呈明显高信号，周围邻近器官受压移位；B. 低倍镜下，肿瘤在子宫壁肌层生长（HE 染色 ×20）；C. 中倍镜下，肿瘤细胞呈片状或巢状排列，可见凝固性坏死灶（HE 染色 ×100）；D. 中倍镜下，小蓝圆瘤细胞均匀一致，呈实性片状分布（HE 染色 ×200）；E. 高倍镜下，瘤细胞胞质少，核呈空泡状，核仁明显，核分裂象易见（HE 染色 ×400）；F. 免疫组化 CD99 显示瘤细胞完整膜阳性（免疫组化 ×400）；G. 瘤细胞灶性表达 Syn（免疫组化 ×400）；H. Ki-67 显示瘤细胞增殖指数约 60%（免疫组化 ×400）。

（三）诊断与鉴别诊断

1. 诊断　（子宫及左附件区）复发性尤因肉瘤（Ewing sarcoma）。

诊断依据：肿瘤细胞呈圆形，体积较小且均匀一致（小蓝圆细胞）；免疫组化显示 CD99 完整的膜阳性，*EWSR1* 断裂探针 FISH 检测阳性。

2. 鉴别诊断　患者为年轻女性，影像学检查提示子宫后上方有团块状异常信号，且有“子宫内膜间质肉瘤”手术史。组织学形态表现为浸润性生长的弥漫一致的小蓝圆细胞，首先考虑子宫内膜间质肉瘤复发，其次也要考虑其他形态类似的恶性肿瘤（如平滑肌肉瘤、腺肉瘤、转移瘤等）。本例组织形态需要考虑尤因肉瘤，但原发在该部位者罕见，需要免疫组化及分子检测进一步证实尤因肉瘤的诊断。

本例诊断的关键是与中枢型原始神经外胚叶肿瘤（central primitive neuroectodermal tumor，C-PNET）鉴别。C-PNET 是一种由中枢神经外胚层衍生的罕见恶性肿瘤，多发生于绝经后妇女，中位年龄为 55 岁（26~81 岁），常以子宫异常出血、盆腔疼痛或发现子宫肿块为主要临床症状入院。HE 染色显示肿瘤主要由大小相对一致的小圆细胞构成，瘤细胞排列成实性片状或巢状，常有大片状坏死，可见菊形团，可见成巢分布的淡染细胞团（中枢神经系统分化），高倍镜下瘤细胞边界不清，胞质透亮或呈嗜酸性，常含有 PAS 阳性的糖原；免疫组化表达 GFAP、S-100 及 NSE，分子检测 *EWSR1* 重排阴性。本例虽然有灶性表达 CD56，但 HE 染色未见到显示中枢神经系统分化的淡染细胞团，免疫组化 GFAP、S-100 及 NSE 阴性，分子检测 *EWSR1* 重排阳性，因此容易鉴别。

（四）读片分析

尤因肉瘤好发于青少年的长骨骨干和干骺端区域、骨盆及肋骨。骨外尤因肉瘤主要发生在脊柱旁和胸壁软组织，也可发生在臀部、大腿等，极少发生于实质脏器内。第 5 版 WHO 骨与软组织肿瘤分类将此类肿瘤归于小圆细胞未分化肉瘤这一大类。第 5 版 WHO 女性生殖系统肿瘤分类中，将尤因肉瘤归于下生殖道间叶性肿瘤的未分化小圆细胞肉瘤类别中，ICD-O 编码为 9364/3，和骨与软组织肿瘤分类一致，但在子宫体肿瘤分类的杂类中有 C-PNET，ICD-O 编码为 9473/3。临床多表现为迅速生长的软组织肿块，大体多表现为质软而脆的分叶状或结节状，镜下见肿瘤间质少，瘤细胞弥漫成片浸润性生长，可见凝固性坏死灶；瘤细胞体积小，呈圆形，形态均匀一致；胞质少，呈嗜酸性或透亮，核染色质细腻，核仁明显，核分裂象常见；本例可见经典的尤因肉瘤形态，免疫组化特征性表现为 CD99 弥漫而强的膜阳性，还表达 FLI1、ERG、NKX2.2，不同程度表达 Syn、NSE、pan-CK 等；FISH 检测显示 *EWSR1* 基因断裂（约 90% 病例为 *EWSR1-FLI1* 基因融合）。

本例子宫原发的尤因肉瘤，相对于 C-PNET 而言，又称为外周型 PNET；与骨和软组织发生的同类肿瘤形态和分子特征一样，依据 WHO 分类，统一命名为尤因肉瘤。因此本例诊断的关键是与 C-PNET 鉴别。

本例患者当时尚未发现其他部位占位，本次手术标本排除了子宫内膜间质肉瘤复发的情况，推测前次手术很有可能是子宫原发的尤因肉瘤，本次为局部复发。尤因肉瘤原发于子宫者很罕见，国内外病例报道也较少。本例部分区域显示经典的尤因肉瘤形态学特征，部分区域显示非典型形态（瘤细胞核形状不规则，呈泡状，核仁明显）；但免疫表型（CD99 膜弥漫强阳性）及 FISH 检测 *EWSR1* 基因断裂的结果，均支持子宫原发性尤因肉瘤的诊断。

（冉小山　赵廷宽）

参考文献

1. The WHO Classification of Tumours Editorial Board. WHO Classification of Tumours, Female Genital Tumours[M]. 5th ed. Lyon: IARC Press, 2020.

2. MATTHEW R, LINDBERG M D. Soft tissue tumors Diagnostic Pathology[M]. 3rd ed. Amsterdam: Elsevier, 2019.

七、子宫中枢型原始神经外胚叶肿瘤

（一）临床病史

患者，女，52岁；绝经两年，发现盆腔肿物伴阴道出血1月余入院。B超检查提示：子宫形态失常伴多个实质性病灶（未见明显正常子宫形态），内膜线隐约可见，其内可见多个大小不等的强回声、低回声、等回声团，大小分别为2.5cm×1.9cm、5.7cm×4.0cm、5.8cm×7.3cm，部分呈分叶状，血流丰富。实验室检查：CA125为102.02U/ml，CA199为4.98U/ml，AFP为2.65ng/ml，CEA为0.56ng/ml。

（二）病理检查

1. 大体所见（图1-8-10A） 已切开全子宫，大小16cm×15cm×10cm，宫腔深4.5cm，内膜厚0.1~0.2cm；肌壁间浆膜下见多发性肿块4枚，直径3.5~14.0cm，其中直径14cm的肿块切面呈多结节状、灰白、灰黄色，部分区域质地糟脆；宫颈纤维肌层距离外口1.5cm处见一灰白肿块，大小3.2cm×3cm，突破浆膜面；颈管长3cm，宫颈外口大小3.5cm×3.3cm；右侧输卵管长7.5cm，管径0.5cm，见伞端，其下可见疑似卵巢组织，大小2.5cm×2.0cm，似与宫体浆膜面肿块融合；左侧附件未见明显异常。

2. 组织学形态（图1-8-10B~图1-8-10F） 肿瘤由大小相对一致的小圆细胞构成，排列成实性片状或巢状，有大片坏死，部分区域可见淡染的结节状，可见菊形团，核分裂象易见（>15个/10HPF）；肿瘤细胞边界不清，胞质透亮或呈嗜碱性，细胞核呈圆形或卵圆形，空泡状，染色质呈颗粒状，见核仁，脉管内瘤栓易见。

3. 辅助检查（图1-8-10G、图1-8-10H） 免疫组化显示Vimentin阳性、CD99弥漫性完整膜阳性、FLI-1阳性、GFAP阳性、CD56阳性，Ki-67高增殖。肿瘤组织FISH检测显示*EWSR1-FLI1*重排阴性。

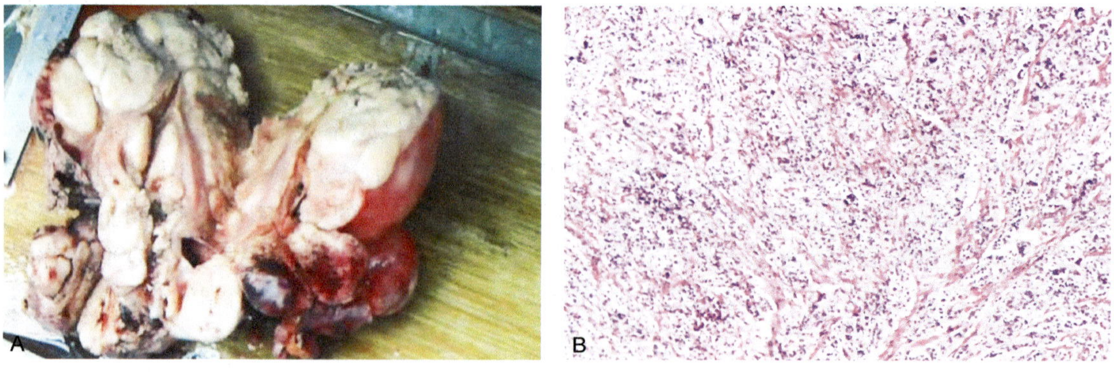

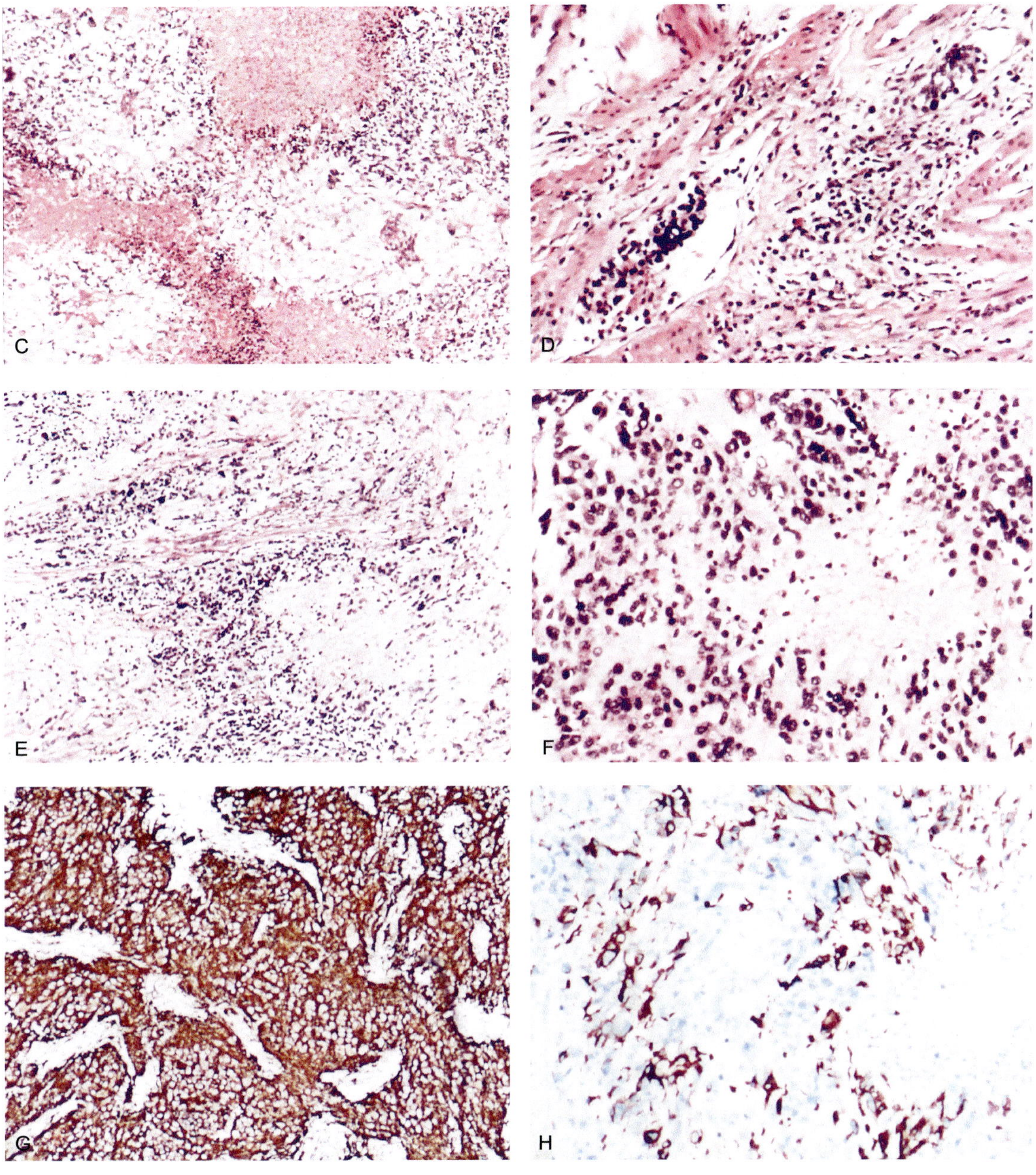

图 1-8-10　子宫中枢型原始神经外胚叶肿瘤

A. 手术切除肿瘤标本大体观，切面见肿瘤主要位于子宫体部和宫颈部，呈多结节状，切面呈灰白色、糟脆状；B. 肿瘤由大小相对一致的小圆细胞构成，排列成实性片状或巢状（HE 染色 ×100）；C. 可见大片的凝固性坏死灶，其旁部分瘤细胞体积较大，细胞边界不清，胞质丰富透明或呈嗜酸性，呈上皮样形态；部分瘤细胞胞质相对稀少、呈嗜碱性（具有双相分化）（HE 染色 ×100）；D. 可见脉管内瘤栓（HE 染色 ×100）；E. 部分区域瘤细胞呈淡染的结节状（HE 染色 ×100）；F. 高倍镜下，肿瘤围绕淡染区，形成菊形团结构；肿瘤细胞胞质透亮或呈嗜碱性，细胞核呈圆形或卵圆形、空泡状，染色质呈颗粒状，可见核仁（HE 染色 ×400）；G. 免疫组化显示瘤细胞弥漫性表达 Syn（IHC×400）；H. 免疫组化显示瘤细胞局灶性表达 GFAP（IHC×400）。

（三）诊断与鉴别诊断

1. 诊断 子宫中枢型原始神经外胚叶肿瘤（central primitive neuroectodermal tumor，C-PNET）。

诊断依据：多发生于绝经后妇女，女性生殖道最常见的受累部位是子宫体及卵巢。肿瘤由大小相对一致的小圆细胞构成，排列成实性片状或巢状，有大片坏死，可见淡染的结节状区域，可见菊形团，核分裂象易见（>15 个 /10HPF）；肿瘤细胞边界不清，胞质透亮或呈嗜碱性，核呈圆形或卵圆形、空泡状，染色质呈颗粒状，见核仁，脉管内瘤栓易见。免疫组化标记如上。

2. 鉴别诊断

（1）子宫尤因肉瘤 / 外周型 PNET：肿瘤亦由蓝染的小圆细胞组成，组织学特征与 C-PNET 非常相似，但未见中枢神经系统分化，通常不伴有其他肿瘤成分。免疫组化显示 CD99 弥漫膜表达，不表达 GFAP 及 pan-CK，分子检测显示 *EWSR1-FLI1* 融合基因。

（2）高钙血症型小细胞癌：形态学与肺小细胞癌相同，肿瘤细胞呈卵圆形或短梭形，胞质少，核深染，染色质粗，核分裂象多见，常见挤压，也可见菊形团结构，故可混淆。实验室检查血钙升高。免疫组化肿瘤细胞表达神经内分泌标志物，BRG-1 缺失，TTF-1 和 S-100 阴性。分子检测显示 *SMARCB1* 失活性突变。

（3）高级别子宫内膜间质肉瘤：由致密的小卵圆形或梭形肿瘤细胞组成，呈扩张性、渗透性或浸润性生长，常见脉管侵犯、核分裂象及坏死。可见独特的血管结构（类似子宫内膜的螺旋小动脉），免疫组化标志物 CD10、BCOR 和 CyclinD1 阳性而 CD99 阴性，有助于鉴别诊断。分子检测显示常见 *YWHAE-NUTM2A/B*、*ZC3H7B-BCOR* 融合基因或 *BCOR-ITD*（内部串联重复）。

（四）读片分析

尤因肉瘤 /PNET 是一类伴不同程度神经外胚层分化的小圆细胞恶性肿瘤，好发于胸壁、四肢及脊柱旁软组织等部位，而发生于女性生殖系统者罕见，多累及子宫和卵巢。发生于子宫的 C-PNET 是一种由中枢神经外胚层衍生的罕见恶性肿瘤，多发生于绝经后妇女，中位年龄为 55 岁（26~81 岁）。患者通常以子宫异常出血、盆腔疼痛或发现子宫肿块为主要临床表现入院。肿瘤大体常呈息肉样或多结节状，包膜不明显但界限尚清，切面多呈鱼肉样、质软、细腻，多数可见出血和坏死。形态学上肿瘤主要由大小相对一致的小圆细胞构成，瘤细胞排列成实性片状或巢状，常有大片状坏死，可见菊形团（多为 Homer Wright 型或 Flexner Wintersteiner 型）。部分区域可见中枢神经系统分化的特征。高倍镜下，瘤细胞边界不清，胞质透亮或呈嗜酸性，常含有 PAS 阳性的糖原；细胞核呈圆形或卵圆形、空泡状，核染色质呈颗粒状，可见小核仁，病理性核分裂象易见，脉管内瘤栓及神经侵犯常见。免疫表型方面，CD99 灵敏度较高，约 92% 的病例表现为完整的膜阳性，但并不特异；大部分肿瘤细胞 Vimentin 阳性；1 种以上神经内分泌标记（如 Syn、CgA、S-100）常呈阳性，50% 的病例表达 GFAP 和 FLI-1。有研究指出联合检测 FLI-1 和 CD99 可提高诊断的灵敏度，尤其当 CD99 阴性时，这在实际临床工作中具有一定的诊断价值。

分子遗传学方面，C-PNET 常缺乏染色体易位，尤因肉瘤 / 外周型 PNET 常有不同的染色体易位，85%~90% 的染色体易位是 t（11；22）（q24；q12），并导致 *EWSR1-FLI1* 融合基因的形成，另外 10%~15% 具有 t（21；22）（q22；q12）的易位，产生 *EWSR1-ERG* 融合基因；此外还有少见的染色体异位，如 t（17；22）（q12；q12）、t（ 2；22）（q33；q12）及 t（7；22） (p22;q12)。Euscher 等的子宫 PNET 研究显示,17 例患者行 FISH 检测,其中 12 例均未发现 *EWSR1* 基因重排。该肿瘤因病例罕见,故缺少明确的治疗方案。早诊断和合理的综合治疗可使部分病例获得较好预后,但由于该类肿瘤恶性程度高,早期易发生转移,总体预后差。综合治疗方法包括手术、大剂量放疗和化疗等。手术方案一般是全子宫及双附件切除术 + 阑尾切除术 + 盆腔淋巴结清扫术;化疗方案可以是 CAV(长春新碱 + 多柔比星 + 环磷酰胺)和 IE(异环磷酰胺 + 依托泊苷)交替化疗。

(刘涵瀚　胡俊波)

参考文献

1. EUSCHER E D, DEAVERS M T. LOPEZ-TERRADA D, et al. Uterine tumors with neuroectodermal differentiation: a series of 17 cases and review of the literature [J]. Am J Surg Pathol, 2008, 32(2): 219-228.

2. WHO Classification of Tumours Editorial Board. WHO Classification of Tumours: Female Genital Tumours [M].5th ed. Lyon: IARC Press, 2020.

第九节　组织细胞、纤维组织细胞性肿瘤

一、富于细胞性 Neurothekeoma

【病例一】

(一)临床病史

患者,女,27 岁;因发现左侧肩部肿物 1 年余就诊。体格检查:左侧肩部可触及一质稍硬肿物,边界尚清,无触痛。门诊行手术切除。

(二)病理检查

1. 大体所见　带皮肤组织,大小 1.0cm × 0.8cm × 0.8cm。

2. 组织学形态(图 1-9-1A、图 1-9-1B)　真皮层内见多个小结节状或丛状分布的肿瘤细胞团,部分区域瘤细胞可呈束状或漩涡状排列。这些细胞胞质呈淡嗜伊红色,呈梭形、胖梭形或上皮样,部分区域可见少量多核巨细胞散在分布;小结节之间由致密的玻璃样变胶原纤维分隔;小结节内或间质内可伴有不同程度黏液样变性。

3. 免疫组化(图 1-9-1C、图 1-9-1D)　肿瘤细胞弥漫表达 CD68 和 CD10,部分表达 MiTF;其余 pan-CK、EMA、SMA、Desmin、CD34、CD31、S-100、SOX10 均阴性;Ki-67 增殖指数约 2%。

(三)诊断与鉴别诊断要点

1. 诊断　(左肩部)富于细胞性 Neurothekeoma(Cellular Neurothekeoma, CNTK)。

诊断依据:发生于年轻女性患者头颈部真皮内肿瘤,镜下呈结节状、丛状生长,结节内瘤细胞呈束状或漩涡状排列,呈上皮样、单核样或梭形,胞质呈淡嗜伊红色,部分可见多核巨细胞;小结节之间由致密的玻璃样变胶原纤维分隔,间质内可见不同程度黏液样变性。

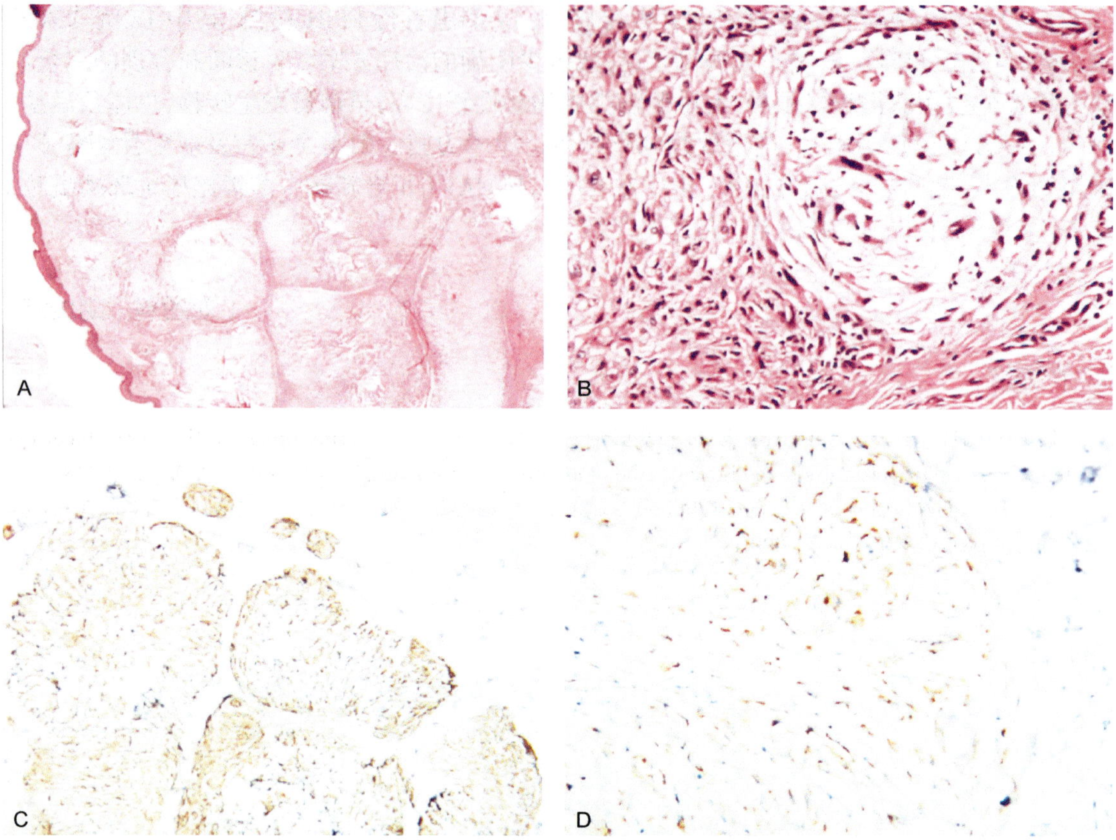

图 1-9-1　左肩部富于细胞性 Neurothekeoma

A. 真皮层内见多个小结节状、丛状结构，结节之间由致密的玻璃样变胶原纤维分隔；B. 高倍镜下，结节内肿瘤细胞呈上皮样或胖梭形，间质富于黏液基质；C. 免疫组化显示瘤细胞弥漫性表达 CD10；D. 免疫组化显示瘤细胞弥漫性表达 CD68。

2. 鉴别诊断

（1）真皮神经鞘黏液瘤（dermal nerve sheath myxoma，DNSM）：镜下瘤细胞呈清晰的小叶状分布，小叶周围可见致密的纤维组织带。小叶内瘤细胞成分稀少，排列稀松，主要由星状或梭形细胞构成，偶见圆形上皮样细胞，可呈多核的合体样；小叶内黏液样间质更显著。瘤细胞表达 S-100 蛋白。

（2）丛状神经鞘瘤：镜下由束状区的施万细胞构成多少不等、大小不一的圆形或卵圆形结节，瘤细胞常见栅栏状排列，结节之间为纤维结缔组织间隔。瘤细胞表达 S-100、SOX10、GFAP 等。

（3）丛状纤维组织细胞瘤（plexiform fibrohistiocytic tumor，PFHT）：是一种罕见的中间性肿瘤，好发于儿童和青少年的肢体、躯干或头颈部浅表皮下的纤维组织细胞性肿瘤。由单核样组织细胞、破骨样多核巨细胞和梭形成纤维细胞样细胞组成，可呈丛状、分叶状排列。免疫组化显示单核样组织细胞和破骨样多核巨细胞表达 CD68；梭形成纤维细胞样细胞表达 vimentin、SMA，不表达 CD10。

（4）黏液纤维肉瘤：是一种成纤维细胞性恶性肿瘤，恶性程度可分为低度、中度和高度

3 种亚型，中、高度恶性的黏液纤维肉瘤的瘤细胞异型性和密度明显增高，容易与本病例区分，因此本病例主要需与低度恶性的黏液纤维肉瘤鉴别。黏液纤维肉瘤镜下呈多结节状生长，结节之间为纤细而不完整的纤维结缔组织间隔，结节内间质呈不同程度的黏液样，可见清晰的弧线状血管，常可见多空泡状的假成脂肪细胞，瘤细胞存在不同程度的异型性。

（四）读片分析

CNTK 是发生于真皮的分化不明的罕见良性软组织肿瘤，与 DNSM 形态有重叠，曾被误认为是一种源自施万细胞的良性神经源性肿瘤，被认为可能是 DNSM 的一种亚型，但免疫组化未显示周围神经分化。分子研究提示，其基因表达谱与皮肤细胞性纤维组织细胞瘤相似，可能来源于肌成纤维细胞。常见于儿童或年轻人，女性为主；表现为皮肤孤立的丘疹或结节，直径常 <2cm，好发于头颈部（尤其面部）、肩部和上肢，罕见多发。主要组织学特征包括：①真皮分叶、多结节或丛状病变，边界不规则，可累及浅表皮下组织；②结节内常见形态温和、胞质粉染的上皮样或组织细胞样细胞，略呈巢状排列，梭形细胞常见，偶见多核巨细胞；核深染，核分裂象多少不等，平均 3 个 /10HPF，少数可见病理性核分裂象；③结节内可含丰富的黏液，结节间为致密的胶原纤维分隔；④罕见病例出现钙化、骨化或神经受累。瘤细胞表达 NKI-C3（克隆号 P63）和 CD10，常表达 NSE、PGP9.5 和 S100A6，不同程度表达 MITF、SMA、D2-40 和 CD68，不表达 S-100、SOX10、Melan-A、GFAP、CD57、EMA、pan-CK、CD34、CD163 和肌源性标记。本例肿瘤内虽可见少量表达 S-100 蛋白的细胞，但并非肿瘤细胞而是组织内提呈抗原的树突状细胞。

（倪海春　谢永辉）

参考文献

ZENNER K, DAHL J, DEUTSCH G, et al. Metastatic cellular neurothekeoma in childhood[J]. Int J Pediatr Otorhinolaryngol, 2019, 119: 86-88.

【病例二】

（一）临床病史

患者，男，20 岁；左胫前皮下包块 5 年，无明显不适，近 1 年包块增长稍快，幼年时该部位有受伤史，于外科门诊就诊切除。术前大体观：淡粉色、半球形、丘疹样包块突出皮肤表面（图 1-9-2A），表面尚光滑。

（二）病理检查

1. 大体所见　灰白色带皮肤组织，大小 1.5cm × 1.0cm × 1.0cm，剖开全取。

2. 组织学形态（图 1-9-2B~ 图 1-9-2H）　低倍镜下，真皮层内界限较清的结节，与表皮间有一层无肿瘤细胞带；肿瘤间质是致密的胶原纤维伴玻璃样变。中高倍镜下，肿瘤细胞呈巢状、微结节状或丛状排列，瘤细胞类似上皮样单核组织细胞，胞质呈丰富淡嗜伊红色，胞界不清，细胞核呈圆形，可见核仁，偶见散在多核瘤巨细胞；可见核内假包涵体和病理性核分裂象，伴轻度非典型性和多形性。

3. 免疫组化（图 1-9-2I~ 图 1-9-2K）　瘤细胞弥漫表达 Vimentin、CD10、CD68、SMA，不表达 AE1/AE3、S-100、SOX10、Melan-A、HMB-45、CD34、CD163、MiTF。

（三）诊断与鉴别诊断

1. 诊断　CNTK。

诊断依据：组织学表现为真皮内肿瘤细胞呈微结节状或巢状排列，不累及表皮，未侵犯皮肤附属器，边界相对清楚；肿瘤细胞呈上皮样组织细胞样，胞质丰富，呈淡嗜伊红色；纤维性间质丰富而呈玻璃样变，可见少许黏液样基质；散在破骨样或图顿样巨细胞，偶见核非典型性及病理性核分裂象（约 1 个 /10HPF）。免疫组化显示瘤细胞强表达 Vimentin、CD10、CD68 和 SMA（提示肌成纤维细胞分化）。

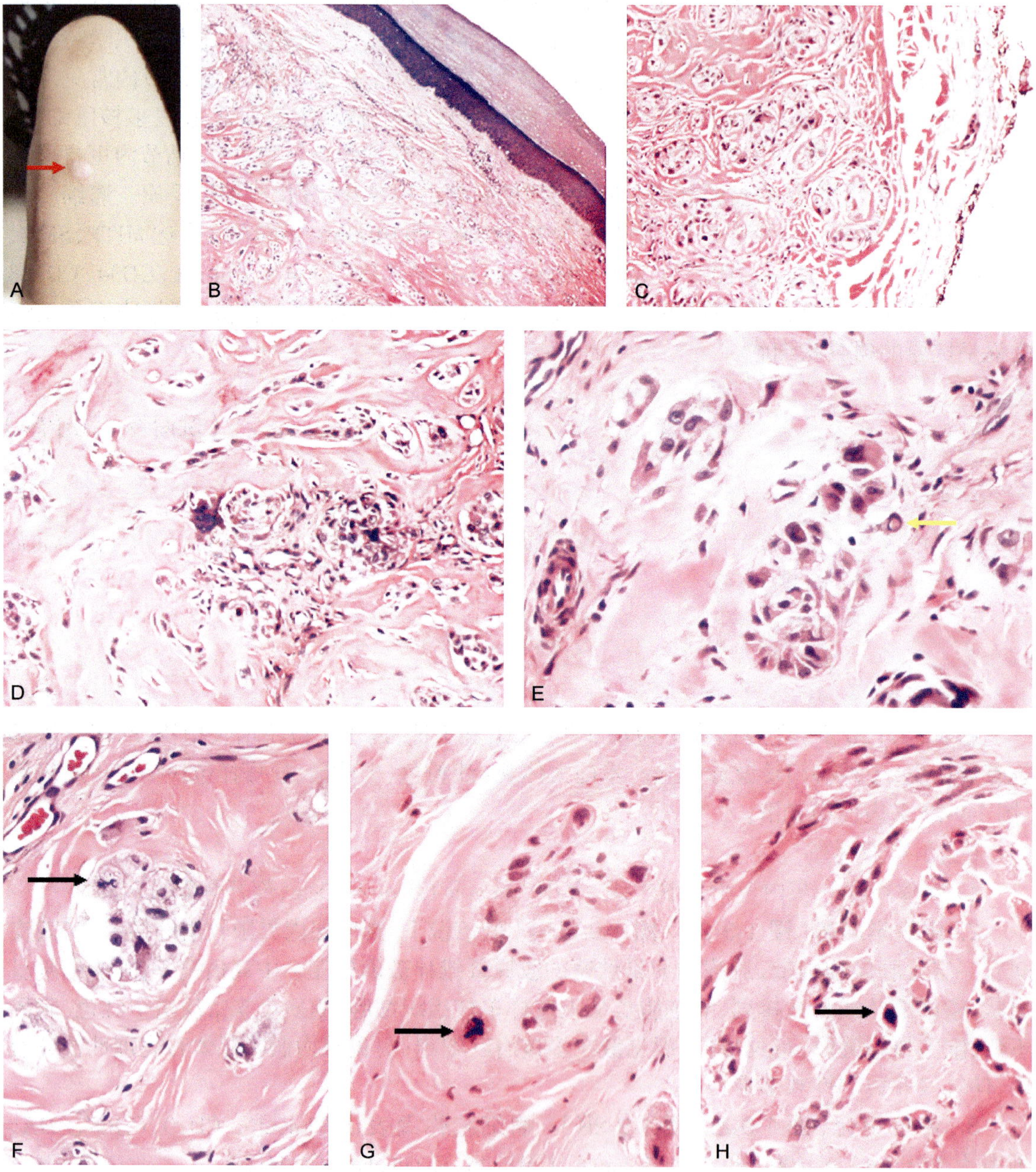

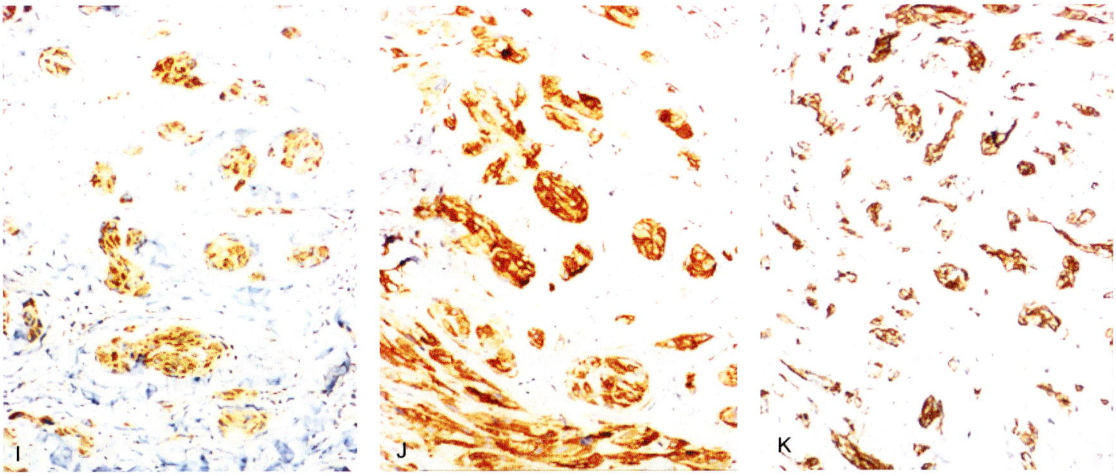

图 1-9-2　富于细胞性 Neurothekeoma

A. 结节切除前，大体呈淡粉色半球形；B. 低倍镜下，真皮层内界限较清的结节，与表皮间有一层致密的纤维性间隔带（HE 染色 ×40）；C、D. 中倍镜下，肿瘤细胞呈上皮样单核组织细胞样，呈微结节状、丛状或巢状排列，细胞质丰富淡染，胞界不清，细胞核呈圆形、一致，偶见多核瘤巨细胞（HE 染色 ×100）；E. 高倍镜下，肿瘤细胞有核内假包涵体（HE 染色 ×400）；F. 可见病理性核分裂象；G、H. 瘤细胞核有非典型性；I. 免疫组化显示瘤细胞表达 CD68（IHC ×100）；J. 瘤细胞表达 CD10；K. 瘤细胞表达 SMA。

2. 鉴别诊断　青年人发生于皮下浅表软组织的肿瘤，大体呈单发、疣状、半球形隆起，上皮样瘤细胞形成界限相对清楚的微结节状、巢状、丛状，纤维性间质呈玻璃样变，可见黏液样基质；高倍镜下瘤细胞可见核仁、核内假包涵体，偶见病理性核分裂象。上述形态还需考虑真皮神经鞘黏液瘤（DNSM）、丛状纤维组织细胞瘤（PFHT）及斯皮茨痣（Spitz naevus）等，免疫组化检测有助于鉴别诊断。

（四）读片分析

CNTK 是一种罕见的良性软组织肿瘤，发病年龄高峰为 10~20 岁（中位年龄 17 岁），常累及头颈部、上肢及肩部。该肿瘤最初被认为是起源于施万细胞的神经源性肿瘤，曾被诊断并报道为 DNSM 的一个亚型；最近研究表明，CNTK 不表达 S-100 蛋白（这与神经鞘黏液瘤不同），进一步的基因表达谱分析显示，神经鞘黏液瘤是一种真正的施万细胞肿瘤（与神经鞘瘤相似），而 CNTK 可能属于纤维组织细胞瘤的谱系，并显示了肌成纤维细胞分化。这种罕见肿瘤的临床病理诊断具有挑战性，由于其体格检查及影像学特征均无特殊性，临床常误诊为皮脂腺囊肿、斯皮茨痣、PFHT 或皮肤附属器肿瘤。偏振光皮肤镜下，CNTK 显示橙红色背景中有树枝状及线性血管，以及发白色的区域（可能对应肿瘤细胞周围纤维化间隔区域）。组织学形态上，CNTK 可以呈边界不规则（甚至是浸润性）的结节状生长，经典形态表现为肿瘤细胞呈巢状、丛状或簇状分布，瘤细胞呈上皮样、胖梭形或多边形，胞质丰富、呈嗜酸性，可见核仁；肿瘤间质纤维玻璃样变或黏液样变，并根据黏液样基质的数量，分为 3 种亚型：黏液样型（>50%）、混合型（10%~50%）和富于细胞型（<10%）。形态学上，黏液样型 Neurothekeoma 与 DNSM 很相似，若免疫组化显示 S-100 蛋白和 SOX10 阴性，则可排除神经鞘黏液瘤和斯皮茨痣。CNTK 的丛状生长方式及免疫组化特征与 PFHT 相似，鉴别二者较为困难；PFHT 是一种中间性、偶有转移的肿瘤，常发生于真皮至皮下，呈

浸润性生长，上皮样或梭形细胞构成的肿瘤呈丛状、结节状生长，瘤细胞可部分表达 CD68 和 SMA，但 CD10 为阴性。而 CNTK 间质玻璃样变明显，且上皮样瘤细胞既表达 SMA 和 CD68，又表达 CD10 和 CD63（NKI/C3）。约有 25% 的 CNTK 病例显示肿瘤细胞具有核异型性 / 多形性，常见核分裂象（0~22 个 /10HPF，平均 3 个 /10HPF），因此有文献提出“非典型富于细胞性 Neurothekeoma”的概念，但“非典型”诊断标准尚未统一，目前认为具备以下一个或多个特征时要考虑非典型 CNTK：体积大（≥ 2cm，可达 6cm）、深度侵及骨骼肌和 / 或皮下组织、弥漫浸润性边界、高核分裂象（≥ 3 个 /10HPF）、明显的细胞多形性、血管侵犯。

CNTK 尚无复发或转移的报道，即使是那些具有非典型特征的患者，复发的原因可能仍然是不完全切除。但由于 CNTK 罕见，不能完全排除该疾病复发的可能，因此推荐本例患者完整手术切除后密切随访。

（张茂娜　朱　萌　张　弘）

参考文献

1. DASHTI N K, DICKSON B C, ZHANG L, et al. A unique epithelioid vascular neoplasm of bone characterized by EWSR1/FUS-NFATC1/2 fusions［J］. Genes Chromosomes Cancer, 2021, 60（11）: 762-771.

2. ONG S L M, LAM S W, VAN DEN AKKER B, et al. Expanding the Spectrum of EWSR1-NFATC2-rearranged Benign Tumors: A Common Genomic Abnormality in Vascular Malformation/Hemangioma and Simple Bone Cyst［J］. Am J Surg Pathol, 2021, 45（12）: 1669-1681.

3. BORTOLUZZI P, ROMAGNUOLO M, MANDOLINI P L, et al. Dermatoscopy of cellular neurothekeoma［J］. JAAD Case Reports, 2022, 22: 14-17.

4. D'ALESSANDRIS N, PICCHETTO A, PIGNATARO M G, et al. Atypical cellular neurothekeoma（ACN）of the elderly: case report and brief review of the literature［J］. Pathologica, 2020, 112（4）: 210-213.

5. HUANG W Y, ZHANG Y Q, YANG X H. Neurothekeoma located in the hallux and axilla: Two case reports［J］. World J Clin Cases, 2022, 10（5）: 1738-1746.

6. SPERLING L C, HARDY C L, LOVE T V. Atypical cellular neurothekeoma: A lamb in wolf's clothing［J］. JAAD Case Rep, 2022, 30: 111-113.

7. 林德伯格 . 软组织肿瘤诊断病理学：第 3 版［M］. 王坚，喻林，刘绮颖，译 . 北京：中国科学技术出版社，2021：857.

8. 杨虎，侯林虎，侯卫华，等 . Neurothekeoma 2 例［J］. 临床与实验病理学杂志，2021，37（11）：1396-1397.

二、非典型纤维黄色瘤

（一）临床病史

患者，女，91 岁；右面部包块伴渗血数月，曾诊断为面部肉芽肿。无影像学资料。

（二）病理检查

1. 大体所见　灰白、灰红色不整形带皮组织一块，大小 3.0cm × 1.5cm × 1.0cm，表面覆已破损皮肤，面积 2.0cm × 1.5cm，切面呈灰白、灰红色、质中。

2. 组织学形态（图 1-9-3A~ 图 1-9-3C）　低倍镜下，被覆表皮萎缩，可见溃疡，表皮下密集的胖梭形细胞呈条束状、席纹状或杂乱排列。高倍镜下，肿瘤细胞异型性明显，核深染，核染色质呈空泡状，核仁明显，核分裂象易见；瘤细胞胞质丰富，呈嗜酸性、泡沫样或空泡状；可见单核或多核瘤巨细胞，肿瘤间质散在炎症细胞浸润。

3. 免疫组化（图 1-9-3D~ 图 1-9-3F） 肿瘤细胞 CD10 阳性，P53 弥漫强阳性（突变型）；上皮标记 pan-CK、肌源性标记（Desmin 和 SMA）、神经和色素标记（S-100、SOX10、HMB-45），以及血管标记（CD31、CD34、ERG）均阴性。

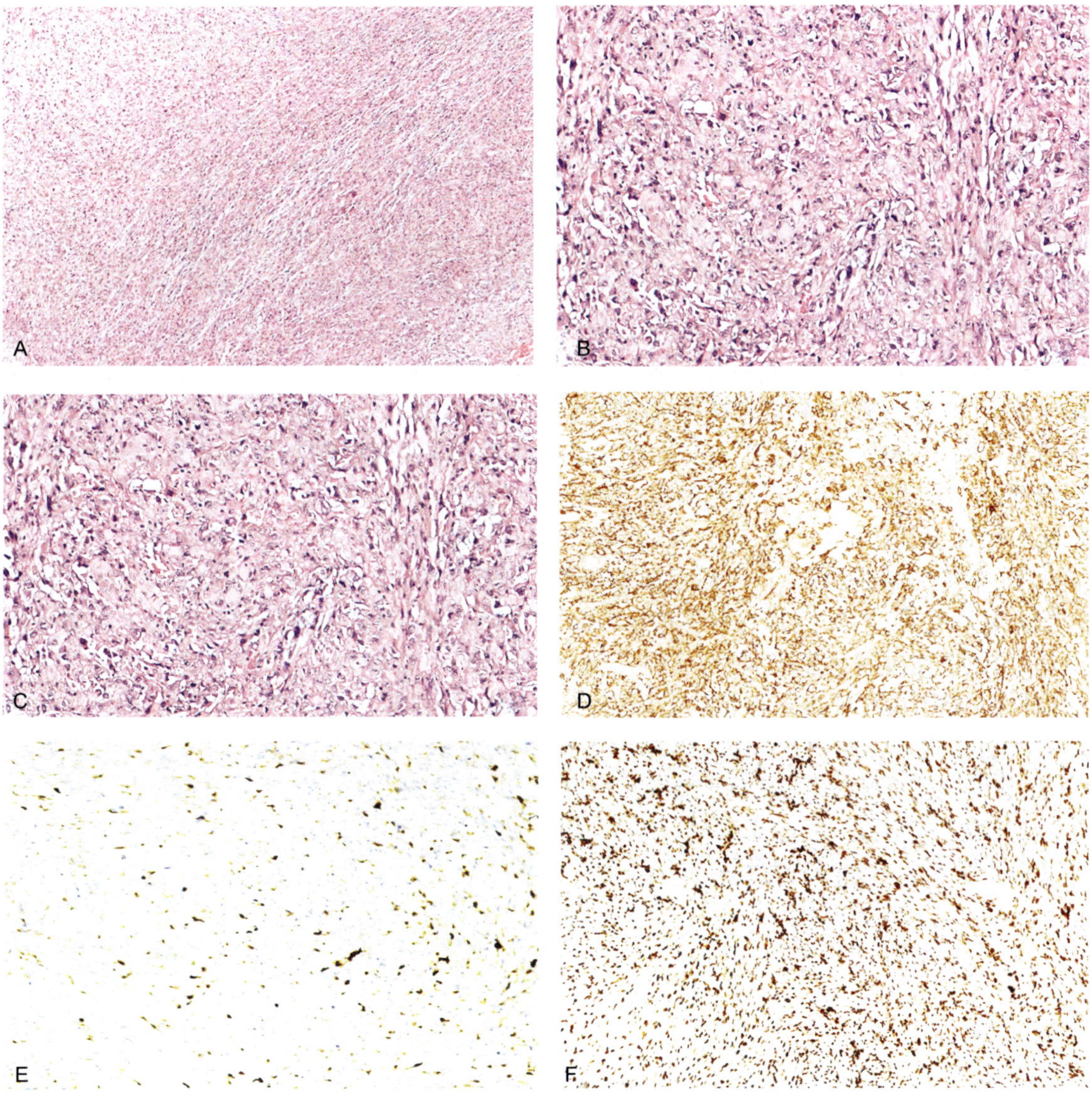

图 1-9-3　非典型纤维黄色瘤

A. 低倍镜下，肿瘤细胞常排列成相互交织的致密束状，伴程度不等的席纹状结构（HE 染色 ×40）；B、C. 高倍镜下，肿瘤呈实性片状排列，具有显著异型性，细胞核深染，具有显著程度不等的核仁，胞质丰富，呈嗜酸性，泡沫样或空泡状（HE 染色 ×400）；D. 瘤细胞表达 CD10（免疫组化 ×200）；E. 瘤细胞不表达 S-100（免疫组化 ×200）；F. 瘤细胞弥漫表达 P53（免疫组化 ×200）。

（三）诊断与鉴别诊断

1. 诊断 （右面部）非典型纤维黄色瘤（atypical fibroxanthoma，AFX）。

诊断依据：老年女性，面部肿物伴渗血，病变仅累及真皮，组织学表现为相互交织的致密胖梭形细胞呈束状排列，瘤细胞具有显著异型性，细胞核深染，核仁明显，核分裂象易见；瘤细胞胞质丰富，呈嗜酸性，泡沫样或空泡状。免疫组化 CD10 阳性，P53 弥漫阳性提示突变型；其余标志物均阴性。

2. 鉴别诊断 具有该形态的肿瘤较多，需要借助免疫组化和分子检测来排除老年人头面部皮肤常见的梭形细胞癌、恶性黑色素瘤、血管肉瘤、平滑肌肉瘤、恶性外周神经鞘瘤、多形性真皮肉瘤等，还要与形态相似的非典型纤维组织细胞瘤等鉴别。

（四）读片分析

AFX 是一种好发于老年人头颈部浅表皮肤的、分化未定的中间性肿瘤，临床罕见，ICD-O 编码为 8830/1。患处皮肤可有长期日光暴晒或放射治疗等损伤，紫外线照射导致 *TP53* 基因突变是 AFX 主要发病机制。临床常误诊为化脓性肉芽肿、恶性黑色素瘤、基底细胞癌或鳞状细胞癌等。组织学上，肿瘤局限于真皮内，不广泛累及皮下深部软组织，无坏死、脉管内瘤栓和神经侵犯等。肿瘤由异型性明显的多形性梭形细胞组成，WHO 骨与软组织肿瘤分类提出了 7 种组织学亚型：梭形细胞型、透明细胞型、色素型（多为含铁血黄素）、富于破骨样巨细胞型、黏液样、瘢痕样及颗粒细胞样型。WHO 提出 AFX 必要诊断标准是肿瘤局限于真皮，瘤细胞表现为程度不一的多形性；免疫组化显示 pan-CK、S-100、SOX10 等阴性。在鉴别诊断中，AFX 要与老年人头颈部其他常见的皮肤梭形细胞病变鉴别，如鳞状细胞癌、肉瘤样癌、恶性黑色素瘤、平滑肌肉瘤、恶性外周神经鞘瘤、纤维肉瘤、血管肉瘤等；免疫组化标记可辅助鉴别诊断。AFX 与多形性真皮肉瘤有相似的组织学形态、免疫表型和分子遗传学改变，有研究提出，AFX 是多形性真皮肉瘤的浸润前病变，AFX 有可能演变为多形性真皮肉瘤。鉴别要点：AFX 病变直径一般 <2cm，常局限于真皮（乳头层或网状层），多为膨胀性生长，无毁损性浸润和坏死，无神经侵犯和血管淋巴管内瘤栓等；而多形性真皮肉瘤常有深层毁损性浸润，可深达皮下脂肪组织甚至肌肉、肌腱、筋膜等，常见坏死、神经侵犯及瘤栓等。二者预后和治疗也不同：普遍认为 AFX 为中间性肿瘤，局部扩大切除、切缘阴性时预后较好，切除不彻底可局部复发；而多形性真皮肉瘤常有局部复发甚至远处转移等。所以必须对手术切除标本广泛取材、精确评估，排除其他常见皮肤梭形或多形性肿瘤，才能做出正确诊断。对于活检标本诊断时尤其要谨慎小心。

（余孟星　罗晓青）

参考文献

1. WHO Classification of Tumours Editorial Board. WHO Classification of Tumours：Soft Tissue and Bone Tumours［M］. 5th ed. Lyon：IARC Press，2020.

2. ANDERS I M，SCHIMMELPFENNIG C，WIEDEMANN K，et al. Atypical fibroxanthoma and pleomorphic dermal sarcoma-gene expression analysis compared with undifferentiated cutaneuous squamous cell carcinoma［J］. J Dtsch Dermatol Ges，2023，21（5）：482-491.

3. KUNTZ T，SIEBDRATH J，HOFMANN S C，et al. Increase of atypical fibroxanthoma and pleomorphic

dermal sarcoma: a retrospective analysis of four German skin cancer centers[J]. J Dtsch Dermatol Ges, 2022, 20(12): 1581-1588.

4. CESINARO A M, GALLO G, TRAMONTOZZI S, et al. Atypical fibroxanthoma and pleomorphic dermal sarcoma: A reappraisal[J]. J Cutan Pathol, 2021, 48(2): 207-210.

5. HELBIG D, ZIEMER M, DIPPEL E, et al. S1-guideline atypical fibroxanthoma(AFX) and pleomorphic dermal sarcoma(PDS)[J]. J Dtsch Dermatol Ges, 2022, 20(2): 235-243.

6. IGLESIAS-PENA N, MARTÍNEZ-CAMPAYO N, LÓPEZ-SOLACHE L. Relation Between Atypical Fibroxanthoma and Pleomorphic Dermal Sarcoma: Histopathologic Features and Review of the Literature[J]. Actas Dermosifiliogr(Engl Ed), 2021, 112(5): 392-405.

三、ALK 阳性组织细胞增生症

（一）临床病史

患儿，女，3 岁 6 个月。患儿因“腹痛半月余，走路不稳 3 天”来院就诊，磁共振平扫检查诊断：左侧颞极蛛网膜囊肿。诊断为“急性小脑炎、共济失调、左侧颞极蛛网膜囊肿”，予以静注人免疫球蛋白冲击治疗和激素抗炎治疗。门诊以“小脑炎”收入院。影像学检查：MRI（图 1-9-4A）显示 $T_{6\sim7}$ 水平椎管内占位（2.7cm × 1.4cm）伴脊髓受压，考虑髓外硬膜下肿瘤性病变，神经源性肿瘤可能。术中所见：表面光滑、质软，白色的肿瘤位于硬脊膜，与硬脊膜粘连紧密，向椎间孔生长，与正常脊髓有明显边界，肿瘤血供一般。

（二）病理检查

1. 大体所见 灰黄色碎组织，直径为 2.5cm。

2. 组织学形态（图 1-9-4B、图 1-9-4C） 病变呈弥漫性分布，无包膜，镜下见大量泡沫样细胞聚集，并可见散在多核巨细胞，泡沫样细胞核为圆形或卵圆形、部分为胖梭形，胞质丰富，或粉染、呈颗粒状；多核巨细胞呈花环状或马蹄状，部分为图顿巨细胞，细胞核呈圆形或卵圆形，与周围泡沫样细胞的细胞核类似，细胞无明显异型性、核分裂象罕见；间质可见残存纤维结缔组织，周围散在慢性炎症细胞浸润。

3. 辅助检查（图 1-9-4D） 免疫组化显示肿瘤细胞 ALK（1A4）胞质中至强阳性、CD68 阳性、CD163 阳性、OCT2 阳性、CyclinD1 阳性、S-100 部分阳性、CD45 部分阳性；SOX10、CD1α、CD21、CD23、CD35、Langerin、Braf（V600E）、SSTR2、pan-CK、CD30、Brachyury 均为阴性；Ki-67 增殖指数为 3%~5%。分子检测：*ALK* 基因重排检测结果阳性。

（三）诊断与鉴别诊断

1. 诊断 （椎管内）ALK 阳性组织细胞增生症（ALK-positive histiocytosis）。诊断依据：发生于婴幼儿，大量组织泡沫样细胞聚集，同时伴有不等量图顿巨细胞。

2. 鉴别诊断

（1）幼年型黄色肉芽肿：病变中多核巨细胞不同，核周可有明显的空泡。但发病部位一般以皮下组织多见，通常不伴有 *ALK* 基因异常。

（2）埃德海姆 - 切斯特病（Erdheim-Chester disease）：55~60 岁多见，常多系统受累，伴有骨累及，可有数量不等的图顿巨细胞，部分有 *BRAF V600E* 基因突变，而不伴有 *ALK* 基因异常。

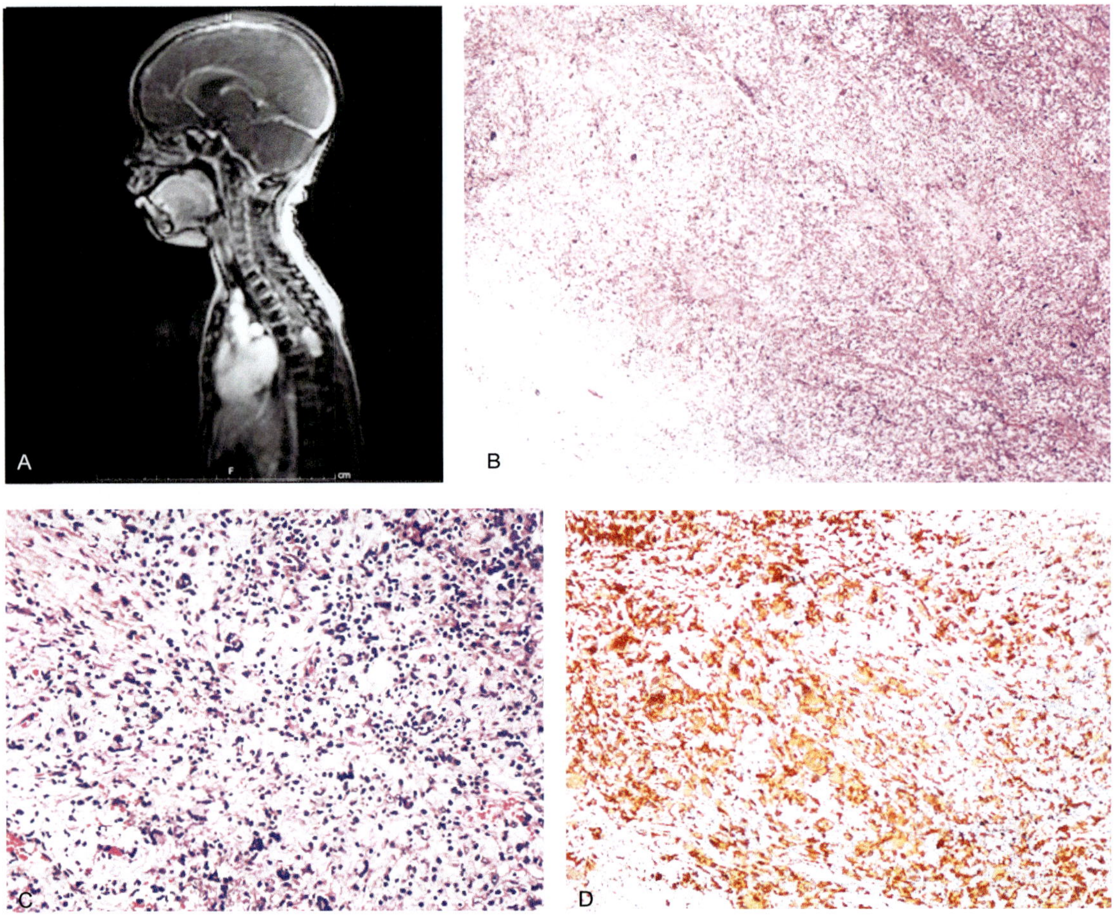

图 1-9-4　ALK 阳性组织细胞增生症

A. MRI 检查显示 $T_{6\sim7}$ 水平椎管内占位；B. 低倍镜下，大量组织泡沫样细胞聚集，并可见散在多核巨细胞；C. 高倍镜下，泡沫样细胞核呈圆形 / 卵圆形、部分呈胖梭形，胞质丰富或呈粉染颗粒状；多核巨细胞呈花环状或马蹄状；部分为图顿巨细胞，细胞无明显异型性、核分裂象罕见；D. 免疫组化显示细胞弥漫强表达 ALK。

（3）朗格汉斯细胞组织细胞增生症：患者皮损 S-100 蛋白、Langerin 及 CD1α 阳性，电镜可见伯贝克颗粒（Birbeck granule），部分患者存在 *BRAF V600E* 基因突变，而不伴有 *ALK* 基因异常。

（4）Rosai-Dorfman 病：发生在皮肤的病变，组织细胞可呈泡沫状多核形态，部分组织细胞体积大，胞质丰富，呈嗜伊红色或透亮，有明显吞噬淋巴细胞、浆细胞和中性粒细胞（伸入现象）；瘤细胞表达 S-100、CD68、CD163、CyclinD1、OCT2，通常不伴有 *ALK* 基因异常。

（四）读片分析

ALK 阳性组织细胞增生症指伴有 *ALK* 基因重排的组织细胞病变，于 2008 年首次报道，目前全球仅报道 60 多例。临床表现分为单发性、多发性及系统性（多部位、多器官受累），好发于华人及高加索人。单发者发病年龄为 2 个月 ~50 岁，系统性表现者发病年龄为新生儿至 40 岁，约 70% 的患者发病年龄 <2 岁。ALK 阳性组织细胞增生症单发者发病部位有乳腺、皮肤、肝、脾、阑尾及海绵窦，系统性表现者发病部位有皮肤、肺、肝、脾、肾、肠、骨及颅内

中枢神经系统等。

肿瘤由组织细胞组成，胞质丰富，染色质细，可见小核仁，缺乏细胞异型性和间变性；部分肿瘤呈图顿巨细胞或者呈泡沫样组织细胞。肿瘤细胞也可浸润至真皮胶原纤维或肝窦内，亦可侵犯血管周围间隙。

本病预后相对较好，且有自愈的可能性，部分可手术切除或采用手术切除 +ALK 抑制剂治疗。研究发现，累及神经系统的多系统受累年轻患者预后更差，但目前该病的临床资料太少，有待进一步研究。

（朱朋成　张　勇　敖启林）

参考文献

1. LIU W, LIU H J, WANG W Y, et al. Multisystem ALK-positive histiocytosis: a multi-case study and literature review[J]. Orphanet J Rare Dis, 2023, 18(1): 53.

2. KEMPS P G, PICARSIC J, DURHAM B H, et al. ALK-positive histiocytosis: a new clinicopathologic spectrum highlighting neurologic involvement and responses to ALK inhibition[J]. Blood, 2022, 139(2): 256-280.

第十节　胃肠道间叶性肿瘤

一、胃丛状纤维黏液瘤

（一）临床病史

患者，女，46 岁，腹胀和胸骨后不适 1 月余，门诊胃镜显示胃体隆起，以“胃隆起病变”收治入院。体格检查：体温、血压、心肺正常，腹软，肝脾肋下未触及，双肾区无叩痛，双下肢无水肿。胃镜（图 1-10-1A）显示胃体中部大弯侧有一大小 0.6cm × 0.8cm 的隆起，表面血管网丰富，质韧。入院胃镜超声显示：管壁层次清楚，可见一边界清楚的起源于第 2、3 层的混合回声灶，局部切面大小 5.9mm × 9.2mm，其余未见异常。行内镜黏膜下剥离术切除：在病灶周围多点黏膜下注射，见病灶及周边黏膜隆起，沿边缘切开，将病灶完整剥离、取出并送病理检查。

（二）病理检查

1. 大体所见　广基息肉样物 1 枚，大小 1.3cm × 1.1cm × 0.7cm。

2. 组织学形态（图 1-10-1B、图 1-10-1C）　镜下见肿瘤呈丛状、结节状，生长于胃黏膜下层和固有肌层中。结节大小不等、形态不一，边界较清，间质为黏液样或纤维黏液样，伴明显分枝状毛细血管网；结节间由胃壁平滑肌束分隔；瘤细胞稀疏分布，细胞呈梭形、胖梭形或卵圆形，异型性不明显，未见核分裂象。

3. 辅助检查（图 1-10-1D）　免疫组化显示肿瘤细胞部分表达 SMA 及 MSA；CD34、CD117、Dog-1、ALK、S-100、SOX10、CD10、calponin 均阴性；Ki-67 增殖指数约 1%。

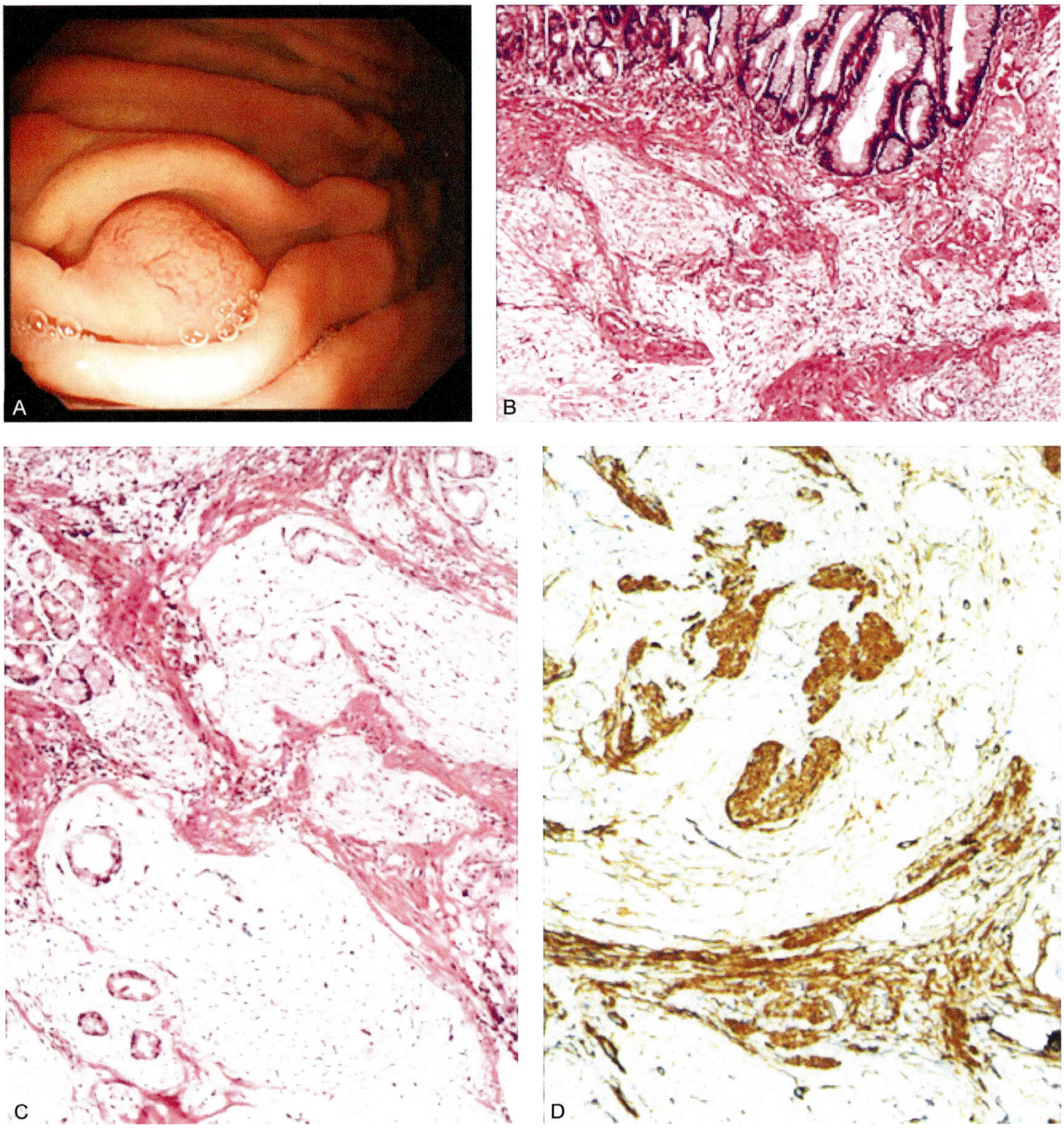

图 1-10-1　胃体丛状纤维黏液瘤

A. 内镜下见胃体中部大弯侧有一大小约的 0.6cm × 0.8cm 隆起，黏膜表面光滑，血管网丰富；B. 镜下见肿瘤呈丛状、结节状，在胃黏膜下层和固有肌层中生长；C. 丛状生长的肿瘤间质为黏液样，瘤细胞稀疏分布，呈梭形、胖梭形或卵圆形，异型性不明显；D. 免疫组化显示瘤细胞 SMA 弱阳性，固有肌层平滑肌强阳性。

（三）诊断与鉴别诊断

1. 诊断　（胃体）丛状纤维黏液瘤（plexiform fibromyxoma，PF）。

2. 鉴别诊断

（1）伴黏液样变的胃肠间质瘤：肿瘤可呈多结节状或丛状生长模式，伴有黏液样变，免疫组化标记瘤细胞表达 CD117、Dog-1，可检测出 *C-Kit* 或 *PDGFRA* 基因突变，且瘤细胞常呈上皮样形态。

（2）炎性纤维性息肉：肿瘤位于黏膜下，呈息肉样生长，镜下见梭形细胞常围绕血管呈洋葱皮样结构，并见嗜酸性粒细胞浸润为主的炎细胞浸润，缺乏丛状或结节状生长方式；免疫组化表达 CD34。

（3）胃肠型神经鞘瘤：肿瘤位于胃壁内，多呈局限性生长，缺乏丛状结构，常见外周淋巴细胞套及生发中心形成，主要由梭形细胞呈条束状交织排列，细胞核深染、两端尖。瘤细胞表达 S-100、SOX10 和 GFAP 等神经标记。

（4）纤维瘤病：瘤细胞无丛状生长特点，呈长束状或浸润性生长，免疫组化显示瘤细胞 β-catenin 核阳性。

（5）结节性筋膜炎样型的炎性肌成纤维细胞性肿瘤：常见于儿童和年轻人，梭形肌成纤维细胞呈束状或漩涡状排列，无丛状生长方式，间质内伴多少不等的淋巴细胞、浆细胞及嗜酸性粒细胞浸润，间质可呈黏液水肿样，多数病例瘤细胞表达 SMA，约 50% 的病例表达 ALK，荧光原位杂交和聚合酶链式反应常能检测到 *ALK* 基因重排。

（6）丛状神经纤维瘤：多发生于肠道，免疫组化 S-100 阳性，而 SMA 阴性。

（7）胃腺肌瘤型错构瘤：也称平滑肌腺体错构瘤或肌上皮错构瘤，目前认为是由胚胎发生期组织的异常发育和异常组合导致，可见不规则的腺管样结构镶嵌在束状排列的平滑肌束中。

（四）读片分析

PF 是发生于胃的罕见梭形细胞间叶性良性肿瘤，显示多结节状或丛状生长方式，伴黏液样或纤维黏液样间质。中位发病年龄为 40~50 岁，发生于胃窦，可累及幽门区甚至十二指肠球部，肿块平均大小为 5.5~6.3cm。罕见报道发生于小肠、胆囊、食管、纵隔等。主要组织学特征包括：①病变主体位于胃固有肌层，可累及黏膜下层甚至黏膜层，伴或不伴溃疡，较大肿瘤可累及浆膜外；②呈浸润性、多结节状或丛状生长方式；③结节主要由形态温和的梭形或卵圆形细胞构成，核分裂象少见，缺乏肿瘤性凝固性坏死；细胞丰富区可呈束状或漩涡状排列，小血管较少；④间质为黏液样、纤维黏液样或胶原性基质，伴明显分枝状毛细血管网，常伴肥大细胞浸润，肿瘤性结节可延伸入静脉。免疫表型：SMA 阳性，desmin 偶尔阳性，CD10 可局灶或部分阳性，而 ALK、S-100、SOX10、胃肠道间质瘤标志物、pan-CK、EMA 阴性。分子遗传学：部分病例显示重现性 *MALAT1-GLI1* 基因融合，可能属于 *GLI1* 重排间叶性肿瘤家族，未见 *KIT* 和 *PDGFRA* 基因突变报道。

本例形态及免疫表型基本符合 PF，不典型之处在于肿瘤小且主要位于黏膜下层而非固有肌层，结节内有陷入的胃固有腺体，需排除错构瘤或瘤样病变，建议进一步做相关基因检测辅助诊断。治疗以手术完整切除为主，未见复发、转移或恶性转化的报道。

（倪海春　谢永辉）

参考文献

1. TANG J, LIU F. Plexiform Fibromyxoma: A Rare Mesenchymal Tumor Found in the Esophagus[J]. Am J Gastroenterol, 2020, 115(5): 648.

2. ARSLAN M E, LI H, FU Z, et al. Plexiform fibromyxoma: Review of rare mesenchymal gastric neoplasm and its differential diagnosis[J]. World J Gastrointest Oncol, 2021, 13(5): 409-423.

二、神经纤维瘤病 I 型相关性胃肠间质瘤

（一）临床病史

患者，女，52 岁；因“黑便 1 周余”入院。小肠造影显示：第 2、3 组小肠肠腔内外可见多发软组织结节、肿块，增强呈不均匀强化，内可见多发小血管影（图 1-10-2A）。体格检查：患者全身多发咖啡牛奶斑及皮肤结节（图 1-10-2H）。

（二）病理检查

1. 大体所见 送检皮肤结节大小为 3.0cm×2.0cm×0.8cm，灰白、灰褐色、不整形带皮肤组织两块；送检小肠一段，长 54cm、管径 5cm（图 1-10-2B），浆膜面可见最大径为 1.0~3.5cm 的灰白色结节弥漫分布，结节切面呈灰白色、实性、质韧。

2. 组织学形态（图 1-10-2C~图 1-10-2E） 小肠肿块：低倍镜下，肿瘤细胞呈条束状、交织状排列；高倍镜下，瘤细胞呈梭形、形态一致，无明显异型性，染色质均匀，核仁不明显，胞质呈淡嗜伊红色。皮肤结节：低倍镜下，肿瘤边界不清楚，梭形细胞杂乱疏松排列，侵及脂肪组织（图 1-10-2I）；高倍镜下，细胞之间界限不清，细胞核小而深染、呈波浪状，可见散在分布的肥大细胞。

3. 辅助检查 小肠肿块免疫组化（图 1-10-2F、图 1-10-2G）：CD117、Dog-1、CD34 呈阳性，SDHB 呈阳性、未缺失，pan-CK、EMA、SMA、Desmin、S-100、SOX10 呈阴性，H3K27me3 呈阳性、未缺失，STAT6、β-catenin 呈阴性，Ki-67 增殖指数约 4%。皮肤结节免疫组化显示波浪状瘤细胞 S-100 弥漫阳性（图 1-10-2J），SOX10 弥漫阳性，而 EMA、CD117、Dog-1、CD34 等均呈阴性。分子检测：NGS 检测（共 1166 基因）见 *NF1* 基因两处突变（图 1-10-2K），其余基因未见异常。

（三）诊断与鉴别诊断

1. 诊断 小肠肿块：神经纤维瘤病 I 型（neurofibromatosis type Ⅰ，NF1）相关性胃肠间质瘤（gastrointestinal stromal tumor，GIST），野生型 GIST。皮肤结节：神经纤维瘤病 I 型（NF1）。

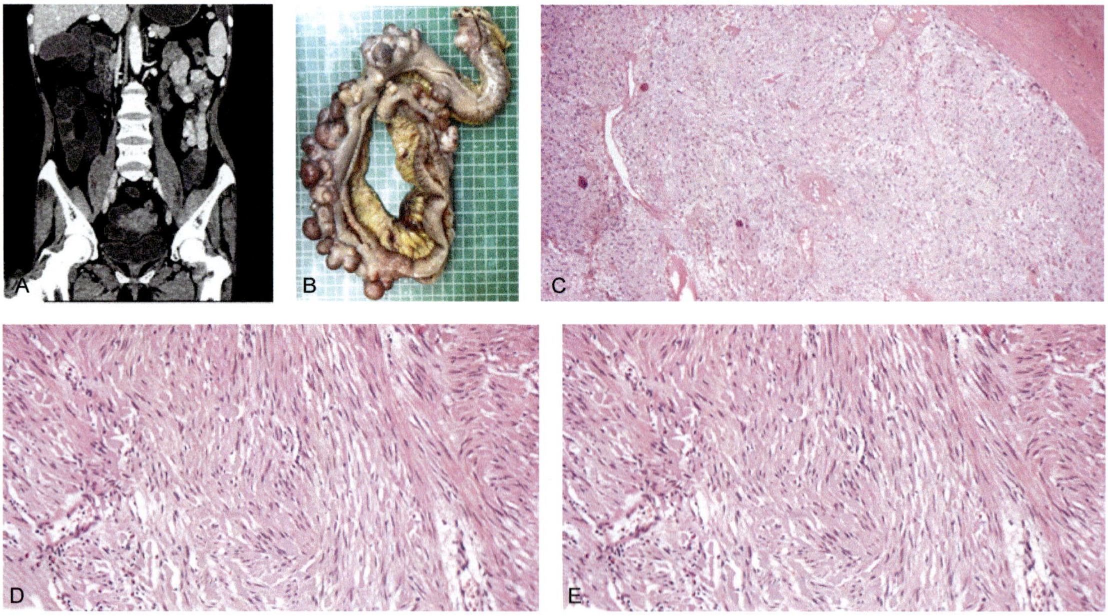

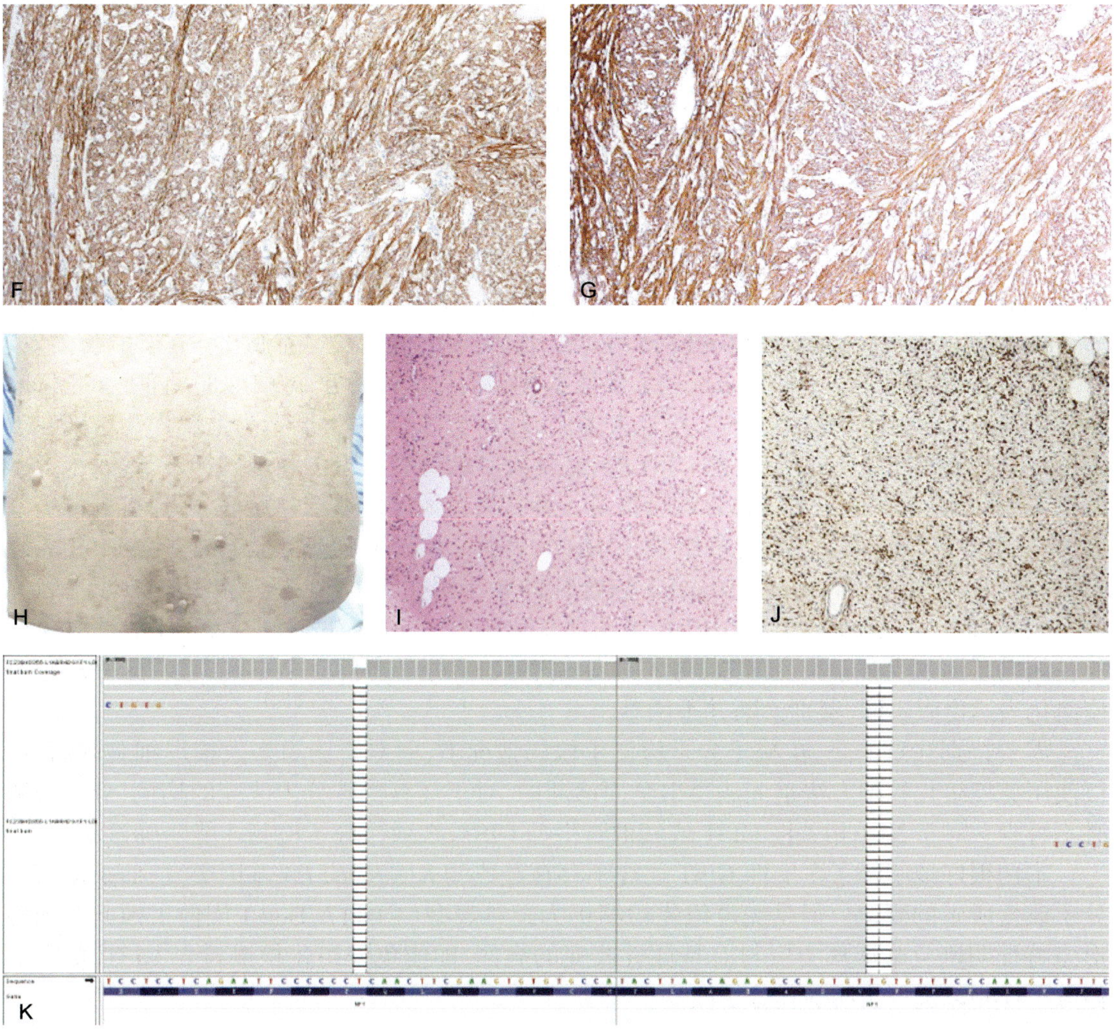

图 1-10-2 NF1 相关性 GIST

A. 小肠造影 CT 扫描显示第 2、3 组小肠见多发软组织结节，增强呈不均匀强化，内可见多发小血管影；B. 切除小肠一段，长 54cm，浆膜面可见最大径 1.0~3.5cm 的多枚灰白结节弥漫分布；C. 低倍镜下见肿瘤细胞呈条束状、交织状排列；D、E. 高倍镜下，梭形瘤细胞形态一致，异型性不明显，胞质呈淡嗜伊红色；F. 免疫组化显示瘤细胞弥漫表达 CD117；G. 免疫组化显示瘤细胞弥漫表达 Dog-1；H. 患者全身皮肤可见多发咖啡牛奶斑及皮肤结节；I. 皮肤结节低倍镜下，见梭形肿瘤细胞杂乱疏松排列，侵犯脂肪组织；J. 免疫组化显示皮肤结节的梭形肿瘤细胞 S-100 弥漫阳性；K. NGS 检测显示 *NF1* 基因 2 处突变。

2. 鉴别诊断 本例为发生于老年女性小肠的多发性梭形细胞肿瘤，除了最常见的 GIST 外，还应与以下肿瘤进行鉴别诊断：平滑肌瘤、神经鞘瘤、孤立性纤维性肿瘤和侵袭性纤维瘤病等。免疫组织化学检测可以将上述疾病区分开来；分子检测显示绝大部分 GIST 具有 *KIT/PDGFRA* 基因突变，仅有极少数病例无 *KIT/PDGFRA* 基因突变，这类被归为野生型 GIST。

（四）读片分析

GIST 是最常见的胃肠道间叶源性肿瘤，平均诊断年龄为 60 岁，男女比例相当。最常见的发病部位为胃（55.6%），其次为小肠（31.8%）、结肠（6.0%）、食管和其他部位（0.7%）。多发性 GIST 在临床中罕见，极少单独发生，多为某些综合征的一部分，如 Carney 三联征、

Carney-Stratakis 综合征或 NF1。

NF1 相关性 GIST 是一种常染色体显性遗传病，发病年龄较普通型 GIST 更早，中位年龄为 49 岁，常伴有 NF1 相关临床表现，如皮肤色素沉着、咖啡牛奶斑、多发性神经纤维瘤和副神经节瘤等。肿瘤多发生于空肠或回肠，常为多结节性。组织学表现多以梭形细胞为主，免疫组化表达 CD117 和 Dog-1，与散发性 GIST 无明显差异。分子检测显示 NF1 功能丢失性胚系突变。生物学行为相对惰性，预后较散发性 GIST 更好。

本例为发生于小肠的多发性肿瘤，组织学表现为形态温和的梭形细胞肿瘤，首先考虑 GIST，免疫组化符合 GIST 免疫表型。同时患者有多发性咖啡牛奶斑和神经纤维瘤，考虑为 NF1 相关性 GIST，经后续 NGS 检测到 *NF1* 基因突变而证实。本例 GIST 在小肠多发，需与 Carney 三联征、Carney-Stratakis 综合征鉴别，后二者均属于琥珀酸脱氢酶（succinate dehydrogenase，SDH）缺陷型 GIST，年轻人多见，好发于胃，组织学形态为上皮样。区别在于 Carney 三联征是非遗传性疾病，除 GIST 外，还伴发肺软骨瘤和肾上腺外副神经节瘤，绝大多数患者为女性；而 Carney-Stratakis 综合征是一种常染色体显性遗传性疾病，可伴有副神经节瘤，易发生淋巴结转移。二者免疫组化 SDHB 失表达。从分子病理特征上来看，NF1 相关性 GIST、Carney 三联征和 Carney-Stratakis 综合征同属于野生型 GIST，无 *KIT/PDGFRA* 基因突变。但是 Carney 三联征是由 *SDHC* 基因高甲基化所致，Carney-Stratakis 综合征则是由 SDH 亚基编码基因发生胚系突变所致，与 NF1 相关性 GIST 分子事件完全不同，且临床表现与免疫组化表达也有不同，鉴别诊断并不困难。

需要特别注意的是，在缺乏分子检测手段的情况下，面对胃肠道多发梭形细胞肿瘤，仅仅使用免疫组化检测方法是无法得出全面诊断的，对于具有特殊分子改变的病例，分子检测必不可少。对于 NF1 相关性 GIST 或其他野生型 GIST，必须行分子检测才能明确诊断。

本例很好地阐释了多发性 GIST 往往不存在经典的 *KIT/PDGFRA* 基因突变，而是由其他分子改变所致的规律。但是免疫组化检测仍为经典表型（CD117、Dog-1 阳性），因此对病理形态特征明确且临床病史资料有特征性改变的病例，即使免疫组化检测符合 GIST，仍需加做分子检测以进一步明确其分子改变。

（任作成　陈琼荣）

参考文献

ZHANG W, HU X, CHEN Z, et al. Case report: Neurofibromatosis type 1 gastrointestinal stromal tumor and small bowel adenocarcinoma with a novel germline NF1 frameshift mutation [J]. Front Oncol, 2022, 12: 1052799.

第十一节　具有上皮样细胞形态的恶性肿瘤

一、双表型鼻腔鼻窦肉瘤

（一）临床病史

患者，女，62 岁；因“右侧涕中带血伴鼻痛 10 天”就诊。专科检查：右侧下鼻甲前端缺如，右侧中鼻道可见血痂皮，触之易出血。CT检查：右侧额窦、上颌窦及鼻腔可见软组织密度影，右中、下鼻甲部分缺损；左侧上颌窦黏膜稍厚，并见囊状低密度影，边缘光整；鼻中隔略左偏。鼻咽左侧软组织稍厚，左侧隐窝较对侧变浅。行右侧鼻腔鼻窦肿物切除术。

（二）病理检查

1. 大体所见 灰红、暗红色碎组织一堆，总共大小3.0cm×2.1cm×1.5cm，质软，无明确坏死。

2. 组织学形态（图1-11-1A~图1-11-1D） 肿瘤边界不清，呈浸润性生长，由长束状、交错束状或青鱼骨样排列的梭形细胞组成。瘤细胞间可见被覆呼吸性黏膜上皮的腺腔，无异型性，低倍镜下类似于米勒型腺纤维瘤或腺肉瘤。局部区域可见扩张的薄壁血管，瘤细胞在血管壁周围分布，似血管外皮瘤样结构；梭形肿瘤细胞异型性不明显，胞质呈嗜伊红色，核细长，染色质细腻，核仁不明显；核分裂象罕见，未见明确坏死。

3. 免疫组化（图1-11-1E、图1-11-1F） 瘤细胞部分表达SMA，S-100弥漫强阳性，H3K27me3阳性（未见缺失），MSA和MyoD1小灶阳性，β-catenin局灶核/质阳性；其余指标Desmin、SOX10、STAT6、CD34、pan-CK、EMA、CD31、HMB-45、Melan-A、MiTF、P40、GFAP、Nestin均为阴性；Ki-67增殖指数约3%。

（三）诊断与鉴别诊断

1. 诊断 （右侧鼻腔鼻窦）双表型鼻腔鼻窦肉瘤（biphenotypic sinonasal sarcoma，BSNS）。

2. 鉴别诊断

（1）单相梭形细胞滑膜肉瘤：形态可与BSNS类似，但通常青少年发病，虽部分病例表达S-100及calponin，但滑膜肉瘤常表达EMA、CK7、CK19、TLE1、CD99等，且具有特征性的t（X；18）易位导致的*SYT-SSX1/2*基因融合。

（2）孤立性纤维性肿瘤：一般边界清楚，免疫组化常表达CD34、STAT6，局部表达SMA，但不表达S-100蛋白。

（3）鼻腔鼻窦血管外皮瘤样肿瘤：组织学形态与发生于鼻腔的孤立性纤维性肿瘤类似，肿瘤一般边界清楚，非浸润性生长，“鹿角状”血管更常见，免疫组化标记Vimentin、SMA、MSA、calponin、H-Caldesmon阳性，β-catenin核阳性，但是不表达S-100。

（4）纤维瘤病：部分BSNS可弥漫或局灶核表达β-catenin，但是纤维瘤病S-100蛋白阴性。

（5）低级别恶性外周神经鞘瘤：除S-100阳性外，还表达SOX10，H3K27me3表达缺失，且不表达肌源性标志物。

（6）梭形细胞恶性黑色素瘤：虽然黑色素标记Melan-A、HMB-45表达会下降，但SOX10、S-100常阳性，且不表达肌源性标记物。

（四）读片分析

BSNS也称具有神经和肌源性特征的低度恶性鼻腔鼻窦肉瘤，具有独特的组织学形态表现、免疫表型及分子遗传学特征，于2012年由Lewis等首次报道。随后有学者研究发现，该肿瘤中存在重现性分子遗传学特征：t（2；4）（q35；q31.1）导致*PAX3-MAML3*基因融合，将其命名为BSNS。此后陆续有文献报道，2017年第4版WHO头颈部肿瘤分类中正式收录此病种。BSNS较少见，发病年龄为24~87岁，平均年龄为50~51岁，女性更常见，男女比为1∶2。肿瘤大多发生于鼻腔或鼻窦腔，临床表现无特异性，影像学检查显示病变常位于黏膜下层，呈破坏性生长。肿瘤大体呈息肉状，质地偏实性、质韧，呈粉红色或灰褐色，直径通常>4cm，多无包膜，边界欠清。

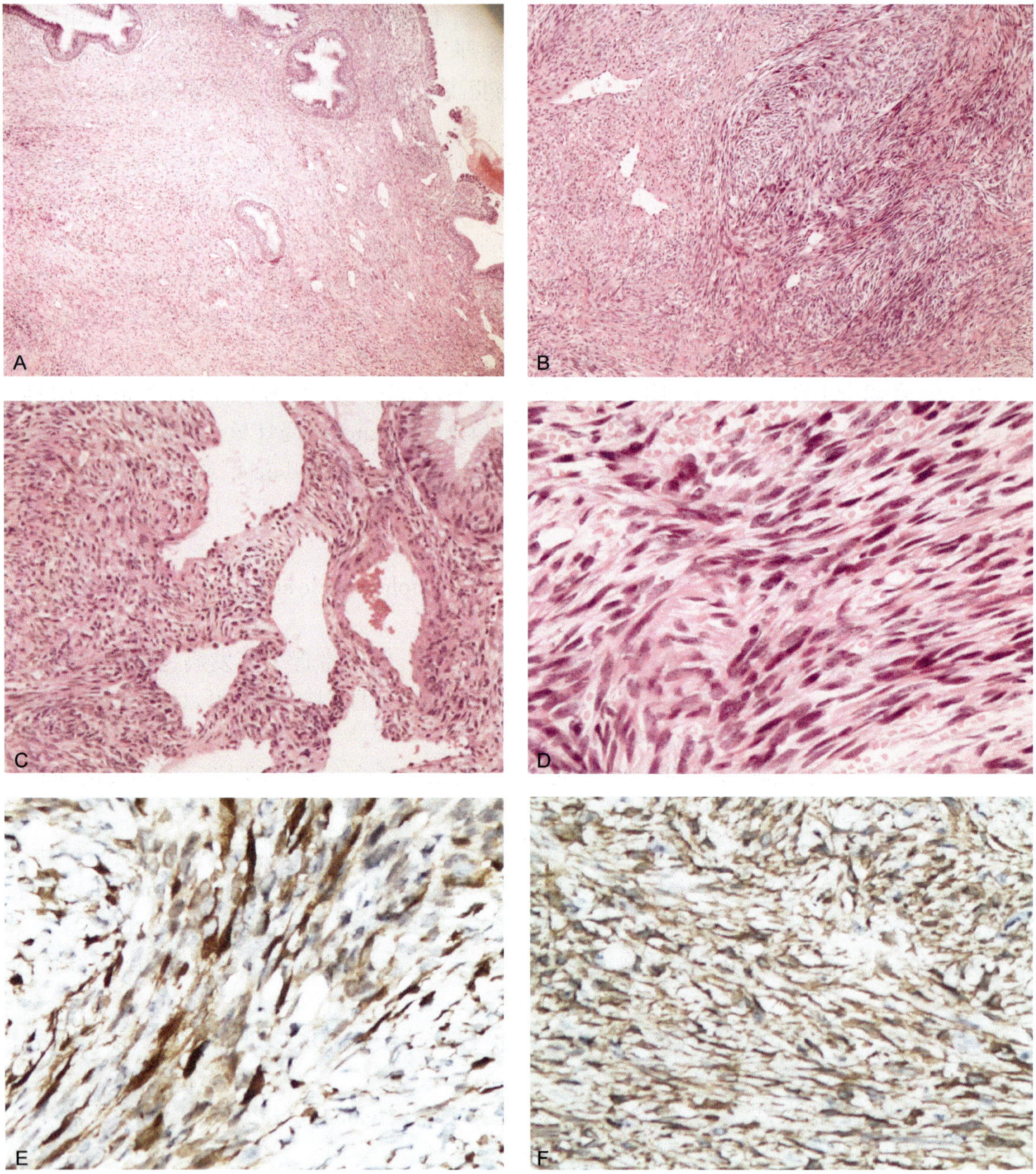

图 1-11-1 双表型鼻腔鼻窦肉瘤

A. 肿瘤位于黏膜下层，无包膜，肿瘤内见残留的腺体，部分腺体轻度扩张；B. 梭形肿瘤细胞呈交织条束状排列，细胞密度中等，无明显异型性；C. 局部见扩张的“鹿角状”血管，梭形瘤细胞呈血管外皮瘤样结构；D. 肿瘤细胞呈梭形，细胞界限不清，胞质红染，核染色质较细腻，未见明显核仁，核分裂象罕见；E. 肿瘤细胞弥漫表达 S-100；F. 肿瘤细胞部分表达 SMA。

BSNS 的主要病理学特征包括：①富于梭形细胞的低级别浸润性肿瘤，细胞较一致，多形性和核仁不明显，核分裂象少见，细胞外基质或胶原通常较少；②常见血管外皮瘤样或鱼骨样 / 束状纤维肉瘤样排列方式，形态常与单相型梭形细胞滑膜肉瘤重叠；③肿瘤内常见陷入的良性鼻腔鼻窦型腺体；④部分病例局灶含横纹肌母细胞，少部分病例可见骨质侵犯；⑤几乎所有病例的 S-100 至少局灶阳性，SOX10 均阴性，提示并无真正的神经分化；绝大多数病例的 SMA 或 MSA 不同程度阳性；几乎所有病例的 PAX3 为核阳性；伴横纹肌母细胞分化区域 Desmin 阳性，MyoD1 灵敏度优于 myogenin；pan-CK 和 CD34 常呈阴性或局灶弱阳性，TLE1 可局灶阳性，缺乏滑膜肉瘤的弥漫强阳模式；部分病例 β-catenin 呈核阳性，但未见病例报道 *CTNNB1* 突变；STAT6 可呈胞质阳性，缺乏核阳性；Ki-67 增殖指数低；⑥出现特征性融合基因 *PAX3-MAML3*（约 90% 的病例），罕见 *PAX3-FOXO1*、*PAX3-NCOA1*、*PAX3-NCOA2* 或 *PAX3-WWTR1* 融合基因，其中 *PAX3-NCOA1* 融合病例显示横纹肌母细胞分化。

本例临床病理特征及免疫表型比较典型，活检组织有限，未见明确浸润，可参考影像学检查辅助判断，也可做融合基因检测进一步证实。治疗以手术完整切除为主。该肿瘤临床经过呈惰性，44%~50% 的病例复发，目前尚未见转移和死亡病例报道。

（谢永辉　敖启林　倪海春）

参考文献

1. LE LOARER F, LAFFONT S, LESLUYES T, et al. Clinicopathologic and Molecular Features of a Series of 41 Biphenotypic Sinonasal Sarcomas Expanding Their Molecular Spectrum[J]. Am J Surg Pathol, 2019, 43(6): 747-754.

2. BELL D, PHAN J, DEMONTE F, et al. High-grade transformation of low-grade biphenotypic sinonasal sarcoma: Radiological, morphophenotypic variation and confirmatory molecular analysis[J]. Ann Diagn Pathol, 2022, 57: 151889.

二、脊柱旁近端型上皮样肉瘤

（一）临床病史

患者，男，47 岁；患者 5 个月前腰痛加重，伴下肢疼痛 10 余天，疼痛尚可忍受，活动受限，不伴下肢麻木，遂来就诊。影像学检查：腰部 MRI（图 1-11-2A）提示 L_2 椎体变扁，呈长 T_2 信号，其旁左侧缘可见不规则肿块，边界欠清。

（二）病理检查

1. 大体所见 送检碎组织大小约 7cm × 5cm × 2cm，切面呈灰白、灰红色、质软；其间可见骨组织，大小约 11cm × 11cm × 4cm。

2. 组织学形态（图 1-11-2B~ 图 1-11-2E） 低倍镜下，肿瘤细胞弥漫性生长，细胞间黏附性差，浸润周围的肌肉及骨组织，可见灶状出血，坏死不明显。高倍镜下，瘤细胞大，呈圆形，部分不规则，胞质丰富，部分红染、部分透明；细胞核大、呈空泡状，部分可见大核仁，部分核偏位，核分裂象易见；灶状区肿瘤细胞有退变凋亡的趋势，背景有少量淋巴细胞浸润。

3. 辅助检查（图 1-11-2F~ 图 1-11-2H） 第一次免疫组化显示：瘤细胞表达 pan-CK、FLI-1 和 VIM，不表达 EMA、SMA、Desmin、MyoD1、myogenin、S-100、SOX10、Melan-A、HMB-45、TFE-3、CD31、CD34 和 ERG，Ki-67 显示瘤细胞增殖指数约 40%。第二次免疫组化发现瘤细胞 INI1 表达缺失，也不表达 CD117、Calretinin、HMBE-1、TLE1 和 CD99。特殊染色：PAS 阴性。

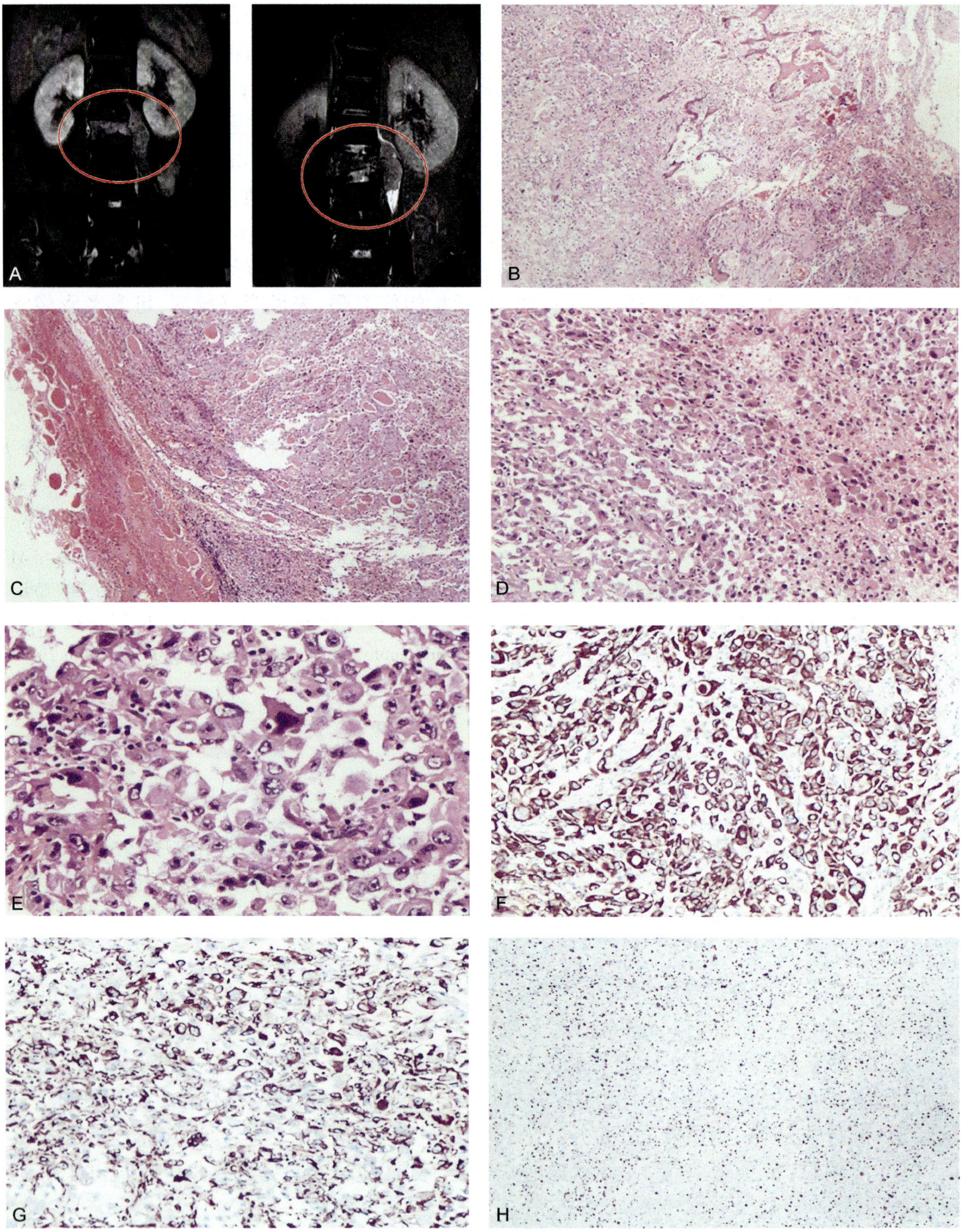

图 1-11-2　近端型上皮样肉瘤

A. 腰椎 MRI L_2 椎体左侧缘可见不规则肿块，边界欠清；B. 低倍镜下，肿瘤浸润骨组织（HE 染色 ×40）；C. 肿瘤浸润肌肉组织（HE 染色 ×40）；D. 细胞弥漫性生长，细胞间黏附性差，可见肿瘤性坏死（HE 染色 ×200）；E. 高倍镜下，瘤细胞大，呈圆形或不规则，胞质呈嗜酸性、部分透明；细胞核大、呈空泡状，可见大核仁（HE 染色 ×400）；F. 瘤细胞表达 pan-CK（免疫组化 ×200）；G. 瘤细胞表达 VIM（免疫组化 ×200）；H. Ki-67 显示瘤细胞增殖指数约 40%（免疫组化 ×40）。

（三）诊断与鉴别诊断

1. 诊断 近端型上皮样肉瘤。

诊断依据：本例为发生于中年男性脊柱旁的病变，伴有腰痛、活动受限，影像学检查显示病变边界欠清，受累椎体压缩变扁。组织学表现为肿瘤呈弥漫实性生长，细胞间黏附性差，部分区域可见浸润性生长，浸润周围的肌肉及骨组织；瘤细胞体积大、不规则，胞质呈嗜酸性，细胞核大、呈空泡状，部分核仁明显，核分裂象易见；可见灶状出血，坏死不明显；间质内可见少许淋巴细胞浸润；免疫组化 INI1 缺失。

2. 鉴别诊断

（1）横纹肌肉瘤：表达 Desmin、MyoD1 和 myogenin，但不会出现 INI1 表达缺失。

（2）分化差的滑膜肉瘤：虽然也可表达 pan-CK 和 VIM，但不会出现 INI1 表达缺失。

（3）恶性上皮样 PEComa：表达 Melan-A 和 HMB-45，但不会出现 INI1 表达缺失。

（4）上皮样血管肉瘤：表达 ERG、CD31 等血管标志物，但不会出现 INI1 表达缺失。

（5）肾外恶性横纹肌样瘤：免疫组化也出现 INI1 表达缺失，但常见于婴幼儿或低龄儿童，肿瘤细胞具有横纹肌样形态，圆形的细胞核大、偏位，呈空泡状，嗜酸性的核仁大而明显，核分裂象多见；免疫组化除了表达 pan-CK 和 EMA 等上皮标志物，也表达 CD99 和 Syn 等神经标志物，可以鉴别。

（四）读片分析

近端型上皮样肉瘤由 Guillou 等于 1997 年首先报道，是一种较罕见的恶性肿瘤，属于 SMARCB（INI1）缺陷性肿瘤。发病年龄为 13~80 岁（中位年龄 40 岁），男性多见。发生部位为盆腔、会阴肛旁区、腹股沟、耻骨区、外生殖区、臀部、大腿、腋窝、腹膜后等。镜下肿瘤呈多结节状生长，也可以呈巢状或片状生长，常伴有坏死；瘤细胞呈大而圆形的上皮样细胞，染色质呈空泡状或嗜酸性，部分区域瘤细胞呈横纹肌样形态，细胞核偏位、呈空泡状，核仁明显。免疫组化显示瘤细胞表达 pan-CK、CK19 和 VIM；部分病例表达血管内皮标记，如 FLI-1、ERG 和 CD34（50%~70% 表达），这种表型很容易被误诊为上皮样血管肉瘤；偶表达 MSA、S-100 和 NSE，而 INI1 表达缺失是上皮样肉瘤的重要特征，也是很重要的诊断依据。临床治疗以局部切除为主，但切除后局部复发率高，易发生淋巴结和肺部转移。

与近端型上皮样肉瘤病理特征很相似的另一个肿瘤是肾外恶性横纹肌样瘤（extrarenal malignant rhabdoid tumor，E-MRT），也属于 SMARCB（INI1）完全缺陷性肿瘤，是好发于婴幼儿和儿童（一般年龄 <5 岁）的高度恶性的圆细胞肿瘤。1978 年 Beckwith 等从婴幼儿肾母细胞瘤中发现，1981 年正式命名为 E-MRT。E-MRT 非常少见，在软组织肉瘤中所占比例 <1%，常发生于深部软组织，特别是骶前、椎体旁、颈部和腹盆腔。组织学上由巢状或实性片状的大圆形或多边形横纹肌样细胞组成，细胞黏附性很差，胞质丰富而呈嗜伊红色，细胞核大而偏位，呈圆形、卵圆形或肾形，空泡状，内含明显的大核仁，形态类似横纹肌细胞，故因此命名。免疫组化显示瘤细胞表达 pan-CK、VIM（呈特征性核旁着色），部分可表达 CD99、Syn、NSE，灶性表达 S-100，而 INI1 表达缺失。临床治疗以局部根治性切除为主，辅以化疗和放疗，但效果有限。E-MRT 属于高度恶性的软组织肉瘤，较早发生转移，病死率高，5 年生存率 <15%。

上述两种肿瘤均属于 SMARCB（INI1）缺陷性肿瘤，形态上有一定重叠，免疫组化都表达 pan-CK、VIM 和 EMA；文献报道，上皮样肉瘤可表达部分间皮和血管内皮的标记，而本例中 Calretinin 部分强表达、FLI-1 表达，更加支持上皮样肉瘤的诊断；此外，E-MRT 可见玻璃样包涵体 PAS 染色阳性，而本例 PAS 染色阴性，也支持上皮样肉瘤的诊断。

（刘汉忠）

参考文献

1. BECKWITH J B, PALMER N F. Histopathology and prognosis of Wilms tumors. Results from the First National Wilm's Tumor Study[J]. Canc, 1978, 41(5): 1937-1948.

2. 梅佳，曹晓卉，王新玲，等．近端型上皮样肉瘤 3 例临床病理分析[J]. 临床与实验病理学杂志，2019, 35(11): 1349-1351.

三、血管瘤样型上皮样肉瘤

（一）临床病史

患者，女，39 岁；患者于 1 年前发现左腕部肿物，约鸡蛋大小，无瘙痒及疼痛等不适，局部无发热，活动稍受限。为求进一步诊治，遂来就诊。影像学检查：超声提示皮下距体表 17mm 处有一最大径约 3.3cm 的稍低回声团，边界清，形态规则，其内可见丰富血流信号；MRI 检查（图 1-11-3A）提示左腕关节构成骨质信号无异常，其前方有不规则软组织信号影，最大经约 3.6cm，关节软组织无明显肿胀。

（二）病理检查

1. 大体所见　灰红色不整形组织一块，大小 4.0cm × 3.0cm × 1.5cm，切面呈灰白、灰红色、呈多结节状、质中，部分区域似有包膜。

2. 组织学形态（图 1-11-3B~ 图 1-11-3F）　低倍镜下，肿瘤呈结节状、巢团状浸润性生长，瘤细胞围绕血管呈乳头状排列，或形成血管球瘤样、血管肉瘤样结构；中高倍镜下，肿瘤细胞呈上皮样形态，圆形、卵圆形，胞质丰富、呈嗜酸性，核仁明显。

3. 免疫组化（图 1-11-3G~ 图 1-11-3M）　肿瘤细胞表达上皮标记（pan-CK、EMA）、Vimentin、CD34、ERG，不表达 CD31，SMARCB1/INI1 表达缺失（内对照阳性）。

2 年后患者发生腋窝淋巴结转移性上皮样肉瘤（图 1-11-3N）。

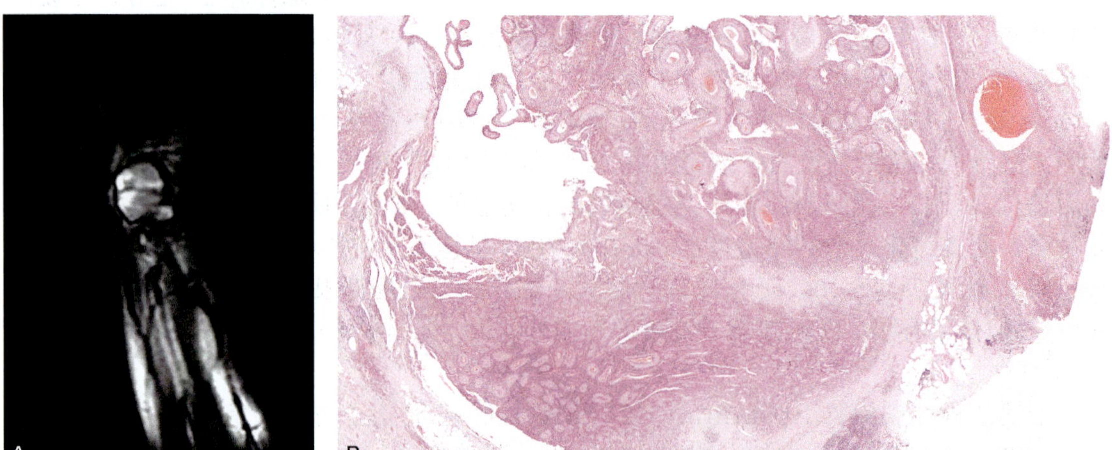

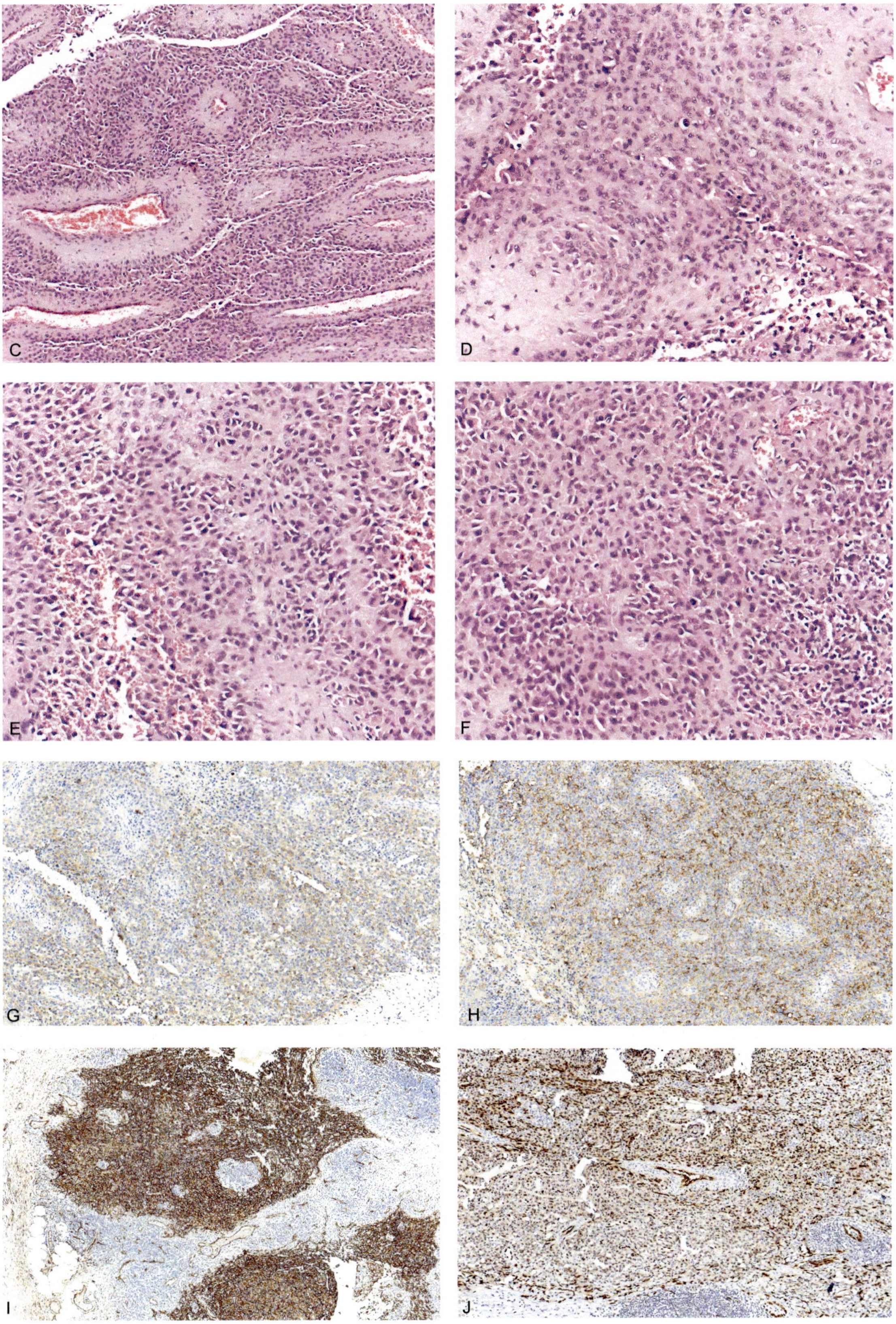
C
D
E
F
G
H
I
J

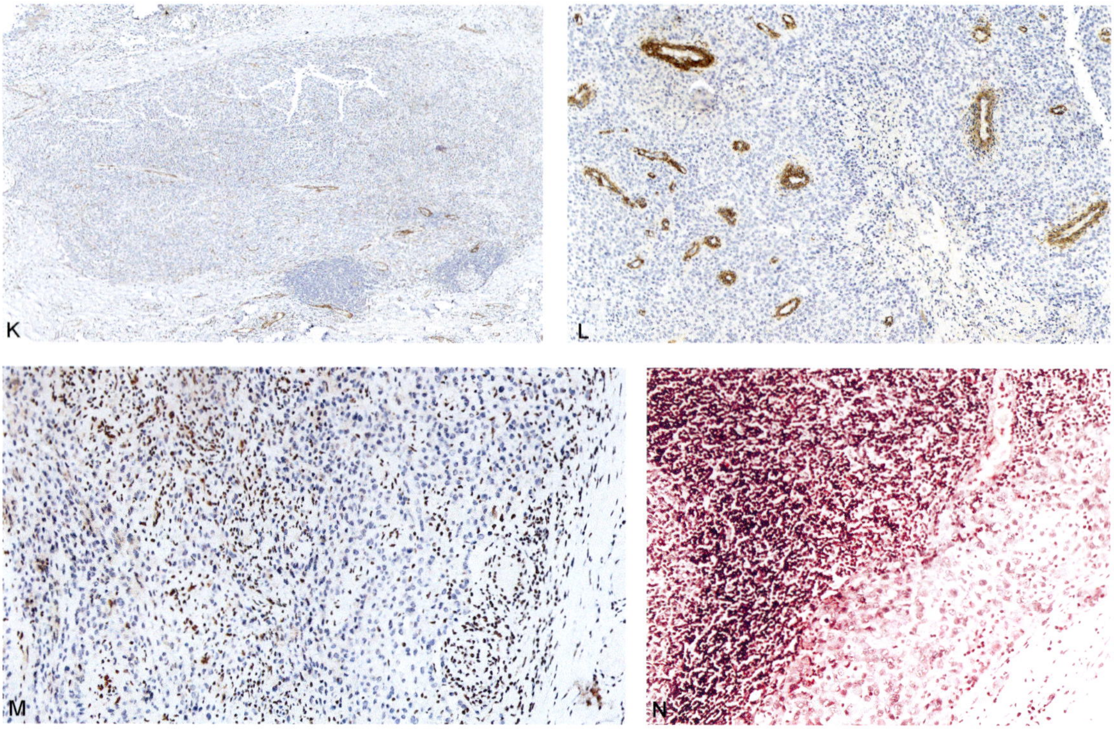

图 1-11-3 血管瘤样型上皮样肉瘤

A. MRI 提示左腕关节构成骨质信号无异常，其前方有不规则软组织信号影，关节软组织无明显肿胀；B. 低倍镜下，肿瘤呈结节状、巢团状浸润性生长，瘤细胞围绕血管呈乳头状排列，形成血管球瘤样或血管肉瘤样结构（HE 染色 ×40）；C. 中倍镜下，肿瘤细胞围绕血管呈乳头状排列（HE 染色 ×200）；D~F. 高倍镜下，肿瘤细胞呈上皮样形态，圆形或卵圆形，胞质丰富、呈嗜酸性，核仁明显（HE 染色 ×400）；G. 瘤细胞弱表达 pan-CK（免疫组化 ×100）；H. 瘤细胞弱表达 EMA（免疫组化 ×100）；I. 瘤细胞强表达 CD34（免疫组化 ×40）；J. 瘤细胞核部分表达 ERG（免疫组化 ×100）；K. 瘤细胞不表达 CD31（免疫组化 ×40）；L. 瘤细胞不表达 SMA，血管壁阳性（免疫组化 ×200）；M. 瘤细胞 INI1 表达缺失，内对照阳性（免疫组化 ×200）；N. 腋窝淋巴结转移性上皮样肉瘤（HE 染色 ×200）。

（三）诊断与鉴别诊断

1. 诊断 血管瘤样型上皮样肉瘤（epithelioid sarcoma，ES）。

诊断依据：青年人发生于皮下的局限性病变，肿瘤位置较表浅；镜下见瘤细胞呈弥漫片状、结节状或围绕血管排列成乳头状，瘤细胞间见血管样裂隙，细胞呈圆形、卵圆形、胖梭形，胞质丰富、呈嗜酸性，细胞核呈圆形，核仁明显，核分裂象易见。免疫组化瘤细胞表达上皮标记、CD34 和 ERG，且 SMARCB1/INI1 表达缺失。

2. 鉴别诊断

（1）血管周细胞肿瘤：比如血管球瘤、肌周细胞瘤，组织形态表现为上皮样瘤细胞围绕血管腔生长，但细胞形态温和，免疫组化表达平滑肌标记（SMA 和 h-caldesmon），不表达上皮标记和血管内皮标记（CD34、ERG），INI1 也不会失表达。

（2）上皮样血管肉瘤：上皮样肿瘤细胞之间可见血管裂隙，局部可见不规则血管腔，免疫组化表达血管内皮标记（CD34、CD31、ERG 和 FLI1）和上皮标记，但 INI1 不会表达缺失。

（3）其他肿瘤：比如富于细胞的孤立性纤维性肿瘤、软组织肌上皮瘤、肾外横纹肌样瘤、腺泡状软组织肉瘤,都与本例ES或多或少有组织学形态和免疫表型的交叉,但综合组织学形态和免疫组化容易鉴别。

(四)读片分析

2020年WHO软组织肿瘤分类中将ES归为未确定分化的肿瘤类别。除常见的“经典型”和“近端型”外,文献报道还有“血管瘤样型”“纤维瘤病样型”和“黏液样型”等组织学亚型。其中,血管瘤样型ES少见,肿瘤可有明显出血、囊性变;可见血管样裂隙,瘤细胞围绕血管呈靶环状、洋葱皮样排列,并表达血管内皮标记CD34和ERG,极易误诊为血管周细胞肿瘤或血管源性肿瘤。但瘤细胞SMA阴性,不同于血管周细胞肿瘤。ERG抗体可在超过65%的ES中表达。ES还可表达CD34、FLI-1和D2-40,这些特点更易误诊为血管肉瘤等。但ES不表达CD31,且INI1缺失(见于90%的ES病例)。INI1是由位于22q11.2的*SMARCB1*基因编码,是SWI/SNF染色质重塑复合物的组成部分。在正常细胞内,SWI/SNF复合物对PRC2复合物起到抑制作用,促进*PRC2*(含有EZH2亚基)靶基因的表达,有利于细胞的分化。INI1缺失,导致PRC2活性增强,其中的催化亚基EZH2会催化H3K27三甲基化,造成组蛋白和DNA紧密结合,很多抑癌基因的表达受到抑制,而hedgehog、MYC等信号通路基因上调,促使细胞增殖,形成肿瘤。目前INI1弥漫性缺失被认为是ES较为特异的分子遗传学特征。他泽司他(Tazemetostat)是全球首个也是唯一获批的EZH2抑制剂,可以特异性作用于该靶点,为复发转移的ES患者带来福音。

(余孟星 罗晓青)

参考文献

1. The WHO Classification of Tumours Editorial Board. WHO classification of tumours of soft tissue and bone [M]. 5th ed. Lyon: IARC Press, 2020.

2. SIMEONE N, FREZZA A M, ZAFFARONI N, et al. Tazemetostat for advanced epithelioid sarcoma: current status and future perspectives [J]. Future Oncol, 2021, 17(10): 1253-1263.

四、左膝经典型上皮样肉瘤

(一)临床病史

患者,男,45岁;因左膝疼痛,活动受限2月余入院。MRI检查(图1-11-4A)显示:左侧股骨下段偏内侧肿块伴骨质破坏,侵犯周围软组织,考虑恶性肿瘤性病变;股骨外上髁、胫骨内侧髁结节,关节腔及髌上囊积液伴多发结节。术前穿刺活检,得出病理诊断1个月后,行手术治疗:全膝关节置换(左膝肿瘤型)+股骨截骨术(下段)+胫骨截骨术(高位)+膝关节滑膜切除术(左膝)+膝关节病损切除术(左膝肿块)。

(二)病理检查

1. 大体所见 穿刺活检组织:破碎组织,大小1.2cm×1.0cm×0.8cm,呈灰白、灰红色、质实软。

手术切除标本(图1-11-4B)(左膝关节肿瘤):膝关节骨组织一块,大小11cm×7cm×6cm,附带3.0cm×0.7cm的梭形皮肤,于膝关节股骨上端近干骺端囊下可见5.0cm×1.5cm的灰白、灰红色菜花状肿物,似侵及股骨远端。

2. 组织学形态　穿刺活检组织（图 1-11-4C~ 图 1-11-4F）镜下见肿瘤呈实性片状侵袭性生长，可见胶原变性间质；瘤细胞呈上皮样形态，胞质较丰富、呈嗜酸性，部分细胞胞质透亮；细胞核呈圆形、卵圆形或不规则形，核仁不明显，核分裂象可见。

手术切除标本（图 1-11-4G~ 图 1-11-4K）镜下见肿瘤呈分叶状、多结节状排列，中央可见不规则（地图状）坏死灶，肿瘤以上皮样细胞为主，结节周围瘤细胞呈短梭形或卵圆形，大小基本一致。细胞异型性不明显，胞质丰富、呈嗜伊红色，细胞界限不清，细胞核呈圆形、卵圆形，核仁较明显。

3. 免疫组化（图 1-11-4L~ 图 1-11-4O）　瘤细胞弥漫表达 CK 和 CD34，部分表达 Vimentin，INI1 表达缺失而内对照阳性。

（三）诊断及鉴别诊断

1. 诊断　左膝经典型上皮样肉瘤。

2. 鉴别诊断

（1）滑膜肉瘤：多为双相分化，单相型滑膜肉瘤一般不形成分叶状结构，也无栅栏状坏死，细胞异型性较大。免疫组化 EMA 可表达，INI1 表达，分子检测显示 *SYT-SSX* 基因融合。

（2）炎性肉芽肿：肉芽肿性坏死多为干酪样坏死，坏死周围形成类上皮细胞栅栏状排列，可见多核巨细胞，免疫组化不表达 CK、CD34。

（3）上皮样血管肉瘤：形态与上皮样肉瘤（细胞之间形成裂隙，形似血管肉瘤）有重叠，还可见明确的血管腔隙，免疫组化除了表达 EMA、CD34 和 ERG 外，还表达 CD31 和 FLI1，而且 INI1 表达不会缺失。

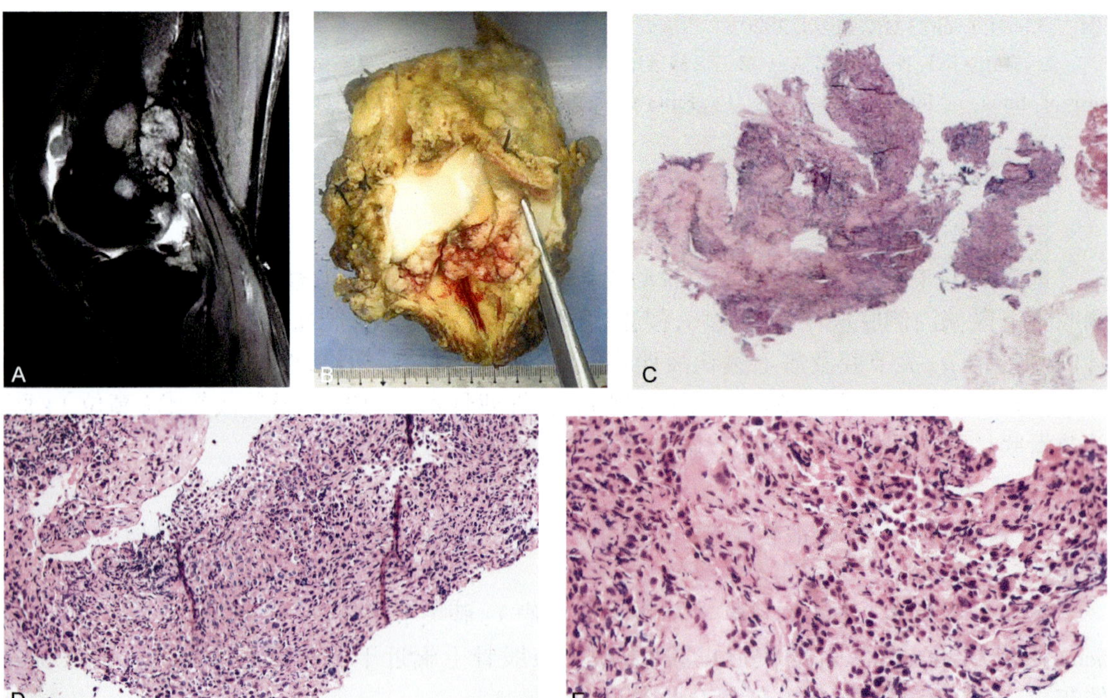

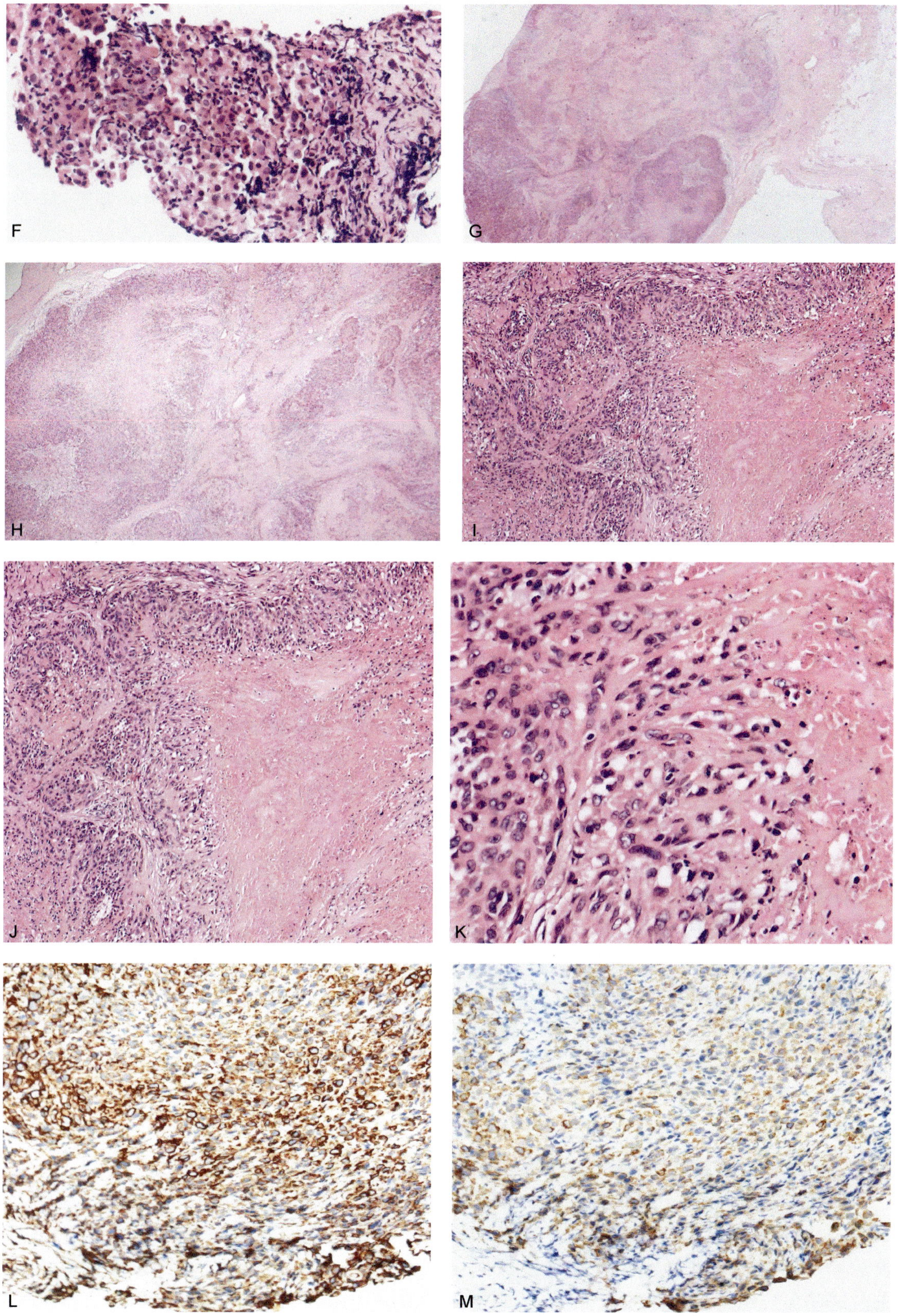
F
G
H
I
J
K
L
M

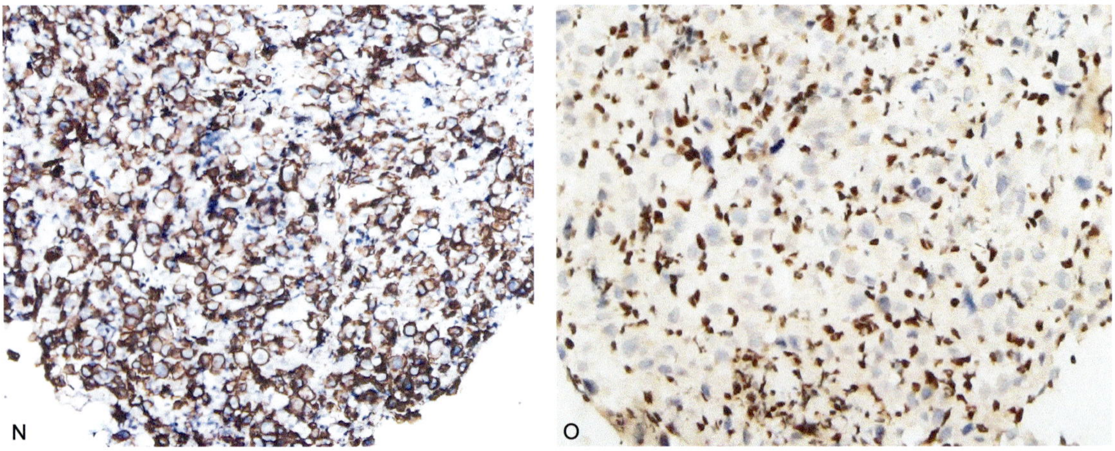

图 1-11-4　左膝经典型上皮样肉瘤

A. MRI 检查显示左侧股骨下段偏内侧有不规则形长 T_1、T_2 信号肿块影，肿块边缘呈多结节状，侵犯邻近软组织，股骨下段可见骨质破坏（图片所示为 T_2 信号）；B. 手术切除标本大体所见；C. 穿刺活检组织低倍镜下见肿瘤组织不规则分布，在玻璃样变间质中侵袭性生长；D. 中倍镜下，上皮样肿瘤细胞浸润性生长；E、F. 高倍镜下，上皮样肿瘤细胞胞质丰富、呈嗜酸性，核仁较明显；G、H. 手术切除标本低倍镜下见肿瘤呈多结节状生长（HE 染色 ×20）；I. 肿瘤中央可见不规则的地图状坏死灶；J. 高倍镜下，上皮样或胖梭形瘤细胞胞质丰富、呈嗜酸性（HE 染色 ×200）；K. 高倍镜下，坏死灶周围瘤细胞呈上皮样或胖梭形，胞质丰富、呈嗜酸性（HE 染色 ×400）；L. 瘤细胞表达 Vimentin；M. 瘤细胞表达 pan-CK；N. 瘤细胞表达 CD34；O. 瘤细胞不表达 INI1，而内对照的炎症细胞和血管内皮细胞阳性。

（四）读片分析

上皮样肉瘤是肿瘤细胞分化方向尚不明确的一种少见的软组织恶性肿瘤，在软组织肉瘤中占比 <5%，好发于男性，根据发病部位分成 2 型：经典型和近端型。

经典型：好发于 10~39 岁青年人，男女发病率约 2∶1，四肢多见，最常见于手指、掌、腕和前臂屈面，少见于躯干和头颈部。肿瘤多发生在浅表软组织，生长缓慢，为无痛性皮肤或皮下硬结，部分可伴溃疡。经典型上皮样肉瘤大体上呈单个或多个结节，结节大小为 0.5~5.0cm，切面呈灰白或灰褐色。肿瘤细胞呈结节状或花环状排列，类似肉芽肿，结节中央可为坏死或玻璃样变组织。肿瘤常浸润周围结缔组织，可见小至中等大小的上皮样细胞，胞质呈嗜伊红色，细胞核大小一致，核形不规则，核仁小，显示轻度异型性。结节周边常混有梭形细胞，排列成席纹状结构。核分裂象通常较少见，可伴有胶原化及黏液样变间质。

近端型：好发年龄高于经典型，10~80 岁可见，多为软组织深部肿块。肿块切面呈灰白色，中心常有坏死和 / 或出血而呈黄色或棕色，最大径可达 15cm。形态上以大的多边形上皮样细胞为主，部分呈横纹肌样形态，异型性明显，胞质丰富，呈嗜伊红色，染色质呈空泡状，核仁明显，常见坏死。

本例发生于膝关节附近，手术切除标本显示了远端经典型上皮样肉瘤病理特征，但穿刺活检组织局限，当时给出上皮样肉瘤的诊断还是很有挑战性的。

该肿瘤免疫组化表达 pan-CK、EMA 和 Vimentin，50% 的病例表达 CD34，40% 的病例表达 ERG，大部分病例显示 SMARCB1（INI1）表达丢失；部分病例可表达 SMA、S-100、NSE，但不表达 P63、CD31 和 FLI1。少数近端型病例可见 *SMARCA4*、*SMARCC1* 或 *SMARCC2* 基因缺失。这些免疫组化标记检查要做全，否则部分上皮样肉瘤因瘤细胞之间有裂隙（形似血管腔隙)、免疫组化表达 CD34 和 ERG 容易误诊为上皮样血管肉瘤,或因为 pan-CK、EMA 表达而误诊为恶性肌上皮瘤。

上皮样肉瘤易复发或远处转移。治疗以手术切除为主,辅以化疗或放疗。对于 16 岁以上、不符合完全切除条件的转移性或局部晚期患者,FDA 批准可使用靶向治疗药物他泽司他。

(曹　宏　田素芳　陈琼荣)

参考文献

1. WHO Classification of Tumours Editorial Board. WHO Classification of Tumours: Soft Tissue and Bone Tumours[M].5th ed. Lyon: IARC Press, 2020.

2. The US Food and Drug Administration.FDA approves first treatment option specifically for patients with epithelioid sarcoma, a rare soft tissue cancer[EB/OL].(2020-01-23)[2024-10-3].https://www.fda.gov/news-events/press-announcements/fda-approves-first-treatment-option-specifically-patients-epithelioid-sarcoma-rare-soft-tissue.

五、肉瘤样间皮瘤

(一)临床病史

患者,男,80 岁;因"左中腹部疼痛 10 天"入院。CT 检查(图 1-11-5A)显示左腹中部占位,与小肠关系密切,考虑间质瘤可能。

(二)病理检查

1. 大体所见　一段小肠长 82cm,直径为 3~7cm,距离一侧切缘 15cm 处见一溃疡面肿块凸向浆膜面,肿块大小为 7cm×6cm×5cm,切面呈灰白色、质脆,肠壁上可见灰褐色结节数枚,直径为 0.5~1.0cm。结肠长 22cm,直径为 3.0~3.5cm,距一侧切缘 5cm 处肠壁可见一 2.0cm×1.5cm×1.5cm 的质硬肿块,切面呈灰白色,肠壁上可见黄豆大小结节多枚。

2. 组织学形态(图 1-11-5B~图 1-11-5D)　镜下见病变主要位于小肠浆膜层及肌层,向系膜内生长,局部累及黏膜,伴溃疡形成,可见明显坏死。梭形细胞呈条束状或杂乱状排列,弥漫浸润,累及周围组织;细胞多形性明显,体积大,胞质丰富,具有高度异型性的大细胞核,核仁明显,核分裂象易见。肠系膜内见多个结节,结合形态学特征考虑为肿瘤累及淋巴结或肠系膜内肿瘤结节。

3. 辅助检查(图 1-11-5E~图 1-11-5H)　免疫组化:pan-CK、Vimentin、Calretinin 和 TLE1 均阳性,D2-40 部分阳性;其余 CK5/6、WT1、ALK、EMA、SMA、Desmin、CD34、CD117、Dog-1、SOX10、S-100、STAT6、HBME-1 均阴性;Ki-67 增殖指数约 70%。分子检测:*C-KIT* 和 *PDGFRA* 基因突变、*MDM2* 基因扩增和 *SS18* 基因易位均为阴性。

(三)诊断与鉴别诊断

1. 诊断　(小肠、小肠及结肠系膜)肉瘤样间皮瘤(sarcomatoid mesothelioma, SM)。

诊断依据:老年患者,发生于腹腔的多发性肿块,细胞异型性明显,呈高级别肉瘤样形态,肿瘤细胞呈双相分化,表达上皮和部分间皮指标,不表达胃肠道间质瘤、黑色素瘤、肌源性等标记;分子检测 *C-KIT*、*PDGFRA*、*MDM2*、*SS18* 基因易位均为阴性。

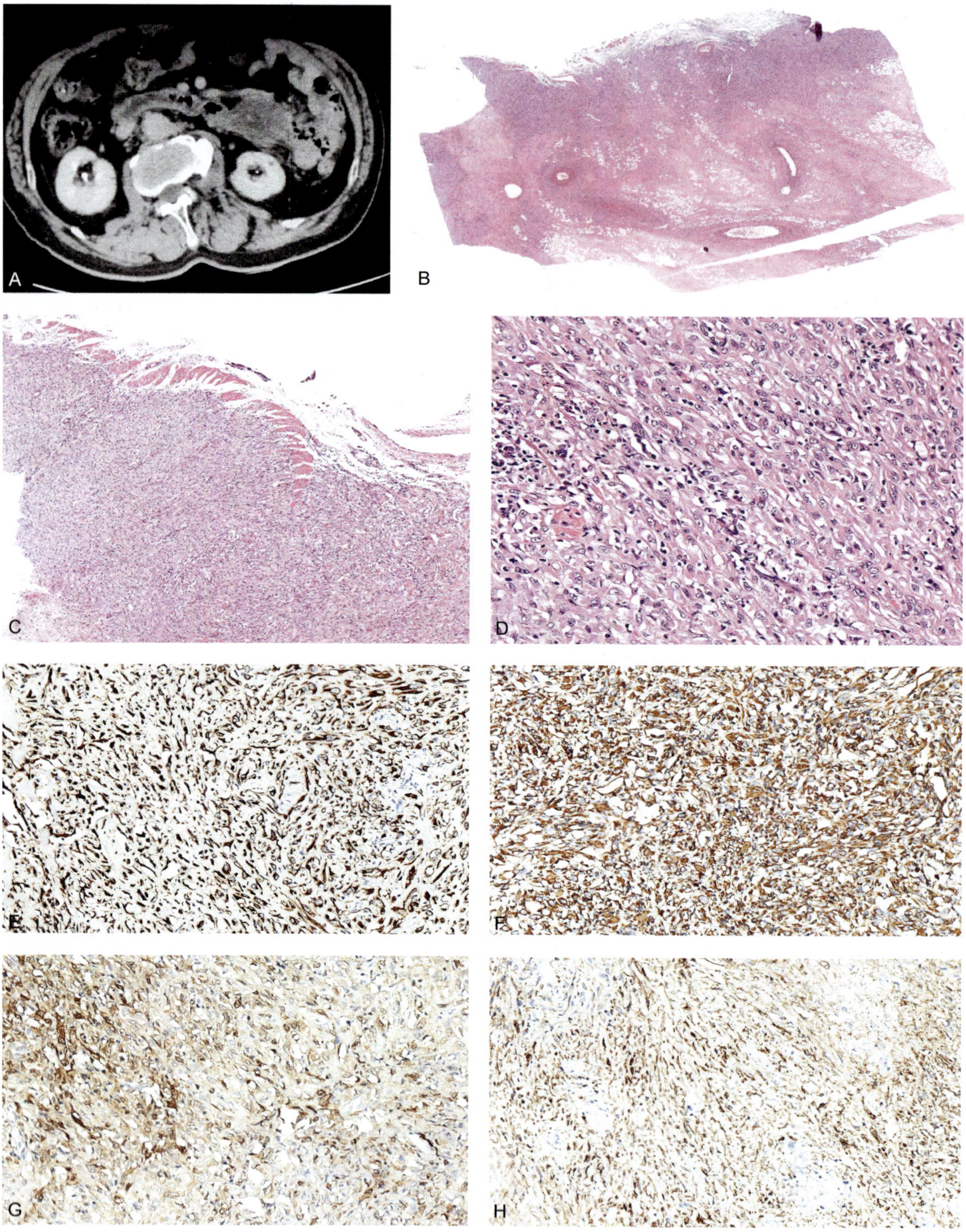

图 1-11-5 肉瘤样间皮瘤

A. CT 检查显示左中腹部占位；B、C. 细胞呈梭形，条束状或杂乱状排列，弥漫浸润；D. 细胞呈梭形，体积大，胞质丰富，核仁明显；E. pan-CK 阳性；F. Vimentin 阳性；G. Calretinin 阳性；H. D2-40 阳性。

2. 鉴别诊断

（1）GIST：部分上皮样 GIST 显示双向分化，但免疫组化表达 CD117、Dog-1 和 CD34，不表达间皮标记（Calretinin 和 D2-40）。

（2）肉瘤样癌：胃肠道的肉瘤样癌显示肿瘤主要在肠壁黏膜浸润性生长，向下逐渐浸润黏膜下层、肌层和浆膜层；而本例肿瘤以浸润肠壁的浆膜层和肌层为主，只有局灶性黏膜层累及。此外，肉瘤样癌免疫组化表达上皮标记，但不表达间皮标记。

（3）其他肉瘤：如平滑肌肉瘤、软骨肉瘤、骨肉瘤、去分化脂肪肉瘤等，也可以有上皮样形态和局灶性 pan-CK 表达，还分别表达 SMA、S-100、SATB2、和 MDM2 等特异性标记，但不表达间皮标记（Calretinin 和 D2-40）。此外，还需注意这些肉瘤与 SM 伴异源性分化的鉴别，需充分取材并仔细观察，找到经典的 SM 区域。

（四）读片分析

SM 是一种少见的恶性间皮瘤类型，侵袭性高，预后差，好发于胸膜和腹膜，也可发生于心包膜、睾丸鞘膜和女性生殖道。临床上，SM 多见于 40 岁以上成年男性，男性患者所占比例 >90%，平均年龄为 60 岁，极少数病例可发生于儿童和青少年，80% 以上的病例有石棉接触史，发生 SM 的潜伏期为 30~40 年。SM 发生在腹腔，早期病变在肠系膜或大网膜上可见多个灰白色结节状肿块，结节可以较小，也可以融合，晚期病变可见肿瘤包裹肠袢。临床表现为腹痛、腹胀和血性腹水。组织学上，SM 可分为经典型（梭形细胞型）、促结缔组织增生型和伴有异源性分化 3 种类型。

（1）经典型 SM：由条束状或杂乱状排列的成纤维细胞样梭形细胞组成，生长方式与纤维肉瘤非常相似。部分病例瘤细胞具有明显异型性，核分裂象易见，并可见多核瘤巨细胞，瘤细胞可呈席纹状排列。

（2）促结缔组织增生型 SM：以间质内含有大量宽大致密的胶原纤维为特征（胶原化区域占肿瘤 50% 以上），瘤细胞形态温和，夹杂在胶原纤维之间，可有坏死。

（3）伴有异源性分化 SM：肿瘤组织中可出现骨肉瘤、软骨肉瘤、横纹肌肉瘤或其他异源性分化区域，通常这些区域范围较小，可见到经典型 SM 成分，但当这些异源性分化区域范围较广时，可与一些肉瘤相混淆。免疫组化在间皮瘤诊断中通常需要几种间皮标记联合使用，SM 通常表达细胞角蛋白和波形蛋白，Calretinin、CK5/6、WT1 和 D2-40 作为间皮细胞标志物，对诊断 SM 有一定意义。最近研究报道，GATA3 是区分 SM 和肉瘤样癌的良好标志物，在 SM 中观察到强而弥漫的 GATA3 表达，而肉瘤样癌大部分为阴性或显示弱的斑片状染色。*CDKN2A* 纯合性缺失和 *BAP1* 体细胞突变是间皮瘤最常见的分子检测结果，前者更常见于 SM，而后者常见于上皮样间皮瘤，在 SM 中 *CDKN2A*（*P16*）缺失的概率近乎 100%。

本例是发生于腹腔的多发病灶，形态学和免疫组化特点与很多原发于腹腔或肠壁的软组织肉瘤有重叠，而导致诊断困难；综合分析患者临床信息、组织形态学特点、免疫组化及分子检测结果才能给出精准诊断。

（蒋春樊　向春香）

参考文献

1. Terra S B S P, Roden A C, Aubry M C, et al. Utility of Immunohistochemistry for MUC4 and GATA3 to Aid

in the Distinction of Pleural Sarcomatoid Mesothelioma From Pulmonary Sarcomatoid Carcinoma[J]. Arch Pathol Lab Med, 2021, 145(2): 208-213.

2. Schulte J J, Husain A N. Update on the pathologic diagnosis of malignant mesothelioma[J]. Transl Lung Cancer Res, 2020, 9(3): 917-923.

3. Dacic S. Pleural mesothelioma classification-update and challenges[J]. Mod Pathol, 2022, 35(Suppl 1): 51-56.

六、上皮样未分化肉瘤

（一）临床病史

患儿，男，5 岁；无意中发现右膝关节上方皮下结节肿物 2 月余，伴触痛，无红肿，无破溃。以“皮脂腺囊肿”收治入院。专科检查：右膝关节上方触及 3cm × 3cm 的质硬包块。CT 检查（图 1-11-6A）结果：右膝关节上方皮下见结节状稍低密度影，大小约 1.4cm × 0.8cm，CT 值 12HU，边界清楚，邻近骨质密度无异常。膝关节间隙存在。手术完整切除肿物送检。

（二）病理检查

1. 大体所见　送检右下肢灰白色结节样肿物一枚，大小 2.0cm × 1.8cm × 0.7cm，切面呈灰白色、实性、质软，内含黏液，表面似有包膜，边界尚清。

2. 组织学形态（图 1-11-6B~ 图 1-11-6F）　肿瘤呈分叶状，边界不清，部分区域细胞密集，部分区域细胞疏松，伴黏液样变性；肿瘤内见凝固性坏死灶和神经侵犯，间质可见分支状血管；肿瘤细胞呈上皮样，胞质较丰富，淡染或呈嗜酸性；细胞核呈圆形或卵圆形，核仁明显，核分裂象可见，并见病理性核分裂象。

3. 辅助检查（图 1-11-6G~ 图 1-11-6K）　免疫组化显示：瘤细胞弥漫表达 Cyclin D1、Vimentin 和 CD99，灶性表达 SATB2、pan-CK 和 CD68（肿瘤内的组织细胞）；其余 CD34、SMA、Desmin、ERG、FLI-1、WT1、TLE1、CD45、CD1a、EMA、MyoD1、myogenin、S-100 均阴性；INI1 为阳性（未见缺失），Ki-67 显示热点区增殖指数约 30%。加做免疫组化显示：Brg1 阳性（未见缺失），MDM2 阳性，TFE3 散在阳性，EMA 局灶弱阳性；其他阴性指标包括 BCOR、MUM1、MUC4、Brachyury、β-catenin、Melan-A、HMB-45、CCNB3、CD34、CD31、ALK、CD30、Syn、MPO、TDT、myogenin、SMA、GFAP、P63、S-100、SOX10、Desmin、h-Caldesmon、Calretinin、D2-40、CD117、Dog-1；H3k27me3 阳性（未见缺失）。原位杂交 *EBER* 阴性。软组织肉瘤 NGS 分子检测未见融合基因，也未见包含 *TGFBR2*、*MGEA5* 和 *BRAF* 在内的基因改变。

（三）诊断及鉴别诊断

1. 诊断　（右膝关节上方）上皮样未分化肉瘤。

2. 鉴别诊断

（1）硬化性上皮样纤维肉瘤：肉瘤细胞具有上皮样形态，但间质胶原丰富且玻璃样变，免疫组化弥漫表达 MUC4；而本例间质黏液样变且 MUC4 阴性。

（2）软组织透明细胞肉瘤：好发于年轻人骨关节附近，上皮样瘤细胞呈巢团状分布，可见多核巨细胞，免疫组化表达 S-100 和黑色素标记；但本例 Melan-A、HMB-45、S-100 和 SOX10 阴性。

（3）上皮样恶性外周神经鞘瘤（MPNST）：形态与本例相似，但免疫组化表达多少不等的 S-100 和 SOX10，而且 H3k27me3 缺失表达。

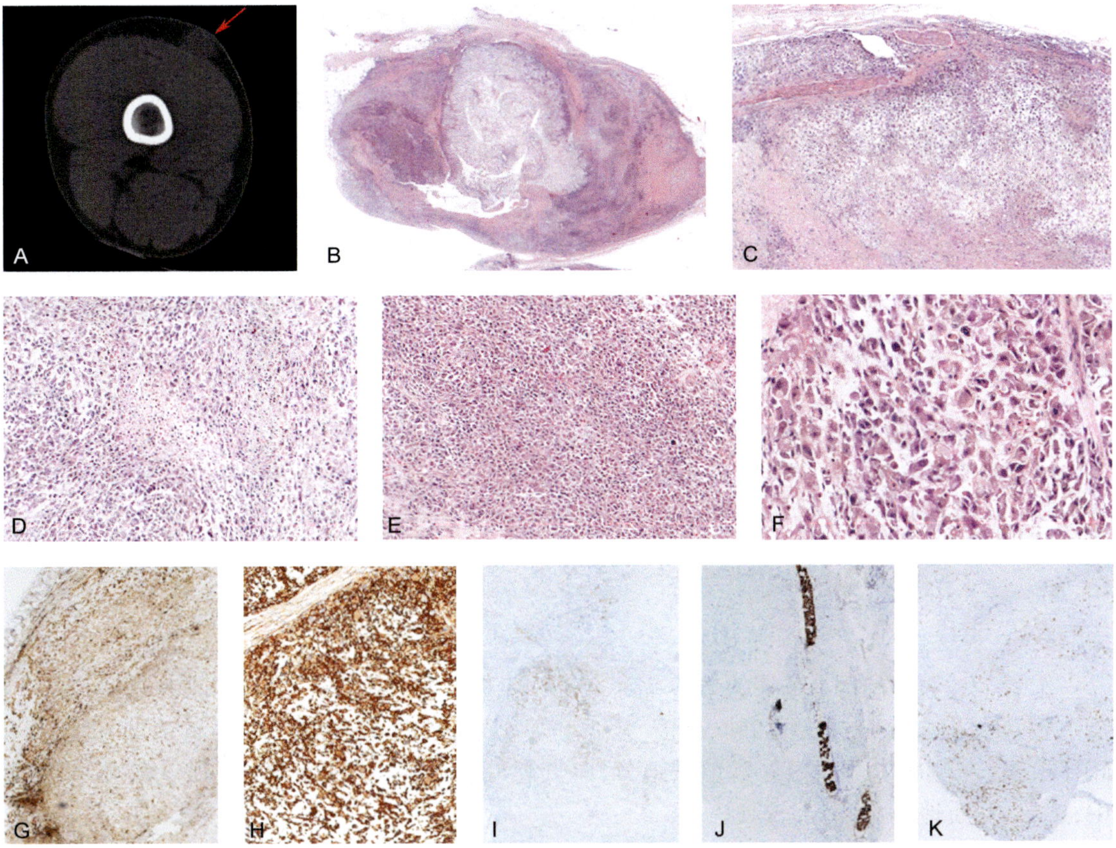

图 1-11-6　上皮样未分化肉瘤

A. CT 检查显示右膝关节上方皮下结节状稍低密度影，大小约 1.4cm × 0.8cm，边界清楚（红箭头所示）；B. 低倍镜下，肿瘤呈结节状，无包膜，部分区域瘤细胞稀疏而间质富于黏液（中央淡蓝染区域），部分区域瘤细胞密集而显示蓝色；C. 显示细胞稀疏区域，伴黏液样变性，并可见神经侵犯；D. 可见凝固性坏死灶；E. 显示瘤细胞丰富区；F. 瘤细胞体积较大，胞质较丰富，淡染或呈嗜酸性，细胞核为圆形或卵圆形，核仁明显，核分裂象可见，并见病理性核分裂象；G. 免疫组化显示瘤细胞灶性表达 CD68；H. 瘤细胞表达 CD99；I. 瘤细胞灶性弱表达 pan-CK；J. 瘤细胞不表达 S-100（肿瘤侵犯的神经作为内对照，显示阳性）；K. Ki-67 显示瘤细胞增殖指数约 30%。

（4）间变性大细胞淋巴瘤：是青少年好发的一种淋巴瘤，上皮样肿瘤细胞散在或有黏附性分布，具有胚胎样核或肾形核，表达 CD45、ALK 和 CD30。

（四）读片分析

上皮样未分化肉瘤是软组织未分化肉瘤的一种组织学亚型，比较少见，发病率 <1%，可发生于任何年龄，无性别差异，常发生于四肢、腹膜后和头颈部。肿瘤常呈结节状或分叶状，直径 5~10cm，切面呈灰白、灰黄色，鱼肉状，常伴出血、坏死和黏液样变。镜下主要由多边形或圆形的上皮样细胞组成，胞质丰富，细胞核大，核仁明显，核分裂象多见，并见病理性核分裂象。由于该肿瘤缺乏特定分化谱系及特异性免疫组化标记，诊断上皮样未分化肉瘤很有挑战性，是一种排除性诊断，需要做很多的免疫组化检查排除，其他具有上皮样形态的恶性肿瘤；瘤细胞常表达 Vimentin，少数病例可灶性表达上皮性标记，CD68（KP-1）常显示肿瘤内的反应性的组织细胞阳性。分子检测无特异性染色体或基因改变。

手术完整切除肿瘤是首要治疗手段，阴性切缘是长期生存最重要的预后因素，切除不完整会出现局部复发和远处转移，导致较高的病死率。预后的相关因素包括肿瘤的侵犯深度、肿瘤分级和肿瘤的体积（>5cm），因此诊断和治疗非常重要。定期随访很有必要，尤其是进行肺部影像学随访检查，因为该肿瘤肺部转移率较高。本例患者术后先后3次复发，切除标本的组织学形态相似；除手术切除外，患者未接受其他治疗，至今已随访2年，未见复发和转移。

（陈 路 刘宇飞）

参考文献

1. 王坚，朱雄增．软组织肿瘤病理学［M］.2版．北京：人民卫生出版社，2017.

2. ZHU Y, HAO D, TANG X, et al. Undifferentiated high-grade pleomorphic sarcoma of ethmoid sinus: A case report and literature review［J］. Braz J Otorhinolaryngol, 2017, 84（3）: 389-392.

七、伴有 *FUBP1-TFE3* 重排的血管周上皮样细胞肿瘤

（一）临床病史

患者，女，38岁，因“左膝关节疼痛半年余”入院。体格检查：股骨下段股内侧肌可扪及一蚕豆大小包块，皮肤无红肿、破溃，皮温正常，局部有压痛，质软，边界清楚，活动度可。MRI检查：左侧股内侧肌内异常信号结节，血管瘤可能。手术所见：包块位于大腿肌肉组织中，边界清，质地不均，局部较硬。

（二）病理检查

1. 大体所见 送检带肌肉组织一块，大小3.0cm×1.8cm×1.5cm，切面见一结节，大小约2.6cm×1.4cm×1.3cm，切面呈灰白、灰黄色、实性、质地中等。

2. 组织学形态（图1-11-7A、图1-11-7B） 肿瘤在横纹肌内浸润性生长；间质血窦丰富，部分区域伴玻璃样变。上皮样瘤细胞排列成条束状、片状或巢状；瘤细胞胞质丰富、透明，或呈嗜酸性颗粒状；大部分区域瘤细胞形态温和，细胞核小，呈圆形或卵圆形，可见小核仁；局灶区域瘤细胞核具有中度多形性，但核分裂象未见。

3. 辅助检查（图1-11-7C~图1-11-7I） 免疫组化显示：SMA灶性阳性，Melan-A局灶弱阳性，Ki-67增殖指数为1%，TFE-3显示强而弥漫的核阳性；其他指标包括Vimentin、HMB-45、MiTF、Desmin、pan-CK、CD34、CD31、S-100、MyoD1、myogenin、PAX8均为阴性。FISH分子检测：*TFE-3*分离探针阳性；RNA测序显示*FUBP1-TFE3*基因融合，随后RT-PCR证实了*FUBP1-TFE3*基因融合，但RT-PCR未检出*ASPL-TFE3*基因融合。

（三）诊断和鉴别诊断

1. 诊断 （左下肢）伴有*FUBP1-TFE3*重排的血管周上皮样细胞肿瘤（perivascular epithelioid cell tumor, PEComa）。

诊断依据：患者为中青年女性，是该肿瘤的好发人群；肿瘤细胞均为上皮样，胞质有嗜酸性颗粒，部分胞质透亮、呈蜘蛛网样，这些特征提示PEComa可能；瘤细胞核弥漫强阳性表达TFE-3，部分细胞表达色素性标记Melan-A，灶性表达SMA；不表达pan-CK和PAX8，也排除了转移性肿瘤。

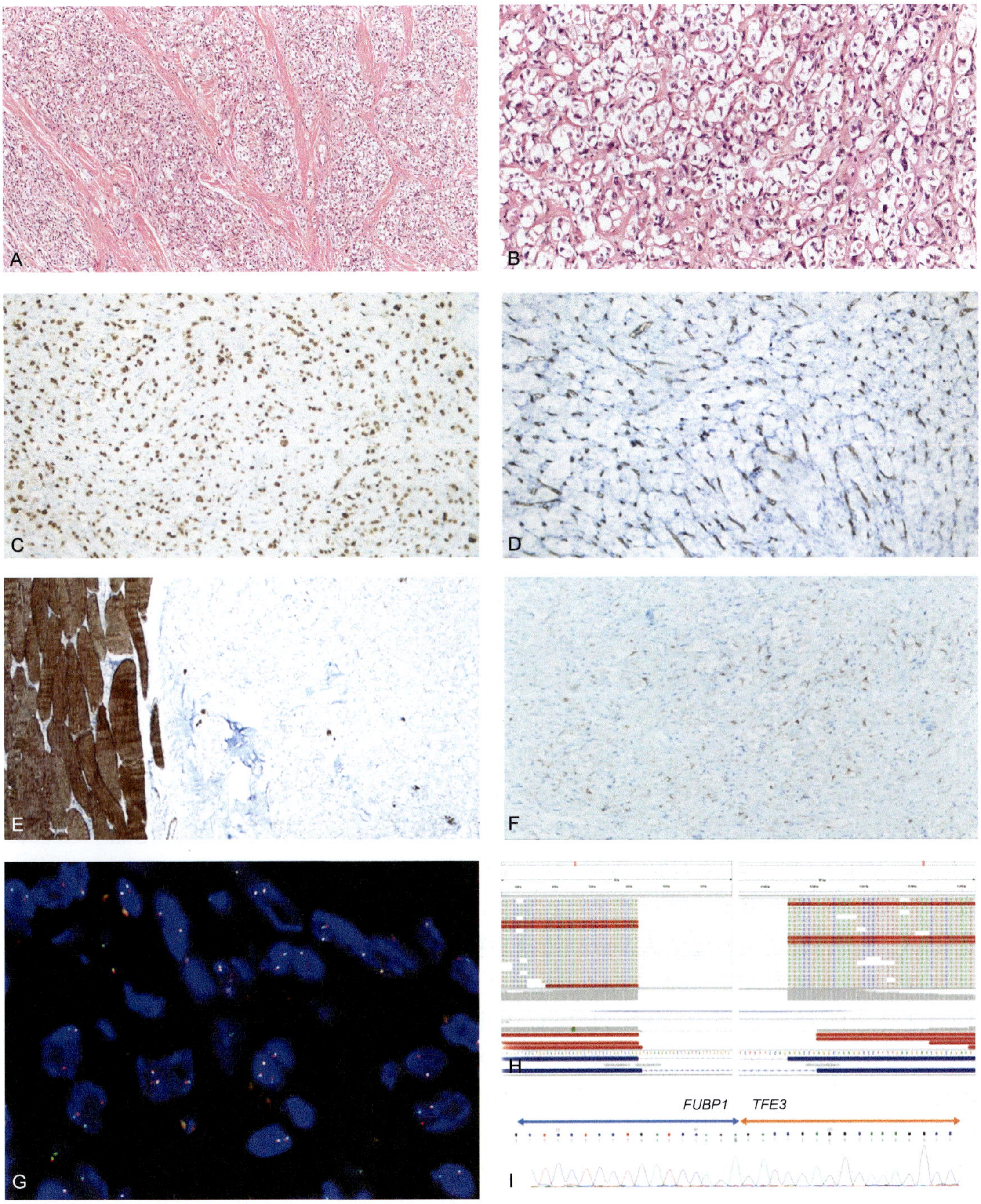

图 1-11-7 伴有 *FUBP1-TFE3* 重排的血管周上皮样细胞肿瘤

A. 细胞排列成条束状、片巢状生长，间质玻璃样变（HE 染色 ×100）；B. 肿瘤细胞呈上皮样，胞质透明，嗜酸性颗粒状物质呈絮状分布（HE 染色 ×400）；C. 免疫组化显示 TFE-3 强而弥漫的核阳性（IHC×200）；D. 免疫组化肿瘤细胞 CD34 阴性，间质血管内皮阳性（IHC×200）；E. 免疫组化肿瘤细胞 Desmin 阴性，周围肌肉组织呈强阳性（IHC×200）；F. 免疫组化肿瘤细胞 Melan-A 灶性阳性（IHC×200）；G. *TFE3* 分离探针 FISH 检测显示红绿信号分离，提示 *TFE3* 基因重排；H. 二代测序显示存在 *FUBP1-TFE3* 融合基因；I. RT-PCR 证实 *FUBP1-TFE3* 融合基因。

2. 鉴别诊断　这些肿瘤通过相关免疫组化和分子检测，不难鉴别。

（1）腺泡状软组织肉瘤：好发于青少年的下肢和头颈部，肿瘤细胞呈巢团状、腺泡状生长，腺泡之间为丰富的窦隙状毛细血管。肉瘤细胞呈多角形、体积大，胞质丰富、呈嗜酸性，核偏位，核仁明显。免疫组化表达 TFE3，部分表达 Desmin，但不表达 Melan-A 等色素标记；分子检测大多是 *TFE3-ASPSCR1* 基因融合。

（2）软组织透明细胞肉瘤：好发于青壮年肢体的深部、邻近关节肌腱或腱膜的部位；肿瘤细胞常被纤维分隔成分叶状和巢状，瘤细胞呈多角形或胖梭形，胞质透亮，可见散在分布的花环状多核巨细胞；免疫组化显示瘤细胞表达 S-100、Melan-A、HMB45 等色素标记，不表达 TFE3；分子检测显示 *EWSR1-ATF1* 基因融合。

（3）颗粒细胞瘤：是一种外周神经来源的良性肿瘤，多见于中老年人，好发于躯干、头颈部和四肢的皮肤和皮下组织。肿瘤呈巢状、片状生长，瘤细胞呈圆形或多角形，体积较大，胞质丰富、呈嗜酸性，但细胞核很小、呈圆形，居于细胞中央。免疫组化显示瘤细胞可弱表达 TFE3，强表达 S-100 和 SOX10，但不表达 Melan-A、HMB45 等色素标记。

（4）转移性透明细胞肾细胞癌：有肾癌病史或检查可见肾脏有占位；癌细胞表达 pan-CK、PAX8 和 CAIX；不表达 TFE3 和 Melan-A、HMB45 等色素标记。

（四）读片分析

TFE3 重排阳性 PEComa 是比较罕见的肿瘤，不同于普通的 PEComa，可能是 PEComa 的一种独特亚型，主要表现在以下几方面：① *TFE3* 重排阳性的 PEComa 平均发病年龄较经典型 PEComa 低得多；②主要由巢状 - 腺泡状的上皮样细胞组成，类似于其他具有 *TFE3* 易位的肿瘤（如腺泡状软组织肉瘤、*TFE3* 易位的肾细胞癌）；③肿瘤细胞形态温和，异型性不明显，但在伴随其他基因异常的情况下，肿瘤可能出现明显异型性；④不表达肌源性标记（SMA、Desmin），不表达 MITF，很少表达 Melan-A；⑤所有 *TFE3* 重排阳性肿瘤免疫组化均表现为 TFE3 弥漫而强的核阳性；⑥ *TFE3* 重排阳性 PEComa 不伴结节性硬化症（tuberous sclerosis，TSC）。以上是对 *TFE3* 重排阳性 PEComa 特点的共性总结，但例外的情况也可能发生，例如 Ohe 等报道的一例肾脏 *TFE3* 重排的 PEComa 中可见梭形细胞成分，并弥漫强表达 SMA；本例符合这类肿瘤的大部分临床病理特征。

TFE3 是 *MIT* 家族中一员，*TFE3* 重排常见于腺泡状软组织肉瘤、部分色素性肾肿瘤、Xp11.2 易位的肾细胞癌，在少数 PEComa 中可以出现 *TFE3* 易位，常见的融合形式包括 *SFPQ/PSF-TFE3*，少见的如 *DVL2-TFE3*、*NONO-TFE3* 等，迄今为止尚未见 *FUBP1-TFE3* 在 PEComa 中的报道，这种融合仅在 *TFE3* 易位的肾细胞癌中有报道。不同的融合基因具有不同的临床病理特征，这一新融合与肿瘤异常的免疫表型是否有关尚不得知。此外，经典型 PEComa 大多具有 *TSC1/2* 基因突变，因此这类肿瘤可采用 mTOR 抑制剂治疗；但 *TFE3* 重排的 PEComa 与经典型 PEComa 发生机制不一样，不具有 *TSC1/2* 的基因突变，治疗方法也不一样；因此，正确识别伴或不伴 *TFE3* 重排的 PEComa 具有重要临床意义。TFE3 免疫组化是最简单易行的初筛方法，在核弥漫且中强度浓聚表达时，选择分子检测进一步证实 *TFE3* 基因重排，是确诊这类肿瘤的可靠手段。

（汤显斌　罗森源）

参考文献

1. OHE C, KURODA N, HES O, et al. A renal epithelioid angiomyolipoma/perivascular epithelioid cell tumor with TFE3 gene break visualized by FISH [J]. Med Mol Morphol, 2012, 45 (4): 234-237.

2. WANG X T, XIA Q Y, YE S B, et al. RNA sequencing of Xp11 translocation-associated cancers reveals novel gene fusions and distinctive clinicopathologic correlations [J]. Mod Pathol, 2018, 31 (9): 1346-1360.

八、硬化性上皮样纤维肉瘤

（一）临床病史

患者，女，78岁，因“右侧胸壁肿物3年余，疼痛加重10天余”入院。体格检查：右侧胸壁皮下可见一包块，大小约10cm×9cm，边界清楚，质稍硬，无压痛。CT检查（图1-11-8A）：双侧胸廓尚对称，胸壁完整，右侧胸壁皮下可见一大小约92mm×68mm×112mm的混杂密度肿块影（增强可见轻度强化，内似见肋间动脉供血），边界光整，部分位于肌层下方，紧邻肋骨，未见明显骨质破坏。

（二）病理检查

1. 大体所见（图1-11-8B） 送检组织大小13cm×8cm×8cm，灰白、灰褐色结节样物一块，附带大部分包膜，局部缺损；局部似带少许肌组织，切面呈灰白、灰黄、灰红色相间，分叶状。

2. 组织学形态（图1-11-8C~图1-11-8I） 肿瘤侵及横纹肌组织，在肿瘤的大部分区域内，瘤细胞数量稀少，局部细胞密度高，间质内含有大量玻璃样变的胶原纤维。稀疏区瘤细胞单个夹杂在硬化性间质内；密集区瘤细胞呈梁状、巢状或片状排列，并可见浆细胞和淋巴细胞浸润。瘤细胞形态基本一致，由小至中等大小的圆形、卵圆形或多边形细胞组成，瘤细胞胞质稀少，略嗜伊红色，细胞核形为不规则或成角状，染色质稍粗糙，可见小核仁，核异型性不明显，核分裂象不易见。

3. 免疫组化（图1-11-8J） MUC4弥漫阳性，SMA阳性，H3K27me3阳性、未见缺失，EMA灶性阳性；其余pan-CK、CD34、STAT6、Desmin、MyoD1、S-100、SOX10均阴性，Ki-67增殖指数为20%。

（三）诊断与鉴别诊断

1. 诊断 （右侧胸壁）硬化性上皮样纤维肉瘤（sclerosing epithelioid fibrosarcoma, SEF）。

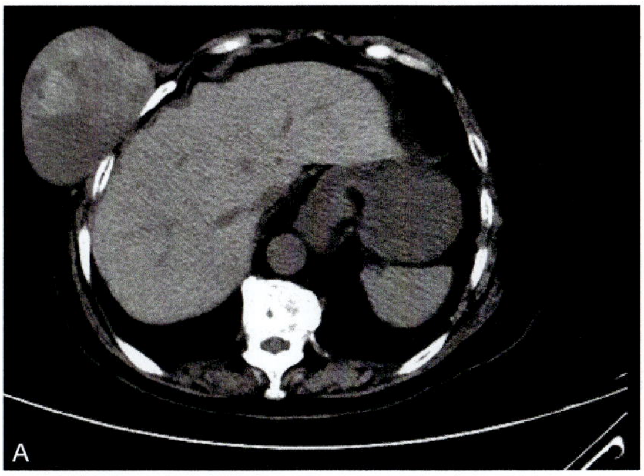
A

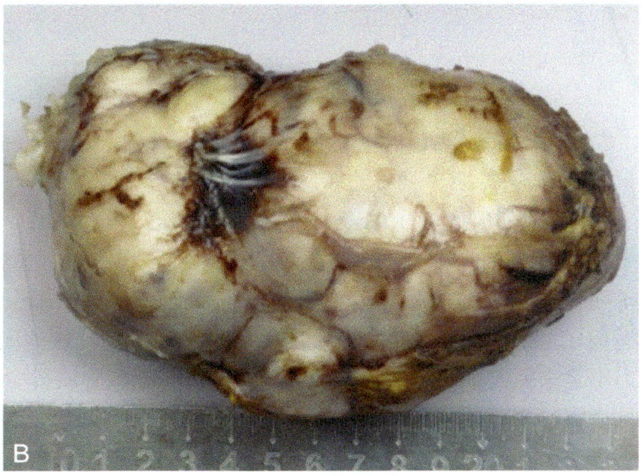
B

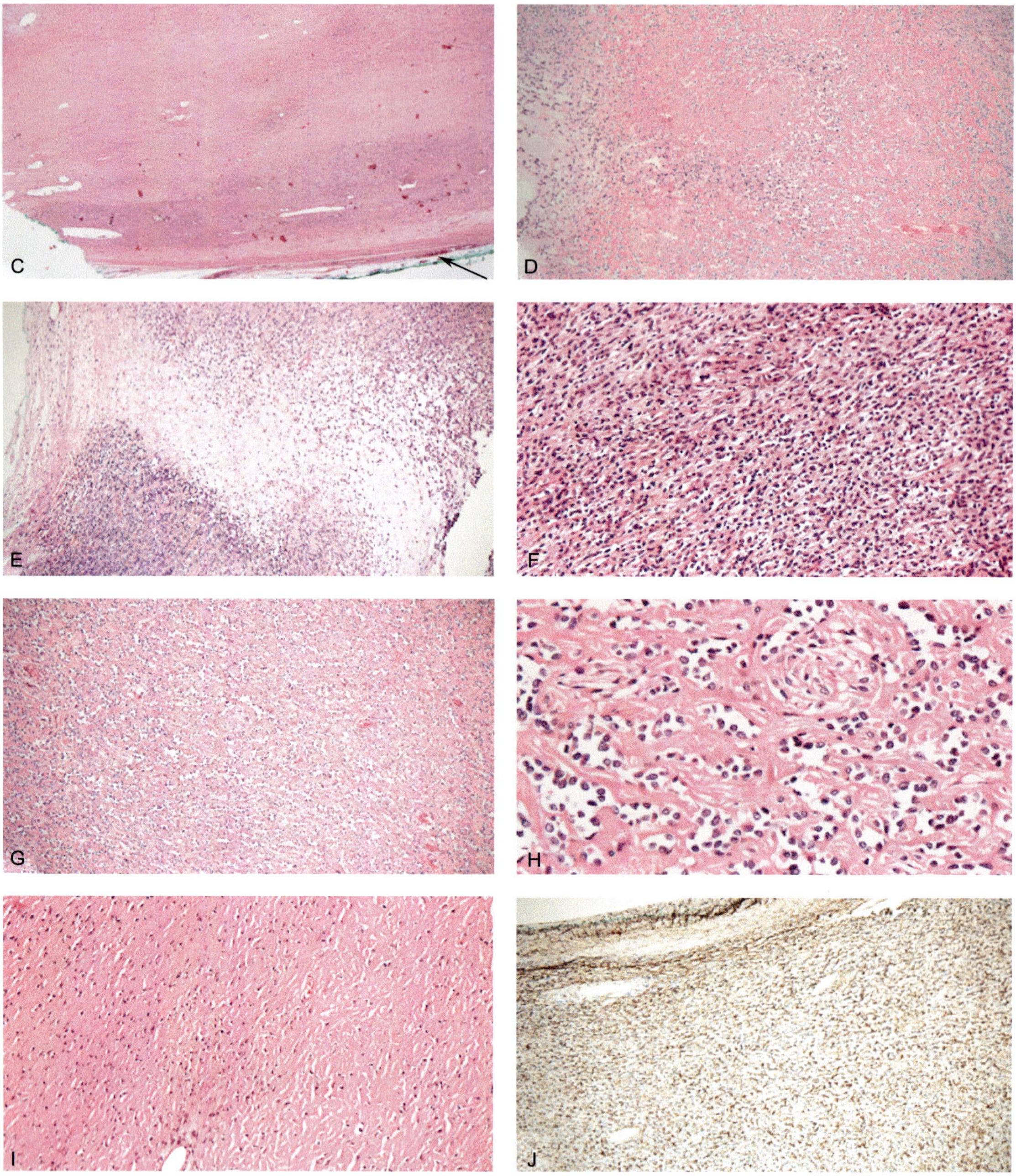

图 1-11-8 硬化性上皮样纤维肉瘤

A. CT 检查右侧胸壁皮下可见一大小约 92mm×68mm×112mm 的混杂密度肿块影，边界光整，部分位于肌层下方，紧邻肋骨，未见明显骨质破坏；B. 送检大小为 13.0cm×8.0cm×8.0cm 的灰白、灰褐色结节样物一块，附带大部分包膜，局部缺损；C. 低倍镜下，肿瘤边界较清楚，但侵及横纹肌（HE 染色 ×20，黑色箭头所示为横纹肌）；D. 瘤细胞在硬化性间质中呈线状或腺泡状分布，疏密不等（HE 染色 ×100）；E. 瘤细胞分布疏密不等，局部可见黏液性间质，呈梁状、巢状或片状排列（HE 染色 ×100）；F. 密集区域，瘤细胞呈胖梭形或上皮样，可见纤细的玻璃样变间质，并可见浆细胞和淋巴细胞浸润（HE 染色 ×200）；G. 瘤细胞呈腺泡状分布在硬化性间质中（HE 染色 ×100）；H. 高倍镜下，腺泡状分布的瘤细胞形态为小至中等大小的圆形、卵圆形或多边形，瘤细胞胞质稀少、略嗜伊红色，细胞核形为不规则或成角状，染色质稍粗糙，可见小核仁，核异型性不明显，核分裂象不易见（HE 染色 ×400）；I. 稀疏区域，胖梭形瘤细胞稀疏分布，胶原间质丰富（HE 染色 ×100）；J. 免疫组化检测 MUC4 弥漫阳性（IHC×40）。

2. 鉴别诊断

（1）低度恶性纤维黏液样肉瘤（low-grade fibromyxoid sarcoma，LGFMS）：与 SEF 均表达 MUC4，但 LGFMS 多发生于年轻人，镜下可见特征性黏液样和纤维胶原样肿瘤组织交替分布，形成虎斑纹样结构，而瘤细胞形态温和，呈短梭形或卵圆形。

（2）孤立性纤维性肿瘤：有多种组织学亚型，肿瘤一般边界清楚，稀疏区与密集区相间分布，梭形瘤细胞之间或血管周围间质玻璃样变，免疫组化弥漫性表达 CD34 和 STAT6，分子检测显示 *NAB2-STAT6* 基因融合。本例除了组织学特征相似之外，免疫组化可资鉴别。

（3）胸膜起源的恶性间皮瘤：由于本例胸壁发生的肿瘤体积巨大，因此也要考虑间皮瘤。但间皮瘤一般表达上皮标记（pan-CK 和 EMA）而不表达 MUC4。

（4）梭形细胞 / 硬化性横纹肌肉瘤：组织学显示梭形瘤细胞和硬化的胶原间质，但肿瘤表达 Desmin 和 MyoD1，不表达 MUC4。

（四）读片分析

SEF 是 1995 年由 Meis-Kindblom 等首先报道，镜下特点为大量玻璃样变（硬化性）的胶原性间质和夹杂其间呈条索状排列的多边形上皮样瘤细胞。好发于成年人，平均年龄为 40~45 岁，男性略多见。肿瘤好发部位为臀部和大腿根部，其次可发生于躯干，部分病例发生于头颈部，偶可发生于盆腔、消化道和骨等少见部位。临床上多表现为局部缓慢增大的肿块，术前病程从数月至数年不等，近 1/3 病例肿块于就诊近期内明显增大，并伴有疼痛。组织学形态显示，中心区域内的细胞稀少，而胶原成分比较多，周边部位的细胞相对密集。在肿瘤的大部分区域内，瘤细胞数量稀少，而间质内含有大量深嗜伊红色、玻璃样变的胶原纤维。瘤细胞形态基本一致，由小至中等大小的圆形、卵圆形或多边形上皮样细胞组成，多呈狭窄或单线状的条索状，分布于大量胶原纤维中，类似乳腺浸润性小叶癌。目前认为，SEF 与 LGFMS 是同一肿瘤谱，二者在组织学形态、免疫表型和分子特征上都有重叠，少数 LGFMS 病例也可含有 SEF 区域，这种病例也称杂合性肿瘤（hybrid SEF/LGFMS）。这两种肿瘤均特征性表达 MUC4，少数病例可灶性或弱阳性表达 EMA。在遗传学方面，SEF 和 LGFMS 相关的基因易位常为 *EWSR1* 或 *FUS* 基因，单纯 SEF 中最常见的基因易位为 *EWSR1*（达 90%），其中大部分为 *EWSR1-CREB3L1* 基因融合，少部分为 *EWSR1-CREB3L2* 基因融合。而 LGFMS 最多见的基因融合是 *FUS-CREB3L2*，其次是 *FUS-CREB3L1*，只有少数病例是 *EWSR1-CREB3L1* 基因融合。

SEF 是一种低至中度恶性的纤维肉瘤，局部复发率为 57%，转移率为 43%~86%，主要转移至肺、骨、心、脑和胸壁，病死率为 25%~57%。肿瘤体积偏大、位置深，并浸润骨膜或骨组织，或肿瘤位于颅内，提示预后较差。因此，需局部广泛切除，必要时辅以术后放疗。

（郭建春　陈琼荣）

参考文献

1. WHO Classification of Tumours Editorial Board. WHO Classification of Tumours: Soft Tissue and Bone Tumours[M].5th ed. Lyon: IARC Press, 2020.

2. WARMKE L M, MEIS J M. Sclerosing epithelioid fibrosarcoma: a distinct sarcoma with aggressive features[J]. Am J Surg Pathol, 2021, 45(3): 317-328.

九、去分化硬化性上皮样纤维肉瘤

（一）临床病史

患者，女，42 岁；发现右侧背部肿物，临床表现及影像学检查提示其他部位多发体积较小的转移灶。

（二）病理检查

1. 大体所见 右侧背部肿物：带皮肤组织大小为 13cm × 8cm × 5cm，切开见肌肉组织内结节状肿物，大小为 8.0cm × 5.5cm × 2.5cm，切面呈灰白色、质韧，似有包膜。

2. 组织学形态（图 1-11-9A~ 图 1-11-9F） 肿瘤组织周围以致密玻璃样硬化基质为特征，瘤细胞较稀疏分布，间质胶原丰富并玻璃样变（类似骨样基质），局部伴黏液样变；瘤细胞形态温和，胞质嗜伊红或透亮。部分区域瘤细胞密集，呈片状、束状或漩涡状排列；瘤细胞体积较小，呈圆形、卵圆形、梭形或短梭形，胞质呈嗜碱性；瘤细胞核形不规则，染色质细腻，核分裂象活跃（约 8 个 /10HPF）。

3. 辅助检查（图 1-11-9G、图 1-11-9H） 免疫组化：MUC4 弥漫阳性，TLE1 阳性，CD99 阳性，P63 局灶散在阳性，PR 散在阳性，SOX9 散在阳性，H3K27me3 阳性（未见缺失），INI1 阳性（未见缺失）；其余 NUT、BCOR、Brachyury、EMA、AE1/AE3、CK8/18、SMA、CgA、Syn 均阴性；Ki-67 增殖指数为 10%。

分子检测：FISH 检测显示 *EWSR1* 基因断裂重排阳性，NGS 检测显示 *EWSR1-CREB3L1* 基因融合。

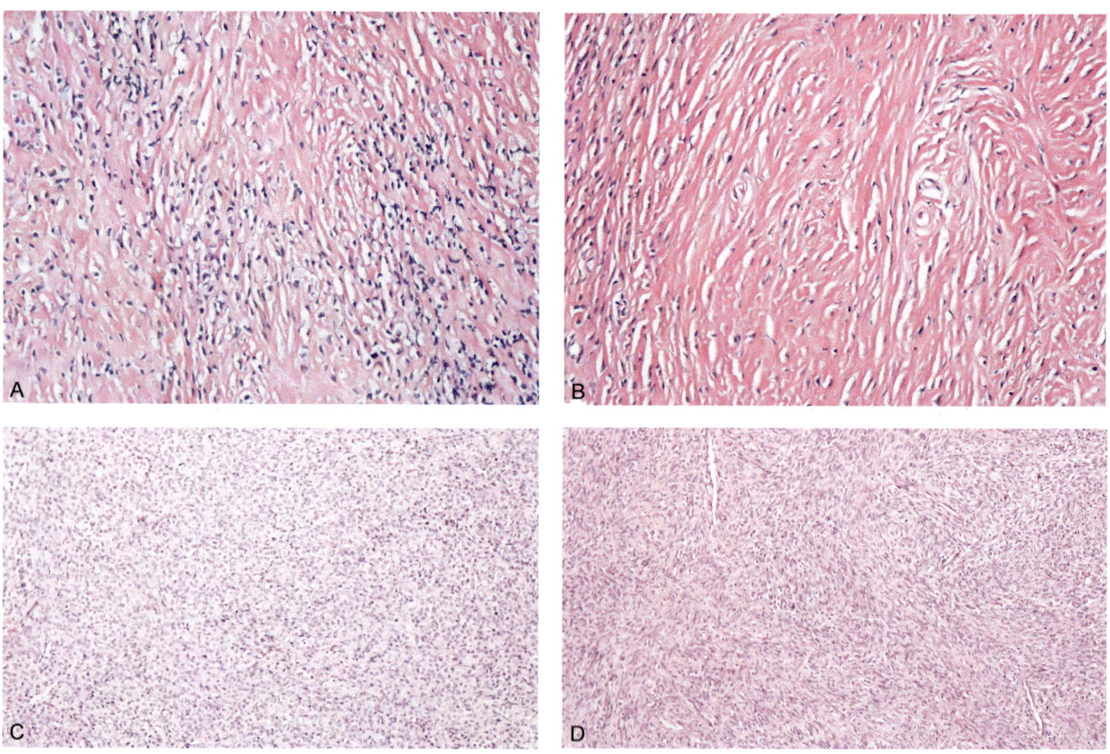

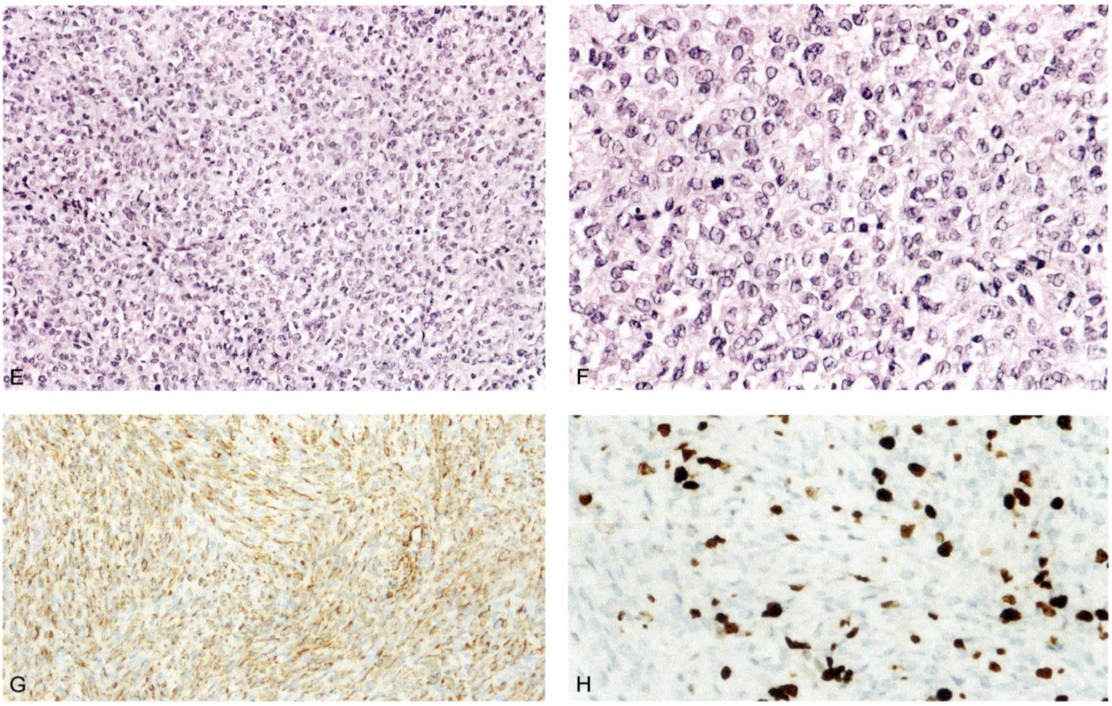

图 1-11-9　去分化硬化性上皮样纤维肉瘤

A. 组织学形态显示肿瘤组织周围以致密玻璃样硬化基质为特征（HE 染色 ×400）；B. 瘤细胞疏密不等地分布在胶原间质中，局部可见黏液样灶，瘤细胞胞质呈嗜伊红色或透亮，形态温和（HE 染色 ×200）；C. 此区域密集的瘤细胞成片增生，梭形细胞排列成束状或漩涡状（HE 染色 ×40）；D. 部分区域显示具有明显圆细胞和梭形细胞形态（HE 染色 ×40）；E. 中倍镜下，瘤细胞呈圆形或卵圆形、短梭形的未分化细胞形态，染色质呈颗粒状（HE 染色 ×40）；F. 高倍镜下，瘤细胞异型性明显，核分裂象活跃（HE 染色 ×400）；G. 免疫组化检测显示单核样肿瘤细胞表达 MUC4；H. 免疫组化检测显示单核样肿瘤细胞表达 Ki-67。

（三）诊断与鉴别诊断

1. 诊断　（背部占位）原发性 *EWSR1-CREB3L1* 融合阳性去分化硬化性上皮样纤维肉瘤，圆细胞变异型（primary EWSR1-CREB3L1 fusion positive dedifferentiated sclerosing epithelioid fibrosarcoma, round cell variant, PECPDSEFRCV）。

诊断依据：本例患者为中年女性，背部软组织肿块，肿瘤外周以致密玻璃样硬化基质为特征，瘤细胞较稀疏分布，瘤细胞形态温和，胞质呈嗜伊红色或透亮，具有经典的硬化性上皮样纤维肉瘤（SEF）形态；部分区域瘤细胞排列紧密，呈片状、束状或漩涡状排列，瘤细胞体积较小，呈圆形、卵圆形或短梭形的未分化细胞形态，染色质细腻，核分裂象活跃，形态类似小蓝圆细胞的未分化肉瘤，与肿瘤周边经典的 SEF 形态明显不同。免疫组化显示 MUC4 弥漫表达，分子检测显示 *EWSR1-CREB3L1* 基因融合。结合文献报道，综合分析后诊断为 PECPDSEFRCV。

2. 鉴别诊断

（1）骨外 *EWSR1-CREB3L1* 融合基因的未分化小圆细胞肉瘤：这是最近报道的一种伴有 *EWSR1-CREB3L1* 融合基因的未分化小圆细胞肉瘤，免疫组化也是弥漫表达 MUC4，临床复发率和转移率较高，但这种肿瘤不具有 SEF 形态学成分，免疫组化尚有 INI1 表达缺失及 CgA 弥漫表达。

（2）低度恶性纤维黏液样肉瘤：肿瘤由交替分布的胶原性区域和黏液样区域组成，两种区域之间可见移行，部分病例有巨菊形团形成，可见拱形薄壁血管；瘤细胞呈短梭形或卵圆形，细胞核深染，异型性不明显或仅有轻度异型性，核分裂象罕见，瘤细胞多呈交织状或漩涡状排列。免疫组化瘤细胞弥漫表达 MUC4，部分表达 CD34，不表达 SMA、Desmin、h-caldesmon、CD99、S-100 蛋白和 Bcl-2 等标记，FISH 检测大多病例具有 *FUS-CREB3L2* 或 *FUS-CREB3L1* 基因融合。

（3）尤因肉瘤：青少年较常见的小蓝圆细胞恶性肿瘤，瘤细胞紧密排列，间质稀少，可有纤细的胶原分割瘤组织。瘤细胞核为圆形，染色质细腻，核仁不明显。免疫组化显示 CD99 弥漫性膜阳性，表达 NKX2-2 和 FLI1，一般不表达 SATB2；分子遗传学显示 FET 家族（*EWSR1/FUS*）与 ETS 家族（*FLI-1/ERG*）基因融合。

（4）*EWSR1-NFATC2* 融合肉瘤：少见，文献报道多见于年轻人长骨内，肿瘤细胞核呈圆形，可见小核仁，细胞间胶原较多，间质硬化。免疫组化肿瘤细胞表达 NKX3.1，部分表达 CD99。FISH 检测不仅可见 *EWSR1* 基因断裂，并且可见 *EWSR1* 基因扩增。NGS 检测发现 *EWSR1-NFATC2* 基因融合。

（5）*CIC* 重排肉瘤：发生于年轻人的四肢软组织，少数发生于头颈部、腹膜后、胃肠道、脑。异型性明显的圆形细胞染色质多呈空泡状，可见核仁，可见片状坏死灶。免疫组化表达 WT1，局灶表达 CD99。分子检测显示 *CIC-DUX4* 或 *CIC-NUTM* 基因重排。

（四）读片分析

SEF 形态特点是硬化性间质，肿瘤细胞呈上皮样，胞质透亮或呈嗜酸性，形态较均一，免疫组化特异性表达 MUC4 是有力的诊断线索。转移性或复发性 SEF 形态常出现变异，此时肿瘤细胞异型性较大，出现退变、怪异、核大的瘤细胞，甚至横纹肌母细胞样瘤细胞，形态学表现非常不典型，诊断难度增加。但调阅原发部位的病理切片，总可以找到硬化性胶原背景，这时候加做 MUC4，往往可以得出 SEF 的诊断。分子检测显示 *EWSR1-CREB3L1* 融合基因（60%），约 10% 的病例显示 *FUS-CREB3L1* 融合基因。新近报道有少数 SEF 不仅 MUC4 为阴性，而且缺乏典型的 *EWSR1/FUS* 基因重排，但在这一类病例中，可检测出 *YAP1* 和 *KMT2A* 基因重排。

本例背部软组织肿瘤，外周区域硬化性间质丰富，梭形细胞形态温和，免疫组化显示瘤细胞弥漫表达 MUC4，可以联想到 SEF 的诊断；但其他区域显示体积较小的圆形或卵圆形细胞，胞质呈嗜碱性（蓝色），会联想到小蓝圆细胞恶性肿瘤（包括尤因肉瘤或尤因样肉瘤）；最后分子检测显示 *EWSR1-CREB3L3* 融合。综合分析组织学形态、免疫表型和分子检测结果，再结合文献报道，参考去分化脂肪肉瘤、去分化孤立性纤维性肿瘤等的命名规则，本例明确诊断为 PECPDSEFRCV。

（杨 毅 陈琼荣 毛荣军）

参考文献

1. TSUDA Y, DICKSON B C, DRY S M, et al. Clinical and molecular characterization of primary sclerosing

epithelioid fibrosarcoma of bone and review of the literature [J]. Genes Chromosomes Cancer, 2020, 59 (4) : 217-224.

2. BISSONNETTE C, SHILO K, LIEBNER D, et al. An EWSR1-CREB3L1 fusion gene in extraskeletal undifferentiated round cell sarcoma expands the spectrum of genetic landscape in the "Ewing-Like" undifferentiated round cell sarcomas [J]. Int J Surg Pathol, 2021, 29 (1): 109-116.

3. GEORGANTZOGLOU N, AGHIGHI M, COTE G, et al. Primary Spindle Cell Sarcoma of the Lung with MGA: : NUTM1 Fusion: An Extremely Rare Case of a Potentially Emerging Entity and Review of the Literature [J]. Int J Surg Pathol, 2022, 30 (8): 931-938.

4. RIGHI A, PACHECO M, PIPOLA V, et al. Primary sclerosing epithelioidfibrosarcoma of the spine: a single-institution experience [J]. Histopathology, 2021, 78 (7): 976-986.

十、颈椎伴鳞状化生的双相型滑膜肉瘤

（一）临床病史

患者，男，63 岁；因发现颈部包块半月入院。2022 年 5 月初发现颈部包块进行性增大，局部无明显红肿破溃，四肢肌力无明显障碍，偶尔吞咽困难。颈椎增强 CT 检查显示：$C_{3\sim5}$ 椎体骨质破坏伴软组织肿块，考虑恶性肿瘤性病变；颈椎后突，椎管狭窄，颈髓受压；颈椎及椎间盘退行性改变；$C_{3/4}$ 和 $C_{6/7}$ 椎间盘突出。颈部 CT 血管造影检查显示：$C_{3\sim5}$ 椎体及部分附件可见骨质破坏，C_4 椎体变扁，邻近周围可见软组织肿块影，双侧总动脉及颈内动脉受压外移，部分节段管壁与肿块边缘相邻；双侧椎动脉局部被肿块包绕，部分管壁显示欠清，腔内造影剂显示浅淡。MRI 颈椎平扫 + 增强（图 1-11-10A）显示：$C_{3\sim5}$ 椎体骨质破坏伴软组织肿块，考虑恶性肿瘤性病变；颈椎后突，椎管狭窄，颈髓受压；颈椎及椎间盘退行性改变；$C_{3/4}$ 和 $C_{6/7}$ 椎间盘突出。PET-CT 检查显示：$C_{3\sim5}$ 椎体及附件溶骨性骨质破坏，延伸至椎管，伴肿块形成，代谢不均匀增高，考虑为恶性病变（淋巴瘤？）可能性大，建议活检；其余探测部位未见明显恶性肿瘤病变征象。2022 年 6 月 10 日行彩超引导下颈部病灶穿刺活检。

（二）病理检查

1. 大体所见 颈椎旁肿块穿刺活检组织，长度为 0.5~1.3cm，灰白、灰黄色条索样组织 4 条。

2. 组织学形态（图 1-11-10B~ 图 1-11-10D） 低倍镜下，主要由致密交织的条束状、片状或漩涡状排列的梭形细胞组成，伴间质胶原样变，另见少许散在角化珠样结构。中高倍镜下，瘤细胞形态相对一致，胞质嗜伊红或透明；细胞核呈椭圆形或胖梭形，核居中或偏位，染色质均质细腻，核仁不明显，核分裂象不明显；未见坏死灶。

3. 辅助检查（图 1-11-10E、图 1-11-10F） 免疫组化：pan-CK、Vimentin、P63、P40、CK5/6、CK19、TLE1、SS18、CD99 和 INI1 均阳性，其余 CD1a、TDT、CD3、CD20、CD21、CD5、CD117、NUT、SOX10、Brachyury、CD34、STAT6、BCOR 和 PAX8 均为阴性；Ki-67 增殖指数约 10%。分子检测：原位杂交 *EBER* 阴性，FISH 检测 *SYT* 基因重排阳性。

（三）诊断和鉴别诊断

1. 诊断 双相型滑膜肉瘤（synovial sarcoma，SS）。

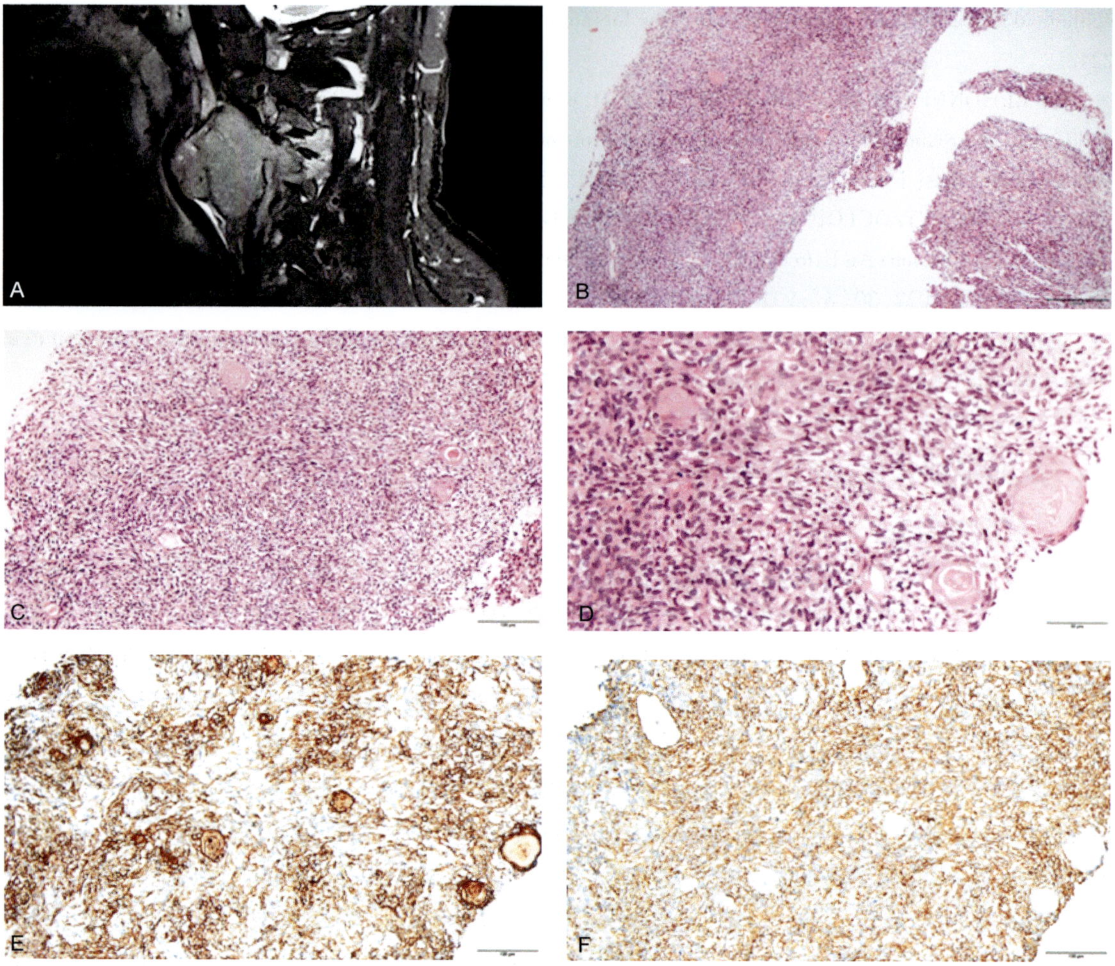

图 1-11-10　双相型滑膜肉瘤

A. MRI 颈椎平扫 + 增强显示：$C_{3\sim5}$ 椎体骨质破坏伴软组织肿块，考虑恶性肿瘤性病变；B. 低倍镜下，肿瘤主要由致密交织的条束状、片状或漩涡状排列的梭形细胞组成，伴间质胶原样变，另见少许散在角化珠样结构（HE 染色 ×100）；C. 瘤细胞形态相对一致，胞质嗜伊红或透明（HE 染色 ×200）；D. 细胞核呈椭圆形或胖梭形，居中或偏位，染色质均质细腻，核仁和核分裂象不明显，可见同心圆状角化珠散在分布（HE 染色 ×400）；E. 瘤细胞表达 pan-CK，角化珠周围细胞强阳性表达（IHC ×200）；F. 瘤细胞表达 Vimentin（IHC ×200）。

2. 鉴别诊断

（1）恶性外周神经鞘瘤（MPNST）：起源自周围神经或周围神经鞘，或发生于神经纤维瘤病 Ⅰ 型（NF1）的基础上；发病年龄分布广（最常见的是 20~50 岁），多数（70%）发生于大神经干，表现为增大的肿块；组织学形态上，部分 MPNST 也伴上皮分化；梭形瘤细胞多少不等地表达 S-100 和 SOX10，除上皮样 MPNST 外，多伴有 H3K27me3 表达缺失；但不表达上皮标记，也不表达 TLE1 和 SS18。

（2）NUT 癌：NUT 癌发生于中线结构，如胸部（纵隔）、头颈部，所以又称中线癌。本例在颈椎发病，形态上也像头颈部 NUT 癌累及颈椎。镜下见成片状排列的低分化 / 未分化细胞弥漫性生长，伴不同程度鳞状上皮分化（特征性鳞状上皮陡然分化现象）。免疫组化表达

NUT 核蛋白，其特异度和灵敏度均在 90% 以上，表达上皮标记和 P63、P40，但不表达 TLE1 和 SS18，可以鉴别。

（3）造釉细胞瘤样尤因肉瘤（adamantinoma-like Ewing sarcoma，ALES）：是一种罕见的恶性肿瘤，目前认为是尤因肉瘤的一种罕见亚型，主要发生于中老年人头颈部，大多数肿瘤被纤维化间质分隔成小叶状生长，瘤细胞体积小而均一，细胞核呈圆形，染色质细腻（形似神经内分泌细胞），虽然表达 pan-CK、P40、P63 等上皮标记，但没有明显的鳞状角化珠；瘤细胞还表达 NKX2-2 和 CD99，但不表达 TLE1 和 SS18；分子检测与经典型尤因肉瘤一样，大多含有 *EWSR1/FUS* 与 *FLI1/ERG* 的基因重排。

（四）读片分析

SS 是一种具有间叶和上皮双相分化特征的恶性肿瘤，好发于青壮年的肢体，特别是下肢关节附近，与腱鞘、腱膜、滑膜等关节软组织紧密相连。除四肢外，少数 SS 也发生于椎旁、骨、头颈部和内脏。

本例 SS 发生于颈椎并侵犯邻近软组织和大血管，是少见的发生部位，再加上穿刺活检组织局限，可见梭形细胞和角化珠形成，因此本例诊断 SS 很有挑战。依据双相分化的特点，选用一组免疫组化指标进行检查，排除 NUT 癌、伴有上皮成分的 MPNST、ALES、上皮样肉瘤和孤立性纤维性肿瘤等，而且免疫组化明确显示 SS18 和 TLE1 核阳性，很有力地支持 SS；FISH 检测发现 *SYT* 基因重排，最后明确得出了 SS 的诊断。

经典的双相型 SS 中，上皮成分多形成实性巢状、条索状、乳头状或腺管状结构，只有不足 1% 的病例上皮细胞伴鳞状分化，并且形成角化珠者少之又少。本例为发生在颈椎（少见部位）的 SS，而且具有少见的角化珠形成，提示见到类似形态要考虑到 SS 的可能。

（朱雅丽　陈琼荣）

参考文献

1. BLAY J Y, VON MEHREN M, JONES R L, et al. Synovial sarcoma: characteristics, challenges, and evolving therapeutic strategies [J]. ESMO Open, 2023, 8 (5): 101618.

2. BARANOV E, MCBRIDE M J, BELLIZZI A M, et al. A Novel SS18-SSX Fusion-specific Antibody for the Diagnosis of Synovial Sarcoma [J]. Am J Surg Pathol, 2020, 44 (7): 922-933.

3. ICHIKAWA J, KAWASAKI T, IMADA H, et al. Primary Synovial Sarcoma of the Bone: A Case Report and Literature Review [J]. Anticancer Res, 2023, 43 (9): 4241-4247.

第十二节　分类未定的肿瘤

一、软组织 PTEN 错构瘤

（一）临床病史

患儿，女，11 岁；因发现左下肢包块 9 年余入院。患儿 9 年前发现左侧大腿包块，无疼痛，6 年前曾诊断为左侧大腿血管瘤，行血管瘤部分切除术，术后每半年行一次血管硬化治疗，包块无明显变小；行多次股动脉栓塞，包块未变小；3个月前出现左下肢跛行，故来院就诊。

体格检查：左下肢跛行，足跟不能着地，左侧大腿内后侧包块，质稍硬，有压痛，皮温稍高，边界清楚，大小约 8cm × 6cm × 3cm。影像学检查：大腿 MRI 平扫（图 1-12-1A）显示左侧大腿内侧肌群内见不均匀软组织信号肿块影，边界欠清晰，在 STIR 序列呈高信号，其间见流空血管影。动脉造影（图 1-12-1B）提示左侧股深动脉见多个分支向瘤体供血，瘤体血供丰富、紊乱，回流静脉明显，未见明显动静脉瘘。术中所见：病变位于股四头肌内侧肌肉内，与周围组织分界不清，其间可见纤维组织、黄色脂肪样组织及数十条曲张的静脉，大小约 8cm × 8cm × 3cm，于股内侧肌表面及股中间肌内侧取活检。

（二）病理检查

1. 大体所见 送检“左下肢”灰褐色组织两块，体积分别为 1.8cm × 1.7cm × 1.2cm、2.0cm × 1.3cm × 0.8cm，切面呈灰白、灰褐色、实性、质中。

2. 组织学形态（图 1-12-1C~ 图 1-12-1I） 活检组织 HE 染色镜下观察，可见大量不同形态的血管，有的静脉管腔成束分布，伴厚薄不一的肌性管壁，并相互交通；有些静脉管腔复杂，管壁平滑肌明显不均匀；另可见管腔小而扭曲的动脉，肌壁呈同心环状增生；血管之间可见纤维及脂肪组织，部分血管及纤维、脂肪组织向横纹肌组织中穿插生长；部分纤维组织黏液样变性，可见多灶性淋巴细胞浸润。

（三）诊断及鉴别诊断

1. 诊断 （左下肢）软组织 PTEN 错构瘤（PTEN hamartoma of soft tissue，PHOST）。

诊断依据：①青春期以前患者；② MRI 检查提示大腿内侧肌群内软组织肿块影，内见血管影；动脉造影提示瘤体血供丰富、紊乱，回流静脉明显；③病变位于横纹肌间，呈浸润性生长；④镜下见多种异常的血管结构，有成束分布的静脉管腔，伴厚薄不一的肌性管壁，血管腔可相互交通；管腔较小而扭曲的动脉，肌壁呈同心环状增生；其间可见纤维及脂肪组织成分；多灶性淋巴细胞浸润。

2. 鉴别诊断

（1）纤维脂肪血管病变（fibro-adipose vascular anomaly，FAVA）：又称疼痛性血管瘤、疼痛性静脉畸形，好发于儿童或年轻人的肢体肌间，最常见于小腿后方，主要临床表现为肢体持续性疼痛和肌肉挛缩，组织学特征是肌肉和筋膜室内脂肪纤维组织过度增生，并有特征性的静脉畸形，血管成分主要为静脉。

（2）动静脉畸形：又称蔓状血管瘤，是一种非肿瘤性的血管疾病，分为浅表型和深部型。浅表型只发生于成人，最常见于唇及口周；深部型常见于儿童及青年人，可发生于身体的任何部位，以头颈部和下肢较多。镜下可见各种类型的血管，可见管腔大小不一、管壁厚薄不等的动静脉，静脉多于动脉，但无纤维、脂肪成分。

（3）肌间血管瘤：是一种发生于骨骼肌内的良性血管瘤，可发生于任何年龄，但大多发生于青年人，好发于下肢，特别是大腿部肌肉，其次为头颈部、上肢和胸壁。组织学上由分化好的血管组成，可分为毛细血管型、海绵状血管型或混合型；其中混合型由管腔大小不一的血管混合组成，包括毛细血管、静脉、小静脉、小动脉和淋巴管样腔隙，但无厚壁动脉结构。

（4）静脉畸形骨肥大综合征：是毛细血管、淋巴、静脉联合畸形，多发生于腿部外侧，以皮下和皮下淋巴成分为主，皮下纤维脂肪组织弥漫过度增生，通常是均匀的，骨骼肌几乎从未被累及，没有异常的动脉成分。

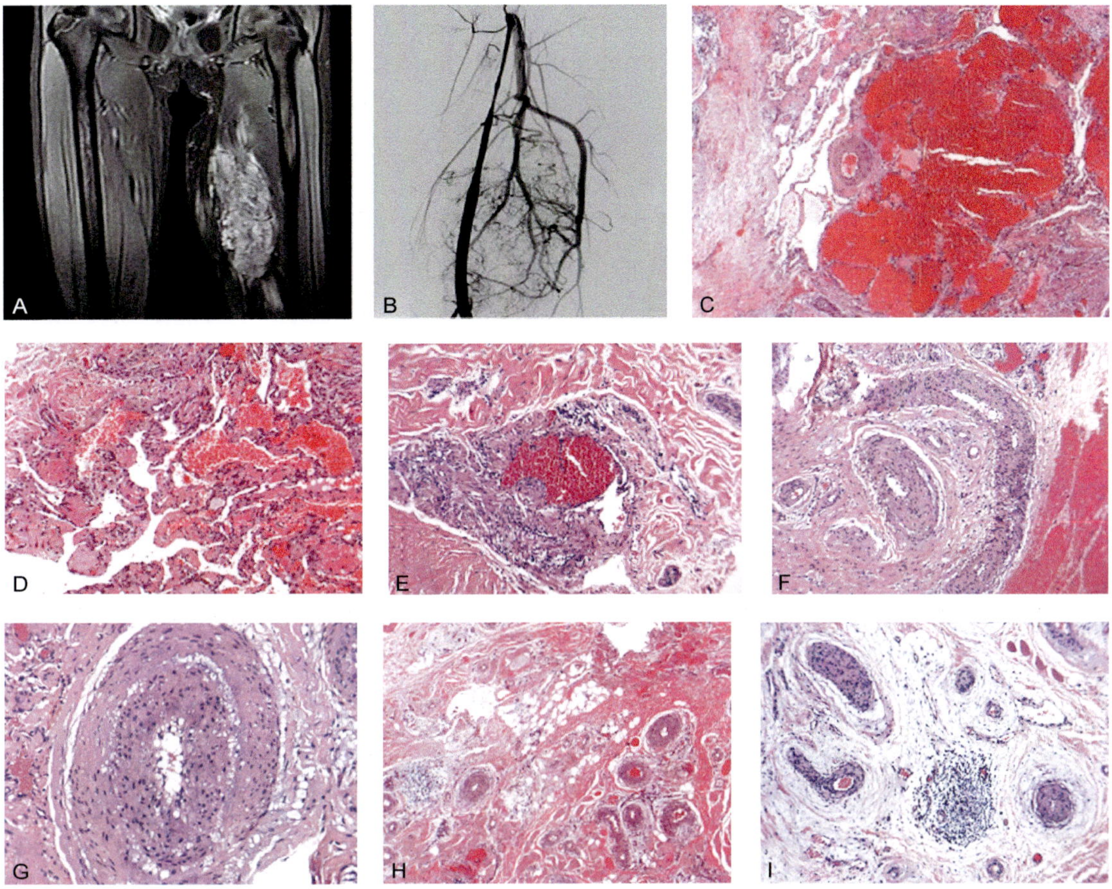

图 1-12-1　软组织 PTEN 错构瘤

A. MRI 检查显示左侧大腿内侧肌群内不规则软组织肿块影，边界欠清晰，内见血管影；B. 动脉造影显示左侧股深动脉见多个分支向瘤体供血，瘤体血供丰富、紊乱，回流静脉明显；C. 成熟的静脉管腔；D. 静脉互相交通；E. 有的畸形静脉管腔复杂，管壁平滑肌不均匀增生；F. 管腔小而扭曲的厚壁动脉；G. 有的动脉管壁可见两层平滑肌；H. 病变中纤维、脂肪组织及血管向邻近的横纹肌组织中穿插生长；I. 部分纤维组织黏液样变性，并可见多灶性淋巴细胞浸润。

（四）读片分析

PTEN 是 10q23 号染色体上的一个肿瘤抑制基因，编码一种双磷酸酶蛋白，通过其脂质磷酸酶活性负调控 PI3K/Akt/mTOR 信号通路，从而影响血管生成、增殖和迁移。因此，*PTEN* 作为抑制癌症通路的重要基因，发挥关键性作用。*PTEN* 基因的致病性变异可导致错构瘤样过度生长综合征，统称为 PTEN 错构瘤肿瘤综合征（PTEN Hamartoma tumor syndrome，PHTS）。这些综合征是由细胞过度生长引起的，可发生全身任何器官的错构瘤。PHTS 患者有很高的恶性肿瘤风险，易发生乳腺、甲状腺、子宫内膜和肾脏的恶性肿瘤。目前报道较多的 PHTS 主要有考登综合征（Cowden syndrome，CS）和 Bannyan-Riley-Ruvalcaba 综合征（BRRS）。

2012 年 Kurek 等描述了一种与 PHTS 高度相关的软组织病变，它发生于肌肉内，具有血管、脂肪及纤维等间充质成分过度生长的独特病理形态学改变，这类病变被称为 PHOST。85% 的患者存在 *PTEN* 胚系突变，超过一半的患者被临床诊断或怀疑 CS/BRRS。这种病变的主要临床病理学特点为：①好发于儿童或青春期前；②绝大多数发生在下肢，主要是大腿或小腿，其次是上肢、躯干和头颈部，病变大部分位于肌肉内，筋膜、浅筋膜和真皮也常受累；③多种异常的血管结构，包括厚壁动脉、充满血液或空的薄壁静脉，一些畸形的静脉管腔复杂，管壁平滑肌不均匀增生很明显，动脉和静脉血管交通；④不同比例的间质脂肪和纤维组织增生（致密或黏液样）；⑤淋巴细胞浸润或形成淋巴滤泡；⑥还可以出现灶状化生性骨和/或神经束膜增生。

PHOST 以血管、脂肪及纤维等间充质成分过度生长为特征，如无经验，易诊断为其他类型的血管瘤。熟悉发生部位的正常组织学特点，认识非血管性的肿瘤成分，有助于确定诊断。尽管这是一种良性肿瘤，但由于它提示患者可能存在 PHTS，甚至可能是 PHTS 最初的临床表现，因此应正确认识病变，并尽早建议患者及家属进行详细的检查、家族史咨询和 *PTEN* 突变遗传学评估。

（柯丽琴　张　文）

参考文献

1. MACKEN W L, TISCHKOWITZ M, LACHLAN K L. PTEN Hamartoma tumor syndrome in childhood: A review of the clinical literature［J］. Am J Med Genet C Semin Med Genet, 2019, 181（4）: 591-610.

2. NGEOW J, ENG C. PTEN in Hereditary and Sporadic Cancer［J］. Cold Spring Harb Perspect Med, 2020, 10（4）: a036087.

3. HENDRICKS L A J, HOOGERBRUGGE N, SCHUURS-HOEIJMAKERS J H M, et al. A review on age-related cancer risks in PTEN hamartoma tumor syndrome［J］. Clin Genet, 2021, 99（2）: 219-225.

二、异位错构瘤性胸腺瘤

（一）临床病史

患者，女，36 岁；患者于 3 年前无意间发现右侧颈部有一约鸡蛋大小包块，无疼痛、无红肿、皮肤表面无明显异常改变，其间未予任何治疗。颈部彩超显示：右侧颈部囊实性包块。CT 检查（图 1-12-2A）显示：右侧锁骨上窝可见团片状混杂脂肪密度灶，大小约 44mm × 26mm × 34mm，边缘似见包膜；增强后实性部分呈渐进性不均匀强化，囊性部分未见明显强化；邻近组织受压，稍移位。

（二）病理检查

1. 大体所见（图 1-12-2B） 肿物大小 5.0cm × 4.5cm × 2.5cm，包膜完整，切面呈灰红、灰黄色相间、实性、质软。

2. 组织学形态（图 1-12-2C~ 图 1-12-2F） 肿瘤由梭形细胞、上皮细胞和成熟脂肪组织 3 种成分混合组成，其中脂肪成分呈散在片状分布，细胞分化成熟。上皮细胞呈巢团状、岛屿状或条索状，显示鳞状上皮分化，似成釉细胞瘤或汗腺腺瘤样，细胞形态温和，未见核分裂象；上皮细胞与梭形细胞形态上有移行，梭形细胞呈条束状、编织状或席纹状排列。高倍镜下，梭形细胞核呈胖梭形或长梭形，核染色质细腻，部分见小核仁，未见核分裂象。

3. 免疫组化（图 1-12-2G~ 图 1-12-2I） 上皮细胞与梭形细胞表达 pan-CK、CK5/6、P40、Vimentin（上皮细胞部分阳性），梭形细胞还表达 SMA、CD34；不表达 Desmin、S-100、STAT6、ALK、β-catenin、CD31、FLI-1、TFE-3、HMB-45、Melan-A、SOX10、TDT；Ki-67 增殖指数为 3%。

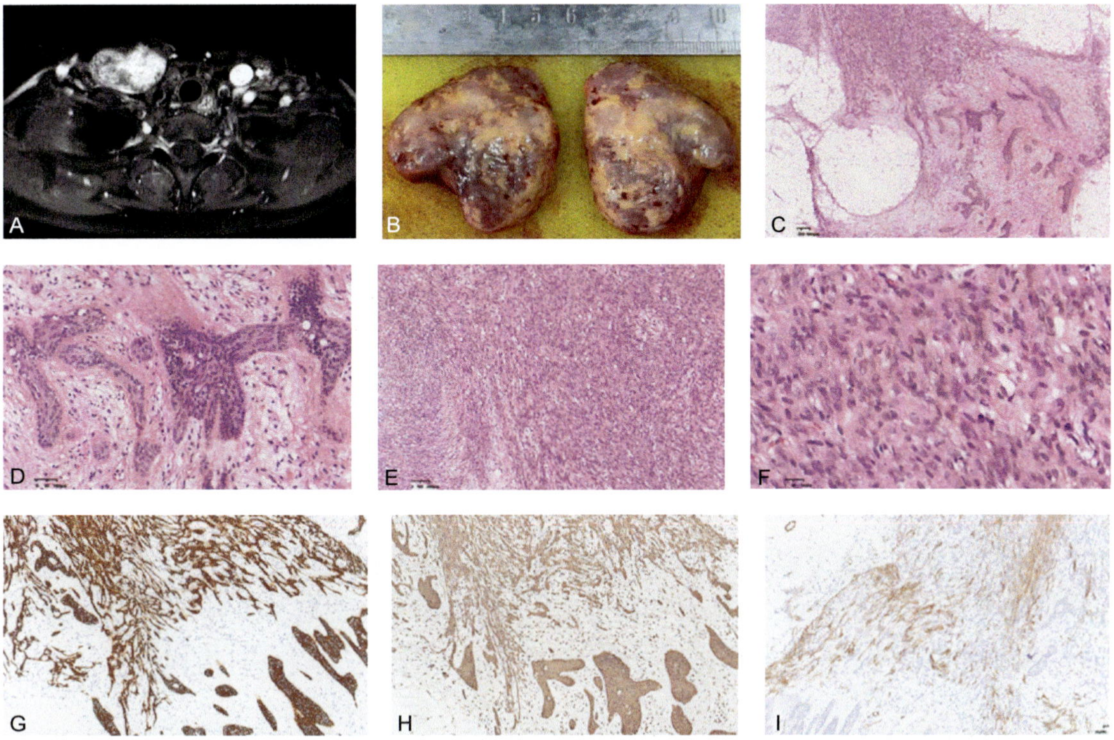

图 1-12-2 异位错构瘤性胸腺瘤

A. CT 检查显示右侧锁骨上窝可见团片状混杂脂肪密度灶，边缘似有包膜，增强后实性部分呈渐进性不均匀强化，囊性部分未见明显强化；B. 手术切除标本显示肿物包膜完整，切面呈灰红、灰黄色相间、实性、质软；C. HE 染色显示肿瘤由梭形细胞、上皮细胞和成熟脂肪组织 3 种成分混合组成；D. 上皮细胞呈巢团状、岛屿状或条索状，显示鳞状上皮分化，似成釉细胞瘤或汗腺腺瘤样，细胞形态温和；E. 梭形细胞呈条束状、编织状或席纹状排列，上皮细胞与梭形细胞形态上有移行；F. 高倍镜下，梭形细胞核呈胖梭形或长梭形，核染色质细腻，部分见小核仁；G. 梭形细胞及上皮样细胞表达 pan-CK；H. 梭形细胞及上皮样细胞表达 CK5/6；I. 梭形细胞部分表达 SMA。

（三）诊断及鉴别诊断

1. 诊断 （右侧锁骨上窝）异位错构瘤性胸腺瘤（ectopic hamartomatous thymoma，EHT）。

诊断依据：临床表现为发生于颈部的边界清楚的无痛性包块，组织学上肿瘤由梭形细胞、上皮细胞和成熟脂肪组织 3 种成分混合组成；免疫组化显示上皮及梭形细胞表达 pan-CK、CK5/6、P40、Vimentin，梭形细胞表达 SMA、CD34，不表达 desmin、S-100、STAT6，梭形细胞、上皮细胞和成熟脂肪组织均显示低增殖活性。

2. 鉴别诊断 本例因肿瘤组织内成分混杂，有上皮和间叶双相分化特征，需要与多形性腺瘤、成釉细胞瘤、双相型滑膜肉瘤浸润脂肪组织进行鉴别诊断；通过免疫组化明确梭形细胞及上皮细胞成分，容易排除这 3 种肿瘤。

（四）读片分析

EHT 是一种发生于下颈部的罕见良性肿瘤，一般有较完整的包膜，组织学形态具有特征性：肿瘤由梭形细胞、上皮细胞及脂肪细胞构成。梭形细胞形态类似成纤维细胞，多呈束状、编织状或席纹状排列；上皮细胞多显示鳞状上皮分化，一般无角化现象，可呈实性的小岛屿状、类似成釉细胞瘤的条索状和扩张的囊腔样排列，部分病例伴有多少不等的腺管形成，上皮细胞和梭形细胞在形态上有移行过渡；脂肪组织呈片状或灶状分布于梭形细胞与上皮细胞之间。上述 3 种成分均分化成熟，无异型性，核分裂象罕见；上皮细胞及梭形细胞均可表达细胞角蛋白，特别是高分子角蛋白，均不表达 S-100、Desmin、STAT6。

（何妮 元玲 张瑜）

参考文献

CUI W, LI D, LIU Y, et al. Ectopic hamartomatous thymoma (biphenotypic branchioma): A case report and review of the literature[J]. Medicine (Baltimore), 2018, 97(28): e11459.

三、右足踇趾 *EWSR1-SMAD3* 阳性成纤维细胞性肿瘤

（一）临床病史

患者，女，59 岁；因发现右踇趾肿物 2 年入院，患处表面压痛明显，无红肿，大小无明显变化。超声未显示明显病灶，未行 X 线检查。术中见右踇趾尖内侧及内侧甲床有一大小约 8mm × 5mm × 3mm 的淡红色肿物，边界清楚、质韧，连同内侧甲床完整切除后送检。

（二）病理检查

1. 大体所见 组织一块，大小 1.0cm × 0.6cm × 0.3cm，灰白色，表面光滑，结节状，切面呈灰白色、质中、偏韧。

2. 组织学形态（图 1-12-3A~ 图 1-12-3D） 低倍镜下，肿瘤边界相对清楚，无包膜，位于表皮下，梭形瘤细胞呈纵横交错束状、席纹状排列；周边区域瘤细胞稍稀疏分布，间质呈水肿样，但分带现象不明显。中高倍镜下，瘤细胞呈成纤维细胞样，形态温和，胞质呈淡嗜伊红色，胞界不清，细胞核呈梭形、波浪状，染色质细腻，核仁不明显，核分裂象罕见。

3. 辅助检查（图 1-12-3E、图 1-12-3F） 免疫组化：肿瘤细胞 ERG 阳性，定位于胞核；极少数细胞表达 S-100 和 SOX10；不表达 pan-CK、CD34、CD68、desmin、calponin、EMA、GLUT1、h-caldesmon、STAT6、SATB2；Ki-67 增殖指数约 1%。FISH 检测：*EWSR1-SMAD3* 融合基因检测为阳性。

（三）诊断与鉴别诊断

1. 诊断 （右踇趾）*EWSR1-SMAD3* 阳性成纤维细胞性肿瘤（*EWSR1-SMAD3* positive fibroblastic tumor，ESFT）。

2. 鉴别诊断 该肿瘤需与掌跖纤维瘤病、皮肤平滑肌瘤、血管球瘤、软组织神经束膜瘤、隆突性皮肤纤维肉瘤、孤立性纤维性肿瘤、梭形细胞滑膜肉瘤等良恶性肿瘤相鉴别。上述肿瘤均具有相应形态学及免疫组化特征，免疫组化均不表达 ERG，分子检测均呈 *EWSR1-SMAD3* 融合基因阴性，可以鉴别。

（四）读片分析

2018 年 Kao 等首次报道了 3 例 ESFT，均发生于足部，其中女性 2 例（分别为 58 岁和 61 岁）、男性 1 例（1 岁），2 例局部复发，无转移，组织学形态上，梭形肿瘤细胞呈交叉束状排列，瘤细胞密集区与稀疏区交替，可见区域胶原化，形成分带现象。免疫表型瘤细胞不表达

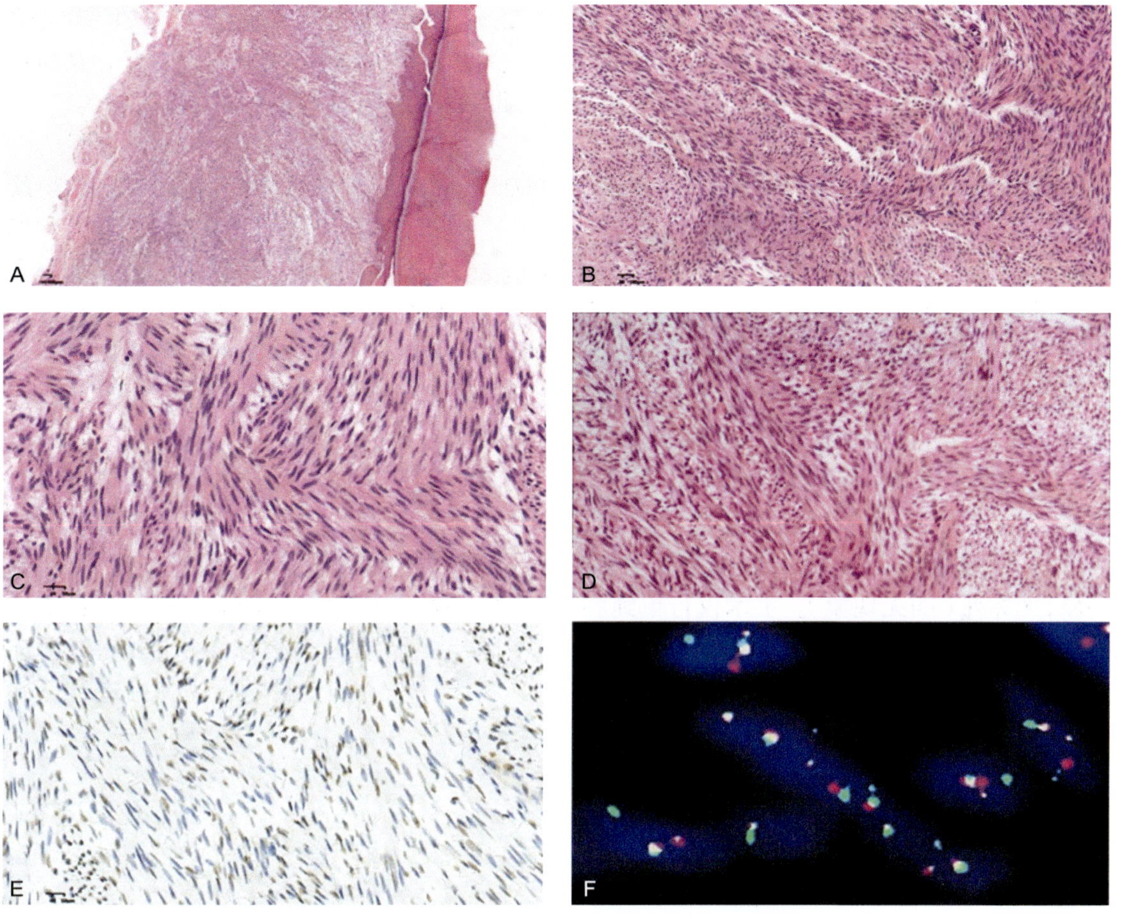

图 1-12-3 *EWSR1-SMAD3* 阳性成纤维细胞性肿瘤

A. 低倍镜下，肿瘤位于表皮下，边界清楚、无包膜，梭形瘤细胞呈交错条束状、席纹状排列（HE 染色 ×40）；B. 中倍镜下，瘤细胞呈梭形成纤维细胞样，形态温和，无明显异型性（HE 染色 ×200）；C、D. 高倍镜下，瘤细胞胞质呈淡嗜伊红色，胞界不清，细胞核呈梭形、波浪状，染色质细腻，核仁不明显，核分裂象罕见（HE 染色 ×200）；E. 免疫组化显示瘤细胞表达 ERG，定位于细胞核（IHC ×200）；F. 分子检测：FISH 检测 *EWSR1-SMAD3* 融合基因为阳性。

CD34 和 SMA，而弥漫表达 ERG，同时检测出 ERG mRNA 水平升高，与蛋白过度表达相对应。Kao 等通过 RNA 测序发现 *EWSR1* 的 7 号外显子（22q12.2）与 *SMAD3* 的 5 号外显子（15q22.33）融合，提出这是一类新的肿瘤，2020 年第 5 版 WHO 骨与软组织肿瘤分类以"ESFT"命名并收录。

查阅文献，迄今共报道 20 例软组织 ESFT，发病年龄为 1~68 岁，平均年龄 36 岁。男性 5 例、女性 15 例，男女比为 1∶3，女性多发。发生于足部 14 例、手部 4 例、小腿 2 例。复发率为 36.4%（4/11 例），复发时间为 5 个月 ~10 年，均未发生远处转移。形态学上，ESFT 瘤细胞呈梭形、形态温和，呈交错束状、席纹状与结节状生长。其中 9 例呈特征性的分带现象：肿瘤周边区域见丰富的束状排列的成纤维细胞样梭形细胞，中央显著玻璃样变区域细胞稀少；玻璃样变区域占比多少不等，少数病例在血管周围呈同心圆状排列；肿瘤边缘可见脂肪浸润。其余 11 例分带现象不明显。免疫表型：瘤细胞 ERG、Vimentin 弥漫强阳性，SATB2 可灶性表达；SMA、CD34 通常阴性，Ki-67 增殖指数常 <2%。FISH 或 NGS 检测到特征性 *EWSR1-SMAD3* 融合基因，或 FISH 检测有 *EWSR1* 基因重排。NGS 检测还发现 ESFT 有 *COL1A1*、*STAT6* 基因扩增和 *CDK4*、*TSPAN31*、*CALR* 基因拷贝数增加，以及未经验证的 *ITGA10-MUC4* 重排。

De 等新近报道 1 例胫骨发生的 *EWSR1-SMAD3* 重排阳性的成纤维细胞性肿瘤，肿块最大直径为 8cm，镜下形态与软组织 ESFT 有部分重叠，但部分区域瘤细胞有中度异型性，并出现坏死，可见少量散在瘤细胞表达 ERG，与软组织 ESFT 温和的细胞学特征和 ERG 弥漫表达形成对比。此外，还出现了软骨样分化区域，这在软组织 ESFT 中尚未报道。该例影像学表现有惰性和侵袭性的双相特征，提示骨发生的 ESFT 有特殊性。该例手术截取整个胫骨上段及周围部分软组织，病灶完整切除，随访 7 年未复发。综合病理学形态和影像学表现，笔者认为骨发生的 ESFT 仍不能排除其具有更高侵袭性行为的可能。

本例发生于 59 岁女性右踇趾甲床下方，与文献报道的发病人群及部位相符。起病以来，仅有患处压痛，自觉肿块大小无明显变化，说明肿瘤缓慢生长的特点。镜下肿瘤细胞呈结节状、交叉束状排列，无明显分带现象，细胞呈梭形，染色质细腻，无明显异型性，无核分裂象，无坏死（四无现象）。手术仅行单纯肿物切除，光镜下瘤组织距离切缘很近，随访 2 年无复发。ESFT 罕见，自 2020 年第 5 版 WHO 骨与软组织肿瘤分类收录该疾病以来，目前国内外仅报道 20 余例，尚需积累更多病例以对其临床病理学和生物学行为特征进行深入了解。

（刘爱凤　王志敢）

参考文献

1. KAO Y C, FLUCKE U, EIJKELENBOOM A, et al. Novel EWSR1-SMAD3 Gene Fusions in a Group of Acral Fibroblastic Spindle Cell Neoplasms[J]. Am J Surg Pathol, 2018, 42(4): 522-528.

2. 徐园园，梅开勇，毛荣军，等 . *EWSR1-SMAD3* 基因重排纤维母细胞性肿瘤 2 例临床病理观察[J]. 临床与实验病理学杂志，2022，38(11): 1357-1360.

3. 苏海燕，赵露，季钢，等 . *EWSR1-SMAD3* 阳性纤维母细胞肿瘤临床病理学分析[J]. 中华病理学杂志，2023，52(1): 19-24.

四、趾骨血管瘤样纤维组织细胞瘤

（一）临床病史

患者，男，18 岁；自述 3 个月前训练后出现右下肢疼痛不适，未予重视，后自觉症状加重。影像学检查（图 1-12-4A）：右侧趾骨占位性病变。术中所见：刮除肿瘤组织过程中有大量鲜红色血液涌出，肿瘤组织质脆松软，肿瘤侵犯部位骨质菲薄，并呈膨胀性改变。

（二）病理检查

1. 大体所见　送检（右趾骨）灰白、灰红色碎块组织一堆，共 5cm × 4.5cm × 1cm，质中。

2. 组织学形态（图 1-12-4B~ 图 1-12-4F）　肿瘤周围及中央可见部分淋巴细胞、浆细胞浸润。肿瘤为模糊结节状，其内可见多灶出血性囊腔，囊内未见血管内皮衬覆，其内充满红细胞；高倍镜下，结节由不规则、成片的梭形或卵圆形细胞组成，细胞之间界限不清，呈合体样生长，核仁明显，偶见核分裂象。

3. 辅助检查（图 1-12-4G、图 1-12-4H） 免疫组化显示：ALK（5A4）胞质阳性，其余VIM、SMA、MSA、PR、CD56、CD99、MDM2、INI1、EMA 均阳性，SATB2 部分阳性、β-catenin 胞质阳性；其余 pan-CK、S-100、SOX10、HMB-45、Melan-A、Mitf、NF、NSE、CD34、CD31、CD30、D2-40、FLI-1、Bcl-2、STAT6、TLE1、Syn、CD117、P16、CDK4、CK19、calponin、P63、Desmin、ER、CD68、CD1a、CD163、LCA 均阴性；Ki-67 增殖指数约 3%。分子检测：FISH 检测 *EWSR1* 基因重排阳性。

（三）诊断及鉴别诊断

1. 诊断 （右耻骨）血管瘤样纤维组织细胞瘤（angiomatoid fibrous histiocytoma，AnFH）。

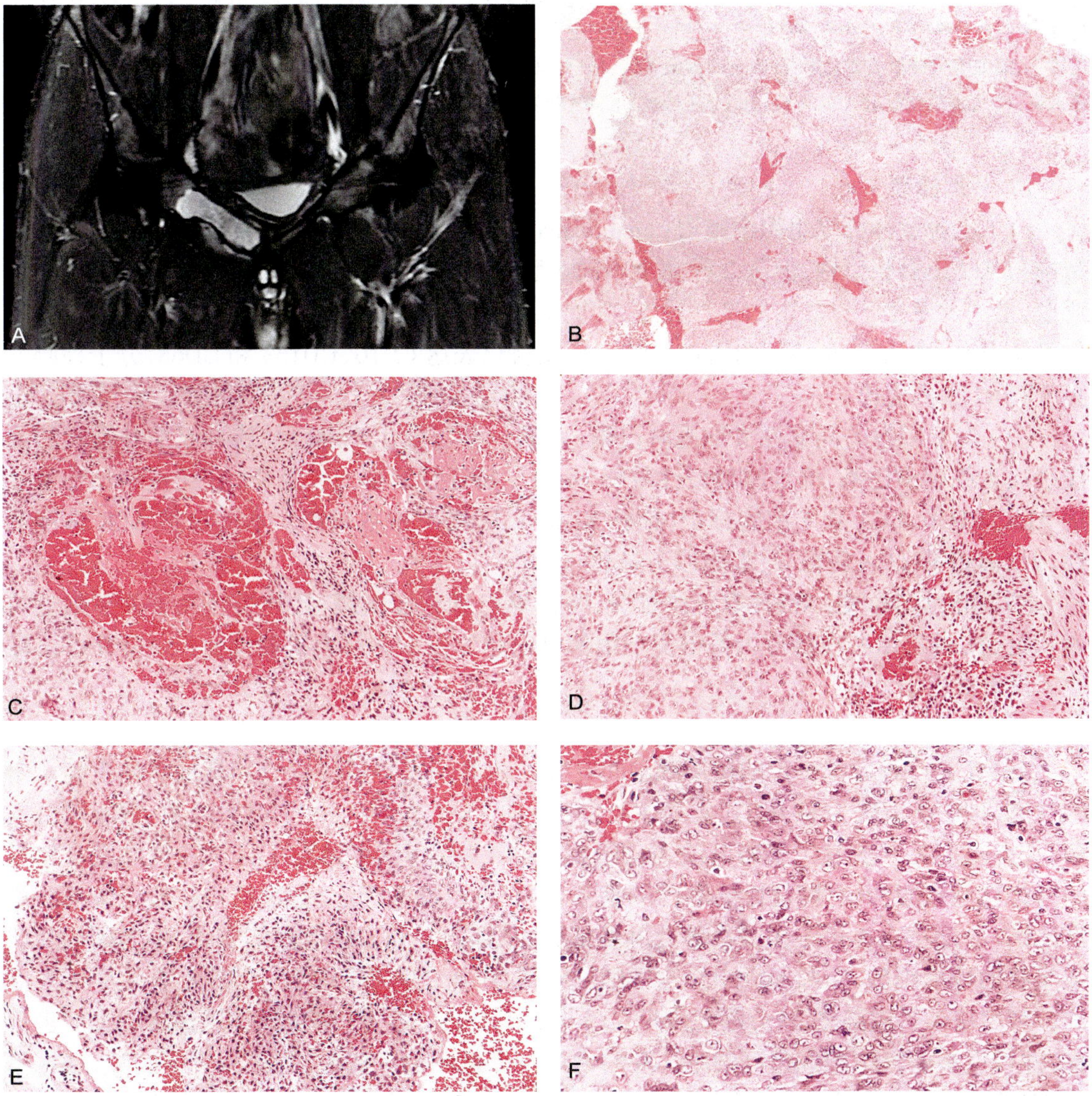

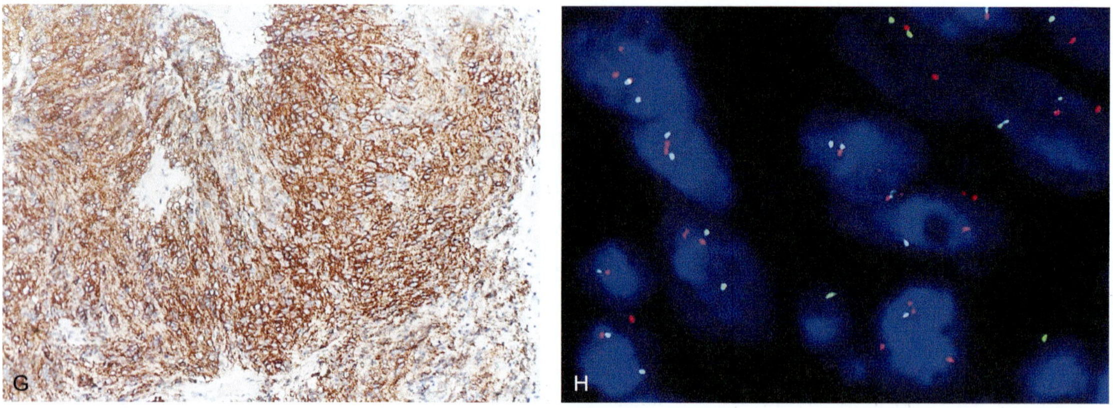

图 1-12-4 血管瘤样纤维组织细胞瘤

A. MRI 检查显示右侧耻骨占位性病变；B. 肿瘤细胞呈结节样生长；C. 肿瘤内可见多灶出血性囊腔，未见血管内皮衬覆，为假血管样腔隙，其内充满红细胞；D. 结节状瘤细胞旁可见炎症细胞浸润；E. 肿瘤组织呈不规则结节状生长；F. 高倍镜下，瘤细胞呈梭形或卵圆形，细胞之间界限不清，呈合体样生长，胞质呈嗜碱性，细胞核呈空泡状，可见核仁，核分裂象未见；G. 免疫组化显示 ALK 阳性；H. FISH 检测 *EWSR1* 断裂探针阳性，提示 *EWSR1* 基因重排阳性。

2. 鉴别诊断

（1）动脉瘤样纤维组织细胞瘤（aneurysmal fibrous histiocytoma，AFH）：诊断名称和形态结构与 AnFH 有相似性，但是 2 种完全不同类型的肿瘤。AFH 是纤维组织细胞瘤的组织学亚型，是一种发生于真皮内的良性肿瘤，其周围没有假包膜，也没有淋巴细胞套结构，肿瘤中央可见出血、囊性变，形成假血管性腔隙。免疫组化表达 CD10、CD163 和 CD68，分子检测没有 *EWSR1* 基因重排。

（2）*ALK* 阳性的间变性大细胞淋巴瘤：这是一种可发生于淋巴结或淋巴结外器官的高侵袭性 T 细胞淋巴瘤，瘤细胞异型性较明显，可见特征性肾形或胚胎样核；免疫组化弥漫表达 ALK、CD30、LCA 和 T 细胞标记，细胞 Ki-67 显示增殖指数较高。本例虽然 ALK 弥漫阳性，但 CD30 和 LCA 阴性，瘤细胞形态温和。

（3）淋巴结病变：AnFH 有纤维被膜，并伴淋巴细胞套围绕，且肿瘤好发于关节附近浅表软组织（淋巴结所在部位），低倍镜下很像淋巴结原发或转移性的肿瘤。但 AnFH 纤维被膜下没有淋巴窦。

（四）读片分析

AnFH 是一种起源未定的梭形细胞间叶源性肿瘤，属于中间型 / 交界性或恶性潜能未定的肿瘤，ICD-O 编码为 8836/1。本病主要发生于儿童和青少年，平均年龄 20 岁，男女均可发病，女性略多见。多发生于四肢浅表软组织，仅有少数病例可原发于骨。肿瘤周围有较厚的纤维性假包膜，并有特征性的淋巴细胞套，偶有淋巴滤泡形成，这种结构在低倍镜下酷似淋巴结；肿瘤中央也可见多少不等的淋巴细胞、浆细胞浸润。肿瘤由结节状、不规则成片状或巢状的梭形细胞、卵圆形组织细胞样细胞组成，细胞之间界限不清，常显示合体样生长方式。细胞核染色质细腻，核分裂象少见（<5 个 /10 HPF）；近 1/5 病例瘤细胞显示明显的多形性，并可见多核巨细胞或瘤巨细胞。肿瘤内可见多灶出血性囊腔，为假血管样腔隙，这也是 AnFH 命名的形态学依据。部分病例无出血性腔隙，称为实体型 AnFH，间质可伴黏液样变

性或硬化等，这类肿瘤的诊断更具有挑战性。免疫组化瘤细胞一般部分表达 CD99、EMA、SMA 和 Desmin，但 pan-CK、CD34、CD31、S-100、CD117、HMB-45、STAT6 等标记阴性，这些标记对 AnFH 诊断不具有特异性；部分病例还表达 CD30、ALK，这给诊断带来挑战。分子检测显示 *EWSR1-CREB1* 或 *EWSR1-ATF1* 基因融合，FISH 检测 *EWSR1* 分离探针对诊断很有价值。

本例发生于 18 岁男性耻骨，再加上 ALK 弥漫阳性，因此诊断比经典部位更困难。分析病理特征并结合分子检测结果，最终给出正确的诊断。

（何妮　元玲　任勇）

参考文献

CHEAH A L，ZOU Y，LANIGAN C，et al. ALK Expression in Angiomatoid Fibrous Histiocytoma：A Potential Diagnostic Pitfall［J］. Am J Surg Pathol，2019，43（1）：93-101.

五、肺原发实体型血管瘤样纤维组织细胞瘤

（一）临床病史

患者，女，63 岁；体检发现右肺下叶结节 3 年余，未经特殊治疗。CT 检查（图 1-12-5A）：右肺下叶背段结节（大小约 18mm × 14mm），较前增大。

（二）病理检查

1. 大体所见　肺组织大小 10cm × 6cm × 4cm，距缝钉切缘 0.3cm 处可触及直径 1.2cm 的灰白色结节，边界清楚，切面呈灰白色、实性、质地中等。

2. 组织学形态（图 1-12-5B~ 图 1-12-5D）　低倍镜下，肿瘤呈结节状，周边由淋巴细胞、浆细胞构成的淋巴袖套样结构和纤维间质包裹。肿瘤呈多个结节状、漩涡状和巢片状分布。瘤细胞呈梭形或胖梭形，胞质呈嗜淡伊红色，细胞之间界限不清，呈合体细胞样；细胞呈轻度非典型改变，核染色质细腻，核仁不清楚，核分裂象少见；瘤细胞结节或细胞巢之间的间质纤维化及玻璃样变，伴多少不等的浆细胞和淋巴细胞浸润。

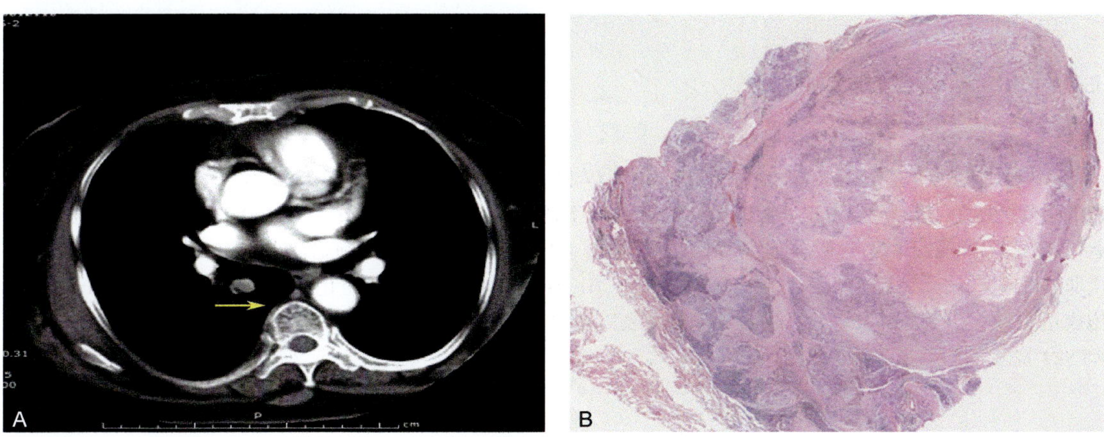

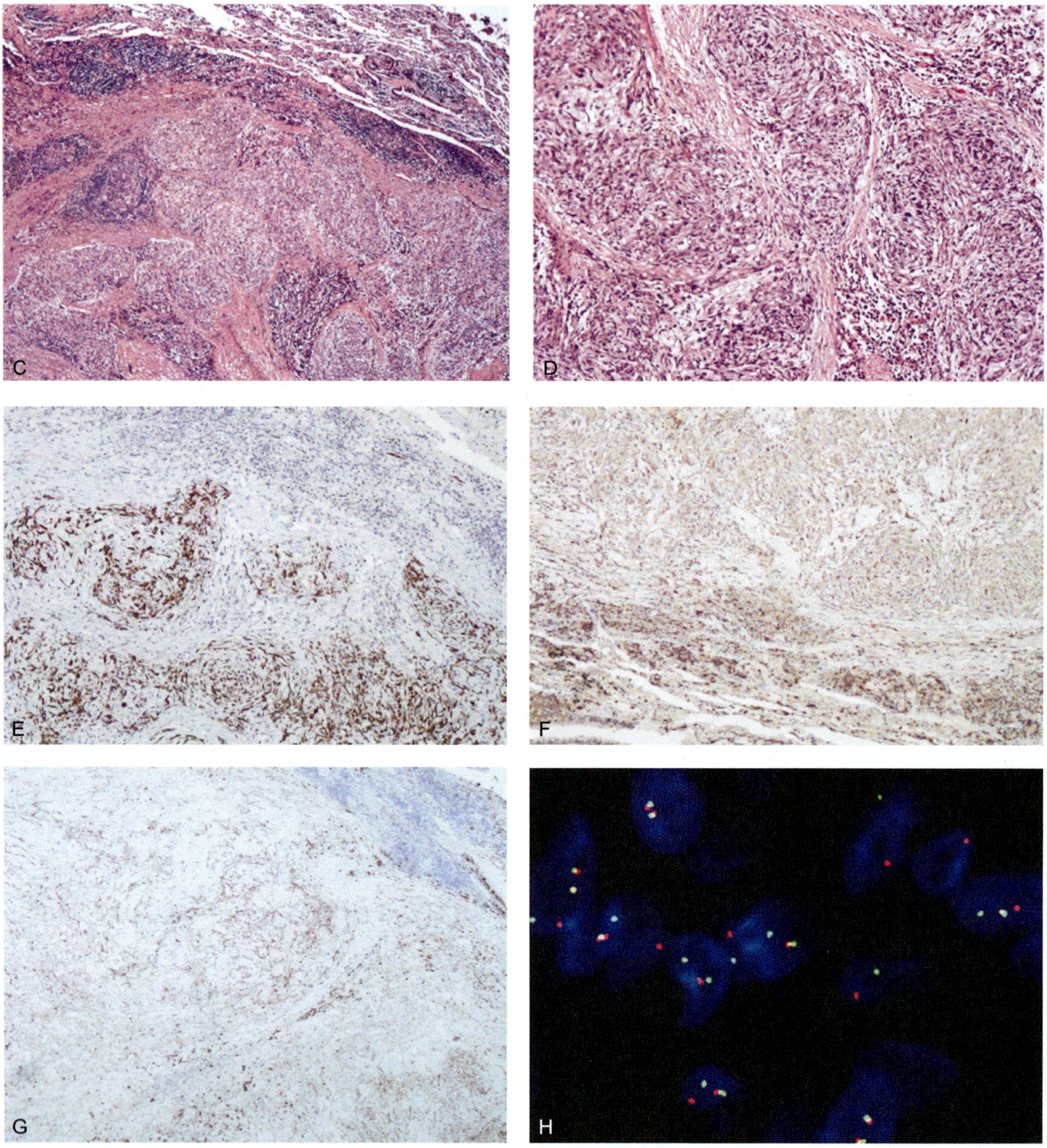

图 1-12-5　实体型血管瘤样纤维组织细胞瘤

A. CT 检查显示右肺下叶背段边界清楚的结节（较前增大），大小约 18mm × 14mm；B. 极低倍镜下见一边界清楚的结节，中央区玻璃样变（HE 染色 ×10）；C. 低倍镜下，肿瘤外围有浆细胞构成淋巴袖套样结构，肿瘤细胞呈漩涡状、束状排列，间质纤维化，无假血管腔隙结构（HE 染色 ×40）；D. 高倍镜下，瘤细胞呈胖梭形，细胞界限不清，核呈轻度非典型改变，核分裂象罕见，未见明确坏死等改变（HE 染色 ×400）；E. 免疫组化显示瘤细胞表达 Desmin；F. 瘤细胞表达 CD99，呈不完整的膜阳性；G. 瘤细胞灶性表达 EMA；H. *EWSR1* 分离探针 FISH 检测显示红绿信号分离，提示 *EWSR1* 基因重排。

3. 辅助检查(图 1-12-5E~ 图 1-12-5H) 免疫组化:瘤细胞表达 Vimentin、Desmin、CD99 和 EMA,其中 Desmin 着色呈树突状,CD99 呈不完整的膜阳性,EMA 呈灶状弱表达。瘤细胞不表达 AE1/AE3、TTF-1、NapsinA、S-100、SMA、ALK、CD21、CD35、CD31、CD34、ERG,肿瘤内组织细胞 CD68 阳性,Ki-67 显示增殖指数偏低(约 3%)。分子检测:*EWSR1* 分离探针 FISH 检测显示红绿信号分离,提示 *EWSR1* 基因重排阳性。

(三)诊断与鉴别诊断

1. 诊断 实体型血管瘤样纤维组织细胞瘤(angiomatoid fibrous histiocytoma,AnFH)。

2. 鉴别诊断 肺部具有类似形态的梭形细胞肿瘤包括炎性肌成纤维细胞肿瘤(SMA 和 ALK 阳性)、孤立性纤维性肿瘤(CD34 和 STAT6 阳性)和滤泡树突状细胞肉瘤(CD21 和 CD35 阳性)、上皮样血管内皮瘤(CD31、CD34、ERG 等血管内皮标记阳性);而本例 HE 染色形态、免疫表型和 FISH 检测结果均能与上述肿瘤区别。

(四)读片分析

AnFH 是一种分化方向不明的中间型间叶源性肿瘤。多见于儿童和青少年,超过 40 岁成人相对少见。多发生于四肢浅表部位,深部组织相对少见,但也可见于躯干和头颈部,偶见于骨、纵隔、腹膜后、肺、脑、卵巢、外阴等全身各部位。肿瘤边界清楚,直径常为 2~4cm,呈结节状或分叶状,经典病例可见出血性囊腔(非真性血管),故名血管瘤样纤维组织细胞瘤。组织学特征包括:①肿瘤呈结节状或分叶状,边界清楚,常见纤维性假包膜,约 80% 包膜周围见浆细胞构成淋巴袖套样结构,酷似淋巴结,但周围缺乏淋巴窦;②肿瘤细胞呈上皮样、卵圆形或短梭形,多数细胞形态温和,部分病例多形性明显(可能为退变所致);核分裂象较少,偶见核分裂象活跃,甚至病理性核分裂象;少数病例以上皮样细胞为主,酷似上皮样肉瘤,或以小蓝圆细胞为主,酷似小细胞未分化肉瘤;③多数病例可见肿瘤细胞包绕的假血管样囊腔伴出血,缺乏假血管腔者称为实体型(如本例);④纤维硬化性间质可伴不同程度黏液样变,罕见广泛黏液样变,常见多少不等的慢性炎症细胞浸润,偶见破骨样巨细胞或嗜酸性粒细胞。免疫组化肿瘤细胞可不同程度表达 EMA、CD99 和 CD68,约 50% 病例 Desmin 局灶或弥漫阳性,偶见 ALK 阳性(但缺乏 *ALK* 基因重排),不表达 MyoD1、myogenin、CD34、S-100 和树突状细胞标记。分子遗传学检测显示 *EWSR1-CREB1* 融合基因最常见(约 90%),罕见 *EWSR1-ATF1* 或 *FUS-ATF1* 融合基因。

本例组织病理学特征及免疫表型比较典型,特殊之处在于发病年龄较大,发生部位在肺及未见经典的假血管瘤样囊腔(实体型),但 FISH 检测显示 *EWSR1* 基因断裂,进一步证实了诊断。这类肿瘤治疗以手术完整切除为主,临床呈惰性经过,小部分病例可复发,罕见转移。

(唐凤娟 朱朋成)

参考文献

1. WHO Classification of Tumours Editorial Board. WHO Classification of Tumours: Soft Tissue and Bone Tumours[M].5th ed. Lyon: IARC Press, 2020.

2. WANG Z, ZHANG L, REN L, et al. Distinct clinicopathological features of pulmonary primary angiomatoid fibrous histiocytoma: A report of four new cases and review of the literature[J]. Thorac Cancer, 2021, 12(3):

314-323.

3. GUI H, SUSSMAN R T, JIAN B, et al. Primary Pulmonary Myxoid Sarcoma and Myxoid Angiomatoid Fibrous Histiocytoma: A Unifying Continuum With Shared and Distinct Features[J]. Am J Surg Pathol, 2020, 44(11): 1535-1540.

六、背部 *NTRK* 重排的梭形细胞肿瘤

（一）临床病史

患者女，15 岁；半月前无意中发现背部有一包块，约拇指大小，无红肿疼痛。B 超检查显示皮下异常回声（纤维瘤？）。MRI 检查显示右侧背部皮下异常囊实性信号影。专科检查：右侧背部触及一大小约 4.0cm × 2.0cm 的包块，质软、有轻压痛，边界清楚，活动度一般。

（二）病理检查

1. 大体所见 灰白色组织一块，大小为 5.1cm × 4.2cm × 1.7cm，切面呈灰白色、质中。

2. 组织学形态（图 1-12-6A~ 图 1-12-6F） 肿瘤呈浸润性生长，侵及周围脂肪组织，类似脂肪纤维瘤病的形态；肿瘤有疏松区和致密区，疏松区黏液样变性，致密区间质胶原化；血管壁玻璃样变性，血管周围可见淋巴细胞聚集。瘤细胞异型性不明显，胞质淡染，胞界不清；细胞核呈梭形、两端尖细，可见核内包涵体，形似肌成纤维细胞，核分裂象约 2 个 /10HPF。

3. 免疫组化（图 1-12-6G~ 图 1-12-6I） 瘤细胞弥漫表达 Pan-TRK、CD34、S-100 和 SMA，不表达 SOX10、STAT6、MyoD1、myogenin、ALK、ERG、pan-CK 和 EMA，P53 呈散在阳性（野生型），MDM2 和 CDK4 呈灶性阳性，H3K27me3 和 INI1 呈阳性（未见缺失），Ki-67 增殖指数约 5%。

（三）诊断与鉴别诊断

1. 诊断 （背部）*NTRK* 重排的梭形细胞肿瘤（NTRK-rearranged spindle cell neoplasms，NTRK-RSCN）。

2. 鉴别诊断

（1）梭形细胞横纹肌肉瘤：形态较温和的梭形细胞呈浸润性生长，也可见于梭形细胞横纹肌肉瘤，但其免疫组化显示 Desmin、MyoD1 和 myogenin 表达，不会共表达 CD34 及 S-100，也不表达 Pan-TRK。

（2）孤立性纤维性肿瘤（SFT）：本例梭形肿瘤细胞疏密交替，间质胶原化，伴血管壁玻璃样变性，此病例组织学形态与 SFT 很相似；但 SFT 表达 CD34 和 STAT6，不会共表达 CD34 及 S-100，也不表达 Pan-TRK。

（3）脂肪纤维瘤病：是一种好发于婴幼儿和儿童的交界性肿瘤（ICD-O 编码为 8851/1），好发于手足部。梭形肿瘤细胞呈条束状在脂肪组织中穿插生长。从本例诊断名称可以看出，本例与脂肪纤维瘤病很相似，但脂肪纤维瘤病梭形细胞不会弥漫表达 CD34，也不会表达 S-100，更不会表达 Pan-TRK。

（四）读片分析

NTRK-RSCN 既往被称为脂肪纤维瘤病样神经肿瘤、*NTRK* 重排间叶源性肿瘤。“脂肪纤维瘤病样神经肿瘤”于 2016 年由 Agaram 等首次提出，并指出其是由具有浸润模式的轻度非典型 CD34 阳性梭形细胞组成的、罕见的软组织局部侵袭性肿瘤。2020 年第 5 版 WHO 骨与软组织肿瘤分类将软组织 NTRK-RSCN 定为分化不确定的肿瘤类别。发病年龄从出生

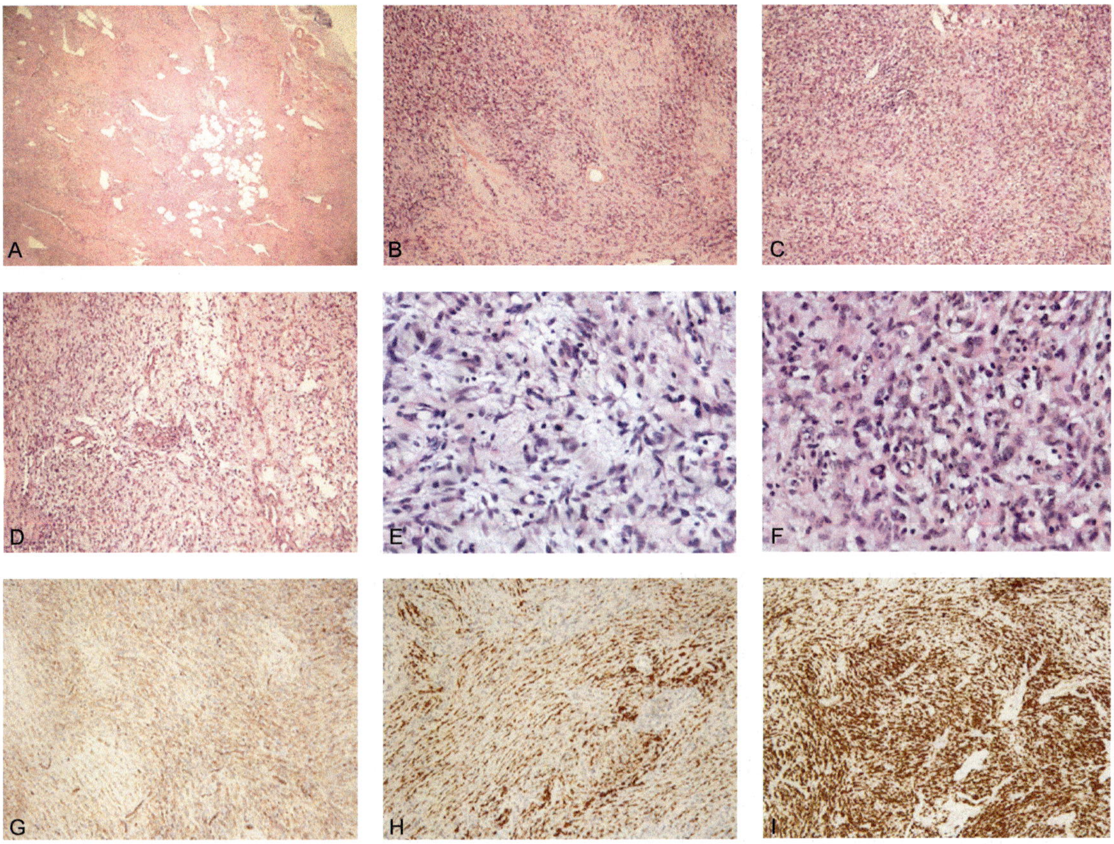

图 1-12-6 *NTRK* 重排的梭形细胞肿瘤

A. 肿瘤浸润性生长，侵及周围脂肪组织；B. 可见间质胶原化，血管周玻璃样变性；C. 血管周可见淋巴细胞聚集；D. 局部疏松黏液样变性，可见炎细胞浸润，呈"炎性肌成纤维细胞肿瘤样"改变；E. 肿瘤细胞稀疏区间质黏液样变性；F. 肿瘤细胞密集区，瘤细胞呈梭形，异型性不大，可见淋巴细胞浸润；G. 免疫组化肿瘤细胞弥漫表达 CD34；H. 肿瘤细胞弥漫表达 S-100；I. 肿瘤细胞弥漫表达 Pan-TRK。

到 68 岁，既往研究以 0~20 岁多见，无明显性别偏好。大多发生在四肢、躯干、头部和颈部的浅层或深层软组织，偶尔也可发生在内脏器官，包括胃肠道、子宫颈、中枢神经系统、肺和骨。Kobayashi 等报道的 6 例患者 MRI 检查均提示血供丰富，肿瘤内和肿瘤周围有不同程度的血流空洞。该研究表明，NTRK-RSCN 的两个重要影像学表现为富于血管性和局灶性侵犯周围组织，尤其是脂肪组织。NTRK-RSCN 常见组织学特征为单形的梭形细胞浸润性生长，无特定结构模式，但间质纤维化和血管壁玻璃样变性明显。肿瘤形态学谱系广，主要形态学模式包括脂肪纤维瘤病样神经肿瘤和恶性外周神经鞘瘤 / 纤维肉瘤样。此外，还有报道黏液纤维肉瘤样、炎性肌成纤维细胞瘤样、隆突性皮肤纤维肉瘤样、纤维组织细胞瘤样、尤因肉瘤样和孤立性纤维瘤样模式，也可出现局灶上皮样细胞、横纹肌样细胞等形态。大多数肿瘤是低级别的，正如本例；但也有一些表现为较高级别，呈交叉束状排列，细胞密度明显增加，有丝分裂数较高，可出现坏死。免疫组化检测显示特征性的 S-100 和 CD34 双表达，还特异性表达 Pan-TRK。分子检测显示 *NTRK1* 与 *LMNA* 基因融合，少数病例也显示 *NTRK2* 和 *NTRK3* 基因有重排，但 *NTRK1* 重排最常见。

本例发生于年轻女性背部，影像学表现不特异。形态学表现为无结构式浸润性生长，形态多变，免疫组化或分子检测是确诊的必要手段。一般治疗方法是完整切除肿物；如切除不完全，有局部复发倾向，少数病例出现转移。酪氨酸激酶抑制剂（如拉罗替尼和恩曲替尼），具有很好的疗效（>75%）。因此当这类患者术后复发或转移时，可以考虑酪氨酸激酶抑制剂治疗。

（陈芳芳 何惠华）

参考文献

1. AGARAM N P, ZHANG L, SUNG Y S, et al. Recurrent NTRK1 gene fusions define a novel subset of locally aggressive lipofibromatosis-like neural tumors [J]. Am J Surg Pathol, 2016, 40(10): 1407-1416.

2. ATIQ M A, DAVIS J L, HORNICK J L, et al. Mesenchymal tumors of the gastrointestinal tract with NTRK rearrangements: a clinicopathological, immunophenotypic, and molecular study of eight cases, emphasizing their distinction from gastrointestinal stromal tumor (GIST) [J]. Mod Pathol, 2021, 34(1): 95-103.

3. RABBAN J T, DEVINE W P, SANGOI A R, et al. NTRK fusion cervical sarcoma: a report of three cases, emphasising morphological and immunohistochemical distinction from other uterine sarcomas, including adenosarcoma [J]. Histopathology, 2020, 77(1): 100-111.

4. ZHU P, WANG J. Primary NTRK-rearranged spindle cell neoplasm of the lung: a clinicopathologic and molecular analysis of 3 cases [J]. Am J Surg Pathol, 2022, 46(7): 1007-1013.

5. LAM S W, BRIAIRE-DE BRUIJN I H, VAN WEZEL T, et al. NTRK fusions are extremely rare in bone tumours [J]. Histopathology, 2021, 79(5): 880-885.

6. WHO Classification of Tumours Editorial Board. WHO Classification of Tumours: Soft Tissue and Bone Tumours [M].5th ed. Lyon: IARC Press, 2020.

七、恶性骨化性纤维黏液样肿瘤

（一）临床病史

患者，男，30 岁；因右肘关节肿瘤切除术后 7 月余复发入院。影像学检查（CT 平扫 + 增强扫描）：右肘部软组织内可见巨大软组织肿块影，形态不规则，边界欠清（图 1-12-7A）；MRI 增强显示 T_1WI 呈等或稍低信号、T_2WI 呈明显高信号，内可见多发分隔影，肿块与肘关节周围肌肉分界不清，右侧肱骨远端及尺桡骨近段骨皮质信号不完整，骨质内见 T_2 高信号影（图 1-12-7B）。行外科手术治疗：右肘关节复发性肿瘤切除 + 融合内固定术 + 神经血管探查术 + 负压封闭引流（vacuum sealing drainage, VSD）术 + 石膏外固定术。

（二）病理检查

1. 大体所见 复发性右肘关节肿瘤：大小为 16cm × 14cm × 7cm，灰红、灰褐色不整形组织一块，局部似带包膜，附带少量脂肪组织，局部附带少量骨及肌肉组织；切面呈灰白、灰黄色、实性、质软，局部黏液丰富、半透明；另见灰白、灰褐色不整形游离组织一堆，大小为 17cm × 13cm × 4cm，部分附带骨及肌肉组织，切开切面呈灰白、灰黄色，带黏液，局部钙化。

2. 组织学形态（图 1-12-7C~ 图 1-12-7G） 肿瘤外被覆纤维组织包膜，部分区域可见骨样组织。肿瘤呈多结节性、侵袭性生长，侵及横纹肌组织。间质富含黏液和薄壁小血管，可见至少一个低倍镜视野（4×）黏液基质消失。肿瘤细胞丰富，呈短梭形或卵圆形，胞质丰富红染或呈空泡状，排列拥挤，核异型性明显，可见核分裂象（局部达 5 个 /50HPF，>2 个 /50 HPF），可见脉管内瘤栓。

3. 辅助检查（图 1-12-7H~ 图 1-12-7M） 免疫组化显示：Desmin 阳性，S-100 灶性阳性，CD10 阳性，EMA 灶性阳性，NSE 灶性阳性，h-Caldesmon 弱阳性，Syn 灶性阳性，INI1 阳性、未见缺失，P53 散在弱阳性、野生型，SMA 阴性，CK 阴性，MUC4 阴性，SOX10 阴性，CD34 阴性，CD117 阴性，MyoD1 阴性，TFE3 阴性，Brachyury 阴性，ERG 阴性，CK8/18 阴性，IDH1R132H 阴性，Ki-67 热点区 Li 约 30%。FISH 检测显示：*EWSR1* 分离探针阴性，*DDIT3* 分离探针阴性，*NR4A3* 分离探针阴性，*PHF1* 分离探针阳性。

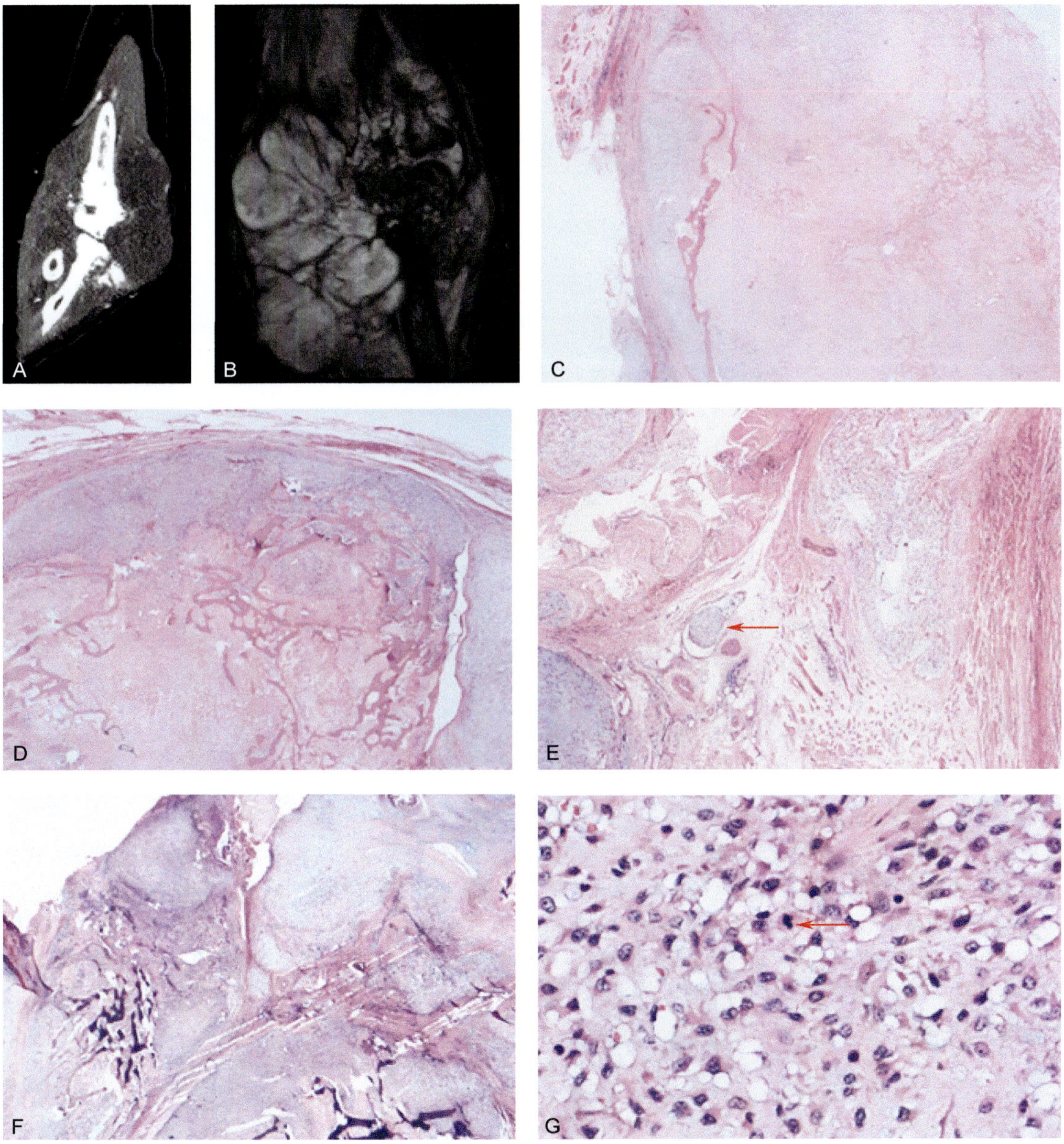

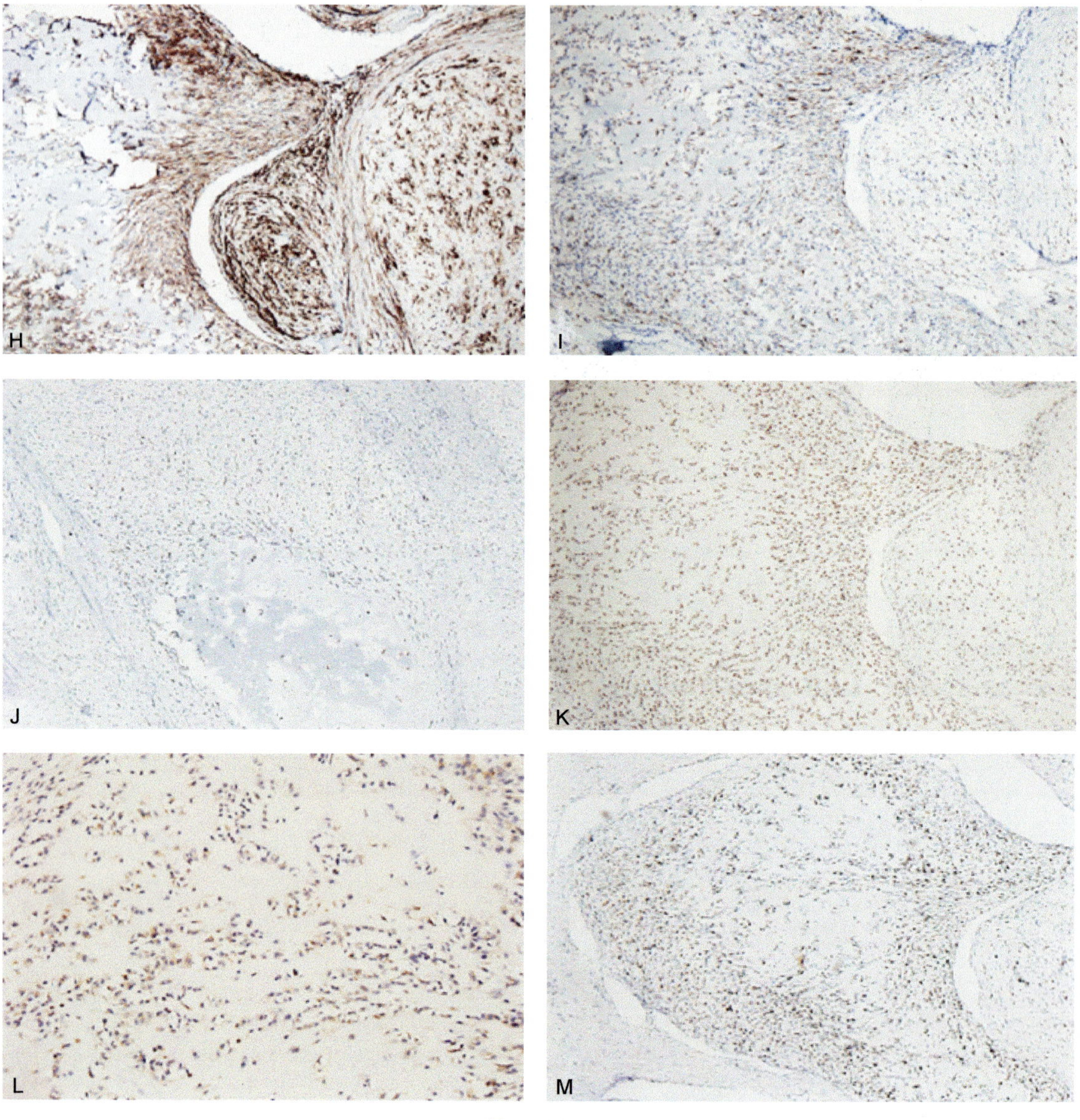

图 1-12-7 恶性骨化性纤维黏液样肿瘤

A. 肿瘤复发后，CT 检查显示右肘部肿瘤，侵蚀肘关节上下骨质；B. 肿瘤复发后，MRI 检查显示右肘部巨大软组织肿瘤；C~F. 低倍镜下，肿瘤呈多结节状生长，肿瘤周围有骨组织，图中红色箭头显示血管内瘤栓（HE 染色 ×40）；G. 高倍镜下，肿瘤细胞呈圆形，有空泡状胞质，核分裂象可见（红色箭头所示，HE 染色 ×400）；H. 肿瘤细胞表达 CD10（IHC×100）；I. 肿瘤细胞灶性表达 Syn（IHC×100）；J. 肿瘤细胞散在弱表达 S-100（IHC×100）；K. 肿瘤细胞 INI1 表达未见缺失（IHC ×100）；L. 肿瘤细胞弱表达 EMA（IHC×200）；M. Ki-67 显示局部肿瘤细胞增殖指数高达 30%（IHC×100）。

（三）诊断与鉴别诊断

1. 诊断　恶性骨化性纤维黏液样肿瘤（ossifying fibromyxoid tumor，OFMT）

诊断依据：本例为年轻人肘部浅表软组织肿块，术后一年内复发。肿瘤呈多灶性浸润性生长，侵及横纹肌组织。肿瘤间质可见至少一个低倍视野黏液基质消失，低至中度富于细胞，核异型性明显，可见瘤细胞胞质内空泡，细胞核呈椭圆形或不规则，核分裂象可见，还可见明确的血管内瘤栓。

2. 鉴别诊断

（1）骨外黏液样软骨肉瘤：镜下肿瘤呈分叶状，含有大量的黏液样基质，小叶周边细胞相对丰富，与本例形态有一定相似之处。但其瘤细胞形态较为一致，含有少量嗜伊红色胞质，呈相互连接的条索状、小梁状或网格状排列。分子遗传学显示有特异性的 *EWSR1-NR4A3* 融合基因。

（2）黏液样脂肪肉瘤：常呈结节状或分叶状生长，间质富含黏液样基质，经典病例可见肺水肿样黏液和鸡爪样薄壁血管，可见单泡性或多泡性成脂肪细胞。上述 HE 染色形态与 OFMT 有相似之处，但本例未见特征性成脂肪细胞，也未见鸡爪样薄壁血管，而且 FISH 检测显示 *DDIT3* 分离探针阴性。

（3）低度恶性纤维黏液样肉瘤：是好发于年轻人的低度恶性肿瘤，HE 染色可见丰富的黏液样基质，梭形肿瘤细胞形态温和，其间质常呈交替的胶原样和黏液样；40% 的肿瘤可见散在的类圆形或不规则的巨菊形团；免疫组化显示 MUC4 阳性。而本例有骨性包壳结构，免疫组化检测 MUC4 阴性，而且二者分子特征也不同。

（四）读片分析

OFMT 于 1989 年由 Enzinger 第一次报道并以其形态学特征命名，是一种罕见的分化不明的间质肿瘤。患者年龄范围广（平均约 50 岁），但极少发生于 20 岁以下人群；男性多见（2∶1）；主要发生于浅表软组织，肢体 > 头颈、躯干 > 其他部位；肿瘤生长缓慢，无疼痛，呈孤立性皮下肿块，偶尔可累及皮肤或深部软组织；影像学检查显示多数肿瘤周围有部分骨壳围绕。

OFMT 分为经典型、非典型性和恶性 OFMT。肉眼观，肿瘤边界清楚，呈分叶状或多结节状，周围有纤维假性包膜，可有骨壳；肿瘤质实，切面呈灰白色。镜下，经典型 OFMT 呈分叶状或结节状生长，周围可有卫星结节；75% 的病例周围有纤维假性包膜，向肿瘤内延伸分隔，纤维黏液样基质内可见卵圆形肿瘤细胞排列成条索状或小梁状。肿瘤周围常可见完整或不完整的板层骨外壳，偶有软骨成分。瘤细胞呈低至中等密度，形态较为一致，为圆形或卵圆形，呈条索样、巢状、簇状、片状排列，胞质呈淡嗜伊红色；核分裂象少见（<2 个 /50HPF）；间质黏液样变或玻璃样变；无坏死和血管侵犯。恶性 OFMT 诊断标准是具有高级别细胞核和 / 或高细胞密度，核分裂象 >2 个 /50HPF（Folpe 和 Weiss 标准）；肿瘤中常见坏死、血管侵犯和浸润性生长。可以首次发病即为恶性 OFMT，也可由经典型 / 非典型性 OFMT 复发、进展而来。非典型性 OFMT 在形态上介于经典型和恶性 OFMT 之间。

免疫组化显示 OFMT 肿瘤细胞多表达 S-100，而恶性 OFMT 表达下降或不表达；部分病例 Desmin 阳性；pan-CK、EMA、SMA 偶尔阳性；部分病例 INI1 嵌合性缺失。分子遗传学显示 50%~80% 的病例（所有类型）存在 *PHF1* 重排，*EP400-PHF1* 基因融合最为常见，其他基因融合如 *MEAF6-PHF1*、*EPC1-PHF1*、*ZC3H7B-BCOR*、*CREBBP-BCORL1*、*KDM2A-WWTR1* 可见报道。

经典型 OFMT 多为良性临床经过，复发不常见，极少病例发生转移；非典型性 OFMT 和恶性 OFMT 复发和转移风险逐步增加，恶性 OFMT 肿瘤常转移至肺或其他软组织部位。本例为复发肿瘤，大部分区域为经典型 OFMT 的形态和免疫表型，可见至少一个低倍视野（4×）黏液基质消失，局部富于细胞，核异型性明显，核分裂象易见（局部达 5 个 /50HPF），可见脉管内瘤栓。本次复发肿瘤手术切除后半年，患者发生肺转移，第 3 次手术标本恶性特征更明显。因此这例年轻男性本次复发标本诊断恶性 OFMT 证据确凿。

（余 露 段亚琦 陈琼荣）

参考文献

1. ENZINGER F M, WEISS S W, LIANG C Y. Ossifying fibromyxoid tumor of soft parts. A clinicopathological analysis of 59 cases[J]. Am J Surg Pathol, 1989, 13(10): 817-827.

2. SUURMEIJER A J H, SONG W, SUNG Y S, et al. Novel recurrent PHF1-TFE3 fusions in ossifying fibromyxoid tumors[J]. Genes Chromosomes Cancer, 2019, 58(9): 643-649.

八、腹壁促结缔组织增生性小圆细胞肿瘤

（一）临床病史

患者，女，17 岁；因“发现腹壁肿物 5 个月”入院。专科检查：右侧腹壁可触及一个大小约 4cm×5cm 的质韧肿物，界清，活动度可，无压痛，表面皮肤无红肿。影像学检查（图 1-12-8A）：CT 示盆腔入口水平右前腹壁脂肪层内见结节状软组织肿物，呈分叶状，其内见多发钙化，截面约 4.1cm×2.3cm，考虑肿瘤性病变。穿刺细胞学诊断：考虑小圆细胞肿瘤（图 1-12-8B）。术中所见：腹壁皮下有一大小 5cm×6cm 的质韧肿物，边界模糊，与周围组织有粘连。

（二）病理检查

1. 大体所见 不规则肿块一枚，大小 5.7cm×4.7cm×2.8cm，切面呈灰白色、实性，肿块呈多结节状、质稍韧、局部质硬，见 1.5cm×1.1cm 的硬化区。

2. 组织学形态（图 1-12-8C~ 图 1-12-8H） 低倍镜下，肿瘤细胞呈巢状、条索状、器官样及实性片状弥漫浸润性生长，间质有显著纤维结缔组织增生，伴玻璃样变性，分隔肿瘤细胞；高倍镜下，肿瘤细胞体积小，形态相对一致，呈圆形或卵圆形，核深染，胞质稀少，核仁不明显，核分裂象易见。

3. 辅助检查（图 1-12-8I~ 图 1-12-8L） 免疫组化：瘤细胞 pan-CK 及 Desmin 呈局部核旁点状阳性，Vimentin、CD99、FLI1、Syn、CD56、S-100、p16、INI1 等弥漫阳性，H3K27me3 阳性（未见缺失），P53 散在弱阳性（野生型），Ki-67 显示增殖指数约 70%。其余 CD34、CgA、myogenin、MyoD1、TLE1、TFE3、Pan-TRK 和 HMB-45 均阴性。分子检测：FISH 检测显示 *EWSR1* 基因重排阳性。

（三）诊断与鉴别诊断

1. 诊断 （腹壁）促结缔组织增生性小圆细胞肿瘤（desmoplastic small round cell tumor, DSRCT）。

2. 鉴别诊断 年轻女性，发生于腹腔的病变，细胞体积小、单形性、核质比高，间质纤维结缔组织增生显著，形态学特征相对比较经典，需与相似的小圆形细胞恶性肿瘤进行鉴别诊断，如骨外尤因肉瘤、胚胎性横纹肌肉瘤、神经母细胞瘤、淋巴瘤、低分化癌、梅克尔细胞癌和恶性间皮瘤（尤其是小细胞性恶性间皮瘤）等。这些肿瘤借助免疫组化和分子检测容易与DSRCT鉴别。

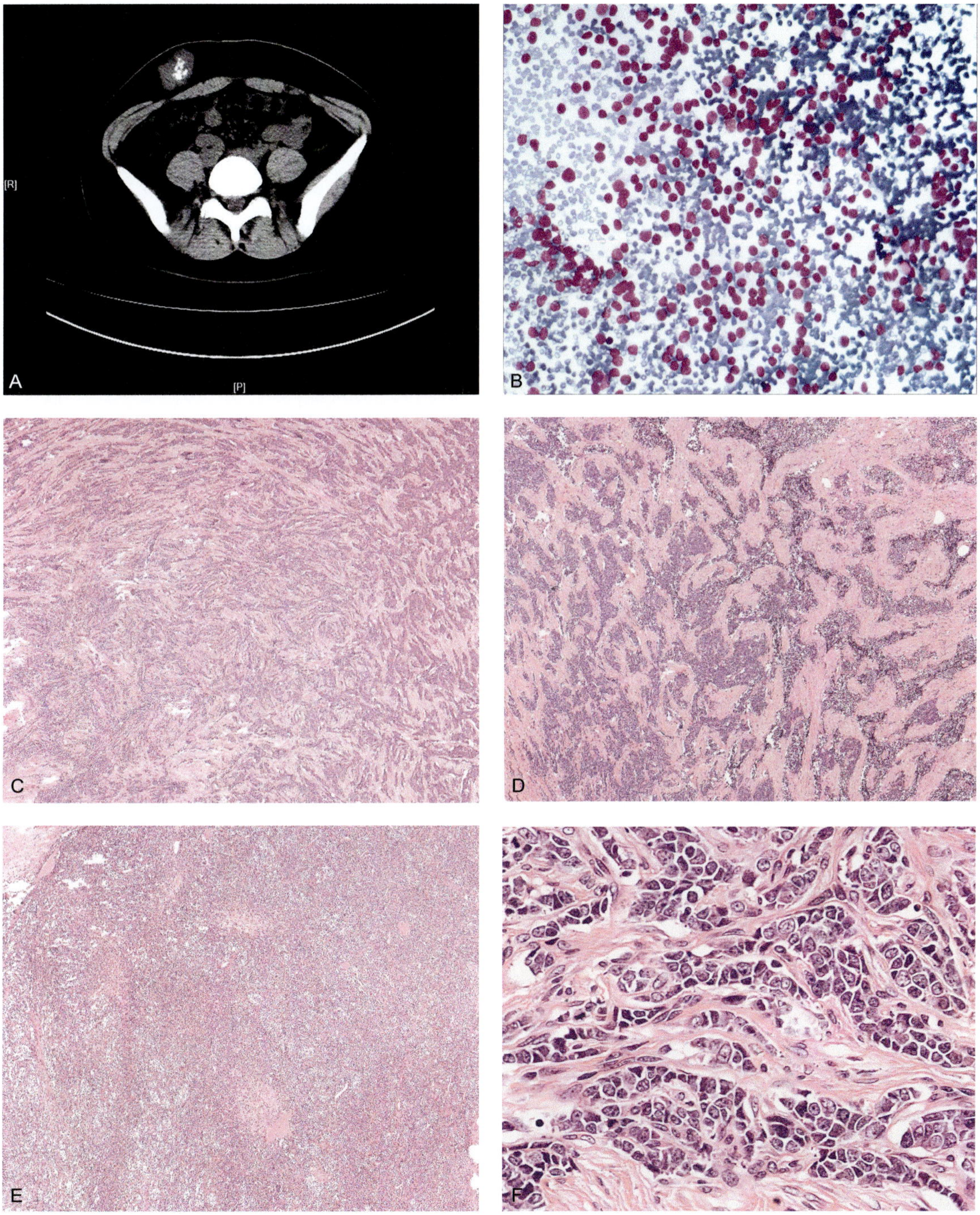

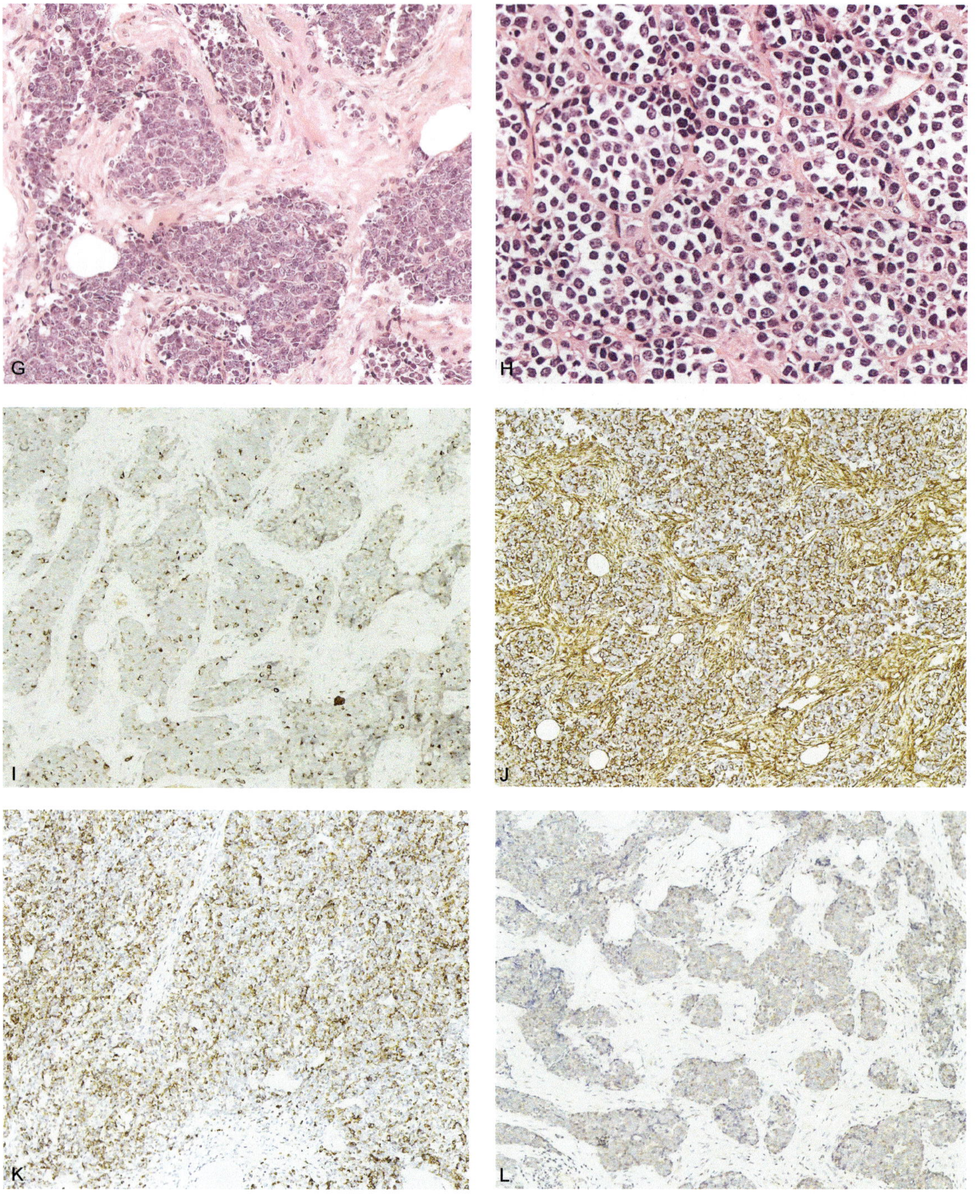

图 1-12-8　促结缔组织增生性小圆细胞肿瘤

A. CT 示盆腔入口水平右前腹壁脂肪层内见结节状软组织肿物；B. 肿物穿刺细胞学涂片，显示肿瘤细胞体积小，核质比高，异型性明显；C~E. 低倍镜下，肿瘤细胞呈巢状、条索状及实性片状弥漫浸润性生长，间质纤维结缔组织增生；F~H. 高倍镜下，肿瘤细胞体积小，形态相对一致，圆形或卵圆形，核深染，胞质稀少，核仁不明显；I. 免疫组化显示 pan-CK 核旁点状阳性；J. Vimentin 弥漫阳性；K. Syn 弥漫阳性；L. Desmin 核旁点状弱阳性。

（四）读片分析

DSRCT 是一种好发于青少年和儿童的高度恶性肿瘤。发病年龄为 3~52 岁，平均年龄 22 岁，男性多发，男女比例为（3~5）：1。肿瘤好发于腹腔和盆腔，也可见于胸膜、睾丸旁、颅内、肝、肺、纵隔、卵巢、鼻窦和胰腺等处。影像学检查常显示盆腔或腹腔内体积较大的多结节状肿块，部分病例出现脏器转移，少数可伴有腹水。大体上通常表现为体积较大的多结节状或分叶状肿块，切面呈灰白、灰褐色、质地坚实，可伴有坏死、出血或囊性变。镜下形态学特征如下：①大部分肿瘤由小圆细胞组成，肿瘤细胞排列紧密，形成巢状、梁索状，也可形成 Homer-Wright 样菊形团、管腔样结构，或呈腺样囊性癌样、滤泡样，极少数可呈实性片状分布，纤维性间质不明显；②肿瘤细胞体积小，胞质稀少，胞界不清，细胞核呈圆形、卵圆形、深染，核仁不清，核分裂象易见；少数病例瘤细胞可呈印戒细胞样、横纹肌样或呈梭形；极少数病例可出现大瘤细胞，可见明显的细胞异型性和细胞核多形性；③瘤细胞巢之间及其周围见大量增生的致密纤维结缔组织，由增生的成纤维细胞和肌成纤维细胞组成，可伴有玻璃样变，偶可见黏液样变。免疫表型：肿瘤细胞多向分化，可表达上皮标记（AE1/AE3、CAM5.2、EMA）、间叶标记（Vimentin）、肌源性标记（Desmin 核旁点状阳性）、神经标记（NSE）、WT1（C 端），但不表达 myogenin、MyoD1、间皮标记；部分病例可表达 CgA、Syn、CD99。分子检测显示 *EWSR1-WT1* 基因融合。

本例是发生于年轻女性的腹壁皮下肿物，形态学、免疫表型及分子检测均支持典型的 DSRCT。患者手术切除包块，术后辅以放化疗，随访至今两年余，患者一般状况良好。

（刘 菲　向春香）

参考文献

1. FLUCKE U, VAN NOESEL M M, SIOZOPOULOU V, et al. EWSR1-The Most Common Rearranged Gene in Soft Tissue Lesions, Which Also Occurs in Different Bone Lesions: An Updated Review[J]. Diagnostics (Basel), 2021, 11(6): 1093.

2. WHO Classification of Tumours Editorial Board. WHO Classification of Tumours: Soft Tissue and Bone Tumours[M].5th ed. Lyon: IARC Press, 2020.

九、骨外黏液样软骨肉瘤

（一）临床病史

患者，男，35 岁；半年前无意间发现右侧大腿根部后侧肿物，近期于端坐位时感觉疼痛不适。于当地医院行 B 超检查：右侧大腿根部皮下脂肪层肿瘤性病变，血流丰富。未做特殊处理，为求进一步诊治遂来就诊。体格检查：右侧大腿根部后侧触及一大小约 10cm × 10cm 的类圆形肿物，稍隆起于皮肤，质地较硬，活动度一般，界限尚可，皮肤表面无特殊，按压疼痛不适，活动不受限，肢体末梢无明显感觉异常。MRI 检查（图 1-12-9A）：右臀大肌下缘见大小约 9.0cm × 4.8cm 的稍长 T_1 信号、长 T_2 信号灶，病灶边缘较清晰，内部可见分隔，可见小片状稍短 T_1 信号、短 T_2 信号影；考虑为右臀大肌下缘囊实性占位性病变，建议进行 MRI 增强扫描。

（二）病理检查

1. 大体所见（图 1-12-9B） 灰红色结节样肿物，大小为 12.0cm × 5.0cm × 4.5cm，切面呈灰白色半透明、实性、质中，显示分叶状结构，有纤维性间隔和胶冻样小叶。

2. 组织学形态（图 1-12-9C~ 图 1-12-9F） 低倍镜下，肿瘤呈多个小叶状结构，其内见粗细不等的纤维性间隔，背景为大量黏液样基质，局灶侵及周围骨骼肌。细胞呈纤细网格状、条索状、小簇状排列。高倍镜下，细胞形态较一致，胞质呈嗜伊红色，部分呈空泡状，细胞核呈圆形、卵圆形、梭形，无明显异型性，未见明显核分裂象。

3. 免疫组化（图 1-12-9G、图 1-12-9H） S-100 局灶阳性，INI1 阳性、未见缺失，Ki-67 增殖指数约 5%，pan-CK、Syn、SMA、P63、MUC4、CD117、CD34、ERG 阴性。

（三）诊断和鉴别诊断

1. 诊断 骨外黏液样软骨肉瘤（extraskeletal myxoid chondrosarcoma，EMC）。

2. 鉴别诊断

（1）软组织肌上皮瘤：本例免疫组化上皮肌上皮标志物阴性，可鉴别。

（2）低度恶性纤维黏液样肉瘤：本例肿瘤未见弧线状血管和假成脂肪细胞等，可鉴别。

（3）黏液样脂肪肉瘤：本例未见成脂肪细胞、分支状毛细血管，可鉴别。

（4）软组织骨化性纤维黏液样肿瘤：本例表面无骨壳、S-100 局灶阳性，可鉴别。

（5）黏液瘤：本例黏液样基质非透明质酸，肿瘤内血管和纤维组织丰富，可鉴别。

（四）读片分析

EMC 是一种分化方向未定的恶性间叶性肿瘤，比较罕见，在软组织肉瘤中占比 <1%。好发于成年人，中位年龄为 50 岁，男女比例为 2∶1。好发于肢体近端深部软组织，以大腿最常见。经典组织学表现：肿瘤呈分叶状或多结节状，由形态基本一致的瘤细胞呈条索状、簇状、网格状排列在大量黏液样或黏液软骨样基质中，并被宽窄不一的纤维结缔组织分隔。瘤细胞呈圆形、卵圆形或短梭形，胞质呈深嗜伊红色，多少不等，可呈空泡状；细胞核小，染色质均匀，核分裂象罕见，一般 <2 个 /10HPF。高级别、去分化变异型 EMC 表现为上皮样形态和 / 或横纹肌样，细胞丰富，细胞核呈大空泡状，核仁明显，核分裂象活跃，黏液样基质少。免疫表型：表达 Vim，灶性或弱阳性表达 S-100 和 CD117，部分表达 Syn、NSE、PGP9.5、peripherin 和 ERG。具有横纹肌形态的病例 SMARCB1（INI1）表达缺失。分子遗传学表型：超过 90% 的 EMC 可出现 *NR4A3* 基因重排 / 融合，多数为 *EWSR1-NR4A3*，少数为 *TAF15-NR4A3*、*NR4A3-TCF12/HTF4*、*TFG-NR4A3*、*HSPA8-NR4A3*、*LSM14A-NR4A3*、*SMARCA2-NR4A3* 融合。*non-EWSR1* 融合基因亚型比 *EWSR1-NR4A3* 融合基因亚型更具侵袭性，与高级别形态相关。

EMC 临床表现无特异性，在病理表现上易与一些富有黏液的良性或恶性肿瘤相混淆，对 EMC 病变特点不熟悉可能发生误诊。多数肿瘤为低至中度恶性，局部复发率为 30%~50%，转移率为 35%~45%，多转移至肺。治疗以手术为主，宜广泛性局部切除。影响预后的因素包括：老年人、肿瘤直径 >10cm、富于细胞、显著异型性和发生转移。此肿瘤罕见，尚需积累更多病例，进一步了解其临床病理学和生物学行为特征。

（黄 丽 陈 玲）

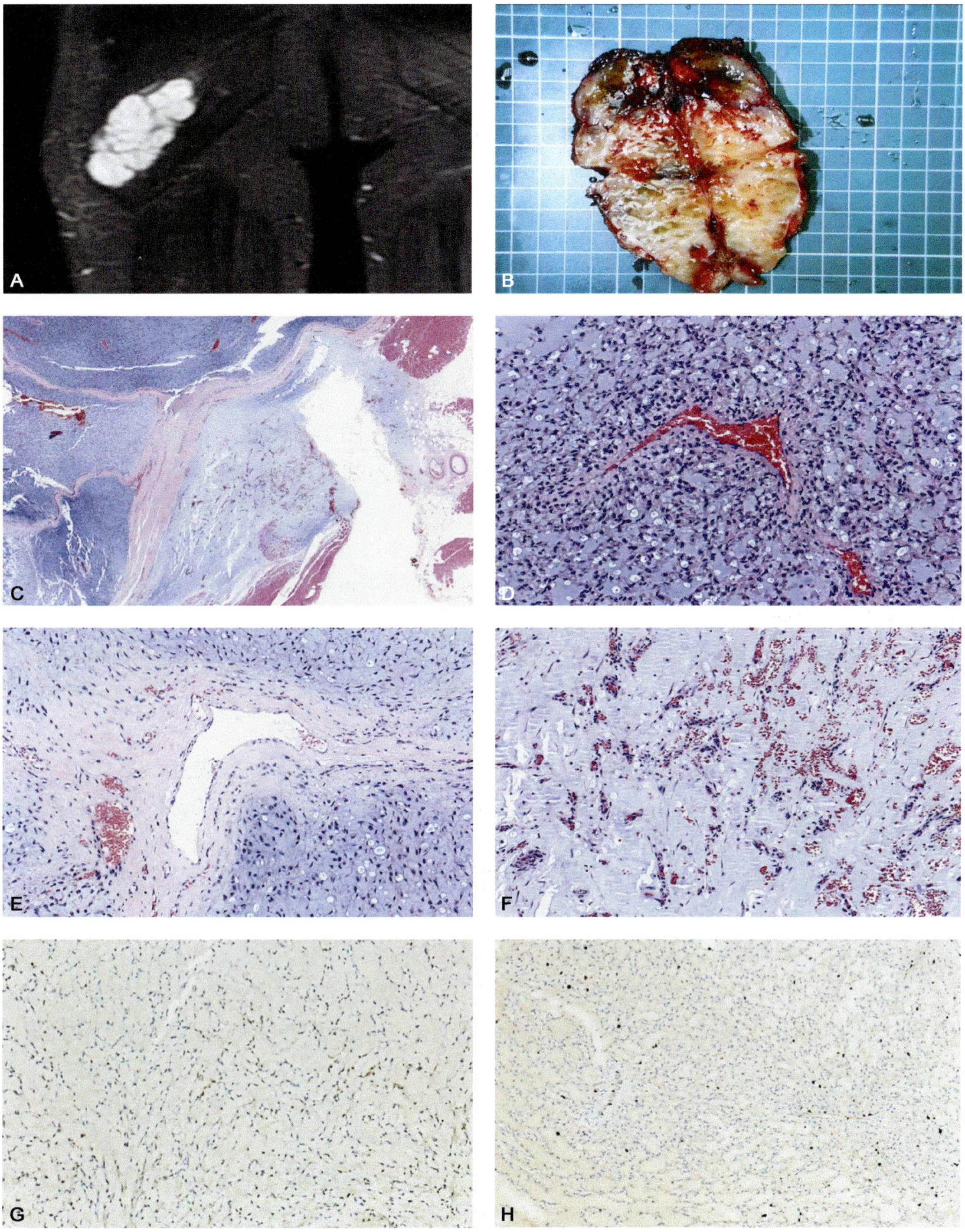

图 1-12-9 骨外黏液样软骨肉瘤

A. MRI 检查显示右臀大肌下缘见大小约 9.0cm×4.8cm 的稍长 T_1 信号、长 T_2 信号灶，病灶边缘较清晰，内部可见分隔，可见小片状稍短 T_1 信号、短 T_2 信号影；B. 肿块切面呈灰白色、半透明、实性、质中，显示分叶状结构，有纤维性间隔和胶冻样小叶；C. 低倍镜下，肿瘤呈多个小叶状结构，其内见粗细不等的纤维性间隔，背景为大量黏液样基质，局灶侵及周围骨骼肌（HE 染色 ×40）；D. 瘤细胞呈纤细网格状排列（HE 染色 ×400）；E. 瘤细胞呈条索状排列（HE 染色 ×400）；F. 瘤细胞呈小簇状排列（HE 染色 ×400）；G. 瘤细胞局灶表达 S-100（免疫组化 ×400）；H. 瘤细胞低表达 Ki-67（免疫组化 ×400）。

参考文献

1. NGO C, VERRET B, VIBERT J, et al. A novel fusion variant LSM14A::NR4A3 in extraskeletal myxoid chondrosarcoma[J]. Genes Chromosomes Cancer, 2023, 62(1): 52-56.

2. WEI S, PEI J, VON MEHREN M, et al. SMARCA2-NR4A3 is a novel fusion gene of extraskeletal myxoid chondrosarcoma identified by RNA next-generation sequencing[J]. Genes Chromosomes Cancer, 2021, 60(10): 709-712.

3. HE X, WANG Y, ZOU C, et al. Case Report: Gene Heterogeneity in the Recurrent and Metastatic Lesions of a Myxoid Chondrosarcoma Patient With Aggressive Transformation[J]. Front Genet, 2022, 13: 791675.

十、心脏内膜肉瘤

（一）临床病史

患者，女，28岁；因“心悸一周”入院。影像学检查（图1-12-10A）：心脏超声提示左心房内实质性病灶，考虑为黏液瘤可能。术中所见：左房内肿物，附着于房间隔靠近下腔静脉及左心房底部交界处，大小约8cm×4cm×2cm。

（二）病理检查

1. 大体所见　灰红、灰黄色组织一枚：大小6cm×4cm×2cm、表面光滑、实性；切面呈灰红、灰白色、质韧。

2. 组织学形态（图1-12-10B、图1-12-10C）　肿瘤呈弥漫性片状生长，瘤细胞呈胖梭形及上皮样，有中至重度异型性，细胞核形态不规则，可见核仁，核分裂象易见；肿瘤间质黏液样变及玻璃样变。

3. 辅助检查（图1-12-10D~图1-12-10F）　免疫组化显示瘤细胞表达CD34、CK8/18、Vimentin、pan-CK（灶性）、INI1（未见缺失）、TLE1、SATB2（部分）、CD10；不表达E-CAD、CD31、ERG、EMA、Desmin、SMA、MyoD1、myogenin、S-100、SOX10、P63、P40、Calretinin、WT1。Ki-67显示增殖指数约70%。FISH检测显示*MDM2*基因扩增，*SS18*基因重排阴性。

（三）诊断与鉴别诊断

1. 诊断　（左心房）心脏内膜肉瘤（intimal sarcoma）。

诊断依据：原发于心脏的软组织肉瘤相对罕见，最常见的心脏原发肉瘤是内膜肉瘤。本例在组织学形态上，瘤细胞主要为胖梭形细胞，部分区域为上皮样细胞，背景间质玻璃样变。

2. 鉴别诊断

（1）滑膜肉瘤：呈梭形和上皮样细胞的双相分化，胞质呈嗜碱性，免疫组化可表达上皮和间叶标记以及TLE1，FISH检测显示*SS18*基因重排阳性。

（2）上皮样肉瘤：原发于心脏的罕见，免疫组化显示上皮和间叶标记阳性，是双相分化的软组织肉瘤，同时特征性显示INI1表达缺失。

（3）平滑肌肉瘤：瘤细胞胞质呈嗜酸性，细胞核呈杆状，可伴间质黏液样变，免疫组化表达SMA和Desmin，不表达MDM2，FISH检测*MDM2*也无扩增。心血管内膜肉瘤部分瘤细胞表达SMA和Desmin，但加做MDM2检测有助于鉴别诊断。

（4）黏液纤维肉瘤：肿瘤细胞呈梭形或上皮样，间质富于黏液基质，与本例有相似之处，但这种肉瘤是需要免疫组化和分子检测排除其他类似肿瘤后才能给出的一种排除性诊断。

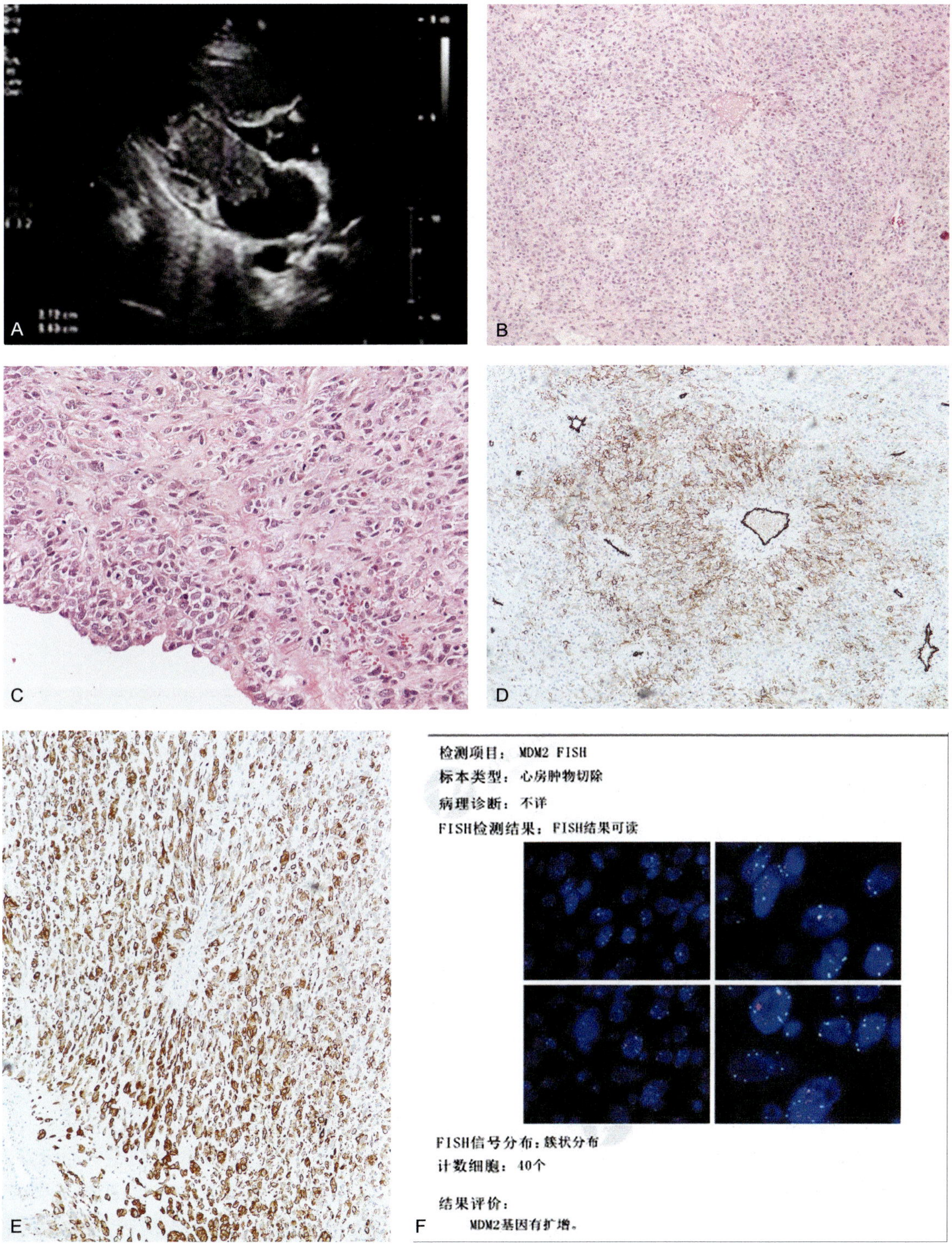

图 1-12-10　心脏内膜肉瘤

A. 心脏超声显示左心房内实性占位，考虑黏液瘤；B、C. 胖梭形及上皮样形态的瘤细胞呈实性片状分布，瘤细胞有中重度的异型性，间质胶原玻璃样变；D. 免疫组化显示瘤细胞表达 CD34；E. 免疫组化显示瘤细胞表达 CK8/18；F. FISH 检测显示 *MDM2* 基因簇状扩增。

（四）读片分析

心血管内膜肉瘤是好发于心脏内膜、主动脉及肺动脉内膜且分化差的肉瘤，大体表现多呈息肉状外向型生长，堵塞心脏或血管腔，容易脱落成肿瘤性栓子，并发生全身多脏器栓塞或种植转移。心血管内膜肉瘤是常见于中老年人的罕见肿瘤，男女发生比例相当，但其中肺动脉型内膜肉瘤稍多见于女性。临床上患者常出现梗阻和压迫症状，5 年生存率低。肿瘤沿血管腔或心腔生长，形似血栓，组织学表现为分化差的间叶性恶性肿瘤，瘤细胞呈弥漫片状生长，呈梭形、胖梭形，少数呈上皮样形态，有轻至重度异型性，核分裂象多少不等；肿瘤间质大多可见丰富的黏液基质，也可见间质玻璃样变。肿瘤一般显示未分化形态，但有的病例像平滑肌肉瘤，或显示特定分化方向如血管肉瘤、横纹肌肉瘤，甚至是骨肉瘤或软骨肉瘤等。免疫组化显示瘤细胞表达 SMA 和 Desmin（多少不等），大多数显示特征性 MDM2 核阳性，但不表达血管内皮标记；分子遗传学显示 12q12-15 区基因（*MDM2*、*CDK4*、*GLI1*）和 4q12 区基因（*KIT*、*PDGFRa*）扩增，FISH 检测显示 *MDM2* 基因簇状扩增，可协助诊断。

本例是发生于左心房的内膜肉瘤，有典型的组织学形态，只要想到内膜肉瘤的诊断，借助于相应的免疫组化和 FISH 检测，排除已知具有特异性分化方向的软组织肉瘤，就容易得出诊断。

（朱朋成 敖启林）

参考文献

1. Yamada Y, Kinoshita I, Miyazaki Y, et al. Myxoid type and non-myxoid type of intimal sarcoma in large vessels and heart: review of histological and genetic profiles of 20 cases[J]. Virchows Arch, 2022, 480(4): 919-925.

2. Koelsche C, Benhamida J K, Kommoss F K F, et al. Intimal sarcomas and undifferentiated cardiac sarcomas carry mutually exclusive MDM2, MDM4, and CDK6 amplifications and share a common DNA methylation signature[J]. Mod Pathol, 2021, 34(12): 2122-2129.

十一、婴儿色素性神经外胚层肿瘤

（一）临床病史

患儿，男，1 岁；因“发热”入院，入院诊断为急性咽喉炎、脓毒血症；后发现睾丸结节，行抗感染治疗及观察随诊。影像学检查：阴囊超声（图 1-12-11A）提示右侧睾丸前方可见一大小 21mm × 15mm 的低回声团，边界清，内回声不均匀，可见丰富血流信号。

（二）病理检查

1. 大体所见 结节大小 2.6cm × 2.2cm × 1.6cm，切面呈实性、灰白色、质韧，包膜完整。

2. 组织学形态（图 1-12-11B~ 图 1-12-11D） 低倍镜下，睾丸及附睾管周围间质内片状或巢状瘤细胞呈浸润性生长，瘤细胞巢周围纤维间质增生伴黏液样变性；瘤细胞体积较小，核深染，核仁不明显；可见少量上皮样细胞呈片状或条索状排列，细胞体积较大，细胞核呈圆形、淡染，可见核仁，胞质较丰富；部分细胞胞质内含有棕褐色的色素颗粒；肿瘤细胞异型性不明显，未见核分裂象。

3. 免疫组化（图 1-12-11E~ 图 1-12-11H） 小圆形细胞表达 PLAP、Syn、CD56、NSE、FLI-1；上皮样细胞表达 pan-CK、OCT3/4、EMA、HMB-45、NSE。Ki-67 显示细胞增殖指数约 40%。

（三）诊断与鉴别诊断

1. 诊断　（附睾）婴儿色素性神经外胚层肿瘤（melanotic neuroectodermal tumor of infancy，MNTI）。

诊断依据：肿瘤由两种瘤细胞组成，即小圆形神经母细胞样瘤细胞和上皮样瘤细胞。小圆形神经母细胞样瘤细胞的胞质较少，细胞核呈圆形、深染，位于裂隙和腺泡内，或呈团块状散在分布于致密的纤维间质中；上皮样瘤细胞胞质丰富，含多少不等的黑色素颗粒，可见核仁，排列呈片状、巢状、腺泡状或条索状（本例较少）。小圆形神经母细胞样瘤细胞表达 PLAP、Syn、CD56、NSE、FLI-1；上皮样瘤细胞表达 pan-CK、OCT3/4、EMA、HMB-45、NSE。

2. 鉴别诊断　本例形态特殊，需要借助免疫组化来明确两种肿瘤成分的具体性质及起源，主要是与胚胎性横纹肌肉瘤、神经母细胞瘤、促结缔组织增生性小圆细胞肿瘤、尤因肉瘤或尤因样肉瘤鉴别。

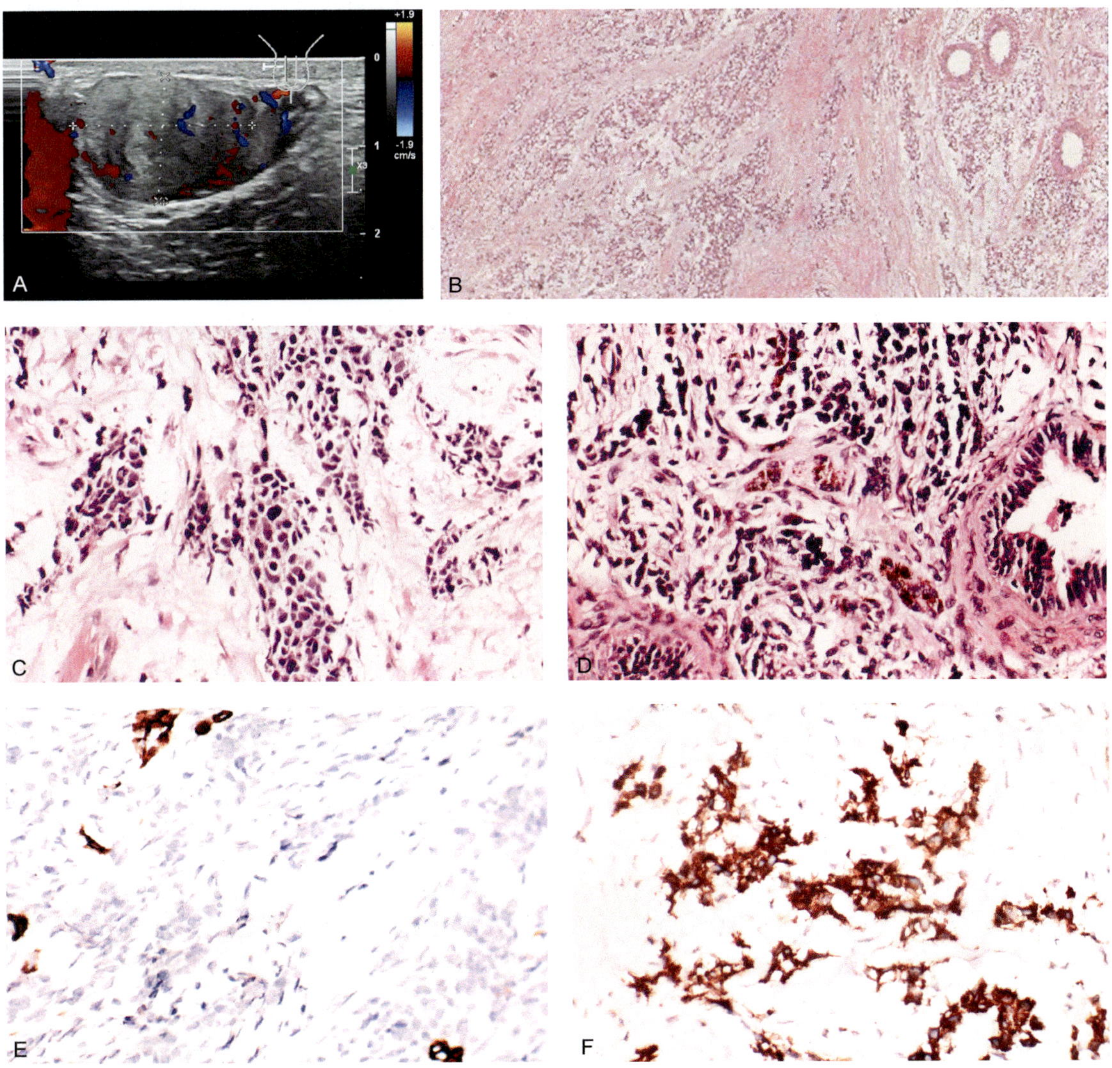

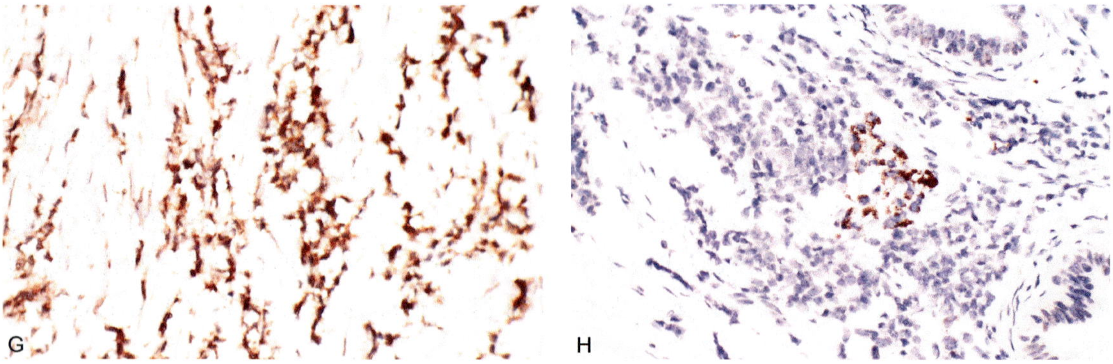

图 1-12-11　婴儿色素性神经外胚层肿瘤

A. 阴囊超声检查提示右侧睾丸前方可见一低回声团，边界清；B. 低倍镜下，肿瘤呈不规则巢状、片状，在致密的纤维结缔组织中呈浸润性生长，肿瘤间质纤维增生伴黏液样变性，可见包陷的附睾管（HE 染色 ×100）；C. 高倍镜下，瘤细胞呈巢状、片状生长，部分瘤细胞呈上皮样，胞质较丰富（HE 染色 ×400）；D. 高倍镜下，瘤细胞在附睾管周围生长，部分细胞质内见棕褐色的色素颗粒（HE 染色 ×400）；E. 免疫组化显示少量上皮样瘤细胞表达 pan-CK，而小圆形神经母细胞样瘤细胞不表达（IHC×400）；F. 小圆形神经母细胞样瘤细胞表达 Syn（IHC×400）；G. 小圆形神经母细胞样瘤细胞表达 PLAP（IHC×400）；H. 上皮样瘤细胞表达 HMB-45，小圆形神经母细胞样瘤细胞不表达（IHC×400）。

（四）读片分析

MNTI 是一种罕见的、起源于神经嵴的黑色素性神经上皮肿瘤，以前又称黑色素性造釉细胞瘤，是一种中间性 / 交界性肿瘤。好发年龄为 1 岁以下，好发于上、下颌骨和颅面骨（约占 60%），皮肤、脑、附睾、肩部、纵隔均可见。影像学检查显示边界较清楚的实性结节影。组织学由两种瘤细胞组成：①小圆形神经母细胞样瘤细胞，胞质较少，细胞核呈圆形、深染，呈巢状或假腺泡状散在分布于致密的纤维间质中；②上皮样瘤细胞，胞质丰富，含多少不等的黑色素颗粒，可见核仁，呈片状、腺泡状、条索状环绕在神经母细胞样瘤细胞周围（此种成分在本例中较少）。免疫表型：小圆形神经母细胞样瘤细胞表达 PLAP、Syn、CD56、NSE、FLI-1（阳性）；上皮样瘤细胞表达 pan-CK、OCT3/4、EMA、HMB-45、NSE（阳性）。

本例发生于婴幼儿的睾丸及附睾，影像学检查显示边界清楚的结节影；形态学表现为混合性肿瘤构象，含小圆形神经母细胞样瘤细胞和上皮样瘤细胞成分。恶性 MNTI 组织学形态以小圆形神经母细胞样瘤细胞成分占主要优势，上皮样瘤细胞稀少或缺失，细胞多形，核分裂象增加，出现坏死，两种瘤细胞常弥漫表达 CD99，Ki-67 阳性指数 >25%。MNTI 的治疗以手术切除为最基本原则，多数病例可通过手术彻底切除肿瘤，保证切缘阴性，而达到成功治愈的目的，但如果肿瘤发生在中线或颅底，侵犯硬脊膜，或颅内蔓延，则手术切除困难及危险性高，手术效果不满意则需要辅助化疗。约 36% 的病例出现局部复发，7% 出现远处转移，3%~4% 发生恶变；切除不彻底可导致术后复发，肿瘤一旦复发，常生长迅速，侵入眶内、鼻腔、颅底，引起死亡。目前尚无组织学特征预测肿瘤复发和转移，尿中香草基扁桃酸（vanillylmandelic acid，VMA）水平可以作为复发的参考指标。

（熊　婕　赵会传）

参考文献

FOWLER D J, CHISHOLM J, ROEBUCK D, et al. Melanotic neuroectodermal tumor of infancy: clinical, radiological, and pathological features[J]. Fetal Pediatr Pathol, 2006, 25(2): 59-72.

十二、伴 *EWSR1* 基因易位的肺原发黏液样肉瘤

（一）临床病史

患者，男，58 岁。主述咯血 10 天。10 天前无明显诱因出现痰中带血丝，偶有胸闷不适，无发热胸痛，无呼吸困难。CT 检查（图 1-12-12A）显示：支气管扩张合并感染。2 年前因咯血行支气管动脉栓塞术。影像学检查：右肺门见一结节影，最大截面约 26mm × 21mm，增强扫描呈不均匀强化，主要由右下肺动脉分支供血。

（二）病理检查

1. 大体所见 部分肺组织大小为 17.0cm × 9.0cm × 3.0cm，距支气管残端 1.0cm 处可见一大小为 2.5cm × 2.0cm 的灰白色胶冻样肿块，质中，距脏层胸膜 0.1cm。

2. 组织学形态（图 1-12-12B~图 1-12-12E） 肿瘤呈分叶状，边界较清楚，部分凸向支气管腔内呈息肉状，局部见纤维结缔组织构成假包膜，小灶区域向邻近肺组织中浸润性生长。肿瘤细胞主要呈长梭形，轻度异型性。间质黏液丰富，梭形瘤细胞呈条索状，疏松分布于黏液样基质中，可见黏液空泡；间质内可见淋巴细胞、浆细胞为主的慢性炎症细胞浸润。

3. 辅助检查（图 1-12-12F~图 1-12-12I） 免疫组化显示瘤细胞表达 EMA 和 Caldesmon，P53 散在阳性（野生型），Ki-67 显示增殖指数约 5%；其余标志物 CD34、SMA、Desmin、S-100、SOX10、MUC4、Pan-Trk、pan-CK、CK7、TTF-1、NapsinA、CK5/6、P63、P40 和 BRAFV600E 均阴性。分子检测：*EWSR1* 分离探针的 FISH 检测显示 *EWSR1* 基因重排。

（三）诊断与鉴别诊断

1. 诊断 （右下肺）伴 *EWSR1* 基因易位的肺原发黏液样肉瘤（primary pulmonary myxoid sarcoma, PPMS）。

诊断依据：发生于老年男性的肺部肿瘤，镜下见长梭形瘤细胞呈小叶状生长，间质伴广泛黏液样变。肿瘤免疫组化不具特异性，但有特异性的分子特征，即 *EWSR1* 基因易位。

2. 鉴别诊断

（1）黏液型血管瘤样纤维组织细胞瘤：肿瘤周围淋巴细胞聚集成“袖套征”，常见肿瘤细胞呈漩涡状或条索状生长；免疫组化常表现为同时表达 EMA、Desmin 及 CD99；分子检测结果为 *EWSR1-ATF1* 融合基因（最常见）或 *EWSR1-CREB1* 和 *FUS-ATF1* 融合基因。

（2）骨外黏液样软骨肉瘤；很少作为原发病出现在胸腔内，免疫组化显示 S-100 阳性，分子检测显示 *EWSR1-NR4A3* 融合基因。

（3）炎性肌成纤维细胞瘤：广泛黏液样变罕见，免疫组化显示 SMA、Desmin 和 ALK 阳性。

（4）肌上皮瘤：广泛黏液样变罕见，可见透明细胞和浆细胞样细胞，免疫组化显示肌上皮标志物（pan-CK、P63、S-100、calponin 和 SMA）阳性。

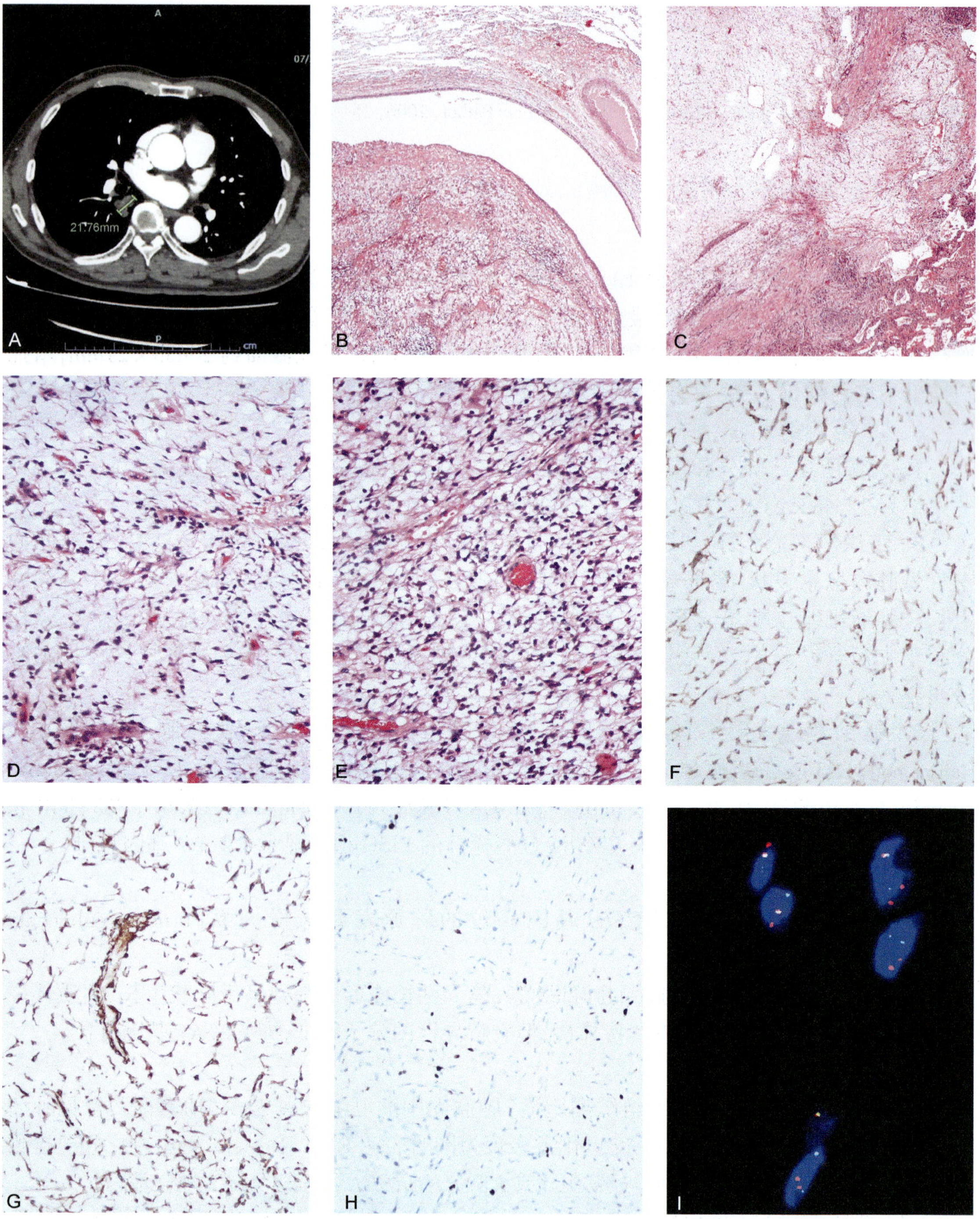

图 1-12-12　伴 *EWSR1* 基因易位的肺原发黏液样肉瘤

A. CT 检查显示右肺门见一结节影，最大截面约 26mm × 21mm；B. 低倍镜下，肿瘤呈分叶状，局部呈息肉样凸向支气管腔内；C. 低倍镜下，肿瘤呈分叶状侵及邻近肺组织；D. 高倍镜下，细胞呈长梭形，轻度异型性，间质广泛黏液样变伴慢性炎症细胞浸润；E. 轻度异型性的瘤细胞呈长梭形或卵圆形，可见胞质内黏液空泡；F. 免疫组化显示瘤细胞表达 EMA；G. 免疫组化显示瘤细胞表达 Caldesmon；H. 免疫组化 Ki-67 显示瘤细胞低增殖指数；I. *EWSR1* 断裂探针的 FISH 检测显示 *EWSR1* 基因重排。

（四）读片分析

PPMS 是一种罕见的软组织肿瘤，1999 年被首次报道，目前国内外多为个案报道。第 5 版 WHO 肺与胸部肿瘤分类将此肿瘤归入肺特征性间叶源性肿瘤，并命名为“伴 *EWSR1-CREB1* 融合的肺原发性黏液样肉瘤（primary pulmonary myxoid sarcoma with EWSR1-CREB1 fusion）”。本例为起源于气道间叶组织的恶性肿瘤，成年女性略多见，遗传学研究发现，肿瘤存在特征性的 t（2；22）（q33；q12），导致 *EWSR1-CREB1* 基因融合，并因此命名。组织学形态通常表现为肿瘤与肺支气管关系密切，支气管壁内见肿瘤浸润，管腔黏膜上皮完整；肿瘤侵犯外周肺实质，呈浸润性生长，呈明显分叶状结构，肿瘤间质有丰富的黏液基质；瘤细胞呈梭形、星形或多边形，胞质丰富、呈轻度嗜酸性，呈条索状排列的瘤细胞可形成网状结构；瘤细胞核异型性轻微，部分区域细胞核大小不一、核内包涵体易见，可见多核巨细胞，核分裂象难见；肿瘤性小叶周边间质胶原化或呈肺水肿样改变，伴大量淋巴细胞、浆细胞浸润。学习本病例，熟知这种罕见肿瘤的特殊病理学特征后，在今后工作中遇见相似特征可想到这种肿瘤，并借助免疫组化和分子检测做出正确诊断。

（朱朋成　汪 莉　敖启林）

参考文献

1. JEON Y K, MOON K C, PARK S H, et al. Primary pulmonary myxoid sarcomas with EWSR1-CREB1 translocation might originate from primitive peribronchial mesenchymal cells undergoing（myo）fibroblastic differentiation［J］. Virchows Arch, 2014, 465（4）: 453-461.

2. SMITH S C, PALANISAMY N, BETZ B L, et al. At the intersection of primary pulmonary myxoid sarcoma and pulmonary angiomatoid fibrous histiocytoma: observations from three new cases［J］. Histopathology, 2014, 65（1）: 144-146.

十三、肾脏恶性横纹肌样瘤

（一）临床病史

患儿，女，5 岁 1 月；发现“肉眼血尿 5 天”入院。患者 5 天前无明显诱因出现血尿。平时无尿频、尿急、尿痛以及肉眼血尿，无发热、咳嗽等不适。

腹部彩超检查：左肾混合性回声，实质性肿块。MRI 检查（图 1-12-13A）：左肾实质内见一大小约 6.0cm × 4.9cm × 4.2cm 的软组织肿块影，左侧肾盂、肾盏受侵犯，DWI 呈弥散受限高信号，增强扫描明显不均匀强化；右侧肾脏未见明显异常，双侧肾上腺区未见异常信号；腹膜后见多发淋巴结肿大，大者约 1.7cm × 1.2cm，其内液化坏死，增强后呈环形强化。

（二）病理检查

1. 大体所见（图 1-12-13B） 肾门处紧邻被膜见一大小 6.5cm × 6.0cm × 6cm 的肿块，切面呈灰白、灰褐色、实性、质中，边界欠清，可见出血坏死，肉眼可见肾盂侵犯。肾门周围脂肪可触及淋巴结数枚。

2. 组织学形态（图 1-12-13C~ 图 1-12-13H） 肿瘤细胞呈弥漫片状、梁索状、结节状排列，见大量坏死，部分区域肿瘤细胞围绕血管呈放射状排列，部分区域背景为黏液样；瘤细胞呈圆形、短梭形或多角形，体积大，可见瘤巨细胞，胞质丰富、呈嗜酸性，细胞核呈圆形或卵圆形，偏位，部分呈泡状核，核仁明显，病理性核分裂象易见；肿瘤中可见残余肾小管样结构，间质血管丰富，纤维组织增生伴玻璃样变性；可见神经侵犯，脉管内可见瘤栓。送检淋巴结可见瘤细胞累及。

3. 辅助检查（图 1-12-13I、图 1-12-13J） 免疫组化显示瘤细胞局灶表达 pan-CK、EMA、WT1、SALL4 和 FLI-1；弥漫表达 Vimentin、P16、SMA、CD99 和 Bcl-2；P53 弥漫强阳性，提示突变型；Ki-67 显示增殖指数约 70%；瘤细胞 INI1 表达缺失，而内对照阳性。其余指标均阴性：Desmin、myogenin、MyoD1、Melan-A、S-100、HMB-45、CD34、NSE、CD56、CgA、Syn、CyclinD1、TLE1。分子检测：全外显子 NGS 检测出 *SMARCB1*（*INI1*）基因缺失。

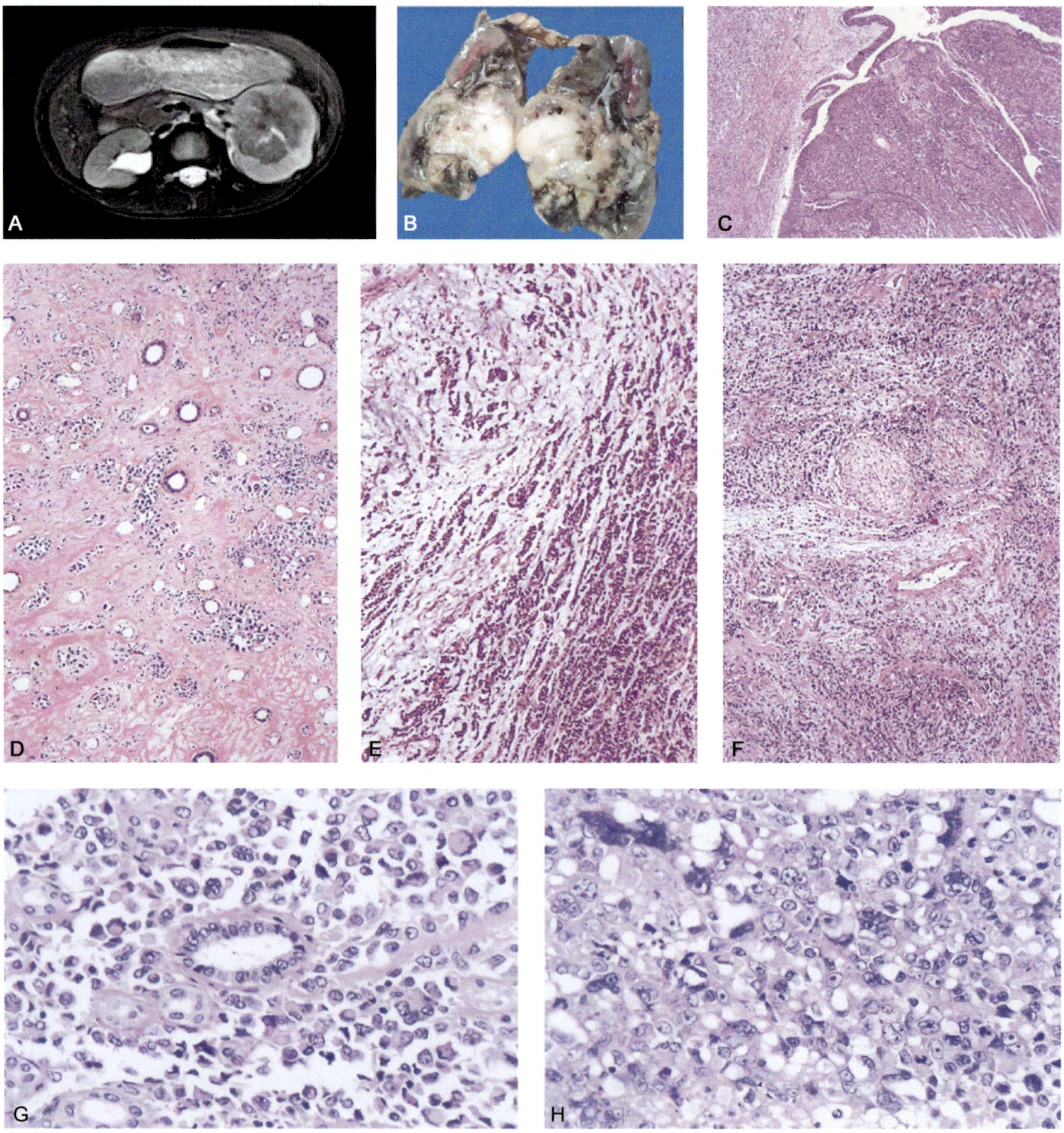

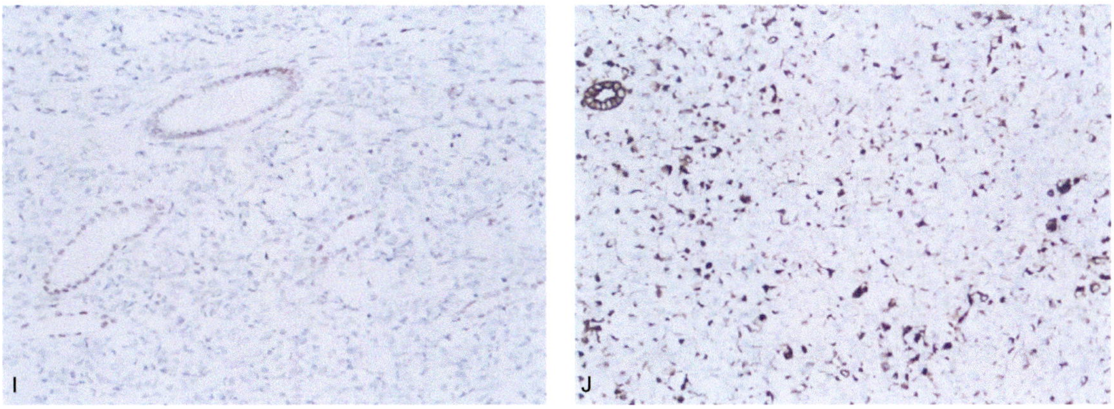

图 1-12-13　肾脏恶性横纹肌样瘤

A. MRI 检查显示左侧肾实质内见一巨大软组织肿块影；B. 手术切除标本，显示肿瘤呈灰白色，边界欠清，可见坏死和肾盂侵犯；C. 低倍镜下，肿瘤细胞呈实性片状排列，可见肾盂侵犯；D. 肿瘤侵犯邻近肾实质，可见残余肾小管，间质纤维组织增生伴玻璃样变性；E. 肿瘤呈梁索状和实性片状排列，间质黏液丰富；F. 肿瘤呈实性片状生长，可见神经和血管侵犯；G. 高倍镜下，瘤细胞呈圆形或多角形，体积大，胞质丰富、呈嗜酸性，细胞核呈圆形或卵圆形，核偏位；H. 部分肿瘤细胞呈泡状核，核仁明显，可见瘤巨细胞；I. 免疫组化显示瘤细胞 INI1 表达缺失，而内对照（肾小管和血管）阳性；J. 瘤细胞部分表达 pan-CK。

（三）诊断与鉴别诊断

1. 诊断　（左侧）肾脏恶性横纹肌样瘤（malignant rhabdoid tumor of kidney，MRTK）。

诊断依据：5 岁患儿，无镰状细胞贫血等临床表现；肿瘤累及肾盂并侵犯肾纤维被膜，可见广泛脉管内瘤栓及神经侵犯；腹膜后数枚淋巴结可见转移瘤。镜下肿瘤呈高侵袭性生长，瘤细胞核偏位、胞质红染，呈横纹肌样，核质比大，异型性和核分裂象明显；免疫组化显示 INI1 表达缺失，表达上皮标记；NGS 检测出 *SMARCB1*（*INI1*）基因缺失。

2. 鉴别诊断　本例需要和伴有横纹肌样特点的肾母细胞瘤、伴有横纹肌样分化的肾细胞癌、肾髓质癌、肾脏透明细胞肉瘤、淋巴造血系统肿瘤等鉴别，免疫组化和分子检测有助于鉴别诊断。

（四）读片分析

MRTK 是发生于儿童的高度侵袭性肿瘤，发病率极低，大多数发生于 3 岁以下的婴幼儿，3 岁以上儿童发生 MRTK 者罕见。该病最初见于肾脏，随后发现也可发生于软组织、其他内脏器官和大脑（称为非典型畸胎样 / 横纹肌样瘤，AT/RT）。临床表现常以腹部包块和无痛性肉眼血尿为首发症状，预后差，易早期转移。肿瘤大体观：体积较大，界限不清，呈灰白色质嫩的鱼肉样，常伴有出血、坏死及囊性变。镜下显示弥漫分布的横纹肌样细胞，细胞质内常可见大的嗜酸性包涵体。MRTK 常需要与肾髓质癌、肾母细胞瘤、肾透明细胞肉瘤等相鉴别。免疫组化特点为弥漫表达 Vimentin，局灶表达上皮标记 EMA 和 pan-CK，INI1 表达缺失（内对照阳性）是 MRTK 最敏感而特异的标志物，分子遗传学研究显示位于染色体 22q11.23 的肿瘤抑制基因 *SMARCB1/INI1* 失活。目前，MRTK 来源不明，但肿瘤细胞表达多种免疫抗原，提示其可能来源于具有多向分化潜能的原始干细胞。临床尚缺乏关于 MRTK 的标准化治疗方案，主要根据肿瘤的发生部位选择相应的治疗方案，包括手术、放疗和化疗。

本例患者相比于报道的大多数病例，年龄偏大（5 岁），但其有明确的 INI1 表达缺失并经 NGS 检测证实 *SMARCB1/INI1* 基因缺失，支持 MRTK 的诊断。此外，尽管大体表现、镜下组织学形态及免疫组化与肾髓质癌有较多重叠，但儿童患者的横纹肌样瘤细胞有嗜酸性、大核仁等特点，且无镰状细胞贫血的临床表现，这些特征都支持 MRTK 的诊断。患儿随后进行治疗，PET-CT 显示有肺部转移，行化疗及放疗序贯疗法，转移灶消失；目前随访两年余，病情稳定。由于 MRTK 罕见且发生部位具有多样性，远期生存率较低，国内外均缺乏大样本的研究资料，未来需要更多临床医院及研究机构密切合作，扩大样本资料，探索制订联合靶向治疗的综合性治疗方案，提高患儿生存率。

（程会贤　向春香）

参考文献

1. ZHANGHUANG C, ZHANG Z, ZENG L, et al. Clinical and prognostic analysis of 42 children with malignant rhabdoid tumor of the kidney: a 7-year retrospective multi-center study [J]. BMC Pediatr, 2022, 22 (1): 591.

2. 殷楚云，王颖超，杜伟闯，等 . 儿童恶性横纹肌样瘤 18 例分析 [J]. 中华儿科杂志，2022，60（9）：908-914.

十四、恶性肌纤维瘤

（一）临床病史

患者，男，50 岁；因右腹壁无痛性占位性病变入院。2021 年 10 月行右腹壁肿块切除术，临床诊断为脂肪瘤，未送病理检查；术后不久复发，于 2022 年 4 月行第 2 次手术，之后不久又第 2 次复发；2022 年 7 月初行穿刺活检。

（二）病理学检查

1. 组织学形态（图 1-12-14A~ 图 1-12-14F） 低倍镜下，肿瘤可见两种区域，形态温和、淡染结节的低细胞密度区和恶性形态表现的细胞密集区域，具有明显的双相分化特征。高倍镜下，淡染区显示肌样分化特征，呈结节状，肿瘤细胞稀疏、胞质淡染、呈嗜酸性，细胞核呈轻至中度异型性；细胞密集区域可见血管外皮瘤样结构，细胞密度高，有多核巨细胞，瘤细胞呈多边形、圆形，异型性明显，部分细胞呈上皮样，胞质淡染透亮，核分裂象多见（活跃区为 15~20 个 /10HPF）。

2. 辅助检查（图 1-12-14G~ 图 1-12-14L） 免疫组化：淡染结节区 SMA 阳性、MSA 阳性、calponin 阳性、Desmin 少量弱阳性、Caldesmon 少量弱阳性、Vimentin 阳性；细胞密集区 SMA 阴性、MSA 阴性、calponin 阴性、Desmin 阴性、Caldesmon 阴性、Vimentin 阴性、MyoD1 阴性、myogenin 阴性，P53 呈 70% 阳性、突变型可能，CD99 阳性、BCL2 阳性、CK7 阴性、SSX 阴性、TLE1 阳性、Pan-TRK 阴性、ALK 阴性、INI1 阳性、CD34 阴性、EMA 阴性、S-100 阴性；Ki-67 增殖指数为 30%。分子检测：NGS 检测到 *PDGFRB* 基因突变。

（三）诊断与鉴别诊断要点

1. 诊断 恶性肌纤维瘤。

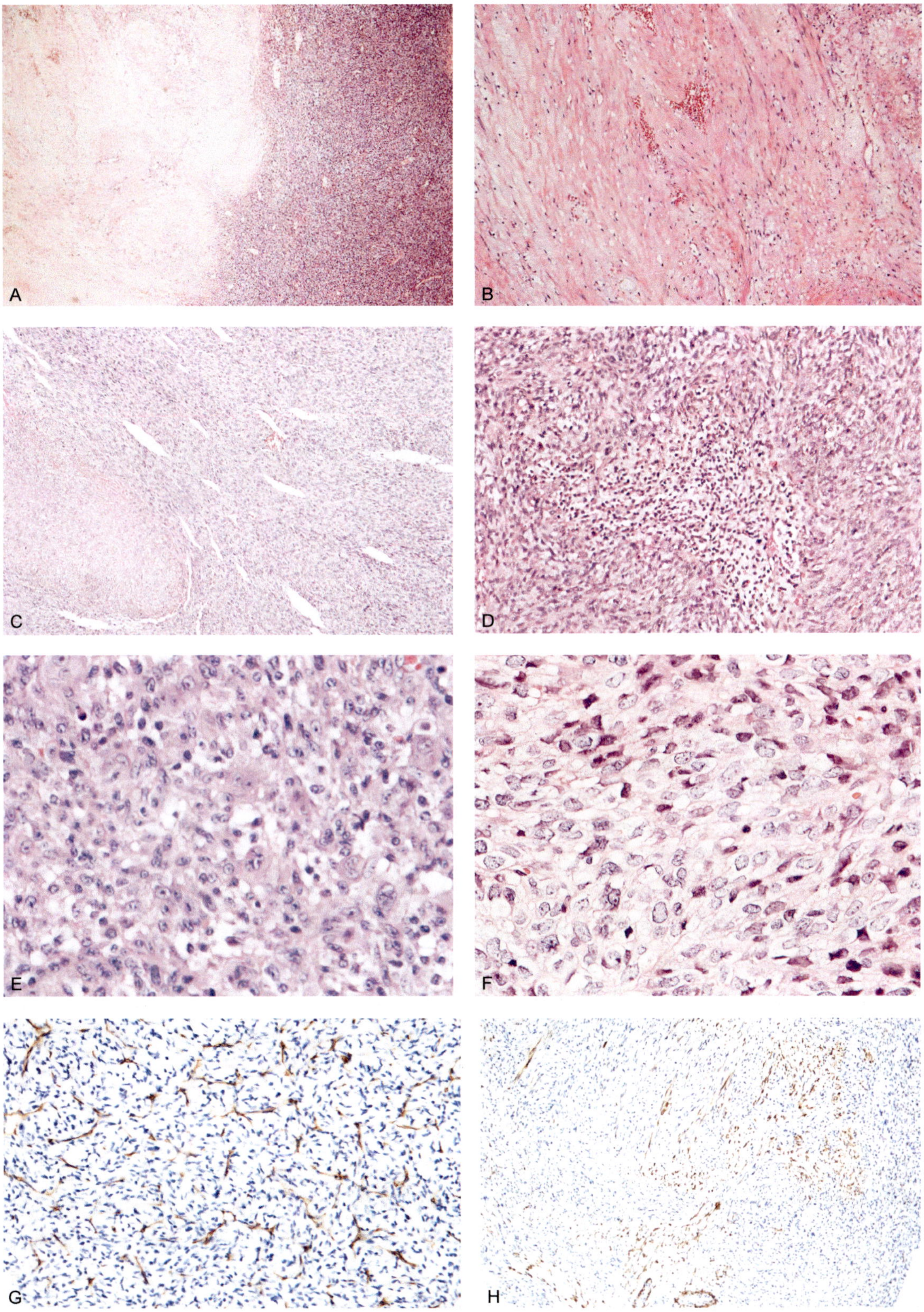
A
B
C
D
E
F
G
H

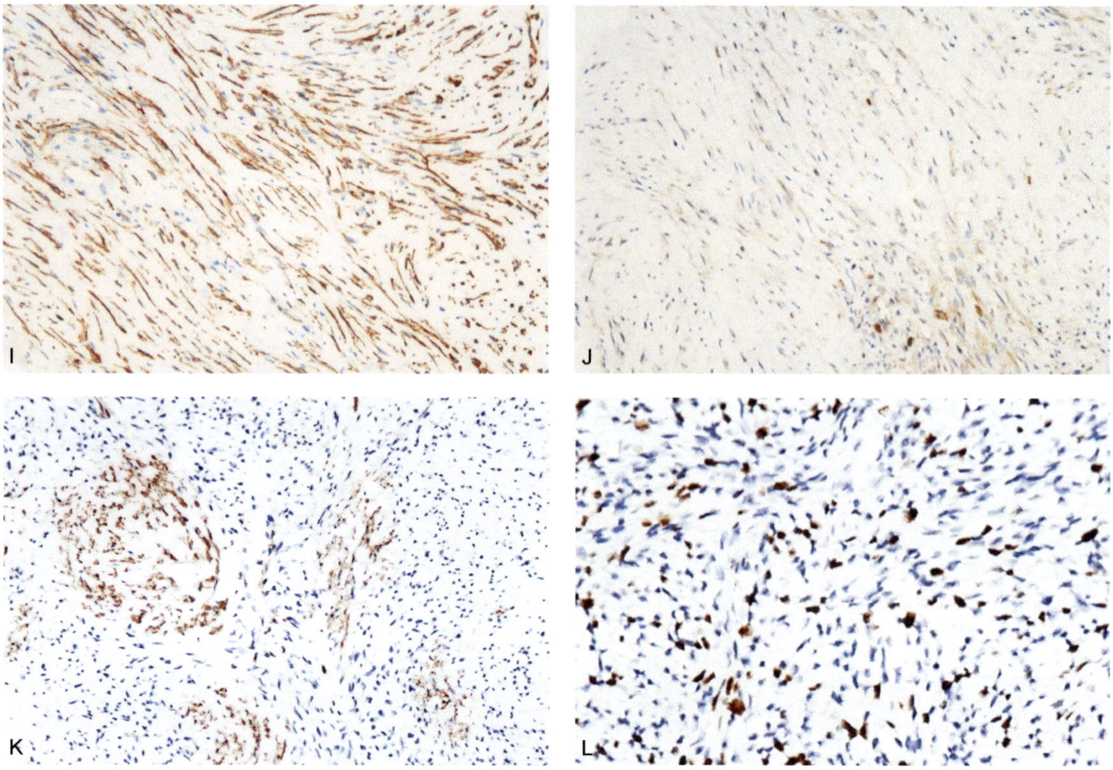

图 1-12-14 恶性肌纤维瘤

A. 低倍镜下，肿瘤可见两种区域，具有明显的双相分化特征，显示良性淡染结节的低细胞密度区及恶性形态表现的细胞密集区；B. 高倍镜下，淡染区显示肌样分化特征，呈肌样结节，肿瘤细胞稀疏、胞质淡染、呈嗜酸性，细胞核呈轻至中度异型性；C. 细胞密集区可见血管外皮瘤样区；D. 局部细胞密度高；E. 可见多核巨细胞；F. 肿瘤细胞呈多边形、圆形，异型性明显，部分细胞呈上皮样，胞质淡染透亮，核分裂象多见（活跃区为 15~20 个 /10HPF）；G. 免疫组化检测显示肿瘤细胞不表达 CD34，肿瘤间质薄壁血管阳性；H. 免疫组化检测显示肿瘤细胞灶性表达 calponin；I. 免疫组化检测显示肿瘤细胞表达 SMA；J. 免疫组化检测显示肿瘤细胞弱表达 Desmin；K. 免疫组化检测显示肿瘤细胞强表达 MSA；L. 免疫组化 Ki-67 显示肿瘤细胞增殖指数约 10%。

诊断依据：低倍镜下，肿瘤可见两种区域，具有明显的双相分化特征，细胞密集区域可见血管外皮瘤样结构，瘤细胞呈多边形、圆形，异型性明显，部分细胞呈上皮样，胞质淡染透亮，核分裂象多见（活跃区为 15~20 个 /10HPF）；免疫组化显示淡染结节区域表达 MSA、SMA 和 calponin，Desmin 及 Caldesmon 少量弱阳性，细胞密集区不表达肌源性标记；NGS 检测到 *PDGFRB* 基因突变。

2. 鉴别诊断

（1）*SRF* 重排富于细胞性血管周肌样肿瘤（SRF-rearranged cellular perivascular myoid tumor）：是血管周细胞肿瘤的一种新变异型肿瘤，好发于儿童和青少年深部软组织，既有血管周细胞肿瘤的特征，又有肌纤维瘤的结构特征。一般肿瘤边界清楚，呈多结节状生长；梭形细胞排列成长的条束状或交叉束状，间质中可见裂隙状或分支状扩张的薄壁血管，局部可见血管外皮瘤样结构。瘤细胞丰富，但无明显异型性，可见核分裂象（3~4 个 /10 HPF），部分病例有坏死及钙化灶，常有 Desmin 和 SMA 弥漫而强的共表达。本例形态学具有明显的双相分化特征，核分裂象增多，细胞密集区不表达肌源性标记，有 *PDGFRB* 基因突变。

（2）伴 *PDGFRB* 突变的具有肌源性分化的高级别肿瘤：形态学上大多数肿瘤细胞呈单纯纺锤形，或具有肌成纤维细胞和平滑肌分化的特征，或无分化表型，可见明显的多形性和不典型核分裂象，部分病例的瘤细胞呈雪茄状核和明亮的嗜酸性细胞质，常呈交叉束状或束状排列，更容易使人联想到平滑肌肉瘤，但无双相性分化及血管外皮瘤的特征。免疫组化 SMA、Desmin、H-Caldesmon 显示弥漫强阳性，分子检测显示 *PDGFRB* 基因突变。

（3）富于细胞性肌纤维瘤：形态学上显示长束状排列，瘤细胞密集，血管外皮瘤样结构不明显，无肌样结节，肿瘤可呈浸润性生长，但核分裂象少见，分子检测具有 *PDGFRB* 基因突变。本例肿瘤多次复发，而且本次活检组织显示，恶性成分异型性更明显，核分裂象更多见，Ki-67 显示增殖指数达 30%，提示在富于细胞性肌纤维瘤的基础上发生了恶性转变。

（四）读片分析

肌纤维瘤 / 肌纤维瘤病是一种具有双相分化形态特征的良性肿瘤，由相对成熟的淡嗜伊红色肌样结节或条束与相对不成熟的原始间叶性区域组成，后者富于血管，可显示血管外皮瘤样结构。好发于婴幼儿，成人偶发；家族性肌纤维瘤病可有 *PDGFRB* 基因突变。免疫组化显示淡染结节区表达 MSA、SMA、Desmin、calponin，Caldesmon 少量弱阳性；细胞密集区不表达肌源性标记，局灶 CD34 阳性；NGS 检测到 *PDGFRB* 基因点突变。

本例组织学形态可见明显的双相分化特征，肌样结节发育良好，术后一年多时间内多次复发，本次活检组织显示恶性成分异型性更明显，核分裂象多见，Ki-67 显示增殖指数达 30%；加上分子检测具有 *PDGFRB* 基因突变（不是重排或融合）。因此，本例的基础性病变是成人型肌纤维瘤。目前国内外只有富于细胞性或恶性潜能未定的肌纤维瘤报道。如果按照目前的文献资料，本例就无法进行肿瘤的归类。但基于上述临床病史、组织学形态和分子检测结果等，考虑本例为由细胞性肌纤维瘤逐渐恶性转变成恶性肌纤维瘤；这种诊断命名有理有据，也是合适的。相信随着这种恶性成人型肌纤维瘤病例的首次报道，将来会有越来越多的医生认识并诊断出这种罕见肿瘤。

（杨 毅 陈琼荣 毛荣军）

参考文献

1. DERMAWAN J K, CHIANG S, HENSLEY M L, et al. High-Grade Sarcomas with Myogenic Differentiation Harboring Hotspot PDGFRB Mutations[J]. Mod Pathol, 2023, 36(5): 100104.

2. 印唐臣，邵梦圆，孙蒙，等. SRF 易位富于细胞性血管周肌样肿瘤 2 例临床病理学分析[J]. 中华病理学杂志，2024，53(1): 64-70.

3. PAPA B, NGUYEN M A, KUMAR A, et al. Cellular myofibromas with SRF fusions: clinicopathological and molecular study of 3 cases of a rare entity and a potential mimic of sarcoma[J]. Hum Pathol, 2023, 138: 41-48.

第二章　骨病变

第一节　成骨性肿瘤

一、胸椎上皮样成骨细胞瘤

（一）临床病史

患者，女，57 岁；患者于 1 年前无明显诱因出现双侧髂腰部疼痛，呈间断性胀痛，久坐及劳累后疼痛加重，卧床休息后可稍缓解，症状逐渐加重。近 2 个月出现双下肢麻木、乏力，以右侧为甚，步态不稳，跌倒 3 次；4 天前因摔伤致右踝关节骨折，给予石膏托固定。行 CT 和 MRI 检查后，考虑为胸椎椎管内肿瘤。为求进一步诊治，遂来就诊，入院后检查血生化指标均无异常。胸椎 CT 检查（图 2-1-1A）及 MRI 增强提示：多发胸椎及附件、邻近部分肋骨异常信号，考虑成骨性病变，肿瘤可能，部分病灶位于椎管内并伴脊髓受压、缺血改变；其余脏器未见明显占位性病变。行肿瘤刮除术，术中所见：T_7 左侧椎板、关节突处骨质破坏，椎管内占位与椎骨病变相连，质脆、血供丰富、边界不清，椎管内瘤体大部分钙化，压迫硬脊膜及脊髓。

（二）病理检查

1. 大体所见　送检肿瘤刮除物：灰白、灰褐色碎骨样组织一堆，大小为 3.0cm × 1.5cm × 1.0cm。

2. 组织学形态（图 2-1-1B~ 图 2-1-1F）　低倍镜下，大量梁状肿瘤性骨样组织和编织骨相互吻合、呈无序排列，骨样组织间隙内为富于血管的疏松结缔组织，可见少量破骨细胞样巨细胞。高倍镜下，肿瘤性骨样组织周围衬覆上皮样成骨细胞，细胞大小约为正常成骨细胞的两倍，胞质丰富，呈嗜酸性，未见明显异型性。

3. 免疫组化（图 2-1-1G、图 2-1-1H）　Vim 阳性、SATB-2 阳性、EMA 阳性、P16 少数细胞弱阳性；pan-CK、TTF-1、GATA-3、P40、CD31、CD34、ERG、S-100、SOX10、LCA、CD20、CD3、CD56 和 CD138 为阴性；Ki-67 增殖指数为 3%。

（三）诊断与鉴别诊断

1. 诊断　（胸椎）成骨性肿瘤，符合上皮样成骨细胞瘤。

诊断依据：肿瘤由梁状骨样组织和编织骨组成，肿瘤性骨样组织周围衬覆上皮样成骨细胞，细胞的大小约为正常成骨细胞的两倍，胞质丰富，呈嗜酸性；瘤细胞无明显异型性，偶见个别核分裂象；骨样组织间隙内为富于血管的疏松结缔组织；可见少量破骨细胞样巨细胞；肿瘤具有侵袭性生物学行为，多个椎体受累；再结合影像学检查及免疫组化，诊断为上皮样成骨细胞瘤。

2. 鉴别诊断　患者为老年女性，胸椎及附件、邻近部分肋骨呈多发性异常信号改变，首先需要排除转移性骨肿瘤以及淋巴造血系统肿瘤（骨髓瘤、淋巴瘤等），临床已行头颅、胸部、腹部、双下肢 CT 检查及全身骨扫描，均未见明显异常，结合免疫组化结果，可排除。镜下组织学形态结合影像学检查，考虑侵袭性成骨性肿瘤（上皮样成骨细胞瘤）。病灶多发，肿瘤侵犯周围组织，可见肿瘤性骨样组织，需要与恶性成骨性肿瘤（成骨细胞瘤样骨肉瘤）鉴别；发生在椎体的多发性病灶改变还需要与原发性血管源性肿瘤（上皮样血管瘤、上皮样血管内皮细胞瘤等）鉴别。

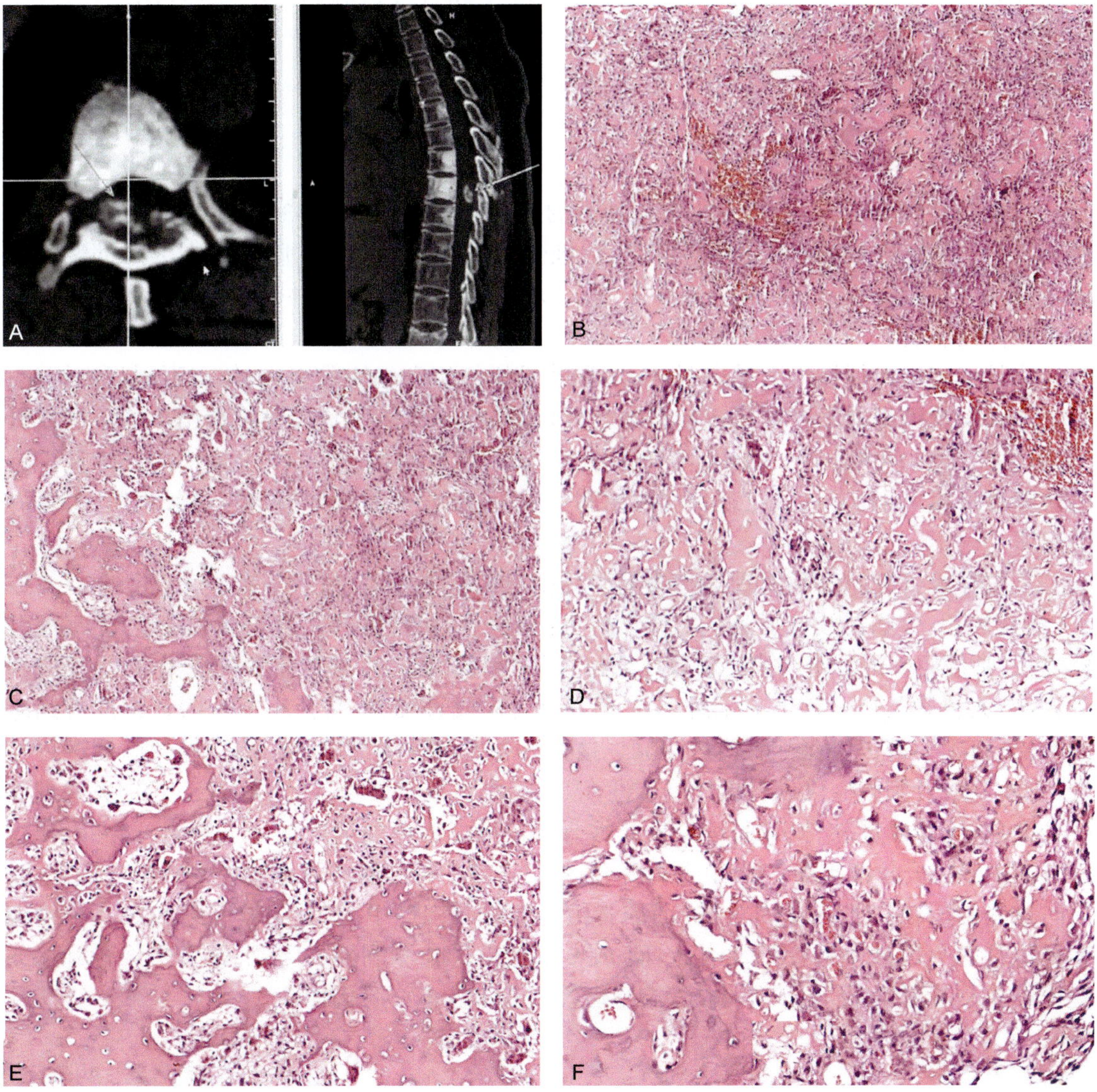

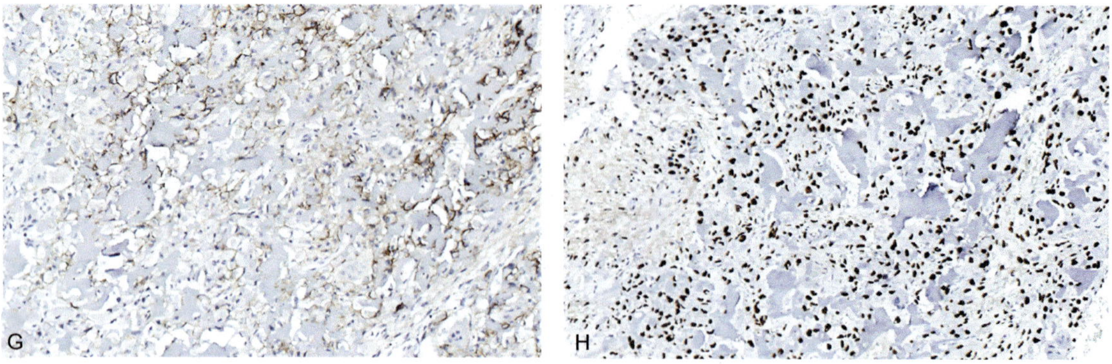

图 2-1-1 胸椎上皮样成骨细胞瘤

A. CT 检查见胸椎及附件骨质破坏，可见溶骨性病变，病变内见高密度结节状钙化灶；B、C. 大量肿瘤性骨样组织和编织骨相互吻合、无序排列，骨样组织间隙内为富于血管的疏松结缔组织，内见出血灶（HE 染色 ×40）；D、E. 在肿瘤细胞及骨样组织内可见少量破骨细胞样巨细胞；F. 肿瘤性骨样组织周围衬覆上皮样成骨细胞，细胞大小约为正常成骨细胞的两倍，胞质丰富，呈嗜酸性；瘤细胞无明显异型性（HE 染色 ×400）；G. 瘤细胞表达 EMA（免疫组化 ×400）；H. 瘤细胞表达 SATB-2（免疫组化 ×400）。

（四）读片分析

成骨细胞瘤临床少见，约占所有骨肿瘤的 1%，好发年龄为 10~30 岁，男性多见，男女比例为 2∶1，好发部位为脊柱附件，其次是四肢长管状骨的干骺端。临床表现为局部疼痛不适，服用水杨酸类药物无效，病程进展缓慢。影像学检查显示膨胀性溶骨性破坏，内部钙化，边缘有骨壳形成。

成骨细胞瘤特征性组织学表现：①由梁状骨样组织和编织骨组成，伴有不同程度钙化；②骨样组织及编织骨无序排列或相互吻合；③骨样组织及编织骨表面衬覆增生的单层成骨细胞；④成骨细胞大小较一致，异型性不明显，偶见核分裂象；⑤间质由疏松的纤维及丰富的薄壁血管填充；⑥常见散在破骨样巨细胞；⑦肿瘤组织不浸润原有的板层骨组织，二者界限尚清。

上皮样成骨细胞瘤是成骨细胞瘤的一种少见组织学亚型，发病年龄较大，常在 30 岁以上；病程较长，疼痛持续性加重。影像学检查：膨胀性溶骨性破坏，边界多较清楚，但呈侵袭性生长，常侵犯邻近骨组织或突破骨皮质，广泛浸润软组织，内部钙化常较模糊，可见反应性骨壳，但无骨膜反应。镜下显示肿瘤细胞为上皮样成骨细胞，其大小至少为正常成骨细胞的两倍，胞质丰富，呈嗜酸性，核仁明显。这种形态尤其需要与成骨细胞瘤样骨肉瘤进行鉴别：上皮样成骨细胞瘤仅具有局灶侵袭性，瘤细胞无明显异型性，核分裂象不多见，无病理性核分裂象，无肿瘤性软骨出现，可见反应性骨壳。FOS 的免疫组化和分子检测可协助诊断，FOS 在大多数成骨细胞瘤（83%）和骨样骨瘤（73%）的肿瘤性成骨细胞核呈弥漫阳性表达，同时这些肿瘤存在 *FOS* 基因重排；而成骨细胞瘤样骨肉瘤中，仅有少数病例 FOS 在肿瘤细胞异型性明显区域呈局灶阳性表达，而 *FOS* 基因重排检测阴性。因此，结合影像学和 FOS 免疫组化及基因检测，可以鉴别成骨细胞瘤及成骨细胞瘤样骨肉瘤。

（周秋媛 曲延刚）

参考文献

1. Ameline B, Nathrath M, Nord K H, et al. Methylation and copy number profiling: emerging tools to differentiate osteoblastoma from malignant mimics? [J]. Mod Pathol, 2022, 35(9): 1204-1211.

2. Lam S W, Cleven A, Kroon H M, et al. Utility of FOS as diagnostic marker for osteoid osteoma and osteoblastoma [J]. Virchows Arch, 2020, 476(3): 455-463.

3. Amary F, Markert E, Berisha F, et al. FOS Expression in Osteoid Osteoma and Osteoblastoma: A Valuable Ancillary Diagnostic Tool [J]. Am J Surg Pathol, 2019, 43(12): 1661-1667.

二、成软骨细胞型骨肉瘤

（一）临床病史

患者，女，29 岁；患者于 2020 年 1 月底无明显诱因出现左侧大腿疼痛不适，多为胀痛，伴有跛行，患者进行间断性理疗，未见明显好转；2020 年 2 月 27 日患者摔倒，发生骨折；2020 年 3 月 4 日行左侧股骨骨折闭合固定术，术后消肿不明显。2020 年 3 月 22 日行左侧大腿血肿清除术，并将术中骨折断端周围机化软骨样组织及坏死软组织送病理检查。影像学检查（图 2-1-2A）：左侧股骨头、股骨颈见片状长 T_1、长 T_2 信号，左股骨颈及股骨上段周围软组织内见团块状长 T_1、稍长 T_2 信号，呈分叶状，大小约 10.8cm × 14.2cm × 14.5cm，信号不均匀，边界不清，左侧髂内肌、臀部肌群及左大腿周围肌群见大片状长 T_1、长 T_2 信号。

（二）病理检查

1. 大体所见 “机化软骨样组织”：灰白色不整形组织 3 块，大小为 5.0cm × 5.0cm × 2.0cm，切面呈灰白色、实性、质脆。“坏死软组织”：灰白色碎组织一堆，大小为 3.0cm × 2.0cm × 1.0cm。

2. 组织学形态（图 2-1-2B~ 图 2-1-2E） 镜下主要为大小不等、形状不规则、富于软骨的肿瘤细胞，呈小叶状分布，肿瘤细胞丰富，呈中重度异型性，可见双核及核分裂象，局部区域侵犯邻近的骨骼肌；小叶周围肿瘤细胞更为丰富、密集，肿瘤细胞体积小，核偏位，呈浆细胞样；小叶外肿瘤细胞之间可见淡红染的骨样基质，肿瘤细胞与小叶内软骨性肿瘤细胞相移行。

3. 免疫组化（图 2-1-2F~ 图 2-1-2H） P16 弥漫阳性，P53（20% 肿瘤细胞阳性、突变型可能），S-100 灶性阳性，pan-CK 灶性阳性，MDM2 部分阳性，CDK4 阴性，CD34 阴性，CD68 阴性，Desmin 阴性，Ki-67 热点为 80%。

（三）诊断与鉴别诊断

1. 诊断 成软骨细胞型骨肉瘤（chondroblastic osteosarcoma）。

2. 鉴别诊断

（1）软骨肉瘤（conventional chondrosarcoma）：是纯软骨分化的恶性肿瘤，常伴有软骨基质黏液变性、钙化、骨化等继发性改变，但肿瘤内不存在肉瘤细胞直接形成的肿瘤性骨样组织。高级别软骨肉瘤与成软骨细胞型骨肉瘤鉴别的关键是寻找有无肉瘤细胞直接形成的肿瘤性骨样组织。二者鉴别的一个陷阱是将软骨肉瘤中软骨基质的骨化误认为是肿瘤性骨样组织，从而将软骨肉瘤误诊为骨肉瘤。软骨基质的骨化是一种化生性骨（软骨化骨），比较粗大，呈片状，与软骨基质移行，形成的骨小梁周边常有良性成骨细胞被覆，不同于骨肉瘤中肉瘤细胞直接形成肿瘤性骨样组织。从临床角度来看，软骨肉瘤好发于中老年人的扁骨和盆三角、肩三角区域，病程进展较慢，有钙化但骨膜反应不明显，也与骨肉瘤不同。

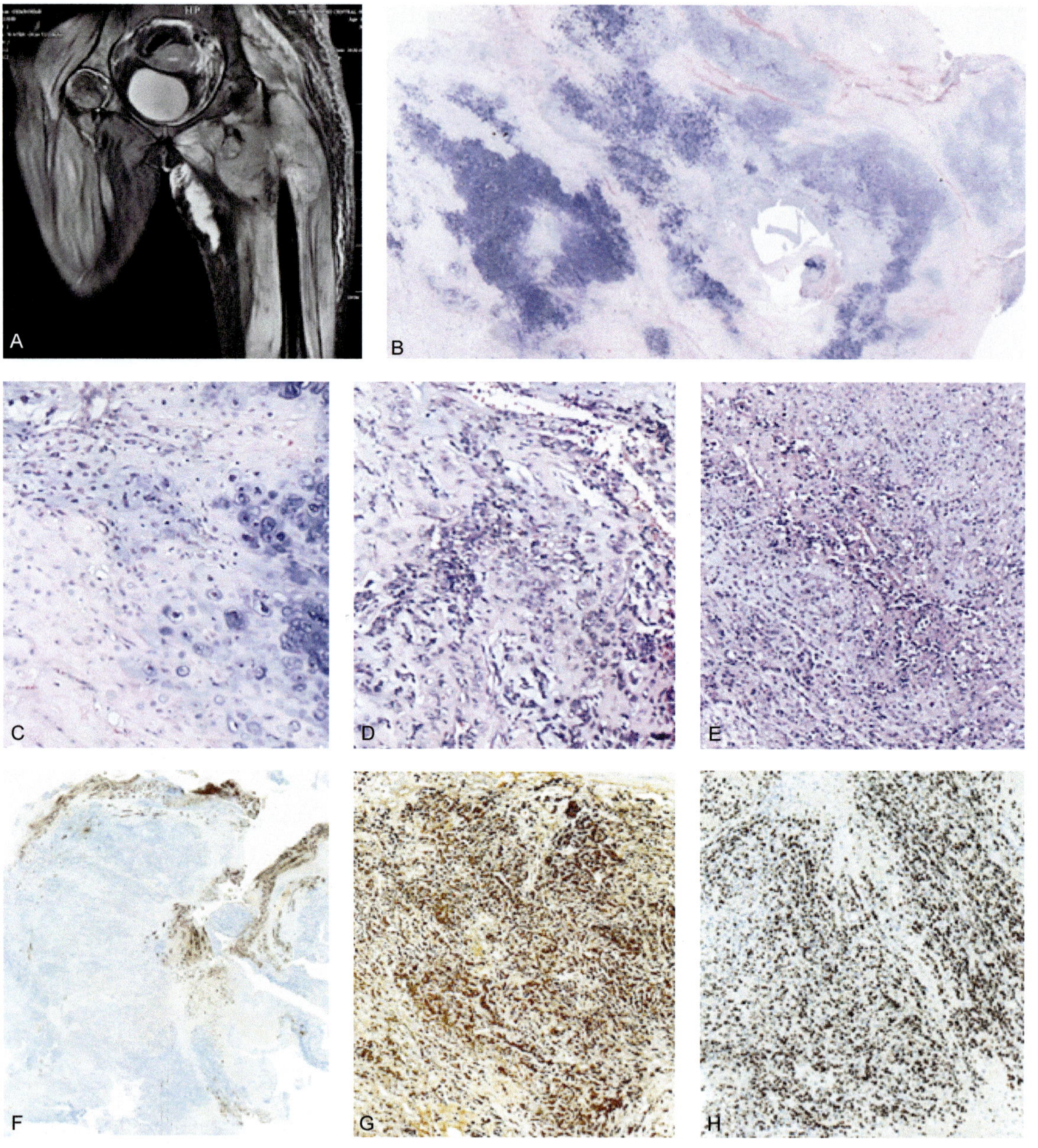

图 2-1-2　成软骨细胞型骨肉瘤

A. MRI 检查显示左侧股骨上段结节状肿块影，侵犯周围肌肉；B. 低倍镜下，肿瘤呈分叶状结构，可见灰蓝色软骨肉瘤样区域（HE 染色 ×40）；C、D. 高倍镜下，软骨肉瘤样细胞异型性明显（HE 染色 ×400）；E. 小叶周围肉瘤细胞呈浆细胞样，细胞间有骨样基质（HE 染色 ×400）；F. 肿瘤周围骨骼肌 Desmin 阳性，显示肉瘤组织侵犯骨骼肌（免疫组化 ×40）；G. 肿瘤细胞弥漫强表达 P16（免疫组化 ×200）；H. 瘤细胞 Ki-67 高表达（免疫组化 ×200）。

（2）骨膜骨肉瘤（periosteal osteosarcoma）：为骨表面的中度恶性骨肉瘤，好发于长骨中段。影像学检查显示骨性阴影位于骨皮质表面，有放射状瘤骨针，软组织内肿块边界不清，密度不均匀，内见出血、囊性变及多发不规则高密度钙化灶。镜下见中至高级别成软骨细胞呈小叶状分布，软骨小叶周边常有肉瘤性异型梭形细胞包绕，且有明确的肿瘤性骨样基质形成。骨密质外层可被侵蚀，但不累及髓腔。如果骨密质完全被穿透，并且有髓腔浸润，一般不诊断为骨膜骨肉瘤。本例 MRI 显示股骨上段结节状肿块，骨髓腔受累，可以排除骨膜骨肉瘤。

（3）骨旁骨肉瘤（parosteal osteosarcoma）：为发生在骨表面的低级别恶性骨形成性肿瘤。好发于肱骨上端和股骨后下端，发病年龄为 20~30 岁，平均年龄高于普通型骨肉瘤。X 线检查显示密度高的硬化性肿块，体积大，可包绕骨皮质，与骨皮质间可见一线状的透亮区分隔，即"条带征"。镜下组织学形态主要为分化良好的编织状骨小梁相互平行排列，周围围绕轻至中度异型的梭形成纤维细胞，且与编织骨表面关系密切；可见少量组织出现低级别软骨肉瘤的特征，也可能见到去分化成分。软骨数量一般较少，免疫组化显示 MDM2 核阳性，FISH 检测显示 *MDM2* 基因簇状扩增。

（四）读片分析

本例单纯看 HE 染色切片，可见大量软骨肉瘤成分，很容易想到软骨肉瘤的诊断。但结合临床特征，患者为青年女性，临床表现为疼痛及病理性骨折，影像学检查显示股骨上段髓腔内有长 T_1 信号、长 T_2 信号，这时不能轻易给出软骨肉瘤的诊断。大约 25% 的骨肉瘤显示有明显的软骨分化，镜下见高级别软骨肉瘤的表现。在进行诊断时一定要结合临床表现，在显微镜下仔细寻找有无肿瘤细胞直接成骨的证据，以排查骨肉瘤，特别是成软骨细胞型骨肉瘤的可能。成软骨细胞型骨肉瘤属于髓内发生的一种普通型骨肉瘤的组织学亚型，特点是在分叶状的高级别软骨肉瘤区域旁可以找到多少不定的肿瘤细胞直接成骨的表现，这是诊断骨肉瘤最有力的证据。本例瘤组织呈小叶状、结节状生长，瘤细胞丰富，核异型性明显，可见大量高级别软骨肉瘤成分；但发现小叶周围肉瘤样细胞呈浆细胞样，细胞间有纤细的骨样基质，显示了肉瘤细胞直接成骨的证据，因此诊断为成软骨细胞型骨肉瘤。

本例患者有外伤后骨折的病史，除了上述 3 种鉴别诊断外，还要想到与骨折鉴别。在骨折愈合过程中，可以看到增生活跃的成骨细胞，易误诊为骨肉瘤，但骨痂愈合一般不会有大片的成软骨细胞形成，除非是老年人血供不好、骨折愈合不良时，可以见到分化良好的成软骨细胞。但本例影像学检查有明显的占位，而且成软骨细胞异性型明显，因此推断是恶性肿瘤对骨质的破坏、叠加外伤后导致病理性骨折。这时候在镜下仔细找到异型的肿瘤细胞直接成骨的证据，就可以给出骨肉瘤的诊断。

（邹小平　陈琼荣　陈　玲）

参考文献

1. GAETA R, RIGHI A, GAMBAROTTI M, et al. Chondroblastoma-like osteosarcoma: a clinicopathological and molecular study of a rare osteosarcoma variant [J]. Histopathology, 2022, 81 (3): 389-401.

2. LUO Y, YUAN J, HUANG J, et al. Role of PRPS2 as a prognostic and therapeutic target in osteosarcoma [J].

J Clin Pathol, 2021, 74(5): 321-326.

3. YOSHIDA A. Osteosarcoma: Old and New Challenges[J]. Surg Pathol Clin, 2021, 14(4): 567-583.

三、低级别中央型骨肉瘤

（一）临床病史

患者，女，21 岁；因“右膝关节不适 6 年，疼痛半年”就诊。X 线检查：股骨下端见溶骨性及成骨性病变，侵犯骨皮质。CT 检查（图 2-1-3A）：股骨下端见多个囊性病变，腔内周边界限清楚，近皮质处成骨明显，密度增加，外侧皮质隆起。MRI 检查（图 2-1-3B）：右股骨下段偏外侧骨质内可见团片状形态不规则异常信号影，信号不均匀，呈 T_1WI 等低混杂信号、T_2WI 高低混杂信号改变，病灶范围约 50mm × 51mm × 83mm，病灶局部外突，邻近部位见低信号骨皮质破坏改变，且可见低信号骨膜反应改变。邻近软组织内可见条絮状压脂高信号影。右膝外侧半月板形态失常，T_2 信号增高。右膝关节腔及髌上囊见少量不规则长 T_1 长 T_2 信号影。右膝交叉韧带及侧副韧带信号未见异常。影像学表现诊断为右股骨下端肿瘤。PET-CT：右侧股骨干下 1/4 段多发骨质破坏，累及股骨内外髁，伴骨膜反应，代谢不均匀、异常浓聚，SUVmax 为 4.1~8.3。切开活检诊断为（右侧股骨）倾向于中间性 / 低度恶性间叶源性肿瘤；病理会诊诊断为低级别骨肉瘤。曾化疗 1 次，后续行肿瘤切除合并关节置换手术。

（二）病理学检查

1. 大体所见 手术切除标本：股骨远端一段，大小为 15cm × 10cm × 8cm，切开见 6cm × 5cm 的肿块，灰白兼黄色。

2. 组织学形态 活检标本 HE 染色（图 2-1-3C~ 图 2-1-3F）：镜下见大量平行排列的骨小梁，部分区域骨小梁不规则，相互融合，骨小梁表面无成骨细胞被覆，其间梭形细胞有轻度异型性，局部梭形细胞密集，有轻度至中度异型性。股骨肿瘤切除标本 HE 染色（图 2-1-3K、图 2-1-3L）：局灶区域可见中度异型性的梭形肿瘤细胞直接成骨，并可见浸润宿主骨皮质的现象。

3. 辅助检查（图 2-1-3G~ 图 2-1-3J） 免疫组化标记：SATB2 阳性，SMA 部分阳性，CDK4 部分阳性，MDM2 阳性，β-catenin 阴性，Desmin 阴性，Ki-67 增殖指数为 10%。

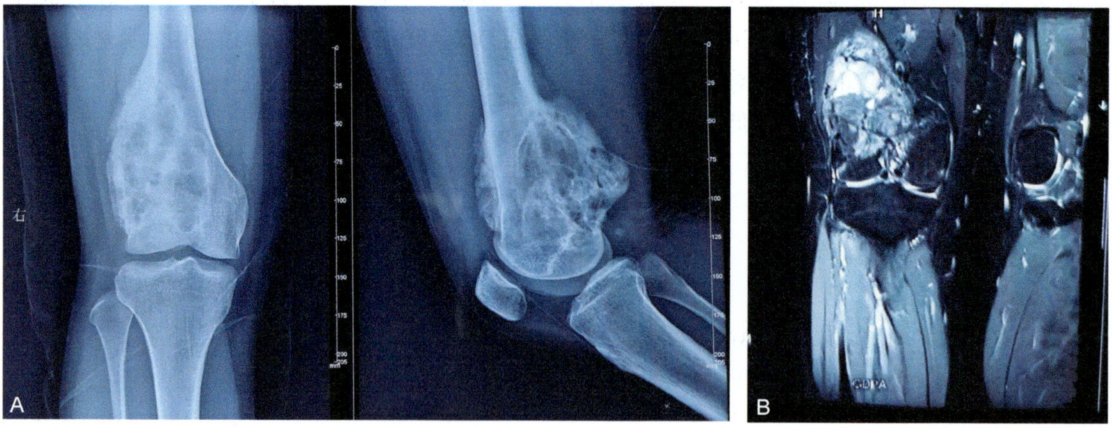

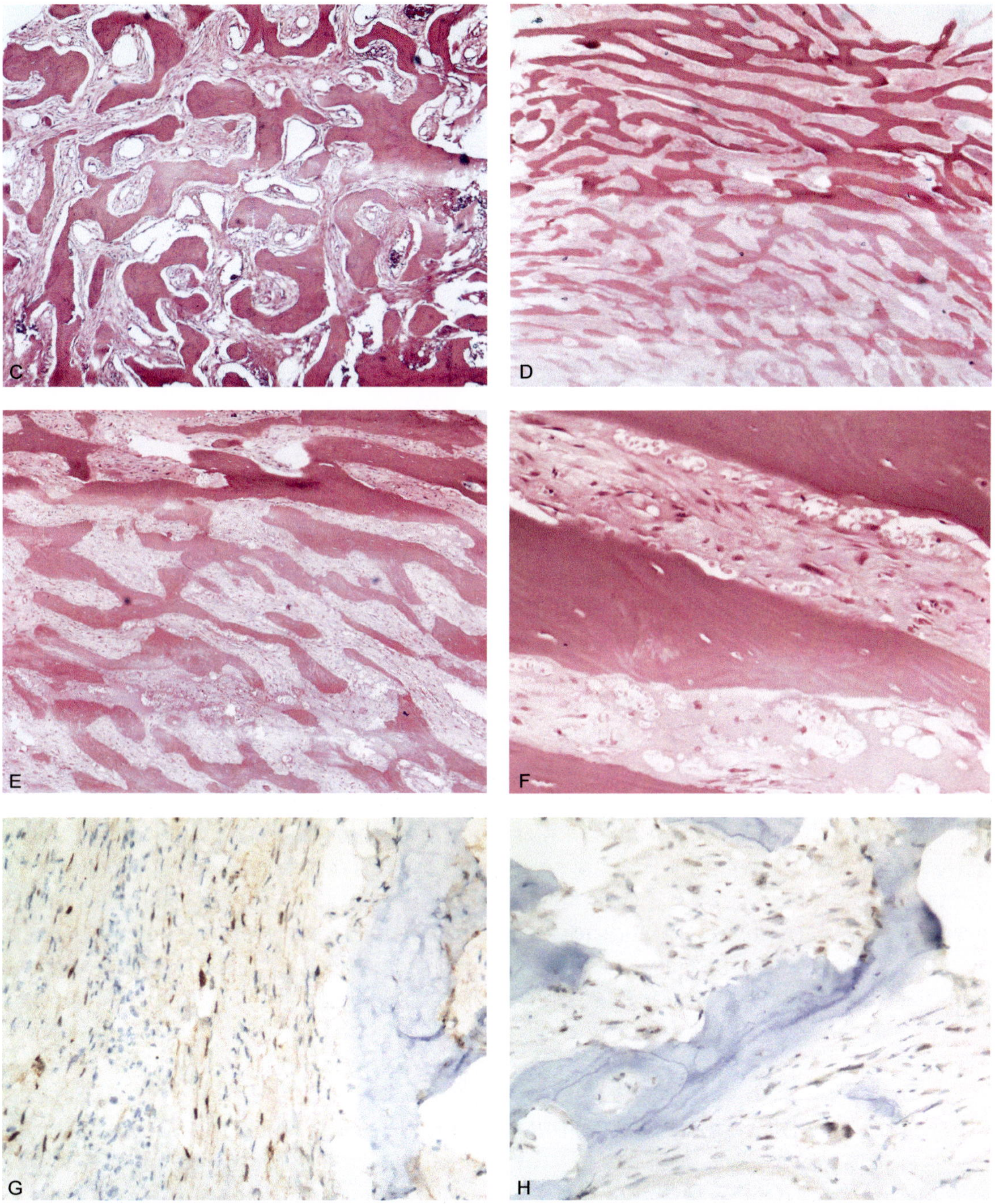
C
D
E
F
G
H

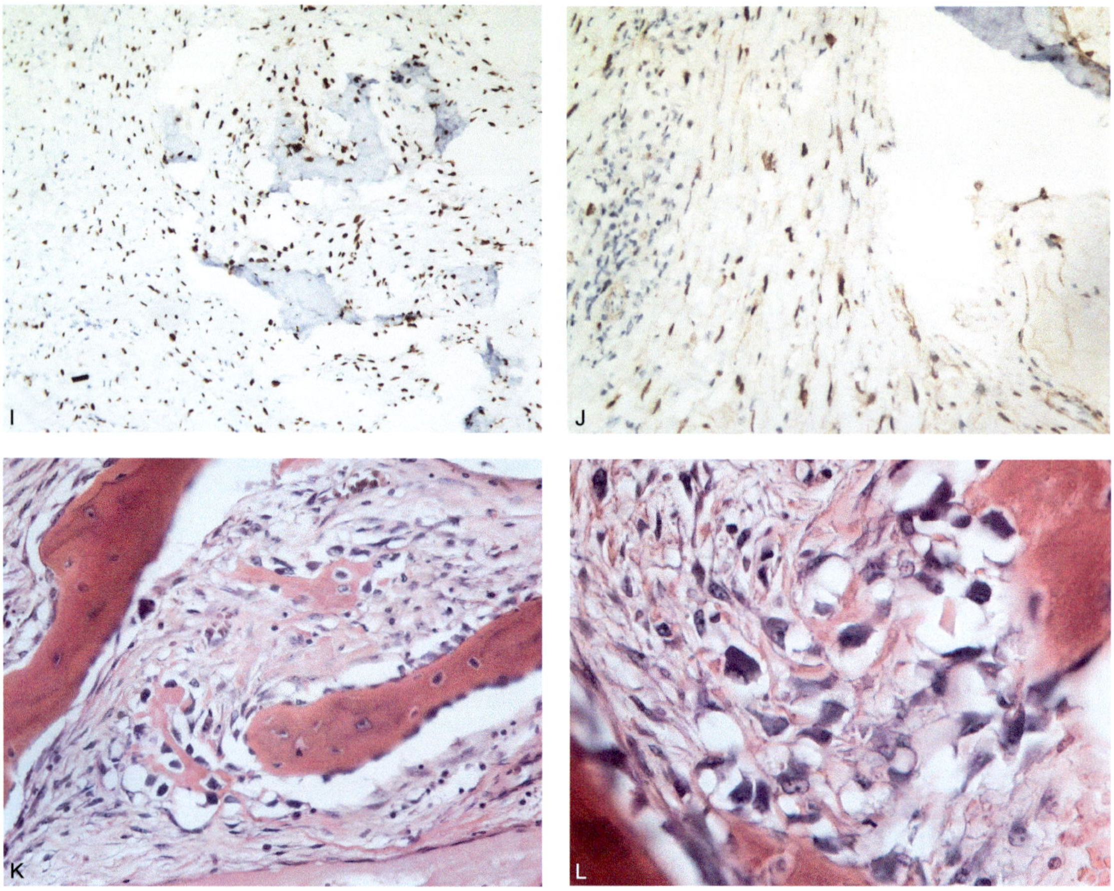

图 2-1-3　低级别中央型骨肉瘤

A. CT 检查股骨下端见多个囊性病变，囊腔周边界限清楚，近皮质处成骨明显，密度增加，外侧皮质隆起；B. MRI 检查右股骨下段偏外侧骨质内可见团片状形态不规则异常信号影，信号不均匀，呈 T_1WI 等低混杂信号、T_2WI 高低混杂信号改变，病灶范围约 50mm × 51mm × 83mm，病灶局部外突，邻近部位见低信号骨皮质破坏改变，且可见低信号骨膜反应改变，邻近软组织内可见条絮状压脂高信号影；C. 骨小梁随机分布，纤维间质稀疏，血管与周边骨距离相等，形态类似纤维结构不良（HE 染色 ×40）；D. 骨小梁较长，局部平行排列（HE 染色 ×20）；E、F. 骨小梁表面无成骨细胞附着，纤维间质致密，细胞呈轻度异型性（HE 染色 ×40；HE 染色 ×100）；G. 免疫组化显示间质细胞 CDK4 核阳性（IHC × 100）；H. 免疫组化显示间质细胞 MDM2 核阳性（IHC × 100）；I. 免疫组化显示间质细胞 SATB2 阳性（IHC × 100）；J. 免疫组化 Ki-67 显示间质细胞热点区增殖指数约 10%（IHC × 100）；K. 手术切除标本局灶区域可见经典的异型瘤细胞产生骨样基质（HE 染色 ×200）；L. 局部瘤细胞异型性较明显，直接产生骨样基质，并浸润邻近宿主板层骨（HE 染色 ×400）。

（三）诊断与鉴别诊断

1. 诊断　（右侧股骨远端）低级别中央型骨肉瘤（low-grade central osteosarcoma）。

诊断依据：本例患者发现病变 6 年，手术前半年出现疼痛，影像学检查发现股骨下端巨大溶骨性和成骨性病变，与周围组织分界清楚，部分区域可见骨皮质破坏，代谢增高，结合上述形态学、免疫组化、病史特点做出诊断。

2. 鉴别诊断　本例组织学形态具有欺骗性，易与长骨髓内发生的纤维结构不良（fibrous dysplasia，FD）、非骨化性纤维瘤、硬纤维瘤 / 纤维瘤病、骨折后骨痂愈合等病变混淆，其中最主要、最困难的鉴别诊断是 FD 和 FD 恶变。FD 是一种常见的发生于骨髓腔内的良性纤维骨性肿瘤，镜下见分化较成熟的编织骨，其表面无成骨细胞衬覆；较短小的编织骨形成字符状或汉字的偏旁状，相互之间不会形成复杂的融合结构，也不会形成相互平行的细长骨小梁（上述现象见于低级别中央型骨肉瘤）。病变间质疏松，小血管居于中央，均匀分布，间质纤维细胞形态温和，没有异型性，也无肿瘤性成骨。FD 的发生与 *GNAS1* 基因突变有关，*MDM2* 未见扩增，免疫组化 MDM2 和 CDK4 阴性，这些都可以帮助 FD 与低级别中央型骨肉瘤的鉴别诊断。当然，长期存在的 FD 也有发生恶变的可能（0.4%~6.7%），临床可表现为多年存在的长骨髓腔内病变突然增大并伴随疼痛症状，恶变成分最常见的也是骨肉瘤，也可能为未分化肉瘤或其他梭形细胞肉瘤。因此，低级别中央型骨肉瘤最主要的鉴别诊断涉及 FD 以及 FD 恶变两个方面。

（四）读片分析

低级别中央型骨肉瘤，又称为低级别髓内骨肉瘤，是一种少见的骨肉瘤，占所有骨肉瘤的 1%~2%，好发于长骨（胫骨近端和股骨远端）骨髓腔内。临床诊断前数月或数年有疼痛史，可扪及肿块；或没有临床症状，偶然发现。这是一种低度恶性的骨肉瘤，一般单纯手术切除即可，15%~29% 的患者在肿瘤发生去分化之后可发生转移。低级别中央型骨肉瘤与骨旁骨肉瘤病理形态和分子特征一样，形态上主要由两种成分构成：一是分化相对成熟的编织骨或骨小梁组织，二是骨组织之间的轻至中度异型的梭形细胞。编织骨或骨小梁细长，相互平行或交通融合，形成复杂的结构，其表面未见成骨细胞衬覆。此外，梭形肿瘤细胞密度和异型性呈轻至中度，可见硬化（而非疏松水肿），部分区域可见肿瘤细胞直接成骨。这种低级别侵袭性肿瘤的瘤段切除标本中，还可以观察到肿瘤性成骨贴附于宿主骨，形成脚手架现象，或肿瘤侵蚀、破坏骨皮质并在哈弗斯管内穿插生长，甚至穿破骨皮质到周围软组织等侵袭性生长的征象。约 18% 的低级别中央型骨肉瘤可见散在分布的非典型软骨细胞成分，这是很重要的鉴别要点。此外，免疫组化显示肿瘤性梭形细胞核表达 SATB2、MDM2 和 CDK4，FISH 检测到 *MDM2* 基因簇状扩增，这些都能协助诊断低级别中央型骨肉瘤。

本例的鉴别诊断除了病理形态学、免疫组化和分子检测外，还需与骨科和影像科医生多沟通交流，并建议骨科医生在 CT 或 PET/CT 的精确引导下，选取不同影像学表现的区域分别送检，这样才能保证病理医生看到较完整的形态特征，从而给出精准的病理诊断。

（陈琼荣　郭 涛）

参考文献

SALINAS-SOUZA C, DE ANDREA C, BIHL M, et al. GNAS mutations are not detected in parosteal and low-grade central osteosarcomas[J]. Mod Pathol, 2015, 28(10): 1336-1342.

四、血管扩张型骨肉瘤

（一）临床病史

患儿，女，9 岁 9 个月；右大腿疼痛 1 周。疼痛无进行性加重，坐起刚行走时疼痛相对明显；无发热，无外伤史。MRI 检查（图 2-1-4A）显示，右股骨中下段增粗膨胀，骨皮质变薄，髓腔内以稍长 T_1、长 T_2 信号为主，其内信号欠均匀，可见多个低信号分隔及液 - 液平面。骨膜及周围软组织亦可见长 T_2 信号影。CT 增强扫描显示，右股骨中下段异常信号呈不均匀强化，以分隔强化为主；周围骨膜及软组织稍强化；股骨中下段见异常信号改变，考虑动脉瘤样骨囊肿可能。入院后手术治疗，术中可见股骨表面粗糙，有纵行骨皮质裂隙；用骨刀将骨皮质上下截断，骨皮质掉入髓腔，完整取出，大小约 1.5cm × 3.0cm，见骨皮质内壁毛糙，呈多孔状，髓腔内可见暗红色血凝块样物质，未见鱼肉样及泥沙样组织，有暗红色血液非搏动性流出；分别将骨膜、掉落的骨皮质及髓内物送病理检查。

（二）病理检查

1. 大体所见　送检“右股骨下段髓内刮除组织”：浅灰褐色不整形组织一块，大小约 2.0cm × 2.0cm × 0.5cm。

2. 组织学形态（图 2-1-4B~ 图 2-1-4F）　右股骨下段（髓内）：低倍镜下，不规则囊壁样组织及大小不一的充血囊腔，可见部分死骨组织；囊壁间隔厚薄不一，呈彩带样；高倍镜下，囊壁和囊内间隔中含大小不一的梭形细胞，细胞排列紊乱，核染色质丰富，可见少量异型性明显的细胞及新生骨，另可见死骨组织及破骨细胞样多核巨细胞。

3. 辅助检查（图 2-1-4G、图 2-1-4H）　免疫组化显示瘤细胞表达 SATB2，Ki-67 显示增殖指数约 30%。分子检测：FISH 检测显示 *USP6* 基因断裂阴性。

（三）诊断与鉴别诊断

1. 诊断　（右股骨下段）血管扩张型骨肉瘤。

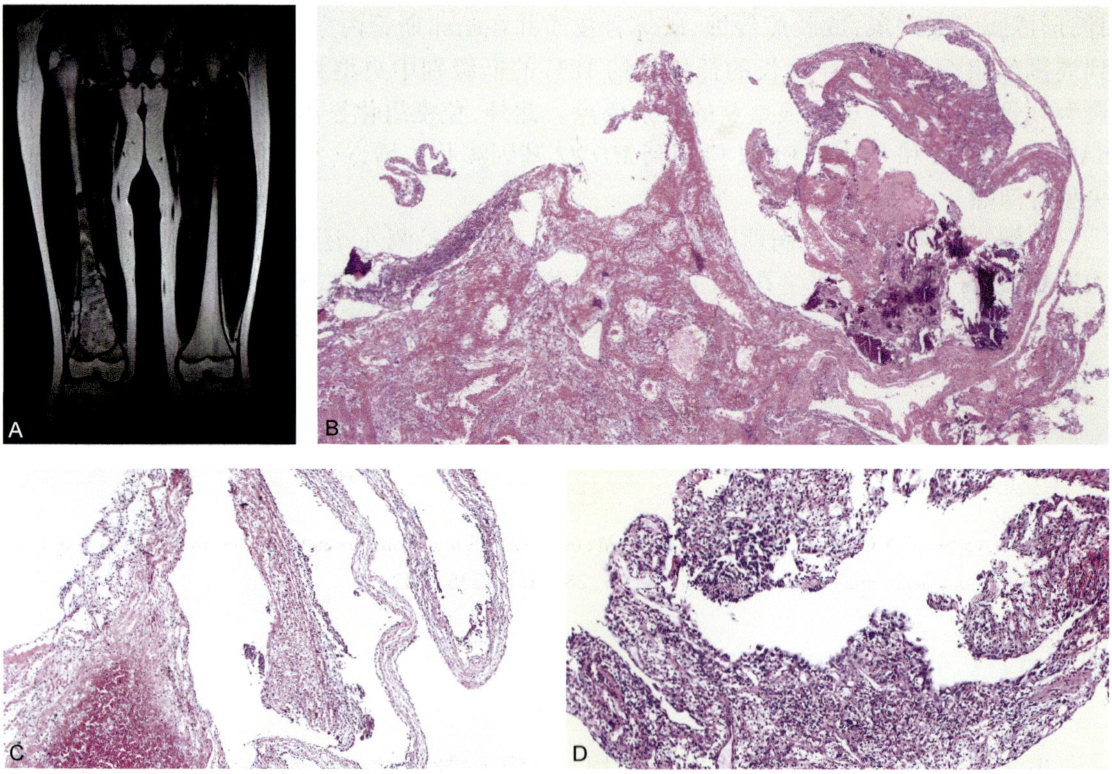

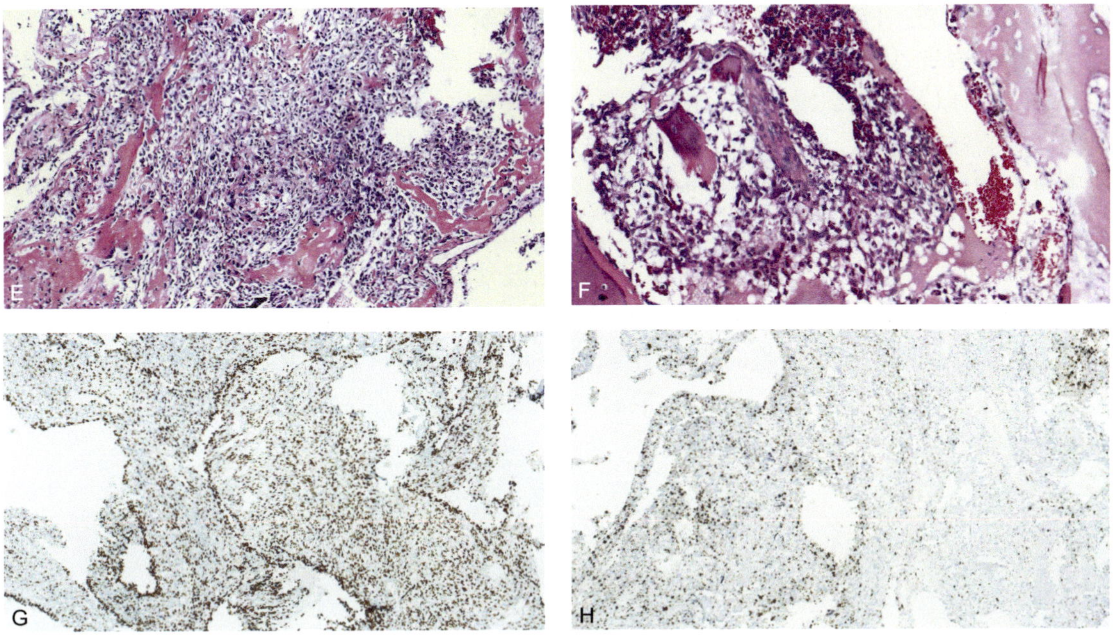

图 2-1-4　血管扩张型骨肉瘤

A. CT 增强扫描显示右股骨中下段异常信号，呈不均匀强化，以分隔强化为主，周围骨膜及软组织稍强化，考虑动脉瘤样骨囊肿可能；B. 低倍镜下，病变由不规则囊壁样组织及大小不一的含血囊腔组成，部分区域可见不规则钙化的骨组织；C. 囊壁间隔厚薄不一，呈彩带样；D. 中倍镜下，囊壁和囊内间隔中可见核深染的肿瘤细胞，可见骨样组织；E、F. 高倍镜下，肿瘤细胞大小不一、杂乱分布，呈胖梭形或上皮样，核深染，异型性明显；瘤细胞之间可见形状不规则的骨样组织；G. 免疫组化显示瘤细胞弥漫表达 SATB2；H. 免疫组化 Ki-67 显示增殖指数约 30%。

2. 鉴别诊断

（1）动脉瘤样骨囊肿：好发年龄为 10~20 岁，最常发生于长骨干骺端，特别是股骨远端及胫骨近端；最常见的症状为疼痛和肿胀；肿瘤多起源于髓腔，呈多房囊性病变，进展期肿瘤生长迅速、膨胀明显，皮质可被破坏；MRI 检查可显示肿瘤内的分隔和相对特异的液 - 液平面；镜下由充满血液的囊腔构成，边界清楚，呈彩带样结构，囊内纤维间隔由中等密度的成纤维细胞构成，伴散在破骨样多核巨细胞及新生编织骨，成纤维细胞形态温和，不具有异型性；大多数病例具有位于染色体 17p13 的 *USP6* 基因重排。

（2）恶性骨巨细胞瘤：好发年龄为 20~45 岁，很少发生在骨骼未成熟的个体，好发于骨端，主要症状为疼痛，影像学检查显示骨端髓腔内偏心膨胀性溶骨破坏，常侵犯骨皮质；镜下由卵圆形、圆形或短梭形单核细胞及破骨样多核巨细胞组成，多核巨细胞数量多，分布均匀，体积相对较大，细胞核数量多，可达几十个；患者常有骨巨细胞瘤病史。

（3）普通型骨肉瘤：组织学上肿瘤细胞主要为多角形、不规则形，细胞异型性和多形性常明显，细胞核染色质粗，肿瘤性新生骨丰富且形状各异，SATB2 阳性；肿瘤大体上多形成半球状或不规则软组织包块，切面呈灰白色、实性、质硬或鱼肉状。

（四）读片分析

血管扩张型骨肉瘤是骨肉瘤中的少见亚型，占高级别骨肉瘤的 2%~12%，最常发生于 10~20 岁，男性多见，约 25% 的病例发生病理性骨折；最常受累部位依次为股骨远端

（42%）、胫骨近端（17%）、肱骨近端（9%）和股骨近端（8%）。

影像学表现：①单纯溶骨性病变，无硬化缘；②与普通型骨肉瘤相似，可见浸润性边界、Codman 三角以及软组织浸润；③ MRI 检查常显示有边缘的充满液体的空洞或液 - 液平面，类似动脉瘤样骨囊肿。切除标本大体特征：干骺端髓腔内见大量充满血液的囊腔，很少或者几乎没有普通型骨肉瘤中能见到的鱼肉状或硬化性区域，有不规则的骨皮质破坏。组织学形态：主要为许多充满血液的囊腔，由薄的纤维间隔分隔，其内可见异型性明显的肿瘤性成骨细胞，并可见肿瘤性成骨组织；囊性间隙可见破骨细胞样巨细胞；肿瘤细胞核深染、呈多形性、有丝分裂活跃，常出现非典型有丝分裂象及不规则的骨皮质破坏。

血管扩张型骨肉瘤在活检时很难确诊，往往由于有诊断价值的组织很少而漏诊；即使是大块的瘤段切除标本，也要谨慎小心，取材时千万不要用水冲洗出血区域，以防止肿瘤组织流失而影响诊断。

（杨 倩 黄 娟）

参考文献

RESTREPO R，ZAHRAH D，PELAEZ L，et al. Update on aneurysmal bone cyst：pathophysiology，histology，imaging and treatment［J］. Pediatr Radiol，2022，52（9）：1601-1614.

五、左跟骨普通型骨肉瘤

（一）临床病史

患者，男，65 岁；约 5 个月前外伤后出现左足肿胀、疼痛，未见明显活动受限，无心慌胸闷、无恶心呕吐、无头晕头痛。CT 检查（图 2-1-5A、图 2-1-5B）发现左侧跟骨可见成骨性和溶骨性病变，倾向炎症反应性病变，不考虑肿瘤。穿刺活检 HE 染色切片显示病变主要由蓝灰色的编织骨组织和富于巨细胞的梭形细胞病变组成（图 2-1-5C、图 2-1-5D），会诊意见：（左足部活检）富于巨细胞的肿瘤。考虑：①骨巨细胞瘤；②巨细胞修复性肉芽肿。

（二）诊疗经过和病理检查

患者为求进一步诊疗，遂来就诊，门诊以“左足肿痛”收入院。发病以来，患者精神、食欲、睡眠可，大小便正常，体力、体重未见明显变化。患者 5 个月前滑倒后发生左足疼痛，正步走路时疼痛，侧面着地时不痛，可以干活、负重行走；因为侧面着地行走，多次崴脚；休息时不痛。骨科医生临床诊断：韧带损伤。病理科会诊意见：（左足部活检）镜下为增生活跃的纤维骨性病变，大量反应性增生的骨小梁和编织骨周围有肥胖的成骨细胞衬覆，小梁旁为增生活跃的成纤维细胞，富于巨细胞，见厚壁血管，上述病变呈分带状分布；结合病史及影像学检查，考虑为旺炽性反应性骨膜炎或巨细胞修复性肉芽肿。

再次手术切除活检病变时，发现左跟骨外侧肿胀畸形，部分成骨性改变，部分溶骨性改变，可见少量黄白色组织及鱼肉样组织。切除活检病变组织 HE 染色显示：纤维骨性病变，大量编织骨形成，大部分区域成骨细胞形态尚温和，散在多核巨细胞；局灶细胞多形性及异型性明显，部分细胞核大深染，可见较多核分裂象；部分骨周围成纤维细胞样细胞稀疏分布，伴硬化骨质（图 2-1-5E、图 2-1-5F）。上述病变有分带移行趋势。免疫组化：组织细胞和破骨样巨细胞 CD68 阳性（图 2-1-5G），梭形细胞 SATB2 阳性（图 2-1-5H），梭形细胞部分 P63 阳性，H3.3 G34W、H3.3 K36M、Dog-1、pan-CK、S-100 阴性，P53 强弱不等阳性、野生型，Ki-67 增殖指数为 10%~20%，热点区域为 20%~30%（图 2-1-5I）。病理诊断考虑：①（左跟骨）骨折合并骨梗死及旺炽性反应性骨膜炎；②（左跟骨）成骨性肿瘤（骨肉瘤）合并反应性病变。

本例经会诊及多学科团队（multi-disciplinary team，MDT）讨论，影像学检查提示恶性肿瘤性病变，但病理学形态显示恶性肿瘤依据不足，可能是由于患者曾经的外伤导致旺炽的反应性病变，掩盖了肿瘤性病变。患者临床症状、影像学检查及病理活检存在不一致，导致诊断困难。病理医生申请重新包埋组织并 HE 染色制片后，显微镜下见大片肿瘤性成骨，其周围上皮样成骨细胞丰富，多形性和异型性明显，可见瘤巨细胞，核分裂象易见（3~4 个 / HPF），可见病理性核分裂（图 2-1-5J、图 2-1-5K）；部分区域可见肿瘤细胞直接成骨现象；上述病变成片分布，均匀一致。部分区域成骨组织丰富，肿瘤细胞较稀疏，异型性轻微，呈低级别硬化性骨肉瘤征象（图 2-1-5L）。此外，病变内可见较丰富的多核巨细胞。因此修正病理报告：（左跟骨活检组织）符合普通型骨肉瘤（主呈成骨细胞型骨肉瘤，局灶呈硬化性骨肉瘤）伴反应性成骨性病变。

于是决定再次手术切除肿瘤，术前 MRI 检查：左侧跟骨骨质破坏并伴有肿块形成，形态不规则，边界欠清，范围约 75mm × 67mm × 53mm，呈混杂长 T_1、稍长 T_2 信号，增强扫描明显不均匀强化，其内见肿瘤成骨信号及溶骨性骨质破坏，左踝关节周围软组织肿胀；左踝关节对位可，诸骨可见多发斑点状 PDWI 高信号。CT 检查：左侧跟骨恶性肿瘤性病变，较前范围增大（图 2-1-5M）。再次手术切除肿瘤，大体所见（图 2-1-5N）：灰黄色、质硬、实性组织，大小为 6cm × 6cm，取材时，部分区域有沙砾感。HE 染色切片镜下见分化比较成熟的骨小梁或编织骨组织，其间为梭形细胞（图 2-1-5O）；肿瘤呈浸润性生长，部分区域可见肿瘤冲破骨皮质而侵入邻近软组织，并有出血性反应（图 2-1-5P）；部分区域骨小梁和编织骨丰富，梭形肿瘤细胞稀疏（图 2-1-5Q）；高倍镜下，梭形肿瘤细胞异型性明显，核分裂象易见，并可见肿瘤细胞直接成骨征象（图 2-1-5R）。

（三）诊断与鉴别诊断

1. 诊断 （左跟骨）普通型骨肉瘤。

2. 鉴别诊断

（1）旺炽性反应性骨膜炎：外伤所致的旺炽性反应性骨膜炎可以见到增生活跃的成骨细胞，核分裂象易见，容易与骨肉瘤混淆。

（2）巨细胞修复性肉芽肿：在 2020 年第 5 版 WHO 骨与软组织肿瘤分类中，这类病变大部分归类为实体型动脉瘤样骨囊肿，一般有 *USP6* 基因重排，FISH 检测可以协助诊断。

（3）骨巨细胞瘤：本例免疫组化显示 P63 灶性阳性，但 H3.3 G34W 阴性，基本可以排除骨巨细胞瘤。

（4）成骨细胞瘤：是一种中间性成骨性肿瘤，易局部复发，在部分病例中成骨细胞生长活跃，体积增大呈上皮样，又称侵袭性成骨细胞瘤。分子检测显示 *FOS* 和 *FOSB* 基因突变（也可行这两种蛋白特异性抗体的免疫组化检测）；在形态上与成骨细胞瘤样骨肉瘤（一种普通型骨肉瘤）容易混淆，因此需要借助 *FOS* 和 *FOSB* 基因检测，并结合影像学检查和 MDT 多学科讨论，才能给出精准诊断。

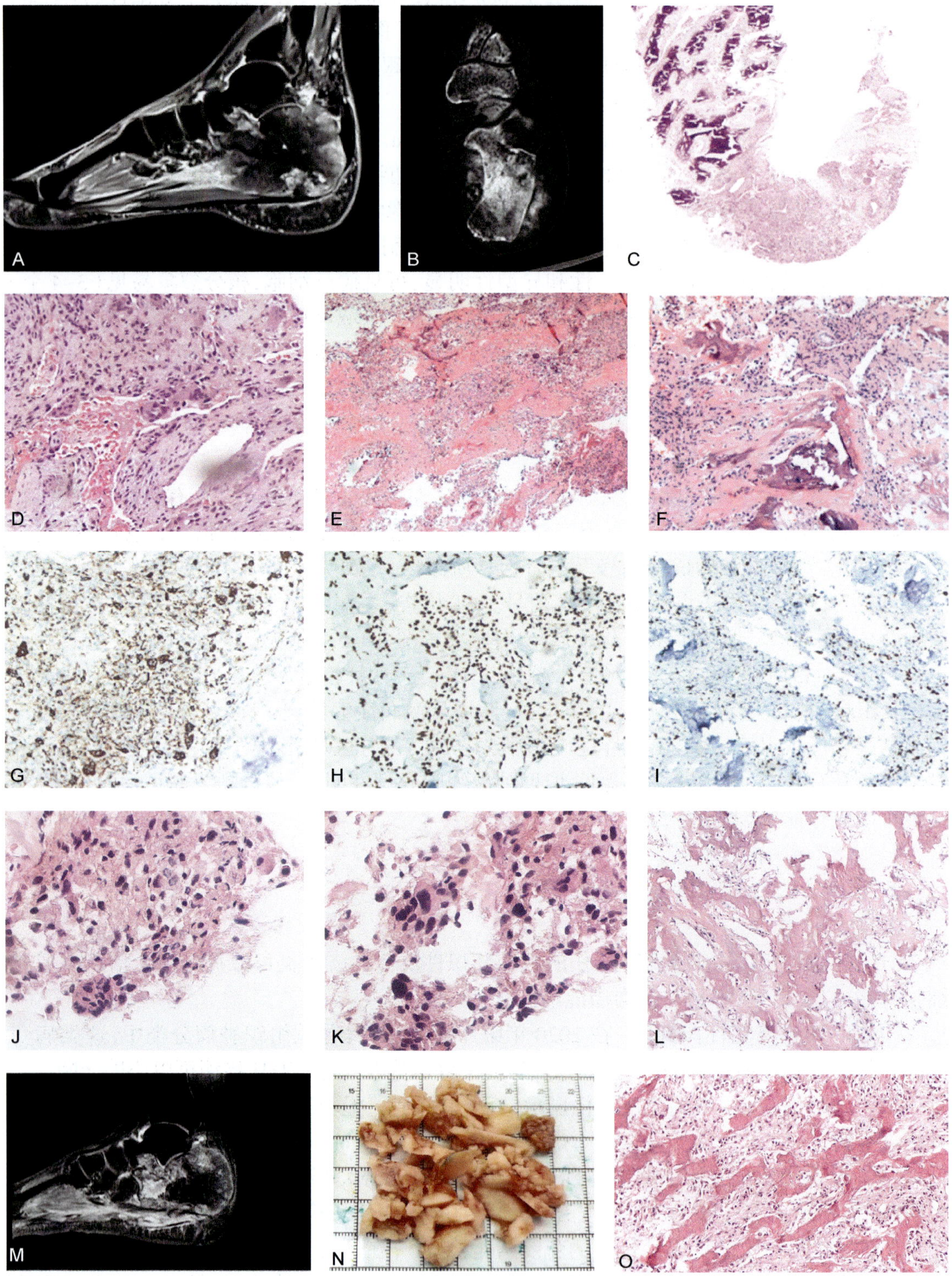
A
B
C
D
E
F
G
H
I
J
K
L
M
N
O

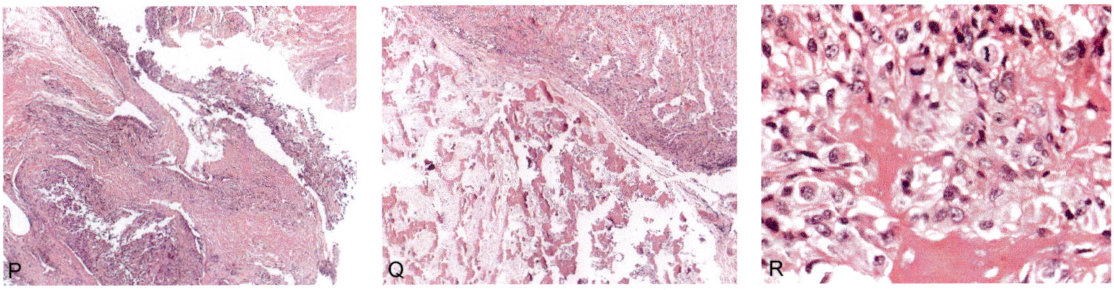

图 2-1-5 普通型骨肉瘤

A、B. CT 检查显示左侧跟骨成骨性和溶骨性病变，边界不清；C. 活检组织低倍镜下，病变主要由蓝灰色编织骨和梭形细胞组成；D. 高倍镜下，病变区富于多核巨细胞，并可见血管扩张、充血；E、F. 再次活检标本 HE 染色显示纤维骨性病变，编织骨之间可见较密集的梭形细胞和散在分布的多核巨细胞；G. 免疫组化显示多核巨细胞和部分梭形细胞 CD68 阳性；H. 梭形细胞表达 SATB2；I. 梭形细胞 Ki-67 增殖指数为 10%~20%；J、K. 重新包埋、制片后，镜下见肿瘤细胞多形性和异型性明显，可见瘤巨细胞，并可见成骨现象；L. 部分区域成骨组织丰富，肿瘤细胞较稀疏，异型性轻微，呈低级别硬化性骨肉瘤征象；M. 再次进行 CT 检查，显示左侧跟骨肿瘤性病变，范围较前增大；N. 再次手术切除标本，可见灰黄色、质硬、实性组织，切之有沙砾感；O. 镜下见分化比较成熟的骨小梁或编织骨组织，其间为形态温和的梭形肿瘤细胞；P. 肿瘤呈浸润性生长，冲破骨皮质而侵入邻近软组织；Q. 部分区域骨小梁和编织骨丰富，梭形肿瘤细胞稀疏分布；R. 高倍镜下，可见肿瘤细胞异型性明显，核分裂象易见，并可见肿瘤细胞直接成骨征象。

（四）读片分析

上述诊断和鉴别诊断中的 5 种病变包括良性病变（旺炽性反应性骨膜炎和巨细胞修复性肉芽肿）、中间性肿瘤（骨巨细胞瘤和成骨细胞瘤）和恶性肿瘤（骨肉瘤）。理论上，普通型骨肉瘤显示明显异型的肿瘤细胞直接成骨和浸润性生长的形态特征，免疫组化显示 *P53* 突变或 *RB1* 缺损，Ki-67 显示高增殖指数；但本例没有显示这些特征，因此在活检标本中无法做出明确诊断。该例患者在随后的第二次手术活检标本中观察到与第一次活检相似的形态，并见大量硬化的骨样基质和稀疏分布的梭形细胞，局部可见梭形细胞的多形性和异型性增加，但依然不敢对这种活检标本做出骨肉瘤的诊断。经多学科 MDT 讨论后发现，影像学检查结果（提示恶性肿瘤）与病理诊断不一致，申请重新包埋组织并制片后，发现了肿瘤细胞直接成骨（肿瘤性成骨）、瘤细胞多形性和异型性明显增加、核分裂象易见的形态，据此才给出普通型骨肉瘤的诊断。在后续肿瘤手术切除标本中，虽然大部分区域呈低级别硬化性骨肉瘤形态（大片分化较成熟的骨小梁和编织骨形成的硬化性骨组织，其间稀疏分布形态较温和的梭形肿瘤细胞），但可见到明确的骨肉瘤形态学证据（包括侵袭性生长、异型性明显的肿瘤细胞直接成骨），因此对手术切除标本给出了确定的普通型骨肉瘤的诊断。

细分组织学形态，本例属于成骨细胞瘤样骨肉瘤，这是普通型骨肉瘤中的一个亚型，诊断难度非常大，很容易误诊为交界性或良性病变，尤其与侵袭性成骨细胞瘤鉴别困难，特别是活检时。鉴别这二者最主要的依据如下：①肿瘤边界不清，呈浸润性生长；②病变周围见到不成熟的骨组织；③成骨细胞呈片状分布而不产生骨样基质；④不成熟的骨组织黏附在成熟骨小梁上生长（所谓的脚手架现象）；⑤肿瘤细胞有异型性，核增大，可见非典型核分裂象，核偏离骨样组织方向（类似极性反转的甲状腺乳头状癌形态）。

（郭 涛 周迪炜 陈琼荣 吴钧华）

参考文献

1. WHO Classification of Tumours Editorial Board.WHO Classification of Tumours: Soft Tissue and Bone Tumours[M].5th ed. Lyon: IARC Press, 2020.

2. MCHUGH K E, REITH J D, LUCAS D R, et al. Atypical "Sclerosing" Osteoblastic Neoplasm: A Tumor of Intermediate Biological Potential Between Usual Osteoblastoma and Conventional Osteosarcoma[J]. Am J Surg Pathol, 2019, 43(5): 610-617.

3. GAMBAROTTI M, DEI TOS A P, VANEL D, et al. Osteoblastoma-like osteosarcoma: high-grade or low-grade osteosarcoma ? [J]. Histopathology, 2019, 74(3): 494-503.

第二节 成软骨性肿瘤

一、髂骨软骨黏液样纤维瘤

（一）临床病史

患者，女，60 岁；因发现右髂骨肿物 1 周入院。MRI 检查（图 2-2-1A）：右侧髂骨内可见一长 T_1、长 T_2 信号肿块，大小约 29mm×64mm×62mm，肿块部分侵犯右侧臀中肌，右侧骶髂关节面尚未受累。

（二）病理检查

1. 大体所见（图 2-2-1B） 右侧髂骨肿瘤切除标本：大小 11cm×10cm×5cm，灰黄、灰褐色不整形组织一块，外表面为纤维肌肉组织，其内可见骨组织。沿肿瘤最大面切开，距一侧骨组织断端 2.5cm、距另一侧软组织断端 2cm，于骨组织内可见 5.5cm×2.0cm×2.0cm 的灰白色质软肿块，位于髂骨内并破坏骨组织向外生长。

2. 组织学形态（图 2-2-1C~ 图 2-2-1G） 低倍镜下，肿瘤呈小叶状分布，见小叶周边细胞密集，中央细胞相对稀疏，富含黏液基质，还可见散在分布的黏液软骨岛状结构。中高倍镜下，瘤细胞形态温和，呈短梭形、卵圆形或新月状，未见核分裂象；小叶交汇处类似肝脏汇管区，瘤细胞密集更明显，可见成纤维细胞、肌成纤维细胞和多核巨细胞；黏液软骨岛结构表现为团片状，嗜碱性黏液基质丰富，其内瘤细胞核呈圆形，细胞核周围呈空泡状，似软骨样细胞，局部可见钙盐沉积和骨化。充分取材后，可见肿瘤膨胀性、推挤性生长到邻近的软组织中，但未见肿瘤包绕、浸润宿主板层骨现象，未见黏液性液化灶、囊性变和肿瘤性成骨。

3. 免疫组化 S-100 灶性阳性，SOX10 灶性阳性，P53 散在阳性、野生型，P16、C-myc、CyclinD1、β-catenin、SMA 阴性，Ki-67 增殖指数约 1%（图 2-2-1H）。

（三）诊断及鉴别诊断

1. 诊断 （髂骨）软骨黏液样纤维瘤。

2. 鉴别诊断

（1）软骨肉瘤：本例有特征性的分叶状结构，可见黏液软骨岛结构，活检标本取材局限时容易误诊为软骨肉瘤。但切除标本充分取材后，发现黏液软骨岛内外瘤细胞形态均很温和，未见核分裂象；未见黏液性液化灶、囊性变和坏死，也未见肿瘤侵袭、破坏性生长，因此可排除软骨肉瘤。

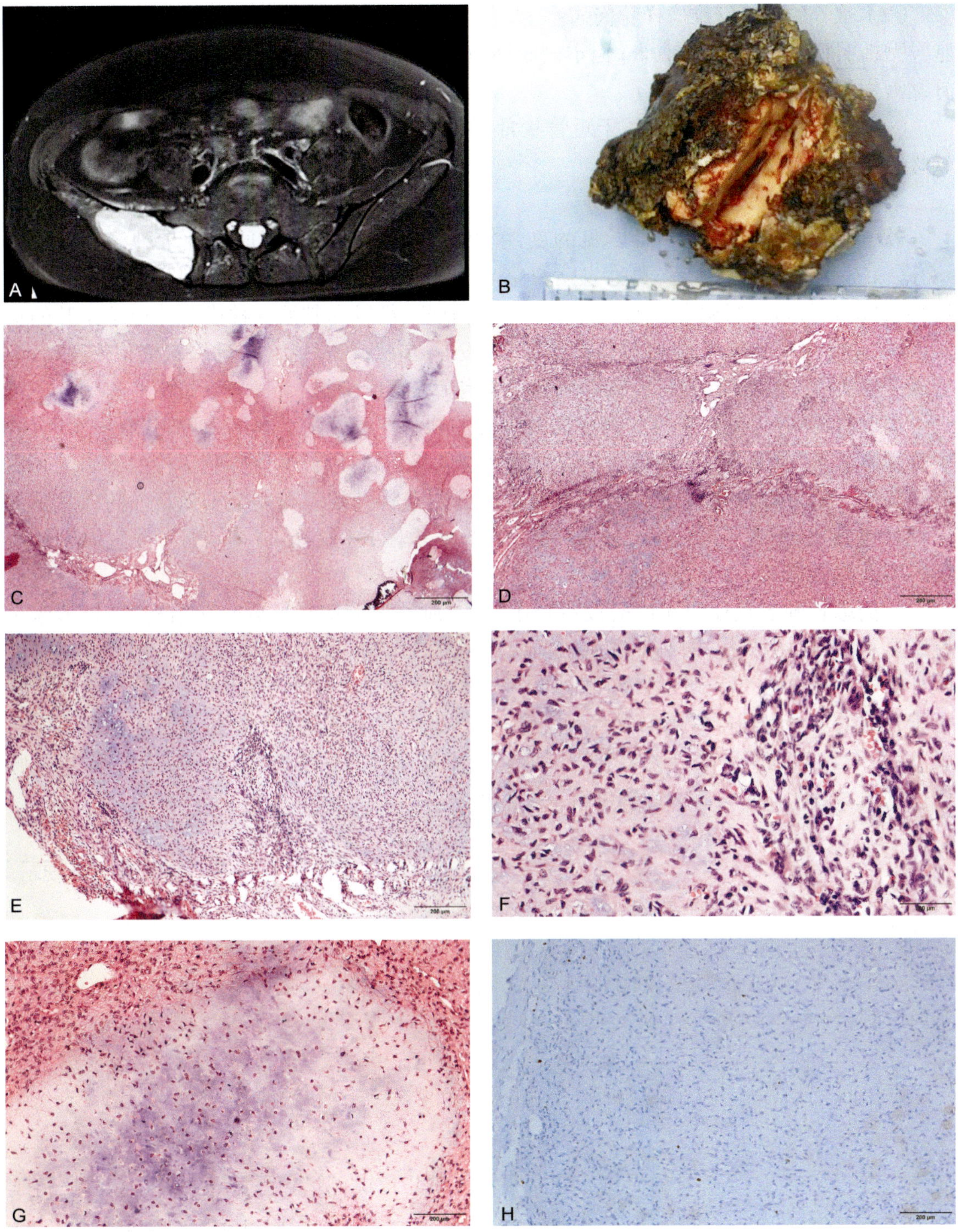

图 2-2-1　软骨黏液样纤维瘤

A. MRI 检查显示右侧髂骨内可见一 T_2 高信号的肿块，肿块向骨组织外生长；B. 术中切除标本大体所见；C. 低倍镜下，可见散在分布的黏液软骨岛状结构（HE 染色 ×20）；D. 肿瘤呈小叶状分布（HE 染色 ×40）；E. 小叶交界处可见汇管区样结构（HE 染色 ×100）；F. 汇管区样结构中可见多核巨细胞（HE 染色 ×200）；G. 黏液软骨岛结构（HE 染色 ×100）；H. 免疫组化 Ki-67 显示瘤细胞增殖指数低，约 1%（免疫组化 ×100）。

（2）软骨黏液样纤维瘤样骨肉瘤：是普通型骨肉瘤中的一个少见形态学亚型，一般瘤细胞异型性明显，可见肿瘤性成骨；但本例瘤细胞很温和，未见肿瘤性成骨现象，因此可排除软骨黏液样纤维瘤样骨肉瘤。

（3）内生性软骨瘤：常发生于短管状骨，肿瘤大多 <3cm，很少超过 5cm，由分叶状透明软骨结节构成，无黏液及纤维成分。

（四）读片分析

软骨黏液样纤维瘤是一种罕见的良性软骨源性肿瘤，在所有原发性骨肿瘤中的占比 <1%。好发年龄为 10~30 岁，男性发病率略高于女性。常见的发病部位是胫骨近端和股骨远端，其次是骨盆。组织学形态呈分叶状结构，软骨、纤维和黏液 3 种成分分布于小叶的不同区域，小叶内细胞稀疏，细胞核呈卵圆形、短梭形、星状或新月状；小叶周围细胞密度高，细胞成分包括成纤维细胞、圆形成软骨细胞样细胞和多核巨细胞。

当取材局限时，其形态易与高度黏液样变的软骨肉瘤混淆。本例患者为 60 岁女性，肿瘤位于髂骨，且临床表现和影像学检查高度怀疑软骨肉瘤，因此本例穿刺活检的诊断尤其具有挑战性。Sono 等研究发现，发生于骨盆的软骨黏液样纤维瘤与发生于骨盆外的软骨黏液样纤维瘤相比，患者年龄偏大（34~68 岁），肿瘤体积偏大（直径 2.1~8.4cm），侵犯周围软组织的可能性更大。

本例患者肿瘤直径为 6.4cm，侵犯臀中肌，穿刺活检标本未见分叶状结构，结合影像学检查显示侵袭性生长模式，因此穿刺活检误诊为软骨肉瘤。术后大体标本经广泛取材，可见软骨黏液样纤维瘤的特征性病理表现，最终确诊为软骨黏液样纤维瘤。Sono 等研究指出，发生于骨盆的软骨黏液样纤维瘤常伴钙化和坏死，但本例未见此类组织学表现。2020 年第 5 版 WHO 骨与软组织肿瘤分类将软骨黏液样纤维瘤归类为良性肿瘤，但是如果仅对这类肿瘤行刮除术治疗，20%~25% 的病例有复发的可能。

（郭建春 陈琼荣）

参考文献

SONO T, WARE A D, MCCARTHY E F, et al. Chondromyxoid Fibroma of the Pelvis: Institutional Case Series With a Focus on Distinctive Features[J]. Int J Surg Pathol, 2019, 27(4): 352-359.

二、间叶性软骨肉瘤

（一）临床病史

患者，女，55 岁；2 个月前偶然发现右手第 3 掌骨包块，活动后稍感肿胀不适，肿胀持续不消退，无皮肤红热、疼痛表现，为求进一步诊治，遂来就诊。MRI 检查（图 2-2-2A、图 2-2-2B）提示：右手第 3 掌骨远端团片状占位，周围可见同样信号软组织肿块，邻近软组织稍肿胀，关节腔内少许积液，考虑肿瘤性病变。

（二）病理检查

1. 大体所见 灰白色破碎组织，大小 3.0cm × 2.5cm × 1.2cm，切面呈灰白色、半透明。

2. 组织学形态(图 2-2-2C~ 图 2-2-2F) 肿瘤组织呈浸润、破坏性生长,破坏骨质并浸润至周围软组织。低倍镜下,可见分叶状结构,肿瘤细胞疏密相间分布:密集区可见血管外皮瘤样结构,稀疏区伴有多灶性的黏液软骨岛样结构。高倍镜下,瘤细胞呈短梭形或卵圆形,以梭形细胞成分为主,部分区域可见较原始、幼稚的细胞,核分裂象不易见;另可见多灶性钙化,局灶区见破骨巨细胞样细胞。

3. 辅助检查(图 2-2-2G、图 2-2-2H) 免疫组化:S-100 软骨样区域细胞呈弱阳性,SATB2 和 SMA 部分阳性,而 STAT6、CD99、CD34、Desmin、BCOR、MUC4 均为阴性。Ki-67 显示增殖指数约 20%。分子检测:RT-PCR 方法检测出 *HEY1-NCOA2* 融合基因。

(三)诊断与鉴别诊断

1. 诊断 (右手第 3 掌骨远端)间叶性软骨肉瘤(mesenchymal chondrosarcoma)。

2. 鉴别诊断

(1)孤立性纤维性肿瘤(SFT):可见梭形肿瘤细胞、间质玻璃样变、血管外皮瘤样结构(形态与本例相似),但没有软骨组织;免疫组化显示 CD34 和 STAT6 阳性。

(2)软骨黏液样纤维瘤:是一种良性软骨性肿瘤,组织学形态呈分叶状结构,软骨、纤维和黏液 3 种成分分布于小叶的不同区域,小叶内细胞稀疏,细胞核呈卵圆形、短梭形、星状或新月状;小叶周围细胞密度高,细胞成分包括成纤维细胞、圆形软骨细胞样细胞和多核巨细胞。肿瘤细胞形态很温和,核分裂象未见,未见肿瘤侵袭、破坏性生长。

(3)软骨肉瘤:肿瘤呈小叶状、浸润性生长;肿瘤由比较均匀一致的软骨细胞构成,并依据肿瘤性软骨细胞异型性分成 1~3 级,级别越低的肉瘤,越近似于正常软骨细胞。去分化软骨肉瘤由普通型软骨肉瘤和突然转化的去分化梭形肉瘤细胞构成(本例是高分化软骨岛与梭形的未分化间叶细胞,与此有相似之处),去分化区域一般为纤维肉瘤或骨肉瘤成分,未见血管外皮瘤样结构;免疫组化或分子检测显示 *IDH1/2* 基因突变,不存在 *HEY1-NCOA2* 融合基因。

(四)读片分析

间叶性软骨肉瘤是一种由分化较好的透明软骨岛和未分化原始间叶细胞组成的软骨肉瘤,原始间叶细胞常聚集在窦隙状血管周围,形成血管外皮瘤样结构。这是一种很少见的高级别肉瘤,发病率远低于普通型软骨肉瘤。任何位置均可发病,以骨内最常见,尤其是颅面骨,也可发生于骨表面、骨外软组织(脑脊膜等)和内脏(肾、胰腺、肺等)。好发于青少年(10~30 岁高发),男性略多。影像学特征是以溶解性和破坏性生长方式为主,常见骨皮质被破坏或突破皮质延伸到骨外软组织,形成软组织肿块。典型的形态学表现:成片的原始间叶细胞和突然转变的高分化透明软骨岛,二者之间分界清楚,也可逐渐移行过渡。间叶细胞体积较小,形态从小圆形、卵圆形到短梭形不等,核深染,胞质较少,形似尤因肉瘤;其间可见薄壁窦隙状血管,细胞聚集在血管周围,形成血管外皮瘤样结构。偶见破骨细胞样多核巨细胞,软骨岛中央可见钙化和骨化。典型的免疫表型:CD99 阳性,Desmin、EMA 部分病例阳性,myogenin、MyoD1 罕见局限性表达(注意诊断陷阱),S-100 和 ERG 仅在软骨小岛区域表达,FLI-1、STAT6、CD45、SMA、GFAP、CK、MUC4 阴性。分子遗传学表型:存在 *HEY1-NCOA2* 融合基因或者 *IRF2BP2-CDX1* 融合基因(少见),不存在 *IDH1* 或 *IDH2* 点突变。

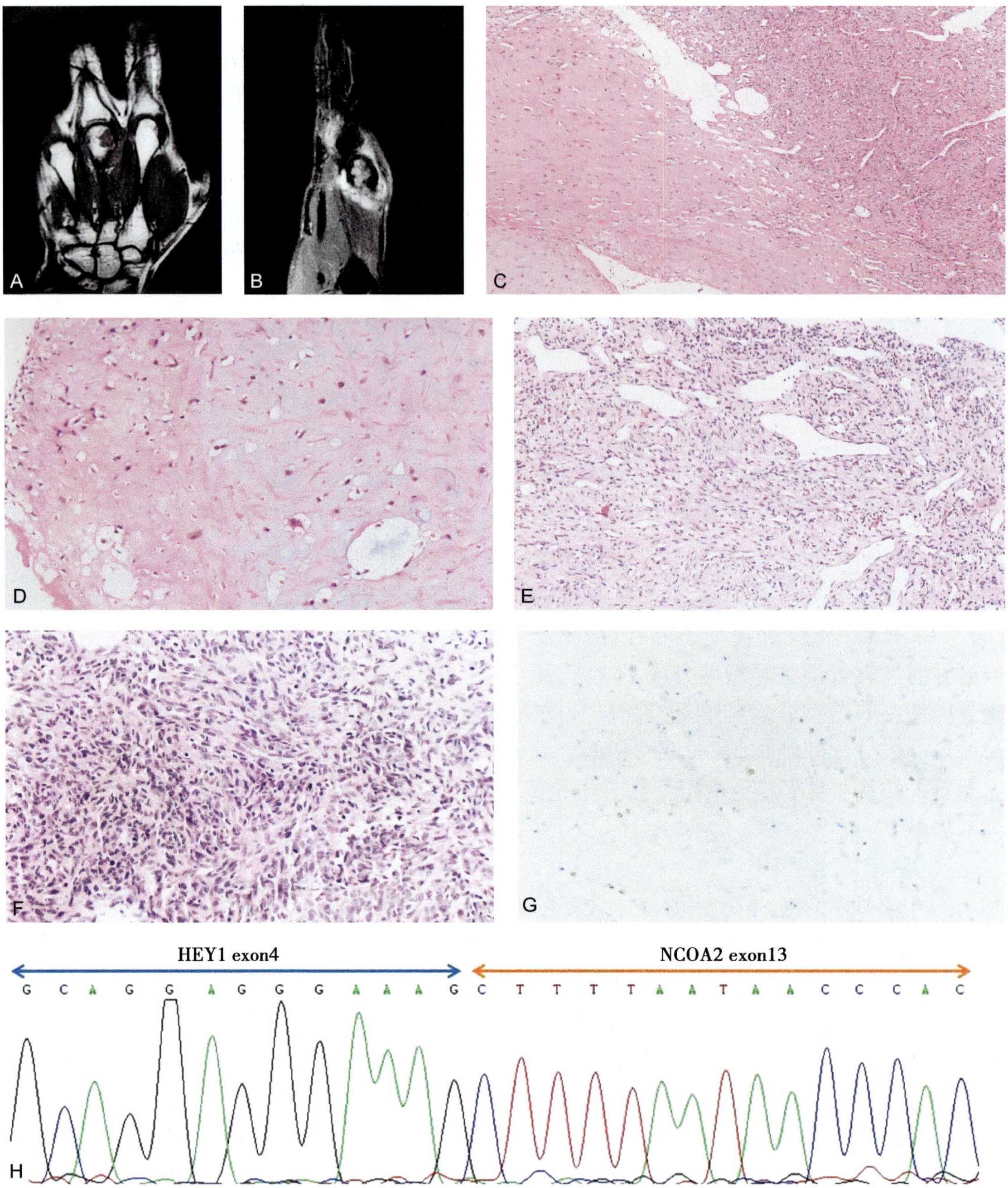

图 2-2-2 间叶性软骨肉瘤

A. MRI 检查 T_1WI 冠状位显示右手第 3 掌骨远端团片状占位，周围可见同样信号软组织肿块；B. MRI 检查 T_2WI 矢状位，显示右手第 3 掌骨远端团片状占位，邻近软组织肿胀，关节腔少许积液；C. 低倍镜下，肿瘤由细胞密集区和稀疏区组成，左下角可见软骨组织；D. 细胞稀疏区伴有黏液软骨岛样改变；E. 细胞密集区可见血管外皮瘤样结构；F. 密集区肿瘤以梭形细胞成分为主，可见较原始、幼稚的细胞；G. 免疫组化显示软骨样区域细胞弱表达 S-100；H. RT-PCR 合并测序，检测出 *HEY1-NCOA2* 基因融合。

本例为发生于掌骨的肿瘤，结合影像学检查、组织学形态、免疫组化、分子检测，可明确间叶性软骨肉瘤的诊断。近年来多篇文献报道，NKX3.1 表达于间叶性软骨肉瘤，具有较高的特异度，可用于诊断及鉴别诊断。除间叶性软骨肉瘤外，*NCOA2* 基因异常还可见于多种肿瘤，比如急性髓细胞白血病的 *KAT6A-NCOA2* 融合基因、T 细胞和髓系白血病的 *ETV6-NCOA2* 融合基因、腺泡状横纹肌肉瘤的 *PAX3-NCOA2* 融合基因、梭形细胞横纹肌肉瘤的 *SRF-NCOA2* 和 *TEAD1-NCOA2* 融合基因、软组织血管纤维瘤的 *AHRR-NCOA2* 和 *GTF2I-NCOA2* 融合基因。但 *HEY1-NCOA2* 融合基因目前除了间叶性软骨肉瘤外，只在一例小肠的杂合性硬化性上皮样纤维肉瘤 / 低级别纤维黏液样肉瘤中检测到，该融合基因对诊断间叶性软骨肉瘤具有较高的特异度，可将其作为间叶性软骨肉瘤的特征性分子标志物。当遇到取材有限，形态学不典型或出现肿瘤细胞表达横纹肌标记的病例时，检测 *HEY1-NCOA2* 融合基因可有力协助间叶性软骨肉瘤的诊断。

（罗森源　汤显斌）

参考文献

1. RAMANAYAKE N, VARGAS A C, TALBOT J, et al. NKX3.1 immunohistochemistry is highly specific for the diagnosis of mesenchymal chondrosarcomas: experience in the Australian population [J]. Pathology, 2021, 53 (6): 705-712.

2. YOSHIDA K I, MACHADO I, MOTOI T, et al. NKX3-1 is a useful immunohistochemical marker of EWSR1-NFATC2 sarcoma and mesenchymal chondrosarcoma [J]. Am J Surg Pathol, 2020, 44 (6): 719-728.

3. MURSHED K A, AMMAR A. Hybrid sclerosing epithelioid fibrosarcoma/low grade fibromyxoid sarcoma arising in the small intestine with distinct HEY1-NCOA2 gene fusion [J]. Pathology, 2020, 52 (5): 607-610.

第三节　富于巨细胞的病变

一、下颌骨动脉瘤样骨囊肿

（一）临床病史

患儿，女，6 岁；因“3 个月前发现左侧面部肿胀，20 天前肿大明显”入院。体格检查：左侧面部体表可见一大小为 4.5cm × 3.5cm 的肿胀区，质地较软，肿块固定，皮温无明显增高，无明显压痛，表情自如。CT 检查（图 2-3-1A）显示左侧下颌支骨质呈膨胀性改变，见囊状低密度区，大小约 4.6cm × 2.9cm × 4.5cm。行左下颌骨病灶清除及筋膜组织瓣成形术。

（二）病理检查

1. 大体所见　送检灰黄、灰褐色不整形组织一堆，大小为 2.0cm × 2.1cm × 0.3cm。

2. 组织学形态（图 2-3-1B、图 2-3-1C）　低倍镜下，囊内见飘带样结构。中高倍镜下，囊壁上见梭形细胞、多核巨细胞聚集，伴含铁血黄素沉积，另见反应性不成熟编织骨；囊内壁未见血管内皮衬覆。

3. 辅助检查（图 2-3-1D~ 图 2-3-1F） 免疫组化：SATB2 梭形细胞阳性，P63 阴性，CD68（KP1）散在组织细胞及多核巨细胞阳性，SMA 阴性，Ki-67 增殖指数约 1%。FISH 检测 *USP6*（17p13）分离探针结果为阳性。

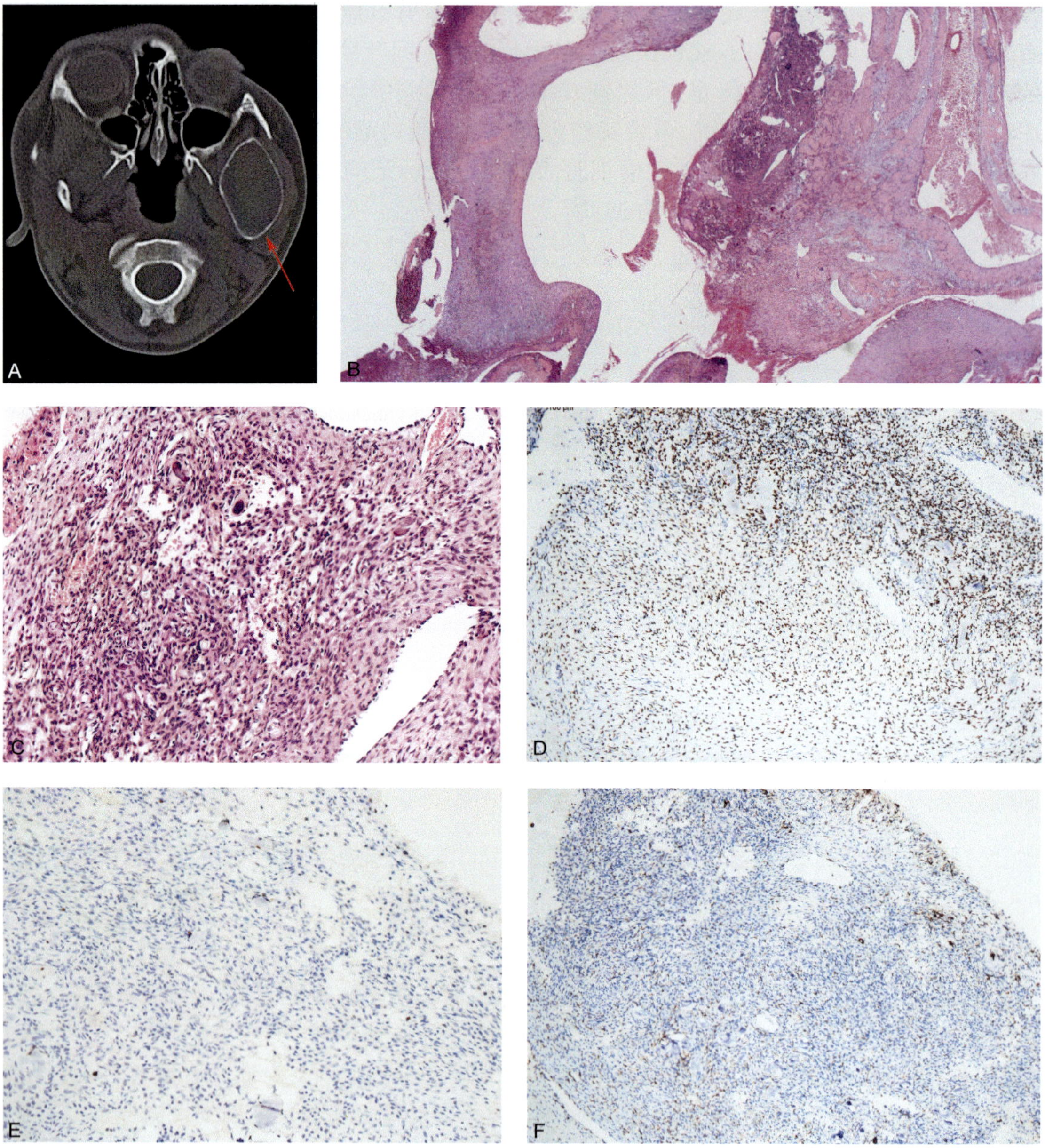

图 2-3-1　动脉瘤样骨囊肿

A. 头颅 CT 检查显示左侧下颌支骨质呈囊状低密度的膨胀性改变，大小约 4.6cm × 2.9cm × 4.5cm；B. 低倍镜下，飘带样囊壁结构，囊壁内可见骨样组织（HE 染色 ×40）；C. 囊壁细胞密集区域可见梭形细胞、多核巨细胞及含铁血黄素沉积（HE 染色 ×200）；D. 免疫组化显示梭形细胞弥漫表达 SATB2；E. 肿瘤细胞不表达 P63；F. 病变组织内散在巨噬细胞表达 CD68（KP1）。

（三）诊断及鉴别诊断

1. 诊断 （左侧下颌骨）动脉瘤样骨囊肿（aneurysmal bone cyst，ABC）。

2. 鉴别诊断

（1）"ABC 样改变"：又称为继发性 ABC，常继发于骨化性纤维瘤、骨巨细胞瘤、骨母细胞瘤、软骨母细胞瘤、纤维结构不良等，在鉴别诊断中要特别重视。本例发生于下颌骨，尤其要与骨化性纤维瘤继发的 ABC 鉴别。骨化性纤维瘤是一种口腔颌面部较常见的良性肿瘤，镜下肿瘤由纤维组织和骨小梁构成，偶尔可见到破骨细胞，形态学类似 ABC，但不具有 *USP6* 基因易位。

（2）骨巨细胞瘤：也可继发 ABC 样改变，容易与原发性 ABC 混淆。但骨巨细胞瘤（交界性肿瘤）常发生于骨骼成熟后的年轻人；组织学上主要由细胞核呈圆形或梭形的单核细胞及均匀分布其间的破骨样巨细胞构成，但 ABC 的巨细胞数目相对较少且分布不均匀；免疫组化骨巨细胞瘤的瘤细胞 P63 和 H3.3 G34W 阳性，而 FISH 显示 *USP6* 基因重排阴性。

（3）颌骨巨细胞修复性肉芽肿（giant cell reparative granuloma，GCRG）：是比颌骨原发性 ABC 更常见的巨细胞病变，形态与本例很相似，但 FISH 检测不存在 *USP6* 基因易位。需要注意的是，以前称为"手足小骨的 GCRG"的病变存在 *USP6* 基因易位，第 5 版 WHO 骨与软组织肿瘤分类认定这实质上是一种实体亚型的 ABC，因此废弃了"手足小骨的 GCRG"这个术语。

（4）颌部棕色瘤：组织学形态很类似于原发性 ABC，但其临床表现为甲状旁腺激素和血钙升高而血磷降低；本例没有肾透析等引起甲状旁腺亢进的病史，生化检测甲状旁腺激素水平正常，而且是单发病灶。

（5）单纯性骨囊肿：通常是由纤维囊壁组织及其内含的浆液性液体构成的单房囊性骨病变，囊壁中也可见散在巨细胞、反应性新生骨和含铁血黄素沉积，这些形态特征与 ABC 相似，影像学检查也难以鉴别，但 FISH 检测 *USP6* 基因可资鉴别。

（6）血管扩张型骨肉瘤：是一种高度恶性的成骨性肿瘤，发生于颌骨者很罕见，影像学表现可与 ABC 类似，但镜下可见恶性肿瘤细胞直接成骨，免疫组化常显示 *P53* 突变或 *RB1* 缺失，分子检测 *USP6* 基因断裂阴性。

（四）读片分析

ABC 是一种具有破坏性、膨胀性和充满血液的多房囊性改变的良性肿瘤，可分为原发性（约占 70%）和继发性（约占 30%）。所有年龄均可发生，多见于 20 岁以内，男女发病比例相当；主要发生于上下肢长骨的干骺端（股骨、胫骨、肱骨）、脊柱的后半部分，少部分见于手足小骨、颅面骨、扁骨，偶见于软组织；临床表现可有疼痛及肿胀，影像学检查显示边界清楚的囊性和膨胀性病变，病变周围常可见反应性骨壳。由于 ABC 的治疗以刮除为主，很少能看到完整的病理切除标本，送检组织大多为暗红色肉芽样囊壁和组织碎片。镜下肿瘤边界清楚，由纤维性间隔分割的充满红细胞的囊腔组成，但缺乏正常的血管壁结构；纤维间隔主要为中等密度、增生活跃、无异型性的成纤维细胞，其中有散在分布的多核破骨巨细胞样细胞及平行于囊壁纤维间隔分布的反应性编织骨（周围围绕成骨细胞）；约 1/3 的病例含有称为"蓝骨"的嗜碱性基质；发生病理性骨折时可见坏死灶。部分实体型 ABC 缺乏纤维囊性结构，实性病变含成纤维细胞、肌成纤维细胞、组织细胞、多核巨细胞、成骨细胞和反应性骨样组织，有时还含有钙化纤维黏液样 / 软骨样组织，类似于经典 ABC 的囊壁和纤维间隔结构。当成骨细胞和骨样组织增生明显时,可与成骨细胞性肿瘤,甚至骨肉瘤混淆。ABC在免疫组化检测方面没有特异性,主要表现为梭形细胞可表达SATB2,多核巨细胞可表达CD68(KP1),P63阴性(这一点与骨巨细胞瘤不同)。研究发现,大多数ABC病例FISH检测可见*USP6*基因易位,可与绝大部分颌骨相似的溶骨性病变相鉴别。

20%~70%的原发性ABC可出现局部复发。不完全切除后的自发性消退不常见;*USP6*基因重排与ABC的预后无关。该患者为6岁儿童,左侧下颌支骨质呈膨胀性囊性病变。镜下形态符合ABC病变,FISH检测*USP6*重排阳性,可排除继发性ABC病变,且切片中未见骨化性纤维瘤、骨巨细胞瘤、成骨细胞瘤、成软骨细胞瘤、纤维结构不良、骨肉瘤等可发生继发性ABC的疾病的特征性形态学改变。该病例发生部位较为少见,主要与单纯性骨囊肿鉴别。该例组织学形态、免疫组化及分子检测结果完整,诊断依据充足。

(敖俊文 段亚琦 陈琼荣)

参考文献

1. McMullen P D, Bridge J A, Blair E A, et al. Aneurysmal Bone Cyst of the Maxillary Sinus with USP6 Rearrangement: Case Report of a Rare Entity and Review of the Literature[J]. Head Neck Pathol, 2019, 13(3): 281-285.

2. WHO Classification of Tumours Editorial Board.WHO Classification of Tumours: Soft Tissue and Bone Tumours[M]. 5th ed: IARC Press, 2020: 437-439.

二、掌骨巨细胞瘤伴*H3.3 G34L*基因突变

(一)临床病史

患者,女,21岁;因"发现右手肿物1月余"入院。体格检查:右手掌背侧可见一包块,大小约7cm×6cm,质稍硬、有压痛。X线检查(图2-3-2A):右手第2掌骨可见膨胀性骨质破坏区,呈多房状,可见骨棘,骨皮质欠连续,骨膜反应不明显,周围软组织明显肿大。CT检查(图2-3-2B):右手第2掌骨可见膨胀性骨质破坏区,呈分房状,可见骨棘,骨皮质欠连续,骨膜反应不明显,掌部软组织明显肿胀,部分其内见钙化,其余右手掌指骨及腕骨骨质结构完整。MRI(图2-3-2C)显示:右手掌根部可见不规则软组织信号肿块,大小约68mm×54mm×74mm,呈混杂稍长T_1、长T_2信号,其内可见结节状T_1/T_2低信号,包绕第2~4掌骨,与头状骨分界不清。MRI增强扫描:右手掌根部肿块可见明显欠均匀强化,其余未见异常强化灶。

(二)病理检查

1. 大体所见 送检组织大小为7.0cm×4.5cm×2.0cm,灰白色不整形质脆组织,切面呈灰白、灰褐色,可见软骨组织。另见大小5.5cm×3.5cm×1.5cm的灰白、灰褐色碎组织一堆。

2. 组织学形态(图2-3-2D、图2-3-2E) 低倍镜下见富含巨细胞的病变,单核样细胞及巨细胞弥漫性增生,其内可见宿主骨质破坏和反应性成骨;高倍镜下,单核样细胞核呈卵圆形、短梭形,核仁明显,可见明显核分裂象;多核巨细胞弥漫性较均匀分布,细胞核形与周围单核样细胞的细胞核类似。

3. 辅助检查(图2-3-2F~图2-3-2I) 免疫组化:单核样细胞呈H3.3 G34W、H3.3

G34R、IDH1R132H 阴性，P53 散在弱阳性（野生型），SATB2、P63、CD163 阳性，Ki-67 显示增殖指数约 30%；巨细胞呈 CD68（KP1）阳性。分子检测：荧光原位杂交用 *USP6* 双色分离探针未检测出 *USP6* 基因断裂；毛细管电泳法检测 *H3F3A* 基因突变：2 号外显子 *G34L* 位点突变。

（三）诊断与鉴别诊断

1. 诊断 （掌骨）骨巨细胞瘤。

诊断依据：组织学表现为富含巨细胞的病变，巨细胞弥漫且较均匀分布，其细胞核形与周围单核样细胞的细胞核类似。主要免疫组化：单核样细胞呈 H3.3 G34W 阴性，P63 阳性。分子检测：*H3F3A* 基因 2 号外显子检测出 *G34L* 突变。

2. 鉴别诊断

（1）小骨的实体型动脉瘤样骨囊肿：多发生于 20 岁以下年轻人，常见于上下肢长骨的干骺端。影像学检查显示溶骨性病变和骨的“爆裂”式膨胀；镜下主要是充满血液的囊腔，囊壁由梭形细胞、破骨样巨细胞和反应性成骨构成；免疫组化 H3.3 G34W 阴性，P63 阴性，FISH 检测有 *USP6* 基因重排，但 *H3F3A* 基因突变检测阴性。

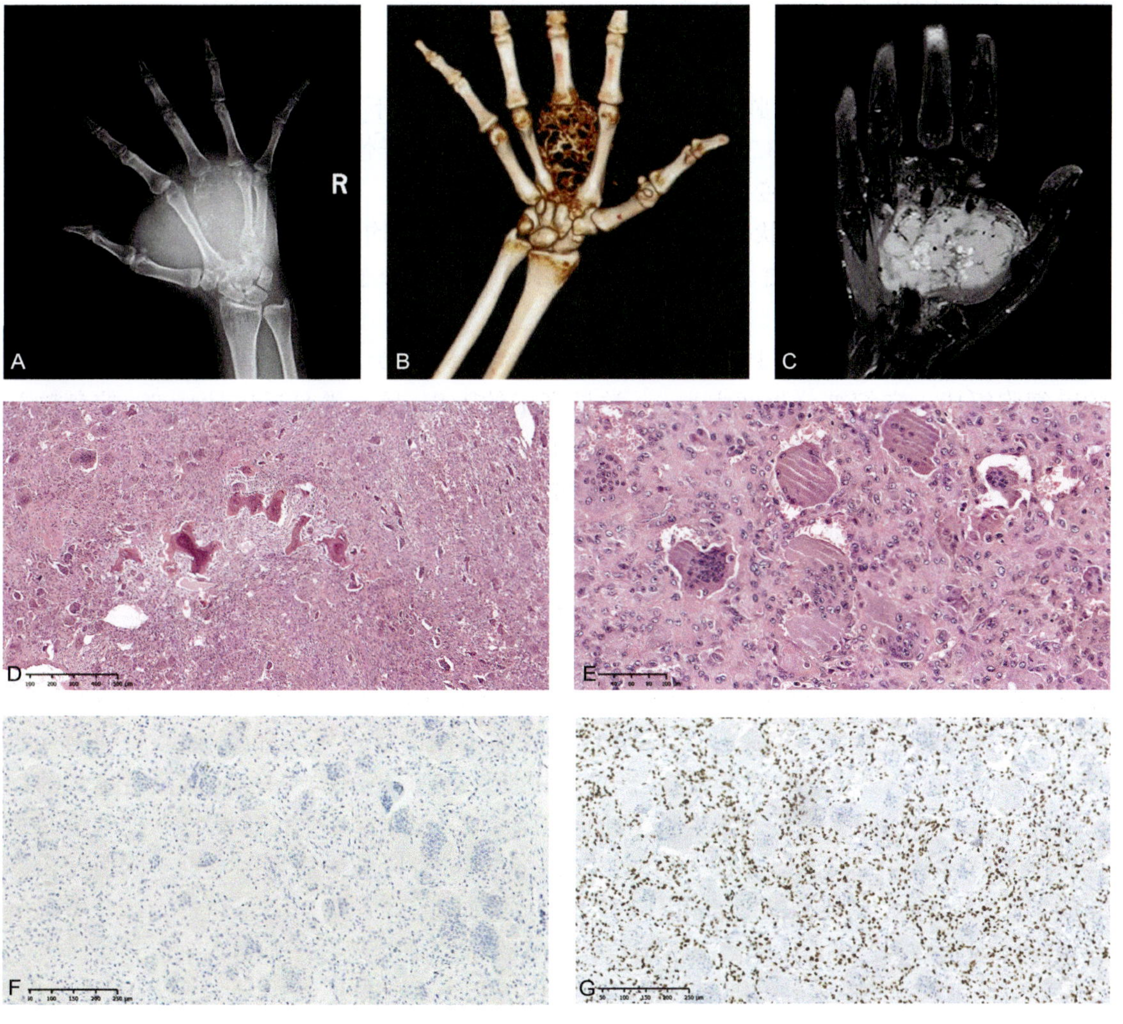

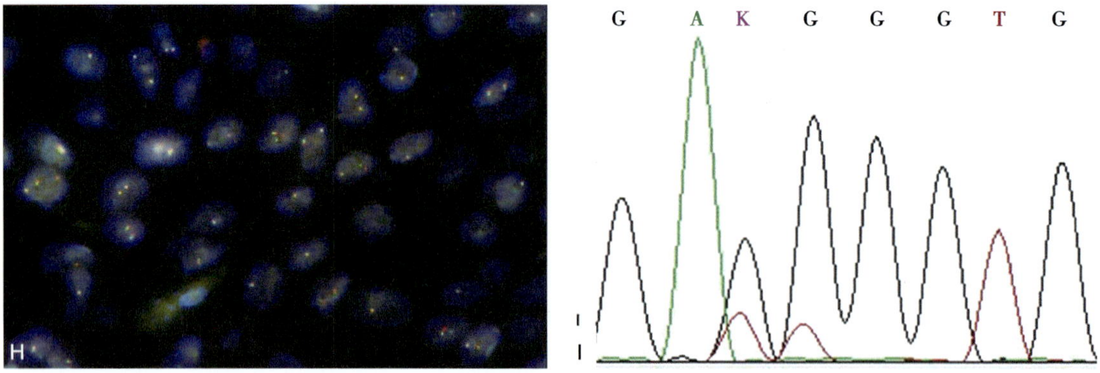

图 2-3-2 骨巨细胞瘤

A. X 线检查右手第 2 掌骨可见膨胀性骨质破坏区，周围软组织明显肿大；B. CT 检查第 2 掌骨可见膨胀性骨质破坏区，呈分房状；C. MRI 检查右手掌根部可见不规则软组织信号肿块，其内可见结节状 T_1/T_2 低信号，包绕第 2~4 掌骨，与头状骨分界不清；D. 低倍镜下，单核细胞及多核巨细胞弥漫性增生，其内可见宿主骨骨质破坏（HE 染色 ×40）；E. 高倍镜下，单核样细胞呈卵圆形、短梭形，核仁明显，巨细胞与周围单核样细胞的细胞核形态类似（HE 染色 ×200）；F. 免疫组化检测显示单核样肿瘤细胞不表达 H3.3 G34W；G. 免疫组化检测显示单核样肿瘤细胞表达 P63；H. 荧光原位杂交（FISH）检测 *USP6* 基因断裂阴性；I. 毛细管电泳法检测，显示 *H3F3A* 基因 2 号外显子 *G34L* 缺失 / 插入突变。

（2）巨细胞修复性肉芽肿：好发于颌骨的少见病变，镜下可见梭形细胞、破骨样巨细胞伴出血性改变，免疫组化 H3.3 G34W 阴性，分子检测无特异性表现；本例是掌骨发生的病变，分子检测 *H3F3A* 基因突变，可以鉴别。

（3）棕色瘤：发生于甲状旁腺功能亢进的人，全身骨骼均可发生，可单发或多发。镜下形态与本例相同，但临床病史、血清甲状旁腺激素水平以及分子检测均可鉴别。

（四）读片分析

骨的巨细胞病变是一组具有不同临床表现和生物学行为的肿瘤和瘤样病变，主要由多核巨细胞组成。它们被分为两大类：一类是真正的肿瘤，另一类是反应性病变（棕色瘤）。最常见的肿瘤是骨巨细胞瘤，具有侵袭性生长行为。

骨巨细胞瘤是一种独特的局部侵袭性肿瘤，由丰富的卵圆形或梭形单核样细胞和均匀分布的多核巨细胞组成，被归入中间型（局部浸润，偶尔转移）的肿瘤（第 5 版 WHO 骨与软组织肿瘤分类）。骨巨细胞瘤的发病高峰年龄为 20~45 岁，发病年龄 <20 岁的病例仅占 10%。典型发病部位为发育成熟骨骼的长骨末端（股骨远端、胫骨近端、桡骨远端和肱骨近端），偶尔发生于干骺端，特别是发育不成熟的骨骼。本例病变发生于掌骨，不属于骨巨细胞瘤发病的常见部位，需要与发生于小骨的实体型动脉瘤样骨囊肿（ABC）鉴别。实体型 ABC 以往被称为巨细胞修复性肉芽肿，有与骨巨细胞瘤不同的特定好发部位，如颌骨、筛骨、蝶骨、颞骨和手足骨。其发病往往与这些部位的慢性炎症如鼻窦炎、中耳炎，以及手足骨的创伤有关。通常骨巨细胞瘤很少发生于上述特定部位，因此在这些部位诊断骨巨细胞瘤必须首先排除手足小骨的实体型 ABC。另外需要注意的是，骨巨细胞瘤大多发生于骺板闭合后的成年人，而小骨实体型 ABC 易发生于骨骼发育成熟前的青少年。

骨巨细胞瘤和小骨实体型 ABC 有类似的组织学特征。从分子病理特征上来看，大约 95% 的骨巨细胞瘤的单核肿瘤细胞中能够检测出 *H3F3A* 基因突变，90% 为 *H3.3p.G34W* 突变，其余较少见的突变包括 *G34L*（本病例所示）、*G34M*、*G34R* 和 *G34V*。而 *USP6* 基因重排发生于手足小骨 ABC 中，因此对于组织学形态难鉴别，且发生于扁骨等特殊部位的骨巨细胞病变，建议行分子病理检测以明确诊断。

需要特别说明的是，尚未开展分子病理检测的单位，可以运用免疫组化等简便方法检测 *H3F3A G34W*（一种 *H3.3p.G34W* 点突变产物开发的特异性抗体）表达而诊断骨巨细胞瘤（特异度和灵敏度均约 90%），但本例很好地阐释了还有少数骨巨细胞瘤由于存在 *H3F3A* 基因其他位点的突变而导致这种免疫组化检测阴性，因此对病理形态特征、临床影像学等检查均怀疑骨巨细胞瘤的病例，即使免疫组化检测 *H3F3A G34W* 阴性，也还需要进行 *H3F3A* 基因突变检测以明确诊断。

（余 方　陈琼荣）

参考文献

1. GONG L, BUI M M, ZHANG W, et al. H3F3A G34 mutation DNA sequencing and G34W immunohistochemistry analysis in 366 cases of giant cell tumors of bone and other bone tumors[J]. Histol Histopathol, 2021, 36(1): 61-68.

2. 白岳青，杨婷婷，张惠箴. H3F3A G34W 免疫组织化学染色在骨巨细胞瘤诊断中的应用价值[J]. 中华病理学杂志，2019，48(7): 531-536.

三、颅骨巨细胞修复性肉芽肿

（一）临床病史

患者，女，39 岁；因“右耳反复流水 4 月余”入院，既往体健，无特殊病史。专科检查：双侧外耳道干净通畅，双侧鼓膜完整、无红肿，双侧鼻腔通畅、无明显分泌物，鼻中隔无明显偏曲，双侧下鼻甲稍肥大；咽喉检查未见明显异常。实验室检查显示，甲状旁腺激素水平正常。MRI 检查（图 2-3-3A、图 2-3-3B）：右侧颞部 / 颞骨区可见一等 T_1 短 T_2 信号肿块，大小约 54mm × 35mm，其内信号不均匀，可见多发长 T_2 信号影，T_2 Flair 呈高信号，增强扫描呈明显环形及不均匀强化，内可见多发囊状不强化区，邻近颞叶受压，脑膜稍增厚，呈明显强化。术中见上鼓室及颞区内有大量碎肉样新生物。

（二）病理检查

1. 大体所见　送检组织：大小 3.5cm × 3.0cm × 2.2cm，灰黄、灰褐色不整形碎组织一堆。

2. 组织学形态（图 2-3-3C~ 图 2-3-3G）　低倍镜下，病变呈实性片状，其内可见残存的宿主骨；病变由梭形细胞构成，其内破骨细胞样多核巨细胞散在分布，可见出血灶及含铁血黄素沉积；多核巨细胞分布不均匀，主要分布于出血灶周围；梭形细胞胞质呈嗜酸性，细胞界限不清，细胞核呈卵圆形，染色质细腻，部分可见小核仁，未见病理性核分裂象。

3. 辅助检查（图 2-3-3H~ 图 2-3-3K）　免疫组化：肿瘤内单核细胞表达 CD163、CD68（KP1），多核巨细胞表达 CD68（KP1），均不表达 H3.3 G34R、H3.3 G34W、CD1a、Langerin、SMA、S-100、CD34 和 P63。分子检测：FISH 分子检测未检出 *USP6* 基因断裂。

（三）诊断与鉴别诊断

1. 诊断　（颅骨）巨细胞修复性肉芽肿（giant cell reparative granuloma，GCRG）。

诊断依据：青年女性发生于颅骨的富于巨细胞的病变，患者血清学甲状旁腺激素水平正常，可排除甲状旁腺功能亢进所致的棕色瘤。破骨细胞样多核巨细胞多分布于出血灶周围。免疫组化显示梭形细胞 P63、H3.3 G34R 及 H3.3 G34W 阴性，可排除骨巨细胞瘤。分子检测未检出 *USP6* 基因断裂，可排除实体型动脉瘤样骨囊肿。综合发病年龄、部位、免疫组化及分子检测结果，最终诊断为颅骨 GCRG。

2. 鉴别诊断

（1）动脉瘤样骨囊肿：好发于 20 岁以下青少年，可发生于任何部位，好发于长骨干骺端。临床表现为患处疼痛、肿胀，有局部复发倾向，不完整切除后极少能够自愈。典型病例 MRI 检查可显示肿瘤内的分隔及相对特异的液 - 液平面。镜下表现为无内皮细胞衬覆的充血性囊腔，囊内纤维分隔由中等密度的成纤维细胞构成，伴散在分布的破骨细胞样多核巨细胞及成骨细胞包绕的反应性编织骨，破骨细胞样多核巨细胞大小不等、分布不均，可见新骨形成，可见核分裂象，但无不典型核分裂象。当病变内无囊性成分或以实性病变为主时，称为实体型动脉瘤样骨囊肿。发生于手足骨的巨细胞修复性肉芽肿存在 *USP6* 基因易位，

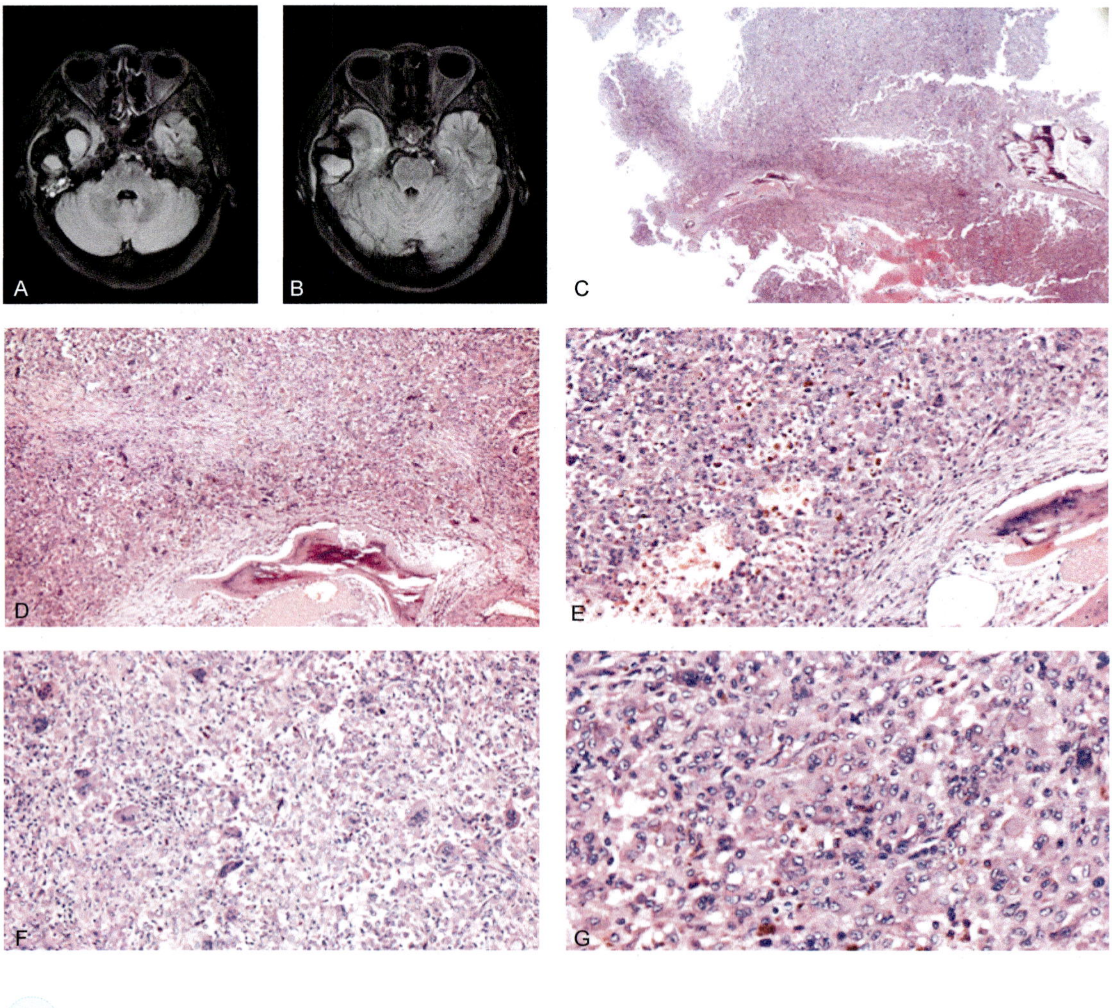

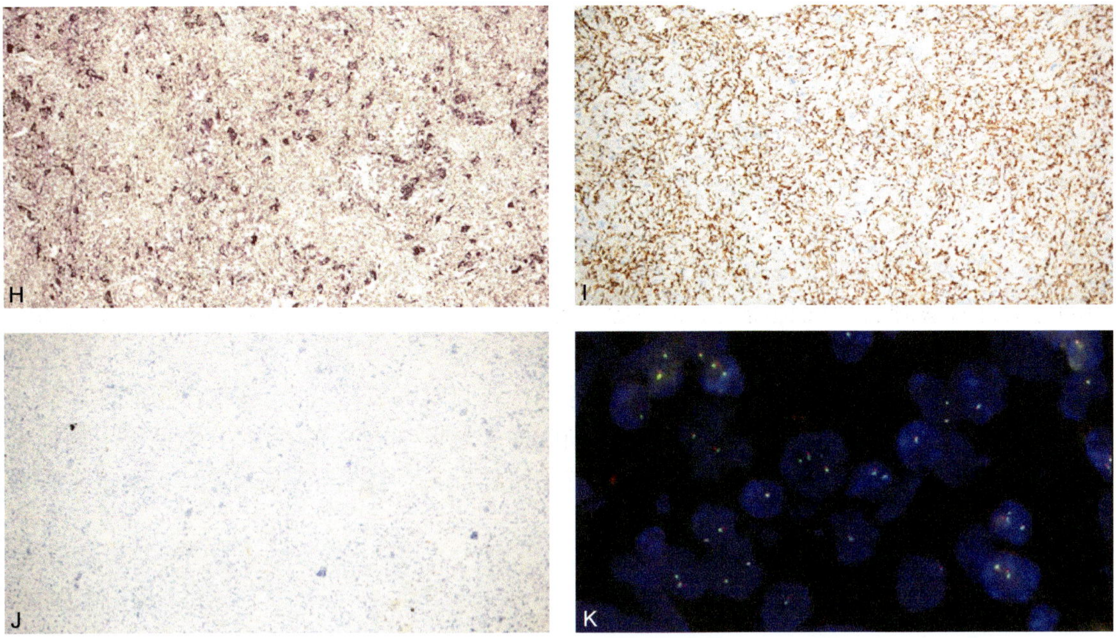

图 2-3-3 颅骨巨细胞修复性肉芽肿

A、B. MRI 检查显示右侧颞部 / 颞骨区肿块，肿块内信号不均匀，邻近颞叶受压，脑膜稍增厚；C. 低倍镜下，病变呈实性片状，其内可见残存的宿主骨（HE 染色 ×40）；D. 低倍镜下，病变由单核组织细胞样细胞构成，其内见破骨细胞样多核巨细胞散在分布（HE 染色 ×100）；E. 可见出血灶及含铁血黄素沉积（HE 染色 ×200）；F. 破骨细胞样多核巨细胞分布不均匀，细胞核数量一般 <20 个（HE 染色 ×200）；G. 高倍镜下，单核组织细胞样细胞胞质呈嗜酸性，细胞界限不清，细胞核呈卵圆形，染色质细腻，部分可见小核仁，未见病理性核分裂象（HE 染色 ×400）；H. 单核组织细胞样细胞及多核巨细胞均表达 CD68（KP1）（HE 染色 ×100）；I. 单核组织细胞样细胞表达 CD163；J. 单核组织细胞样细胞及多核巨细胞均不表达 H3.3 G34W（HE 染色 ×100）；K. FISH 分子检测显示视野内 *USP6* 断裂信号（红绿信号点分开）的细胞比例约为 4%，*USP6* 基因断裂阴性。

而颌面骨类似病变均为阴性，因此手足骨的巨细胞修复性肉芽肿在第 5 版 WHO 骨与软组织肿瘤分类中称为实体型动脉瘤样骨囊肿。

（2）骨巨细胞瘤：是具有局部侵袭性的肿瘤，常见于 20~40 岁青壮年，好发于长骨干骺端，组织学表现为肿瘤性单核细胞和非肿瘤性多核巨细胞，单核细胞为短梭形，细胞核呈圆形或卵圆形，可见小核仁，细胞界限不清；多核巨细胞分布均匀，体积较大，细胞核数量不等（常为 10~30 个，甚至可达 200 个）。超过 95% 的骨巨细胞瘤存在 *H3F3A* 致病性突变，其中约 90% 是 p.G34W 位点，其他罕见变异包括 p.G34L、p.G34M、p.G34R 和 p.G34V，免疫组化抗体 H3.3 G34W 可用于骨巨细胞瘤的辅助诊断。

（3）棕色瘤：是由甲状旁腺功能亢进所致的溶骨性病变，好发于女性，多见于皮质骨，镜下见丰富纤维血管组织和破骨细胞样多核巨细胞，巨细胞聚集在出血区域。实验室检查提示甲状旁腺激素水平升高，血钙升高，血磷降低，碱性磷酸酶升高，而 GCRG 无类似血清学异常结果。

（四）读片分析

GCRG 是一种骨内反应性修复性瘤样病变，发生于颌骨内，中线区较多，以下颌骨多见，偶尔发生在颞下颌关节区域。常见于 20 岁以下年轻患者，男女比例约 1 ∶ 2，多与外伤、炎症或妊娠有关，临床表现常为局部疼痛及肿胀，病灶刮除后可复发。X 线检查显示界限清楚的透光性肿块，邻近牙齿常见脱位，骨皮质常完整，无骨膜反应。肿瘤大体呈棕色，质脆，易碎，可见出血并继发囊性改变。镜下特点：由梭形成纤维细胞及胶原性间质组成，伴出血、大量多核细胞及破骨细胞样巨细胞，可见少许核分裂象；巨细胞趋于出血区周围，呈小簇状分布，细胞核数量常为 12 个以下，常见散在的淋巴细胞、含铁血黄素沉积，边缘可见反应性编织骨及充满血液的小囊腔。

GCRG 少见，其临床表现、影像学检查及病理学形态与多种富于巨细胞的病变类似，应与动脉瘤样骨囊肿、骨巨细胞瘤、甲状旁腺功能亢进所致的棕色瘤等相鉴别。在诊断时需结合临床和影像学资料综合考虑，充分排除其他病变可能。

本例为年轻女性发生于颞骨的病变，影像学检查显示病变较局限，病史提示慢性起病过程。组织学表现为富于巨细胞的病变，破骨细胞样多核巨细胞分布不均匀，多见于出血灶周围。本例发生于颅面部不规则骨，影像学检查无特异性，需要结合临床表现和实验室检查并借助免疫组化和分子检测来鉴别诊断。

（熊 婉 陈琼荣）

参考文献

1. WHO Classification of Tumours Editorial Board.WHO Classification of Tumours：Soft Tissue and Bone Tumours［M］. 5th ed. Lyon：IARC Press，2020.

2. LEE J C，HUANG H Y. Soft Tissue Special Issue：Giant Cell-Rich Lesions of the Head and Neck Region［J］. Head Neck Pathol，2020，14（1）：97-108.

3. 魏石 . 富于巨细胞的骨病变［J］. 中华病理学杂志，2021，50（3）：277-281.

第四节 其他骨病变

一、左胫骨罗萨伊 - 多尔夫曼病

（一）临床病史

患者，女，43 岁；因“发现左胫骨中上 1/3 处肿物 10 个月”入院。左小腿 X 线检查（图 2-4-1A）：胫骨中上段髓腔内溶骨性病变，肿瘤性病变可能。

（二）病理学检查

1. 大体所见 活检标本：大小为 0.8cm × 0.7cm × 0.4cm，灰黄、灰褐色不整形碎组织一堆。左胫骨中上段骨肿瘤刮除 + 植骨术切除标本：大小为 3cm × 2cm × 1cm，灰白、灰黄色不整形碎组织一堆，较大组织切开，切面呈灰白、灰黄色、实性、质中。

2. 组织学形态（图 2-4-1B~ 图 2-4-1E） 低倍镜下，病变由交替性分布的淡染带和深染带组成，深染带为组织细胞之间聚集的浆细胞和淋巴细胞；淡染带为成片增生的梭形或多边形组织细胞，伴明显的泡沫样组织细胞及炎症细胞浸润。组织细胞体积大，胞质丰富，淡染或呈淡嗜伊红色，细胞核大，呈圆形，染色质呈空泡状，核仁清晰。部分组织细胞胞质内可见数量不等、形态完整的淋巴细胞、浆细胞和中性粒细胞（又称伸入运动）。核分裂象罕见或无。

3. 免疫组化（图 2-4-1F~ 图 2-4-1H） pan-CK 阴性，CD68（KP1）组织细胞阳性，S-100 组织细胞阳性，CD1a 阴性，Langerin 阴性，Ki-67 增殖指数约 10%。

（三）诊断及鉴别诊断

1. 诊断 （左胫骨中上段）罗萨伊 - 多尔夫曼病（Rosai-Dorfman disease，RDD）。

诊断依据：本例病变发生于胫骨，炎症背景明显，可见典型的组织细胞伸入运动（组织细胞吞噬数量不等、形态完整的淋巴细胞、浆细胞和中性粒细胞）。

2. 鉴别诊断

（1）朗格汉斯细胞组织细胞增生症：虽然也有炎症背景，但是以大量增生的肿瘤性朗格汉斯细胞为特征，炎症细胞以嗜酸性粒细胞为主，而非淋巴细胞和浆细胞。本例免疫组化 CD1a 及 Langerin 均为阴性，可排除朗格汉斯细胞组织细胞增生症。

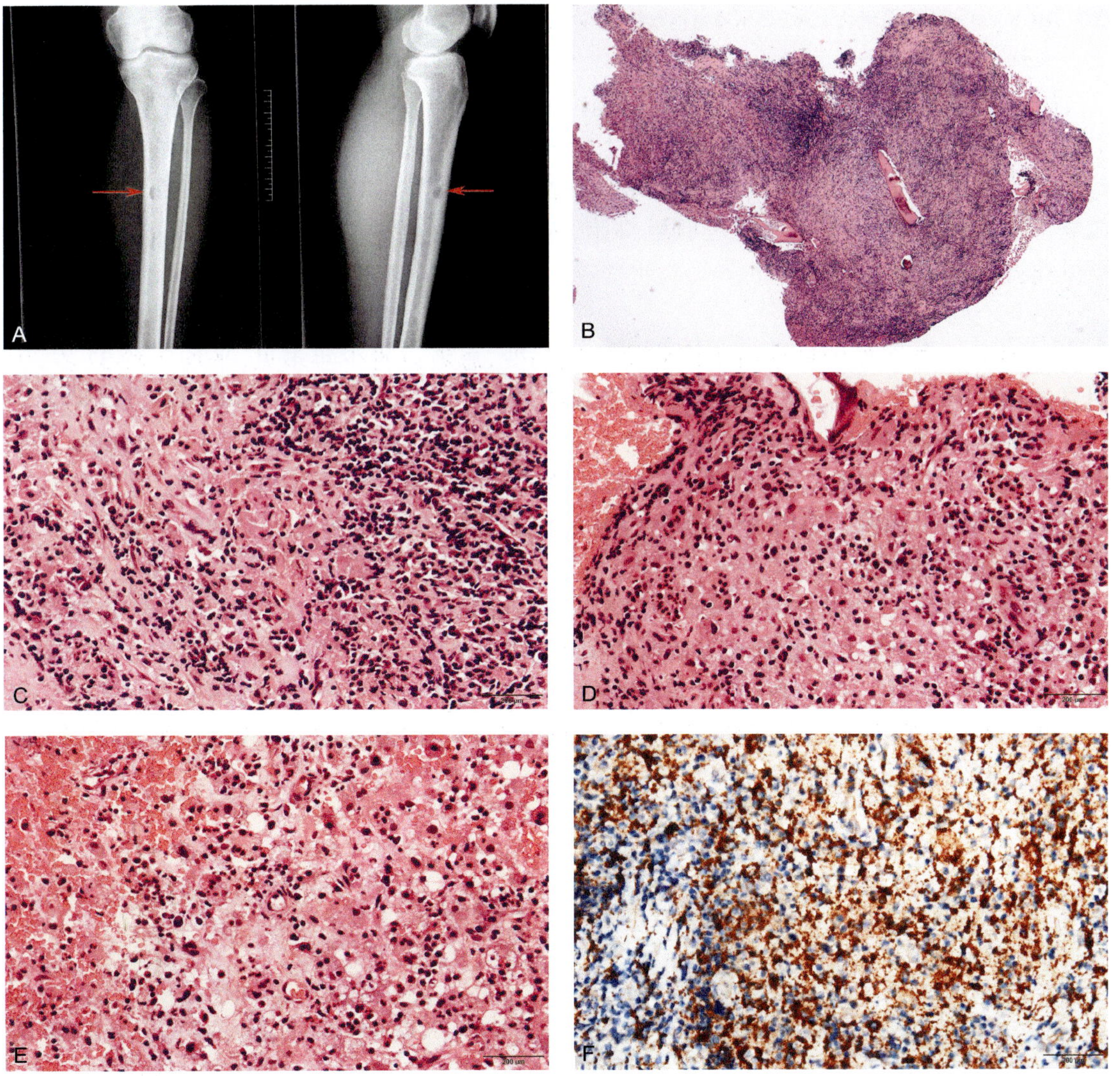

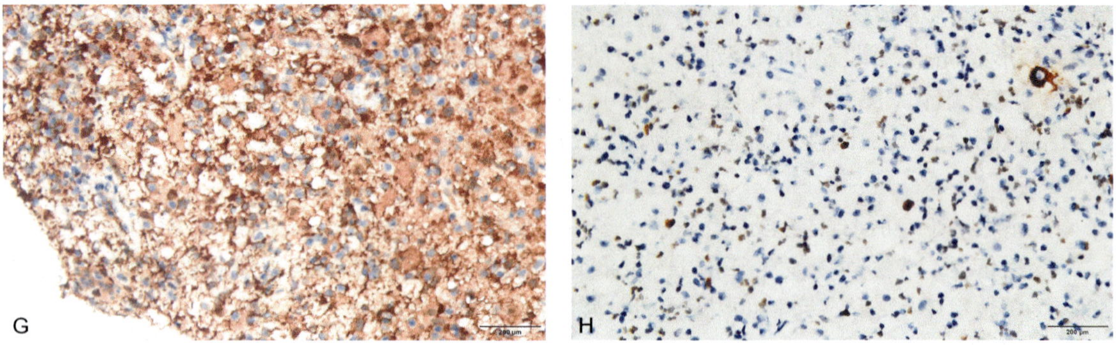

图 2-4-1　胫骨罗萨伊 - 多尔夫曼病

A. X 线检查发现左侧胫骨中上段有一溶骨性病变（红箭头所示）；B. 低倍镜下，病变组织在髓内板层骨之间生长，呈明暗相间的形态（HE 染色 ×40）；C. 中倍镜下，明暗交界处，暗区显示淋巴细胞和浆细胞聚集，明区显示体积较大、胞质嗜酸性的组织细胞（HE 染色 ×200）；D、E. 另一处组织细胞聚集区，见部分组织细胞胞质丰富、呈嗜酸性或空泡状，胞质内可见吞噬的淋巴细胞（又称伸入运动）（HE 染色 ×200）；F、G. 免疫组化显示组织细胞分别表达 S-100 和 CD68（空泡）（IHC×400）；H. 免疫组化 Ki-67 显示增殖指数约 10%（IHC×400）。

（2）埃德海姆 - 切斯特病：是一种以髓内泡沫状组织细胞和杜顿巨细胞增生为特征，并引起反应性骨硬化改变（HE 染色显示增生的骨小梁中可见不规则的黏合线）的罕见原发性骨病。病变累及范围广泛，以四肢长骨多见，常为多骨性或双侧对称性受累。而本例患者为孤立性病变，组织学形态上未见杜顿巨细胞，未见硬化性增生的骨组织和不规则黏合线，但可见典型的组织细胞伸入运动。

（四）读片分析

RDD 是一种罕见的良性组织细胞增生性病变，患者以青少年多见，平均年龄 31 岁，无明显性别差异。最常见的典型临床表现是双侧颈部无痛性淋巴结肿大，发病累及骨骼者约 15%。颅骨、颌面骨和胫骨是该病常见的发病部位。X 线检查以溶骨性病变为主，偶尔可呈溶骨和成骨混合性改变。最具特征性的形态学表现是出现大量吞噬淋巴细胞、浆细胞和其他血细胞的组织细胞。RDD 免疫组化检测 S-100 阳性，部分病例表达 CD68，不表达 CD1a。电镜下无伯贝克颗粒。

有研究表明，33% 的 RDD 涉及 MAPK/ERK 通路突变。同时，在 90% 以上的朗格汉斯细胞组织细胞增生症和埃德海姆 - 切斯特病中亦有 MAPK/ERK 通路突变，这提示部分 RDD 与朗格汉斯细胞组织细胞增生症和埃德海姆 - 切斯特病可能具有相似的病变发生通路。指南建议，组织细胞来源的肿瘤常规进行 KRAS、NRAS、HRAS、ARAF、BRAF 和 MAP2K1 的分子检测，以明确诊断并指导靶向治疗。

（余　露　陈琼荣）

参考文献

GARCES S, YIN C C, PATEL K P, et al. Focal Rosai-Dorfman disease coexisting with lymphoma in the same anatomic site: a localized histiocytic proliferation associated with MAPK/ERK pathway activation[J]. Mod Pathol, 2019, 32(1): 16-26.

二、纤维软骨结构不良

（一）临床病史

患儿，男，10 岁；患儿 3 天前发生左髋部外伤，骨盆 X 线检查提示：左股骨颈占位性病变，未行特殊处理。为求进一步诊治，遂来就诊。专科检查：左髋部无明显红肿，皮温正常，局部无明显叩压痛，左髋关节活动可，肢端红润，感觉活动可。CT 检查（图 2-4-2A）显示左侧股骨颈膨大，骨皮质区见类圆形骨质破坏影，向骨髓腔内突入，范围约 34mm×44mm，其内见多发花边状骨性分隔，可见硬化边缘，邻近骨质未见明显骨膜反应。MRI 检查显示左侧股骨颈膨大，范围约 3.4cm×4.4cm 的团块状等 T_1 混杂 T_2 信号，其内见多发低信号骨性分隔影，病灶周边硬化明显，病灶内未见明显液 - 液平面。

（二）病理检查

1. 大体所见 灰白、灰红色碎骨渣样物，大小约 5.0cm×4.0cm×4.0cm。

2. 组织学形态（图 2-4-2B~ 图 2-4-2F） 镜下可见较多圆形结节，由高分化的透明软骨岛及散在的软骨构成，部分区域与编织骨相移行，其周围可见增生的纤维结缔组织和不成熟的骨小梁交织，梭形纤维排列成束状、编织状，不成熟的骨小梁纤细，大小形态不一，排列无规则。骨小梁周围大多无成骨细胞围绕或仅见一层扁平梭形细胞。

（三）诊断与鉴别诊断

1. 诊断 纤维软骨结构不良（fibrocartilaginous dysplasia，FCD）。

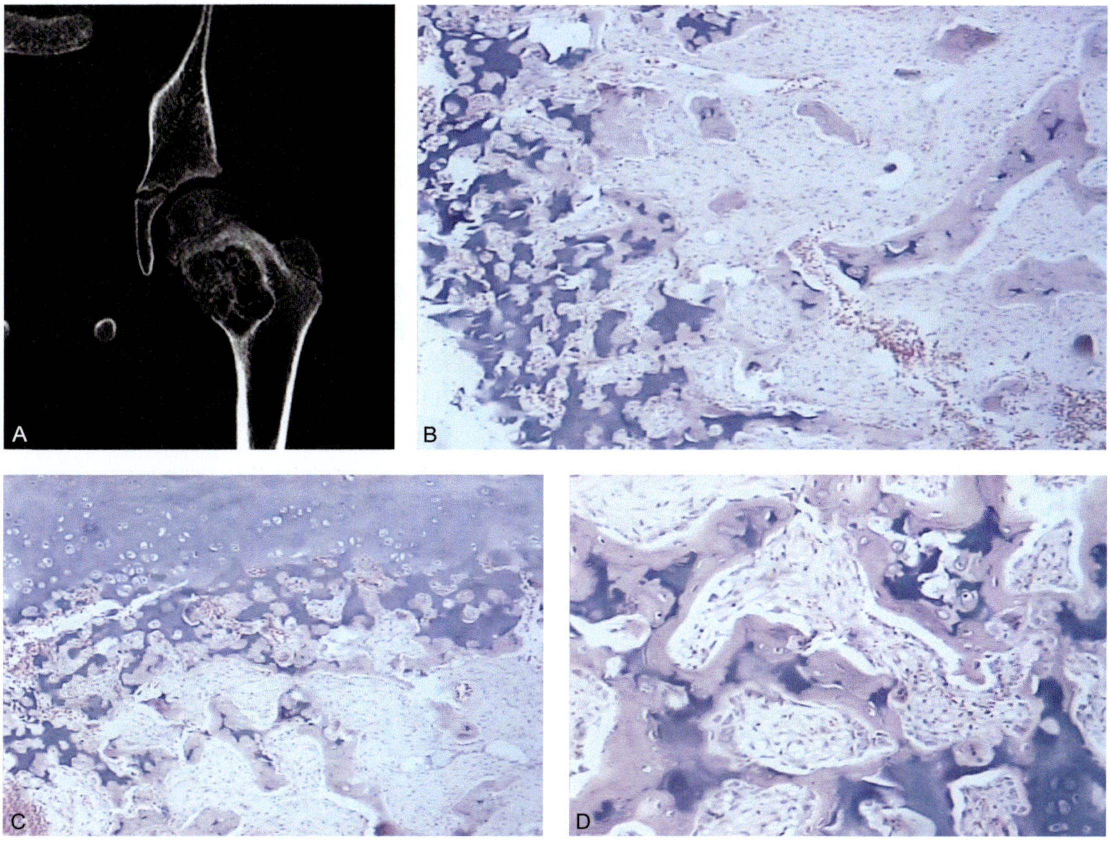

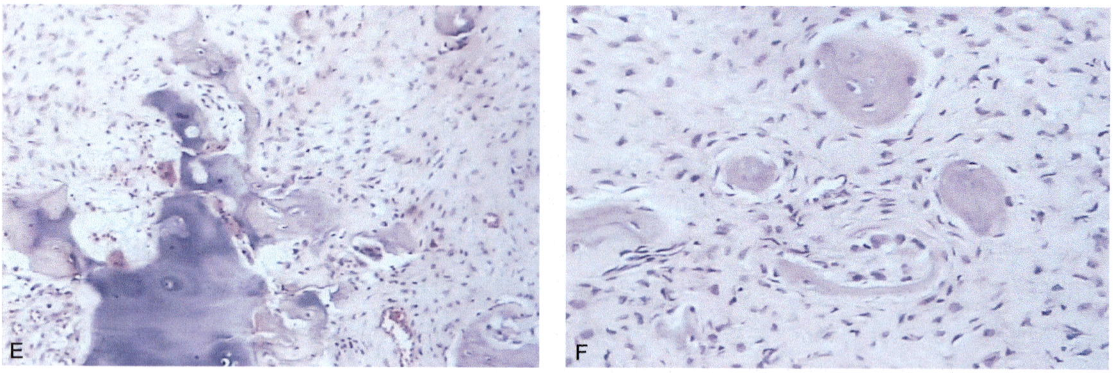

图 2-4-2　纤维软骨结构不良

A. CT 检查示左侧股骨颈膨大，骨皮质区见类圆形骨质破坏影，其内见多发花边状骨性分隔，可见硬化边缘；B、C. 低倍镜下，病变由透明软骨、编织骨及其间的梭形细胞间质构成，可见软骨逐渐骨化，过渡为编织骨的形态（HE 染色 ×100）；D. 高分化软骨岛与编织骨相移行（HE 染色 ×100）；E. 高分化软骨岛与编织骨相移行，其旁增生的梭形细胞间质和不成熟的骨小梁交织；骨小梁周围未见成骨细胞衬覆；排列无规则（HE 染色 ×200）；F. 逗点状编织骨周围大多无成骨细胞围绕（HE 染色 ×400）。

诊断依据：患者为儿童，骨骺线尚未闭合，是位于长骨干骺端的局限性病变。镜下主要有两种结构：一种为增生的纤维结缔组织和不成熟的骨小梁交织，另一种为较多成熟的圆形结节状高分化的透明软骨岛及散在的软骨结节；两种结构互相混杂。

2. 鉴别诊断　FCD 因软骨成分较多，易与内生性软骨瘤、软骨肉瘤及纤维软骨性间叶瘤相鉴别，详见表 2-4-1。

表 2-4-1　FCD 鉴别诊断

骨肿瘤	内生性软骨瘤	软骨肉瘤	纤维软骨性间叶瘤	FCD
发病年龄	10~30 岁	多发生于中老年人	罕见，儿童和青少年	常发生于青少年
临床表现	多发生于手足管状骨，无症状。可发生病理性骨折	局部疼痛，常伴有奥利尔病、马富奇综合征、遗传性多发性骨软骨病	累及长骨干骺端（尤其是腓骨），呈局部侵袭性，体积迅速增大	常位于下肢（股骨近端），进行性畸形，有病理性骨折风险
病理特征	由成熟的透明软骨小叶组成，可见黏液样变、软骨内骨化及钙化	有间叶性软骨肉瘤、透明细胞软骨肉瘤和黏液软骨肉瘤 3 种类型，缺乏纤维骨性组织	独特的骨骺生长板样的软骨结节，由增生的梭形细胞及骨小梁组成	成熟的透明软骨小叶、纤维骨间质
影像学征象	边界清楚、膨胀性、低密度的病变中出现斑点状、毛絮状或环状钙化影	膨胀性，边界常不清，可见骨密质内缘扇形侵蚀	溶骨性病变，膨胀性生长，可见骨皮质侵蚀	溶骨性病变，界清，边缘可见硬化
分子病理特征	常有 *IDH1*/*IDH2* 基因突变	38%~70% 出现 *IDH1* 和 *IDH2* 基因突变	没有发现 *IDH1* 和 *IDH2* 基因突变，没有 *MDM2* 扩增，也不存在 *GNAS* 基因突变	部分存在 *GNAS* 基因突变
治疗与预后	部分病例可以随访观察，不予治疗。对于较大或疑似恶变的病变可行刮除植骨。大多数内生性软骨瘤预后好	手术治疗为主	手术治疗为首选。预后好，没有转移致命的报道	治疗建议进行广泛的刮骨、植骨，预后好

（四）读片分析

FCD 是 Pelzmann 等在 1980 年首次报道的一种疾病，被认为是一种含有广泛软骨的 FD 病变，是 FD 的一个亚型。男性稍多，发病年龄为 4~53 岁（平均 18.8 岁）。最常见的部位是股骨近端，多发性与单发性比例为 1 ∶ 3。典型的影像学征象包括长骨干骺端皮质清晰、透亮的缺损和硬化边缘。病理形态特征显示：典型 FD 中出现高分化圆形结节状或板状的软骨岛。FCD 是一种少见的股骨近端病变，因其导致进行性畸形，易发生病理性骨折，需早期手术治疗。治疗建议进行广泛的刮骨、植骨，并通过截骨和内固定矫正畸形。虽然 FCD 被描述为 FD 的组织学变异型，但这两个实体之间并没有发现临床上的区别。

（黄利华）

参考文献

1. LAKSHMANAN A，PARAMESWARAN A. Fibrocartilaginous Dysplasia -A Report of Five Cases with Review of Literature［J］. J Orthop Case Rep，2022，12（2）：61-64.

2. ALSHALAN A，ASIRI Y，ALGARNI A，et al. Fibrocartilaginous dysplasia：What do we know so far？［J］. Radiol Case Rep，2023，18（5）：1763-1766.

三、颅骨肌纤维瘤

（一）临床病史

患儿，男，1 岁 7 个月；因“左侧颞骨处包块进行性增大半年”入院。半年前，无意间发现患儿左侧颞部黄豆大小包块，无其他不适，呈进行性增大，就诊后给予定期观察。近日复查时，穿刺活检见少许小圆细胞影。为求进一步诊治，遂来就诊，以“头皮包块”入院。CT 检查（图 2-4-3A）显示左侧颞顶部软组织肿块，左侧颞顶部骨质破坏，首先考虑朗格汉斯细胞组织细胞增生症。术中所见：推开骨膜，可见骨质破坏，大小约 3cm × 3cm，周边骨质基本正常；分离骨质，可见病灶累及位置较深，遂送病理检查。

（二）病理检查

1. 大体所见 送检浅灰褐色碎组织一堆，总体积为 4cm × 2cm × 1cm，可触及骨质。

2. 组织学形态（图 2-4-3B~ 图 2-4-3E） 低倍镜下，肿瘤表现为结节状或漩涡状增生，明区和暗区交叉分布。肿瘤间质可见大量不规则分支的薄壁血管、少许纤维黏液样变。明区位于结节周围，暗区在结节中心；瘤细胞为圆形或胖梭形的肌成纤维细胞样细胞，排列成短束状或漩涡状；细胞质呈弱嗜酸性，细胞核为长纺锤形，染色质呈空泡状，可见小核仁，并可见胶原纤维，细胞无明显异型性，核分裂象罕见。

3. 免疫组化（图 2-4-3F~ 图 2-4-3I） 瘤细胞弥漫表达 Vimentin 和 SMA，灶性表达 calponin 和 Caldesmon，弥漫表达 Bcl-2，不表达 SOX10、Desmin、EMA、S-100 和 CD34；Ki-67 增殖指数约 5%。

（三）诊断及鉴别诊断

1. 诊断 （颅骨）肌纤维瘤。

诊断依据：①患儿男，1 岁 7 个月，因“左侧颞骨处包块进行性增大半年”入院，CT 检查提示左侧颞顶部软组织肿块，左侧颞顶部骨质破坏；②术中发现肿瘤位于颅面骨而不是软组织

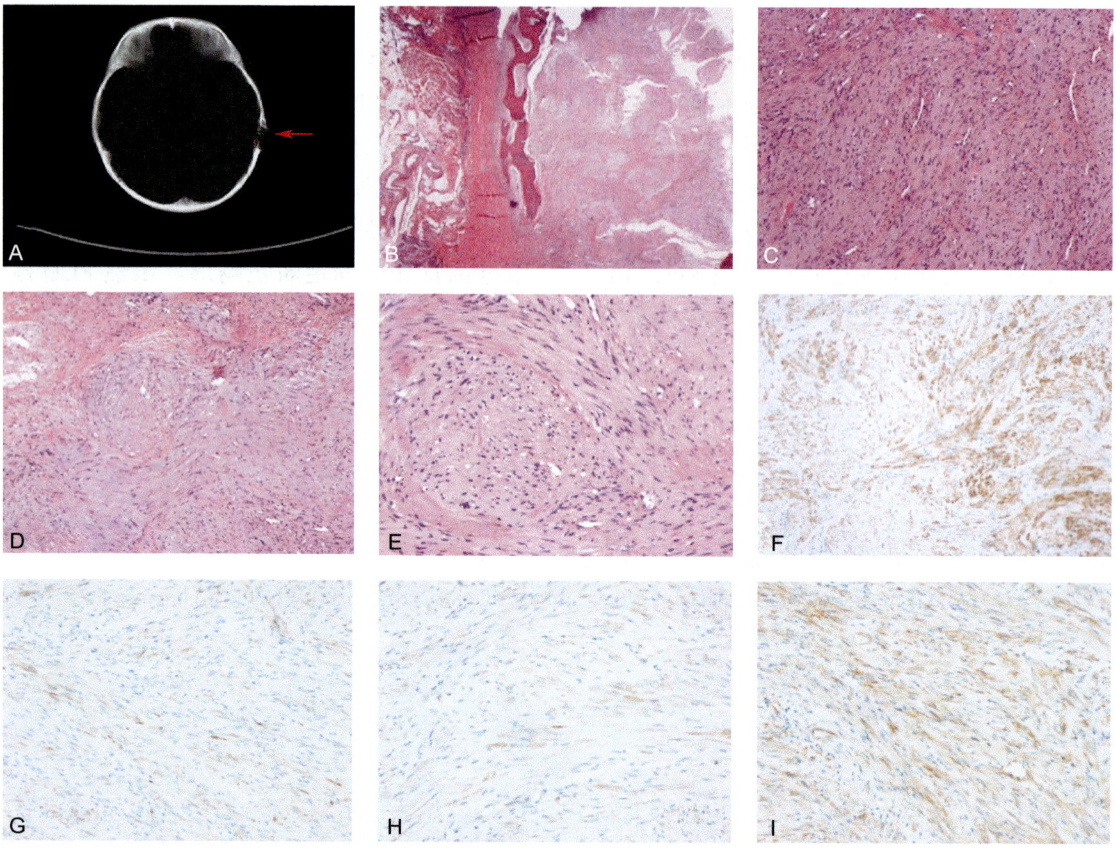

图 2-4-3 肌纤维瘤

A. CT 检查显示左侧颞顶部软组织肿块，左侧颞顶部骨质破坏（红箭头所示）；B. HE 染色显示肿瘤呈结节状或漩涡状增生，明区和暗区交叉分布；C. 肿瘤间可见不规则分支的薄壁血管，间质可见少许纤维黏液样变；D. 明区为结节周围（左上角），暗区为结节中心部位，均由肥胖的肌成纤维细胞样细胞排列成短束状或漩涡状；E. 高倍镜下，瘤细胞为多角形或梭形细胞，细胞核稍大、深染，细胞质少，肿瘤核分裂象罕见；F. 免疫组化显示瘤细胞弥漫表达 SMA；G. 灶性表达 calponin；H. 灶性弱表达 Caldesmon；I. 瘤细胞弥漫表达 Bcl-2。

内，单发，有骨质破坏；③镜下见肿瘤呈多结节状，明区和暗区交叉分布，明区由肥胖的肌成纤维细胞样细胞构成，胞质呈嗜酸性，排列成短束状或漩涡状；暗区由轻度多形性的核深染的圆形、多边形细胞组成，部分区域排列成血管周细胞瘤样结构；这些细胞 Vimentin、SMA 和 calponin 阳性表达，CD34、Desmin 和 S-100 阴性。

2. 鉴别诊断

（1）结节性筋膜炎：常见于稍大年龄的儿童或青少年，发病过程短，一般为 1~2 个月的病史。病变多位于上肢前臂软组织内（颅骨筋膜炎可累及骨）。病变单发，边界清楚，直径通常 <2cm。细胞呈胖梭形，异型性不明显，分布比较疏松，呈“培养细胞样”，很少能见到典型的明暗相间的双相结构。核分裂活跃，但没有病理性核分裂象。间质黏液样变更为显著，可伴有炎症细胞浸润和红细胞外渗现象。除表达 Vimentin 和 SMA 以外，部分病例可局部表达 Desmin。多数病例可存在 *USP6* 基因重排。

（2）婴儿型纤维肉瘤：发病年龄较肌纤维瘤小，多发生于 1 岁以内的儿童，半数以上患者出生即有，表现为迅速增大的肿块，体积可以很大（可达到 30cm）。肿块边界不清，常向邻近的正常组织浸润性生长。生长模式较单一，由交织条束状或鱼骨样排列的梭形细胞组成，无明暗相间的排列模式。细胞核深染，可见病理性核分裂象，少数病例也可由原始的小圆形细胞组成，仅局限区域显示成纤维细胞性分化。多数病例的间质可见慢性炎症细胞浸润。免疫组化 Vimentin 弥漫强阳性，SMA 和 MSA 散在阳性，一般不表达 Desmin、CD34。分子遗传学特征为 *ETV6 -NTRK3* 基因融合。

（3）孤立性纤维性肿瘤：是一种少见的成纤维细胞软组织肿瘤，可发生于躯干的所有解剖部位，各个年龄段均可发生，病理组织学形态部分区域和肌纤维瘤相似，亦呈血管外皮瘤样生长方式。肿瘤细胞往往阳性表达 CD34、STAT6，分子遗传学特征为 *NAB2-STAT6* 基因融合。

（4）血管平滑肌瘤：由分化成熟的平滑肌束和厚壁血管组成，分为 3 种亚型：实体型最常见，血管较多、口径小，周围围绕分化成熟的平滑肌细胞；静脉型，其内的血管为厚壁静脉型血管，平滑肌常围绕血管呈漩涡状排列，瘤细胞与血管壁平滑肌细胞之间可见移行；海绵状型，其内血管由扩张的海绵状血管组成，间质可呈黏液样变。其平滑肌束表达 Desmin，可与肌纤维瘤鉴别。

（四）读片分析

肌纤维瘤 / 肌纤维瘤病是婴幼儿常见的良性间叶性肿瘤，多发生于 2 岁以内的婴幼儿。临床上有 3 种类型：①单发型（肌纤维瘤），常见，好发于皮肤，可延伸至皮下、肌肉和骨，偶可位于骨内，尤其是颅面骨，本型多见于男性；②多中心型（肌纤维瘤病），不常见，包括 2 种亚型，一种为多部位的软组织内和骨内病灶，但不伴内脏累及，本型女性多见；另一种伴有内脏累及；③成年型，少见，多表现为肢体和头颈部皮肤或口腔内缓慢生长的无痛性肿块，男女之间发生率无明显差异。肌纤维瘤影像学表现具有非特异性，CT 由于有限的空间软组织分辨率，对肿瘤边缘和周围结构的浸润或包裹等的评估能力有限，MRI 检查显示婴儿肌纤维瘤主要是一个周边增强的肿块，但增强程度与特定的组织病理分级无关。肌纤维瘤镜下呈多结节状，明区和暗区交叉分布。明区由肥胖的肌成纤维细胞样细胞构成，胞质呈嗜酸性，排列成短束状或漩涡状；暗区由轻度多形性、核深染的圆形、多边形细胞组成，部分区域排列成血管周细胞瘤样结构。尽管其镜下组织学特点偶尔不典型，血管外皮瘤样生长模式也可以作为肌纤维瘤的特征性结构。肌纤维瘤的临床表现、组织学特点及免疫组化都分别与其他疾病有相似性，因此综合考虑临床表现、组织病理学和免疫组化特点对于正确诊断是必须的。绝大多数肌纤维瘤预后较好，未累及内脏的单发型肌纤维瘤手术切除即可，很少复发；多中心型肌纤维瘤，特别是有内脏累及时，预后往往不佳。在肌纤维瘤的一些家族性和散发性病例中发现了 *PDGFRB* 基因突变。PDGFRB 编码受体酪氨酸激酶，基因突变导致的酪氨酸激酶功能变化可由酪氨酸激酶抑制剂靶向抑制，体外研究发现，伊马替尼可以消除 p.N666H 突变引起的组成性酪氨酸磷酸化，并抑制表达突变的 BA/F3 细胞增殖。在对患者家属进行全面检查后，患者服用伊马替尼，生活质量有所提高。

（黄 娟　黄 桢　张 文）

参考文献

储婧，王一真，方园 . 肌纤维瘤 30 例临床病理分析［J］. 临床与病理杂志，2020，40（3）：594-600.

四、胫骨脊索瘤

（一）临床病史

患者，女，52 岁；患者 1 年前因撞伤发现右小腿胫前肿物，伴轻微疼痛，压痛明显，肿物呈进行性肿大，未行特殊治疗。3 天前扭伤致右膝疼痛伴肿胀。CT 检查（图 2-4-4A~ 图 2-4-4C）：右侧胫骨上段前部胫骨结节下见溶骨性骨皮质破坏，邻近胫骨结节骨皮质中断、上移，邻近髌骨肌腱附着，周围见明显皮下絮状影。考虑肿瘤性病变（纤维结构不良）合并胫骨结节病理性撕脱性骨折。

（二）病理检查

1. 大体所见 送检组织：大小 3.0cm × 2.5cm × 2.4cm，灰红、灰褐色碎骨组织一堆。

2. 组织学形态（图 2-4-4D、图 2-4-4E） 低倍镜下，肿瘤细胞排列成片状，在骨组织内呈浸润性生长，伴出血；高倍镜下，肿瘤细胞呈多边形，胞质透亮，细胞核呈圆形或椭圆形，未见明确核分裂象及坏死。

3. 辅助检查（图 2-4-4F~ 图 2-4-4J） 免疫组化显示瘤细胞表达 Brachyury、S-100、

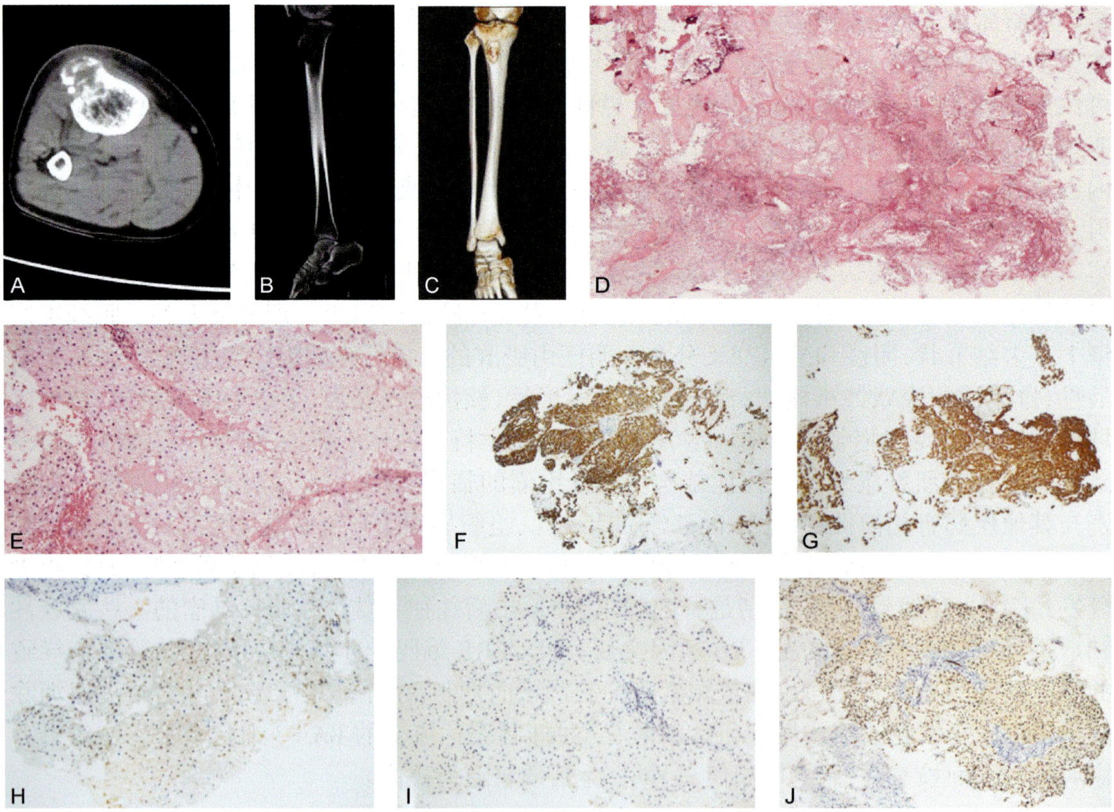

图 2-4-4 脊索瘤

A~C. CT 检查显示右侧胫骨上段前部胫骨结节下见溶骨性骨皮质破坏，邻近胫骨结节骨皮质中断、上移；D. 低倍镜下，肿瘤细胞排列成片状，伴出血（HE 染色 ×40）；E. 高倍镜下，肿瘤细胞在骨组织内浸润性生长（HE 染色 ×200）；F. 免疫组化显示瘤细胞表达 pan-CK（IHC×40）；G. 瘤细胞表达 Vimentin（IHC×40）；H. 瘤细胞表达 S-100（IHC×200）；I. 瘤细胞不表达 PAX8（IHC×100）；J. 瘤细胞表达 Brachyury（IHC×100）。

Vimentin、pan-CK、EMA 和 P63， 而 MOC31、CK7、CAIX、SATB2、CD10、SOX10、GATA-3、PAX8、HNF1β、IDH1R132H 均阴性，Ki-67 显示增殖指数约 5%，INI1 未见缺失。分子检测：FISH 检测显示 *EWSR1* 断裂阴性。

（三）诊断与鉴别诊断

1. 诊断 （胫骨）脊索瘤（chordoma）。

诊断依据：中老年女性，肿瘤发生于右下肢胫前。组织学形态表现为破坏骨组织的生长模式，肿瘤细胞呈多边形，胞质透亮，细胞核呈圆形或椭圆形，未见明确核分裂象及坏死。主要免疫组化：Brachyury、S-100、Vimentin、pan-CK 阳性。

2. 鉴别诊断

（1）转移性肾透明细胞癌：有相关病史，免疫组化表达 PAX8 及 CAIX。

（2）肌上皮癌：细胞异型性明显，核分裂象及坏死常见，表达 S-100、pan-CK、EMA、SOX10 等。

（3）黏液样软骨肉瘤：结节状或分叶状，边界清楚，小叶周边细胞较丰富，中央细胞较稀少，有大量黏液样基质，细胞质呈嗜酸性或含空泡状，似陷窝或液滴，一般胞界不清，细胞核小而深染，异型性中等，核分裂象较少见，表达 Vimentin 和 S-100，但不表达 pan-CK 和 EMA。

（四）读片分析

经典型脊索瘤发病高峰年龄为 40~61 岁（中位年龄 44 岁），好发于中轴骨，发病率分别为颅底 32%、活动性脊柱 32.8%、骶骨和尾骨 29.2%，仅少数发生于中轴骨外，如肺、纵隔、小指的屈伸滑膜鞘、牙龈等罕见部位。经典型脊索瘤镜下见淡染或偏蓝色的黏液样背景，肿瘤由大的上皮样细胞构成，胞质呈透明至稍嗜酸性，由纤维间隔分隔成小叶；肿瘤细胞排列成条索状、巢状，或散在漂浮于黏液中；肿瘤细胞存在异型性，可从形态温和到奇异核细胞、梭形细胞，后者常见核分裂象伴肿瘤坏死。免疫表型：弥漫表达 pan-CK 和 Brachyury（脊索发育所必需的转录因子，目前除了血管母细胞瘤外，它是脊索瘤高度特异和灵敏的标志物）；大部分病例表达 EMA 和 S-100；INI1 失表达多为差分化脊索瘤，还可以是儿童经典型脊索瘤；去分化脊索瘤中的去分化成分不表达 pan-CK、Brachyury、EMA 和 S-100，骶尾部去分化脊索瘤中的肿瘤成分和去分化成分均表达 INI1。本例是很罕见的发生于中轴骨以外的脊索瘤，形态学未见明确黏液样背景，细胞呈多边形、胞质透亮，导致诊断较困难，但只要在诊断时考虑到脊索瘤，再结合相应的免疫组化检测，就可以明确诊断。

（彭 茜 陈琼荣）

参考文献

1. ZHU J, KWAN K M, MACKEM S. Putative oncogene Brachyury is essential to specify cell fate but dispensable for notochord progenitor proliferation and EMT[J]. Proc Natl Acad Sci USA, 2016, 113(14): 3820-3825.

2. BALL S, DASH A, IGID H P, et al. Primary extra-axial chordoma masquerading as lung cancer: Case report and review of the literature[J]. Clin Lung Cancer, 2020, 21(6): e560-e563.

五、青少年小梁状骨化性纤维瘤伴继发性动脉瘤样骨囊肿

（一）临床病史

患儿，女，5 岁半；因"左侧颅中窝内外的沟通型、直径 7~8cm 的肿瘤，进行性增大"入院。既往在未进行穿刺的情况下，术前按照骨肉瘤化疗一个疗程，肿瘤体积未见减小。MRI 检查（图 2-4-5A）显示：左侧上颌窦外侧壁、左侧眼眶外侧壁、左侧颞骨、颧弓局部骨质连续性中断，左侧眼球、眼外肌及视神经受压，左侧颞部可见一软组织密度肿块影，较大层面大小约 6.0cm × 5.2cm，其内可见多发线状高密度影，中心可见低密度无强化影，左侧侧脑室受压狭窄。头颈部动脉 CT 血管造影提示左侧颅内动脉受压移位，以大脑中动脉及其分支为著。

（二）病理检查

1. 组织学形态（图 2-4-5B~ 图 2-4-5F） 瘤组织见纤维骨性病变，由富于细胞的纤维间质及骨样组织构成，梭形细胞直接形成不成熟的骨样组织，呈细长的梁状，可交织成网状。梁状骨样组织中央开始出现钙盐沉积，形成成熟度不等的纤维样骨和编织骨，较为成熟的编织骨周围有丰富的成骨细胞衬覆，而未成熟骨组织内含有体积较大的成骨细胞。部分区域瘤组织周围骨质硬化，相对成熟，部分区域瘤组织破坏骨皮质，浸润软组织内生长，瘤细胞丰富密集，可见少量核分裂象，异型性不明显，局部形成动脉瘤样骨囊肿改变。

2. 辅助检查（图 2-4-5G、图 2-4-5H） 免疫组化：瘤组织显示 Vimentin、SATB2、P16 阳性，Osterix 部分阳性，RUNX2 少量阳性，SMA 弱阳性，H3K27me3 阳性（未见缺失），P53 散在阳性（野生型），其余 MDM2、AE1/AE3、SSX、P40、S-100、SOX10、CK、EMA、PR、Desmin、STAT6、CD34、GFAP、TTF1、SS18-SSX、H3.3K36M、H3.3G34W、β-catenin、Pan-TRK 均阴性，Ki-67 增殖指数为 20%。分子检测：FISH 检测 *HMGA2* 断裂阴性，*MDM2* 扩增阴性。Sanger 测序：*GNAS*、*H3F3A*、*H3F3B*、*H3F3C* 基因突变均阴性。

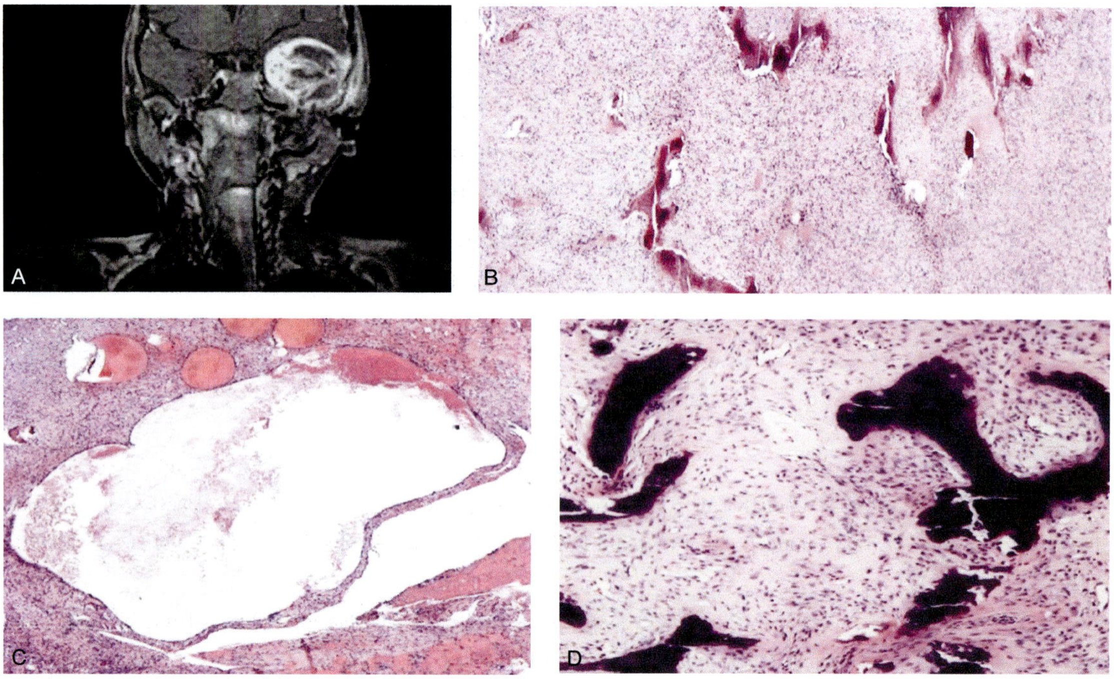

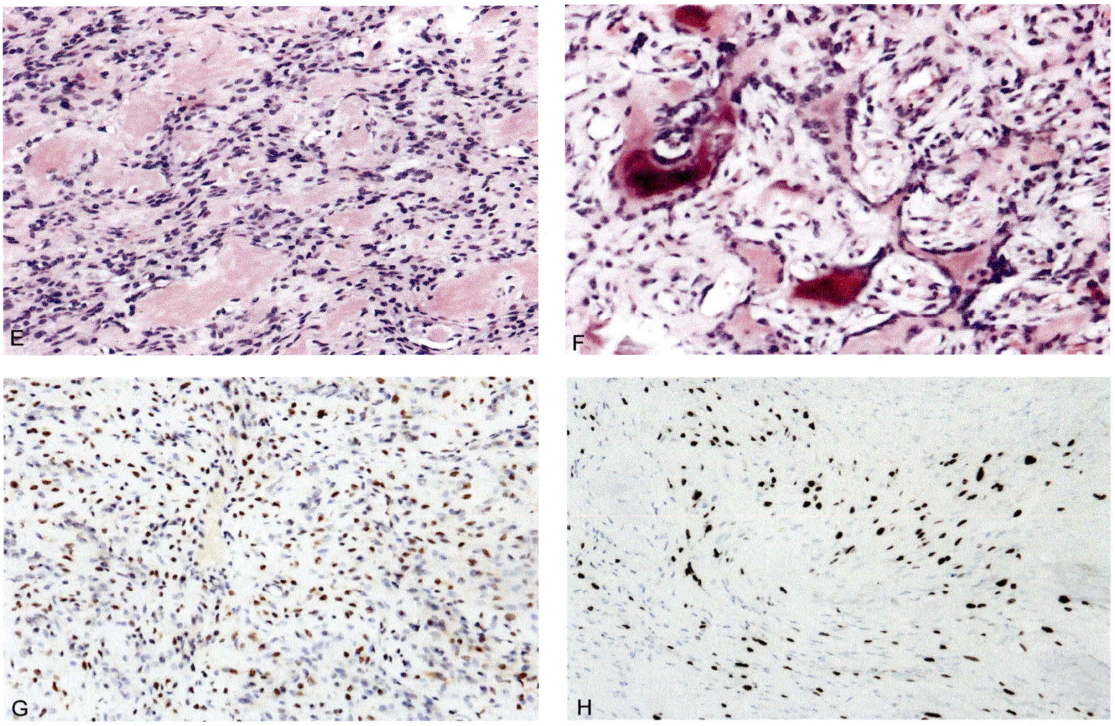

图 2-4-5 青少年小梁状骨化性纤维瘤伴继发性动脉瘤样骨囊肿

A. MRI 检查见左侧上颌窦外侧壁、左侧眼眶外侧壁、左侧颞骨、颧弓局部骨质连续性中断，左侧颞部可见一软组织密度肿块影，其内可见多发线状高密度影，中心可见低密度无强化影；B. 瘤组织为纤维骨性病变，由富于细胞的纤维间质及骨样组织构成（HE 染色 ×40）；C. 局部形成动脉瘤样骨囊肿样改变（HE 染色 ×40）；D. 瘤组织周围骨质硬化，相对成熟（HE 染色 ×40）；E. 未成熟骨组织周围成骨细胞不明显（HE 染色 ×40）；F. 肿瘤性成骨呈梁索状，较为成熟的编织骨周围具有丰富的成骨细胞包绕（HE 染色 ×200）；G. 免疫组化检测显示肿瘤细胞表达 Osterix；H. 免疫组化检测 Ki-67 显示热点区肿瘤细胞增殖指数约 20%。

（三）诊断与鉴别诊断

1. 诊断 青少年小梁状骨化性纤维瘤（juvenile trabecular ossifying fibroma，JTOF）伴继发性动脉瘤样骨囊肿。

诊断依据：本例需要综合考虑临床表现、影像学表现和病理特征，考虑要点包括年龄、肿瘤生长状况和组织病理学。该患者为 5 岁儿童，左侧颅骨、左颞窝、颧骨及眼眶周围占位病变，影像学检查最大层面大小为 6.0cm × 5.2cm，实性成分强化明显。组织学上可见富于细胞的梭形纤维及骨样组织。梭形细胞密集，可见少量核分裂象，异型性不明显，局部形成动脉瘤样骨囊肿征象，部分区域瘤组织破坏骨皮质，浸润到周围软组织。上述临床病理特征符合一种罕见的肿瘤——发生于颅面骨的骨化性纤维瘤（ossifying fibroma，OF）的一个亚型，即 JTOF。它是青少年 OF 的两种类型之一，另一种类型为青少年砂粒体样骨化性纤维瘤（juvenile psammomatoid ossifying fibroma，JPOF）。青少年 OF 患者绝大多数为 15 岁以下，少数病例可发生于成人，并且具有明显侵袭性生长的特点，与骨皮质破坏有关，可累及鼻腔、眼睛，甚至大脑，但无恶性转化或转移的病例报告。经典型 OF 通常表现为缓慢生长的骨膨胀性肿块，边界清楚，通常无症状，手术切除后很少复发；相反，38.5% 的青少年 OF 患者伴有肿胀和疼痛，并出现短期快速生长。

2. 鉴别诊断

（1）JPOF：青少年 OF 的另一种类型，常发生于颌骨以外的颅面骨，眶周也可发生；镜下见梭形或星状间质细胞中包陷大量砂砾样球形钙化，部分钙化融合，呈“生姜样”外观，砂砾体样组织类似牙骨质；病变周围砂砾体可合并形成骨小梁。本例发生于眶骨周围，肿瘤内见不成熟的编织骨呈梁索状分布，未见砂砾体及牙骨质样小体形成。

（2）颅面骨发生的骨肉瘤：往往见于中老年人，影像学检查显示浸润性、破坏性生长，梭形肿瘤细胞具有明显异型性，核分裂象多见，且可见梭形瘤细胞直接成骨的特点。本例患儿年仅 5 岁，影像学检查提示膨胀性生长，镜下见梭形瘤细胞形态温和。

（3）颅面骨动脉瘤样骨囊肿：飘带样囊壁结构内有不成熟骨样组织，囊壁可见多核的破骨巨细胞，分子检测显示 *USP6* 基因重排。

（4）纤维结构不良（FD）：颅面骨是 FD 的好发部位，通常为膨胀性生长，无侵袭性，生长缓慢，复发率低，编织骨周围没有成骨细胞衬覆，且具有 *GNAS* 基因突变。而本例形态以及 *GNAS* 检测阴性，均可以排除 FD 的诊断。

（四）读片分析

根据 2022 年 WHO 头颈部肿瘤的分类，JTOF 是 OF 的一种临床病理变异型，其特点是生长迅速，具有局部侵袭潜力和复发倾向。JTOF 的诊断需要组织病理学特征结合各种临床参数（如发病年龄、部位、临床症状、影像学特征和生物学行为等）综合分析后，才能给出精确诊断。

OF 是一种发生于颅面骨、比较罕见的良性纤维骨性病变，其特征是肿瘤边界清晰，由纤维化间质和不同程度钙化的骨样组织构成；钙化的骨样组织类似于骨、砂砾体、牙骨质或兼而有之，除了经典型 OF 外，OF 还有 3 种组织学亚型：牙骨质 - 骨化性纤维瘤（cemento-ossifyng fibroma，COF）、JTOF 和砂砾样骨化性纤维瘤（psammomatoid ossifying fibroma，PsOF）。COF 是牙源性 OF，常见于青年女性，好发于下颌骨，肿瘤边界清楚，容易完整切除，不易复发。JTOF 好发于儿童和青少年（<15 岁）的上颌骨，多有侵袭性生长的特点，常侵袭破坏周围骨皮质，可累及鼻腔、眼睛，甚至颅内脑组织，手术切除后容易复发（复发率约 30%~50%），但无恶性转化或发生转移的病例报告。PsOF 在 2017 年第 4 版 WHO 头颈部肿瘤分类中命名为 JPOF，好发于颌骨以外的颅面骨（以眶周前部和筛骨最常见），但除了青少年外，还可见于成人（16~33 岁），因此第 5 版分类去掉前缀而将其命名为 PsOF；镜下形态可见梭形或星状间质细胞中包陷大量砂砾样球形钙化物，部分砂砾体融合，呈“生姜样”外观，或融合形成骨小梁。PsOF 较罕见，呈膨胀性生长，没有包膜，手术切除后容易复发（复发率 30%~56%）。因此，OF 诊断应综合考虑患者年龄、发病部位、影像学特征和病理特征。

目前，JTOF 患者的管理仍然存在争议。文献报道，其术后复发率为 30%~67%，因此为 JTOF 患者设计合适的治疗方案（保守的手术切除或根治性切除）有助于改善其预后和生活质量。有研究者强调 JTOF 的侵袭性生长特点和高复发率，提倡局部根治性手术，但有些人认为，考虑到年轻患者的生长发育、外观以及咀嚼和神经功能的保留，保守治疗对他们更有益。最近几年兴起的靶向治疗、免疫治疗也在积极探索中。

（杨　毅　陈琼荣　毛荣军）

参考文献

1. Nikitakis N G, Georgaki M, Merkourea S, et al. Juvenile trabecular ossifying fibroma: Immunohistochemical expression of MDM2, CDK4 and p53 compared to conventional ossifying fibroma [J]. J Clin Exp Dent, 2022, 14(1): e27-e34.

2. Bin Abdulqader S, Alluhaybi A A, Alotaibi F S, et al. Spheno-orbital juvenile psammomatoid ossifying fibroma: a case report and literature review [J]. Childs Nerv Syst, 2021, 37(10): 3251-3255.

3. Vered M, Wright J M. Update from the 5th Edition of the World Health Organization Classification of Head and Neck Tumors: Odontogenic and Maxillofacial Bone Tumours [J]. Head Neck Pathol, 2022, 16(1): 63-75.